全国中医药行业高等教育"十四五"规划教材

全国高等中医药院校规划教材（第十一版）

各家针灸学说

（新世纪第三版）

（供针灸推拿学、康复治疗学等专业用）

主　编　高希言　王　威

中国中医药出版社

·北　京·

图书在版编目（CIP）数据

各家针灸学说 / 高希言，王威主编 . —3 版 . —北京：
中国中医药出版社，2021.6（2022.4重印）
全国中医药行业高等教育"十四五"规划教材
ISBN 978-7-5132-6798-4

Ⅰ . ①各… Ⅱ . ①高… ②王… Ⅲ . ①针灸学—中医
学院—教材 Ⅳ . ① R245

中国版本图书馆 CIP 数据核字（2021）第 052713 号

融合出版数字化资源服务说明

全国中医药行业高等教育"十四五"规划教材为融合教材，各教材相关数字化资源（电子教材、PPT 课件、
视频、复习思考题等）在全国中医药行业教育云平台"医开讲"发布。

资源访问说明

扫描右方二维码下载"医开讲 APP"或到"医开讲网站"（网址：www.e-lesson.cn）注
册登录，输入封底"序列号"进行账号绑定后即可访问相关数字化资源（注意：序列号
只可绑定一个账号，为避免不必要的损失，请您刮开序列号立即进行账号绑定激活）。

资源下载说明

本书有配套 PPT 课件，供教师下载使用，请到"医开讲网站"（网址：www.e-lesson.cn）认证教师身份后，
搜索书名进入具体图书页面实现下载。

中国中医药出版社出版

北京经济技术开发区科创十三街 31 号院二区 8 号楼
邮政编码　100176
传真　010-64405721
山东百润本色印刷有限公司印刷
各地新华书店经销

开本 889×1194　1/16　印张 19.25　字数 511 千字
2021 年 6 月第 3 版　2022 年 4 月第 3 次印刷
书号　ISBN 978-7-5132-6798-4

定价　72.00 元
网址　www.cptcm.com

服 务 热 线　010-64405510　微信服务号　zgzyycbs
购 书 热 线　010-89535836　微商城网址　https://kdt.im/LIdUGr
维 权 打 假　010-64405753　天猫旗舰店网址　https://zgzyycbs.tmall.com

如有印装质量问题请与本社出版部联系（010-64405510）

谷晓红（教育部高等学校中医学类专业教学指导委员会主任委员、北京中医药大学党委书记）

冷向阳（长春中医药大学校长）

宋春生（中国中医药出版社有限公司董事长）

陈　忠（浙江中医药大学校长）

陈可冀（中国中医科学院研究员、中国科学院院士、国医大师）

金阿宁（国家中医药管理局中医师资格认证中心主任）

周仲瑛（南京中医药大学教授、国医大师）

胡　刚（南京中医药大学校长）

姚　春（广西中医药大学校长）

徐安龙（教育部高等学校中西医结合类专业教学指导委员会主任委员、北京中医药大学校长）

徐建光（上海中医药大学校长）

高秀梅（天津中医药大学校长）

高树中（山东中医药大学校长）

高维娟（河北中医学院院长）

郭宏伟（黑龙江中医药大学校长）

曹文富（重庆医科大学中医药学院院长）

彭代银（安徽中医药大学校长）

路志正（中国中医科学院研究员、国医大师）

熊　磊（云南中医药大学校长）

戴爱国（湖南中医药大学校长）

秘书长（兼）

卢国慧（国家中医药管理局人事教育司司长）

宋春生（中国中医药出版社有限公司董事长）

办公室主任

张欣霞（国家中医药管理局人事教育司副司长）

李秀明（中国中医药出版社有限公司副经理）

办公室成员

陈令轩（国家中医药管理局人事教育司综合协调处副处长）

李占永（中国中医药出版社有限公司副总编辑）

张峘宇（中国中医药出版社有限公司副经理）

沈承玲（中国中医药出版社有限公司教材中心主任）

全国中医药行业高等教育"十四五"规划教材
全国高等中医药院校规划教材（第十一版）

编审专家组

组　长

余艳红（国家卫生健康委员会党组成员，国家中医药管理局党组书记、副局长）

副组长

张伯礼（中国工程院院士、天津中医药大学教授）

王志勇（国家中医药管理局党组成员、副局长）

组　员

卢国慧（国家中医药管理局人事教育司司长）

严世芸（上海中医药大学教授）

吴勉华（南京中医药大学教授）

王之虹（长春中医药大学教授）

匡海学（黑龙江中医药大学教授）

刘红宁（江西中医药大学教授）

翟双庆（北京中医药大学教授）

胡鸿毅（上海中医药大学教授）

余曙光（成都中医药大学教授）

周桂桐（天津中医药大学教授）

石　岩（辽宁中医药大学教授）

黄必胜（湖北中医药大学教授）

前　言

为全面贯彻《中共中央 国务院关于促进中医药传承创新发展的意见》和全国中医药大会精神，落实《国务院办公厅关于加快医学教育创新发展的指导意见》《教育部 国家卫生健康委 国家中医药管理局关于深化医教协同进一步推动中医药教育改革与高质量发展的实施意见》，紧密对接新医科建设对中医药教育改革的新要求和中医药传承创新发展对人才培养的新需求，国家中医药管理局教材办公室（以下简称"教材办"）、中国中医药出版社在国家中医药管理局领导下，在教育部高等学校中医学类、中药学类、中西医结合类专业教学指导委员会及全国中医药行业高等教育规划教材专家指导委员会指导下，对全国中医药行业高等教育"十三五"规划教材进行综合评价，研究制定《全国中医药行业高等教育"十四五"规划教材建设方案》，并全面组织实施。鉴于全国中医药行业主管部门主持编写的全国高等中医药院校规划教材目前已出版十版，为体现其系统性和传承性，本套教材称为第十一版。

本套教材建设，坚持问题导向、目标导向、需求导向，结合"十三五"规划教材综合评价中发现的问题和收集的意见建议，对教材建设知识体系、结构安排等进行系统整体优化，进一步加强顶层设计和组织管理，坚持立德树人根本任务，力求构建适应中医药教育教学改革需求的教材体系，更好地服务院校人才培养和学科专业建设，促进中医药教育创新发展。

本套教材建设过程中，教材办聘请中医学、中药学、针灸推拿学三个专业的权威专家组成编审专家组，参与主编确定，提出指导意见，审查编写质量。特别是对核心示范教材建设加强了组织管理，成立了专门评价专家组，全程指导教材建设，确保教材质量。

本套教材具有以下特点：

1.坚持立德树人，融入课程思政内容

把立德树人贯穿教材建设全过程、各方面，体现课程思政建设新要求，发挥中医药文化育人优势，促进中医药人文教育与专业教育有机融合，指导学生树立正确世界观、人生观、价值观，帮助学生立大志、明大德、成大才、担大任，坚定信念信心，努力成为堪当民族复兴重任的时代新人。

2.优化知识结构，强化中医思维培养

在"十三五"规划教材知识架构基础上，进一步整合优化学科知识结构体系，减少不同学科教材间相同知识内容交叉重复，增强教材知识结构的系统性、完整性。强化中医思维培养，突出中医思维在教材编写中的主导作用，注重中医经典内容编写，在《内经》《伤寒论》等经典课程中更加突出重点，同时更加强化经典与临床的融合，增强中医经典的临床运用，帮助学生筑牢中医经典基础，逐步形成中医思维。

3.突出"三基五性",注重内容严谨准确

坚持"以本为本",更加突出教材的"三基五性",即基本知识、基本理论、基本技能,思想性、科学性、先进性、启发性、适用性。注重名词术语统一,概念准确,表述科学严谨,知识点结合完备,内容精炼完整。教材编写综合考虑学科的分化、交叉,既充分体现不同学科自身特点,又注意各学科之间的有机衔接;注重理论与临床实践结合,与医师规范化培训、医师资格考试接轨。

4.强化精品意识,建设行业示范教材

遴选行业权威专家,吸纳一线优秀教师,组建经验丰富、专业精湛、治学严谨、作风扎实的高水平编写团队,将精品意识和质量意识贯穿教材建设始终,严格编审把关,确保教材编写质量。特别是对32门核心示范教材建设,更加强调知识体系架构建设,紧密结合国家精品课程、一流学科、一流专业建设,提高编写标准和要求,着力推出一批高质量的核心示范教材。

5.加强数字化建设,丰富拓展教材内容

为适应新型出版业态,充分借助现代信息技术,在纸质教材基础上,强化数字化教材开发建设,对全国中医药行业教育云平台"医开讲"进行了升级改造,融入了更多更实用的数字化教学素材,如精品视频、复习思考题、AR/VR等,对纸质教材内容进行拓展和延伸,更好地服务教师线上教学和学生线下自主学习,满足中医药教育教学需要。

本套教材的建设,凝聚了全国中医药行业高等教育工作者的集体智慧,体现了中医药行业齐心协力、求真务实、精益求精的工作作风,谨此向有关单位和个人致以衷心的感谢!

尽管所有组织者与编写者竭尽心智,精益求精,本套教材仍有进一步提升空间,敬请广大师生提出宝贵意见和建议,以便不断修订完善。

国家中医药管理局教材办公室
中国中医药出版社有限公司
2021年5月25日

编写说明

　　各家针灸学说是以研究历代医家的针灸学术思想、临床经验与学术传承为主的一门课程，不仅涵盖了针灸学理论、临床等方面的内容，还蕴含着古代医家治病防病、养生保健及与大自然和谐相处的闪光智慧，是中国传统文化宝库中的重要内容，为中医的学术争鸣和学术发展奠定了基础，为人类的健康保健做出了贡献。由魏稼教授主编的《各家针灸学说》自1987年出版后，在全国高等中医药院校针灸推拿学专业教学中使用，对拓展学生的知识视野、培养针灸专业人才和提高办学质量起到了积极的作用。

　　至20世纪末，《各家针灸学说》与《针灸医籍选》合并为《针灸医籍选读》，一些学校取消了这门课程。在中国工程院院士程莘农研究员等知名专家的呼吁和支持下，国家中医药管理局教材办公室经过调研论证，2007年由中国中医药出版社再版的《各家针灸学说》教材，得到了教学好评。全国中医药行业高等教育规划教材专家指导委员会将《各家针灸学说》列为"十二五""十三五"行业规划教材出版，对整理、研究古代医家的针灸学术思想，继承古代的针灸临床经验，提高针灸教学质量和促进针灸学术的发展起到了积极的作用。为了适应新时期针灸推拿学人才培养的需要，在国家中医药管理局宏观指导下，由国家中医药管理局教材办公室、中国中医药出版社组织实施，全国26所高校的教师组成的编委会再次对教材进行修订，以提高教材质量。

　　为了全面贯彻党的教育方针，使教材更符合教育部关于"教书育人，立德树人"指导思想的要求，本次修订对原教材中59位古代医家和5位近代医家的生平、针灸学说、学术思想与临床经验等内容进行了认真的修改，其中增加了思政元素，完善融合出版数字化资源中的PPT、微视频和思考题等内容。高希言、王威负责全书文字稿的审定，梁凤霞负责融合出版数字化资源的编制工作。其中总论由高希言、侯玉铎负责修订，各论中陈实功、张介宾、吴崑由王威修订；张璐、徐大椿、王士雄由姜云武修订；陈延之、刘涓子、孙惠卿由梁凤霞修订；高武、龚居中、龚廷贤由杨宗保修订；王熙、葛洪由洪恩四修订；承淡安、鲁之俊、朱琏由艾炳蔚修订；杨洁修订杨上善、巢元方、王焘；贾红玲修订方贤、汪机；刘征修订王执中、黄石屏；虎力修订夏云、陆瘦燕；郑雪峰修订薛己、李梴；李新华修订郭志邃、赵学敏；王银平范毓犄、张镜；汪艳娟修订何若愚、阎明广、窦默；刘东明修订朱震亨、滑寿；刘迈兰修订罗天益、刘完素；郑明常修订张机、庞安时、许叔微；奥晓静修订庄绰、闻人耆年、席弘、陈会、刘瑾；苏妆修订李学川、吴师机；侯玉铎修订张元素、凌云、张从正；艾霞修订王惟一、王国瑞；陈勤修订楼英、刘纯；余情修订万全、王肯堂；鲁光宝修订李杲、王好古；芮靖琳修订徐凤、李时珍；冯麟修订郑宏纲、吴亦鼎；高峻修订孙思邈、杨继洲；杨丽美修订附录部分。姜云武、洪恩四、艾炳蔚、贾红玲、杨洁、杨宗保负责撰写各章的思政元素。

　　本次出版是对"十三五"规划教材的进一步修订,感谢为本次编写打下坚实基础的原版作者的辛勤耕耘。江西中医药大学魏稼教授用毕生的精力打造了各家针灸学说课程,特别感谢他生前对本教材给予的大力支持和悉心指导。希望各院校师生在使用本教材过程中提出宝贵意见,以便进一步提高。

《各家针灸学说》编委会

2021 年 6 月

目 录

上 篇
总 论

上篇

总论

第一章

各家针灸学说形成的理论基础

　　各家针灸学说形成的理论基础主要是我国早期的医学文献，包括长沙马王堆汉墓出土的《马王堆汉墓帛书》《黄帝内经》（以下简称《内经》）、《八十一难经》（以下简称《难经》），以及甘肃武威汉墓出土的《武威汉代医简》《伤寒杂病论》《脉经》《针灸甲乙经》（以下简称《甲乙经》）等。特别是其中的《内经》《难经》《甲乙经》，对后世的影响最为深远，纵观我国许多针灸学者在学术上的成就和建树，无不导源于这三部经典著作，都是对其内容的补充和发挥。因此，《内经》《难经》《甲乙经》是后世针灸学说流派的共同理论基础，对其必须有全面的了解。

　　各家针灸学说的学术渊源主要有以下四个方面：一是源于前代文献，如晋代以后的各家学说大多导源于《内经》《难经》《甲乙经》等经典著作。二是源于师授，如徐凤自称深得彭九思、倪孟仲两公传授，罗天益师李东垣，刘瑾师陈会等，他们的学说多受其师学术思想的影响。三是源于家传，即所谓家学渊源，如张璧即是继承家学，徐文伯、王国瑞、凌云等也都以针灸世家相传而闻名于世。四是源于人民群众的实践经验，有的医家勤于访师觅友，向广大群众学习，如葛洪、赵学敏等从民间采访到不少针灸经验，形成了自己的特色。以上四个方面的来源是不可截然分割的。事实证明，不少医家的学术观点并不单纯来自某一方面，如窦默学说的形成，既有师授因素，也包括《内经》对他的启示，还有从宋子华那里得来的秘传等。

第一节　《内经》的针灸学成就及其对后世针灸学说的影响

　　《内经》的问世有着划时代意义，这部约30万字的著作，主要载述中医的基础医学，而临床医学涉及药物方剂甚少，却用了很大篇幅记述了针灸医学的内容。正如汪石山《针灸问对》中载："《内经》治病，汤液醪醴为甚少，所载服饵之法才一二，而灸者四五，其他则明针法，无虑十八九。"书中多处引述《九针》（又名《针经》《针论》）及《刺法》《经脉》等远古文献，反映了我国早期的针灸医学概况，它是我国针灸发展史上的第一座丰碑，标志着战国秦汉时期，针灸就已有了系统的理论，并已发展成为一门重要学科。虽然当时已有药物、按摩等多种治疗手段，但《灵枢》第一篇还是强调"先立针经"，《素问·八正神明论》也指出"法往古者，先知针经"，足见针灸在我国早期临床医学中具有不同寻常的地位。

一、经络学成就与影响

　　《内经》的经络理论是较为完备的，《灵枢》中"本输"等篇首先指出了经络对指导临床的重要意义；"经脉""脉度""骨度""百病始生""邪气脏腑病形"等篇载述脉的含义、经与络的不同概念及相互关系；《素问》中"五常政大论""调经论"，《灵枢》中"本脏""邪气脏腑病形"等篇载述经络的生理作用；《灵枢》中"海论""营卫生会""营气""卫气行"等篇载述经络气血的来源、循行及其与内脏肢节的联系；《灵枢》中"逆顺肥瘦"篇载述手足三阴三阳经的走行方向；《灵枢》的"天年"和《素问》的"调经论"中关于经络病变与人的生长、衰老的关系等，均有较详细的论述。《灵枢》中"经脉""经别""百病始生""经筋""痈疽"，《素问》中"热论""皮部论""调经论""缪刺论""五脏生成"等篇，不但记载了十二经脉、十五络脉、十二经别、十二经筋的循行分布与病候，而且说明了外感病邪可由皮毛到络、到经、到内脏，由表入里、由浅入深地传变。运用经络作为诊断手段也由来已久，《素问》中"经络论""三部九候论""诊要经终论"及《灵枢》中"终始"等篇，论述了观察络脉诊断疾病及切诊经脉部位的关系等问题。至于经络理论在临床治疗上的运用，《内经》中也论述了按经取穴及表里经互用等原则，成为后世医家师法的准绳。

《内经》的经络理论比较系统全面，对后世各家学说有深远的影响。张仲景创立的六经辨证，即是根据《素问·皮部论》等外邪由表入里之说，提出病在太阳即刺阳明，"使经不传则愈"，此即"上工治未病"的观点；其六经分证的辩证体系是在《素问·热论》的基础上发展而来的。王叔和在《脉经》中提出了以经络脏腑为中心的辨证施治理论，就是把切诊与脏腑经络辨证紧密结合，先脉后证，再用针灸原则与方法。又如，《丹溪心法》中的手足阴阳经"合生见证"，也源于《内经》经络脏腑的阴阳表里理论，"合生见证"说丰富了经络辨证理论，对临床应用有指导意义。

经络在针灸医学中具有重要的学术价值，历代医家对它深为关注。元明以后有许多学者专门从事这方面的研究，以滑伯仁为代表，他衰辑《灵枢》中"本输""营气"及《素问》中"骨空论"等内容，将十二经脉加上任、督脉，提出著名的"十四经"学说。李时珍根据《灵枢》中"五音五味""逆顺肥瘦""脉度""动输""经别"及《素问》中"举痛论""痿论"等内容，对奇经八脉进行研究整理，写成《奇经八脉考》。金代刘完素、明代汪机根据经络理论，采用分经分部取穴方法，指导外科疮疡治疗。王肯堂提出分经辨证治眼病，郭志邃提出痧症的分经治疗方法等，均是《内经》经络理论的延伸。

二、腧穴学成就与影响

《内经》记载了大量的腧穴，但有的腧穴缺部位，有的则缺作用，有的甚至没有名称，只有对部位或取穴法的描述。尽管如此，仍有100多个常用穴位名称，而且《灵枢》中"骨度"及《素问》中"骨空论""血气形志"等篇论述了腧穴定位法，《灵枢》中"经筋""背腧""五邪"等篇论述了阿是穴的定位方法，《灵枢》中"本输""寿夭刚柔""五乱""九针十二原""邪气脏腑病形""经脉""背腧"等篇论述了特定穴理论，特别是对五输穴理论的阐述比较全面，还有原穴、下合穴、十五络穴、五脏背俞穴等也都有记载。

《内经》的腧穴理论对后世也有较大的影响，如王熙不仅完善了《内经》俞募穴的内容，还提出治疗五脏病取五输穴与俞募配合的方法。在取穴上，《灵枢》中"经筋""背腧"等篇提出"以痛为输"及"按其处，应在中而痛解"等观点。唐代孙思邈发展为阿是法，"有阿是之法，言人有病痛，即令捏其上，若里当其处，不问孔穴，即得便快，成痛处，即云阿是，灸刺皆验，故曰阿是穴也"。宋代王执中在临床应用上就深得其中三昧，如治哮喘，按压肺俞穴出现"其疼如锥刺"；治痫证，按压风池穴"皆应手酸疼"；治梦遗，点按"肾俞酸痛"；治咳嗽，"以手按其膻中穴而应"；治痢疾，"为按其大肠俞疼甚"；治带下，按带脉穴，"莫不应手酸疼"等，然后在其处施灸或用火针刺治，皆获良效。又如金代的刘完素，即以善用五输穴、井穴、原穴而擅名，在其著作《素问病机气宜保命集》中有 20 多种病症用到针灸治疗，用穴总数仅 30 多个，多数是五输穴，一般仅用一个井穴或一个原穴治疗。李东垣重视脾胃学说，在《脾胃论》中提出"大肠、小肠、五脏皆属于胃，胃虚则俱病"，其依据就是《灵枢·本输》记载的"大肠小肠皆属于胃，是足阳明也"的观点，他认为上、下巨虚虽分属大、小肠，但皆属足阳明胃经，故脾胃虚弱可用上、下巨虚施治。

三、刺灸学成就与影响

从《素问》中"宝命全形论"等记载看，当时既有金属针，又有石制的砭针、镵石，而针具又有九种不同的形状和不同的用途。《灵枢》中"官针""九针十二原""九针论"及《素问》中"针解"等篇记载了九针的名称、取法、长度、形状、作用、主治、操作、注意事项等。《灵枢》中"寿夭刚柔""官针""经筋"及《素问》中"调经论"等篇记载了焠刺、燔针，开后世火针、温针治病的先声。《素问》中"缪刺论"和《灵枢》中"官针"等篇记载了多种刺法，如恢刺、扬刺、偶刺、合谷刺、大泻刺、赞刺、络刺、豹文刺、毛刺、浮刺、短刺、缪刺、巨刺等，内容丰富，足资借鉴。

《素问》中"八正神明论""离合真邪论""调经论""针解"及《灵枢》中"官能""小针解"等篇，论述了针刺补泻手法的操作及主治范围等。《内经》非常重视针刺得气，在《灵枢》之"终始""九针十二原""小针解"等篇强调得气的重要性。此外，对于针刺深浅、留针、出针、针刺禁忌等也有详细的记载，尤其是《素问》之"诊要经终论""刺禁论""四时逆从论"中提到的针刺不当所造成的严重后果，不少可作前车之鉴。金元针灸学家窦汉卿受《内经》针刺得气、候气理论的启发，提出针下得气的手指感应是"气之至也，如鱼吞钩饵之沉浮"（《标幽赋》），使复杂的理论变为有形的操作。与他同时代的晚辈罗天益在《卫生宝鉴》中说，他曾向窦氏请教针法，窦氏说："凡用针者，气不至而不效。"后来，罗天益与当时另一位针灸学家忽泰必烈谈论及此，他也深表赞同。再从窦汉卿的《针经指南》所载十四字手法来看，也是导源于《内经》。明代形成的烧山火、透天凉分层补泻手法，也是对《内经》徐疾大法的发展。

刺络放血法在《内经》中有特别重要的地位。全书 160 篇中，有 40 多篇涉及此法，如疟疾、腰痛、癫狂等病的治疗都采用了放血疗法。在《内经》刺络理论的影响下，金元时代张子和以善用刺络放血而卓然成家，从《儒门事亲》中可以看出他的学术思想源于《内经》。再如喉科夏春农，擅用针刺出血治"疫喉"，溯其学术渊源，也离不开《内经》的影响。

四、针灸治疗学成就与影响

《内经》的针灸治疗处方甚多，《灵枢》中"根结""四时气""五邪"及《素问》中"咳论""痹论"等篇确立了选穴处方两大原则，即按经选穴原则和按脏腑选穴原则。关于病所与选用穴位的关系，归纳《灵枢》之"终始""官针""海论""厥病""上膈"等篇所述，有局部选用、远隔选用、局部与远隔配合选用三个方面。《内经》记载了 30 多类病症的针灸处方，其中对热病、疟疾、痹证、腰痛、心腹痛、水肿、癫狂等叙述尤多。

晋隋名医陈延之对《内经》分部选穴处方原则体会很深，提出选穴有近道法、远道法，"师述曰：孔穴去病，有远近也。头病即灸头穴，四肢病即灸四肢穴，心腹背胁亦然……此为近道法也。远道针灸法，头病皆灸手臂穴，心腹病皆灸胫足穴；左病乃灸右，右病皆灸左"（《小品方》）。重视发挥《内经》按经取穴原则的医家有王叔和、李梴、徐灵胎等，如王叔和在《脉经》中论述了寸关尺 24 种病证、脉象的所刺部位，提出刺其经脉，多无具体穴位。再如张洁古、云岐子对伤寒热病的治疗也多取法《内经》，除了重复《素问·刺热论》《灵枢·热病》的五十九刺取穴法以外，其热病汗不出、伤寒结胸、痞气、三阳头痛、三阴腹痛、伤寒少阴病、阴毒症的治疗，也是在《内经》针灸治热病的理论基础上发展而来的。

第二节　《难经》的针灸学成就及其对后世针灸学说的影响

《难经》是继《内经》之后出现的又一部医学经典著作。全书八十一难中有三十二难涉及针灸学内容，在阐述奇经八脉理论、八会穴理论、五输穴理论、针刺补泻手法、得气等方面均有突出成就。

一、经络腧穴学成就与影响

奇经八脉的名称，首见于《难经》。《难经·二十七难》："凡此八脉者，皆不拘于经，故曰奇经八脉也。"《难经》指出奇经八脉是区别于十二经脉的一个独立的经脉体系，《难经·二十八难》《难经·二十九难》对八脉的作用、起止、分布、病候等做了简明扼要的论述，使《内经》中那些散乱的内容归于统一，发展了奇经八脉理论，成为后人论述奇经八脉的重要依据。

《难经·四十五难》提出八会穴："腑会太仓，脏会季胁，筋会阳陵泉，髓会绝骨，血会膈俞，骨会大杼，脉会太渊，气会三焦外，一筋直两乳内也（注家谓膻中穴），热病在内者，取其会之气穴也。"八会穴理论给后世医家提出了新的研究课题，如明代的袁坤厚认为八会穴可治气、血、筋、骨、脉、髓、脏、腑八者之病；而清代孙鼎宜认为八会穴主治的热病，乃外感病的通称。《此事难知》记载用绝骨治百节酸疼，《针灸资生经》记载用膻中治上气喘咳，《针灸大成》"杨氏医案"记载用章门、中脘治泻痢，《类经图翼》记载膈俞统治血病等，显然都是受《难经》八会穴理论的影响。

俞募穴理论，《难经》虽未明确指出具体穴位，但《难经·六十七难》提到了"五脏募皆在阴，而俞皆在阳"，奠定了俞募理论基础。对十二原穴，《难经》将《灵枢·九针十二原》中的五脏原穴，加上《灵枢·本输》中的六腑原穴，再补充心之原穴兑骨（神门），使原穴内容趋于完整，提出原穴是三焦原气留止的部位，治疗作用由《灵枢·九针十二原》的"五脏有疾"扩大到《难经·六十六难》的"五脏六腑之有病者"。对五输穴理论也有新的发挥，如阐述了五输配属五行及主治。《难经·六十四难》阐发了五门十变刚柔相配的关系，成为子午流注的理论基础。金代何若愚以五输配属五行的五门十变理论为基础，提出子午流注学说，后经明代徐凤等人的不断完善，至今仍在临床应用。

五行学说的应用，在《难经》中除了五输配五行外，《难经·六十九难》还提出"虚者补其母，实者泻其子"的配穴原则，即子母配穴法，"迎而夺之者，泻其子也；随而济之者，补其母也"（《难经·七十九难》）。书中举例心属火，心病泻本经子穴，即输土穴，为"迎而夺之"的泻法；如补本经的母穴，即井木穴，乃为"随而济之"的补法。又如肝病实证，刺本经荥穴，即"实则泻其子"，因肝属木，荥属火，木生火，而火为木之子。将《内经》的迎随补泻原则诠释为子母配穴法，明代汪机称为"子母迎随法"。对虚实夹杂的病证，《难经·七十五难》主张先补后泻，即所谓泻南补北法。可见，《难经》的针灸学成就对各家针灸学说也有重要影响。

二、刺法灸法学成就与影响

《难经》对刺法的论述，包括针刺深浅、得气、补泻手法等内容，特别强调双手配合操作和得气。书中强调针刺操作过程中左手、右手操作的配合，"知为针者，信其左；不知为针者，信其右。当刺之时，先以左手压按所针荥俞之处，弹而努之，爪而下之，其气之来，如动脉之状，顺针而刺之……不得气，是为十死不治也"（《难经·七十八难》）。在针刺操作过程中，左手的协同作用是判断病人的得气情况。至于《难经·八十难》所谓"左手见气来至，乃内针；针入见气尽，乃出针"，也有一定的临床价值。

《难经·七十八难》谓进针得气之后，将针"推而内之是谓补，动而伸之是谓泻"，成为后世提插补泻的滥觞。《难经·八十一难》还告诫人们要认真掌握针刺补泻，不要"损不足而益有余"，造成不良后果。

《难经》中补泻手法、得气的记载，对后世各家针灸学说有巨大的影响。例如，金代窦汉卿《标幽赋》的"左手重而多按，欲令气散；右手轻而徐入，不痛之因"，是对《难经》双手配合进针的具体诠释与发挥。《针灸大成》专列"难经补泻"来解释其含义与应用方法。《金针赋》中有不少内容继承与发扬了《难经》学说，如"候（气）之不至，必死无疑""是故爪而切之，下针之法……弹则补虚"等，既源于《难经》，又有所发挥。

第三节　《甲乙经》的针灸学成就及其对后世针灸学说的影响

晋代皇甫谧（215—282 年）根据《灵枢》《素问》《明堂孔穴针灸治要》三书，参考其他有关文献，使"事类相从，删其浮辞，除其重复，论其精要"，写成《针灸甲乙经》，这是我国现存最早而较全面系统的针灸学专著。

一、腧穴学成就与影响

《甲乙经》对十四经腧穴做了全面系统的归纳、整理和补充，把 349 个穴位的名称、别名、部位、取法、何经所会、何经脉气所发、禁刺、禁灸、误刺和误灸所带来的不良后果、针入深度、留针时间、艾灸壮数等做了具体的载述。虽然其穴位排列顺序是按头、背、面、耳、颈、肩、胸、腹、手三阴三阳经、足三阴三阳经，由肢末至头面躯干依次向上、向中，与后世按十四经循行分布之排列顺序不同，但毕竟结束了经穴分离的局面，使经脉和腧穴理论初步地结合起来，开创了以经统穴的先河。后经唐代王焘、宋代王惟一等医家的发展完善，形成现在的分类方法。

穴位的别名，晋以前文献记载很少，《甲乙经》载有 70 多个，其中一穴二名的有 43 个，一穴三名的有 20 个，个别穴位甚至有 4～5 个名称。如攒竹，又名员柱、始光、夜光、明光；腰俞，又名背解、髓空、腰户等。别名的出现，一方面意味着腧穴理论的发展，另一方面对理解穴位的位置与作用也提供了方便。例如承山又名鱼腹、少海又名曲节、地机又名脾舍等，都十分形象而生动地概括了穴位的位置和作用特点。

《甲乙经》对《内经》中仅有名称、未载取法和部位的腧穴做了补充。如"郄门，手心主郄，去腕五寸"；"间使，在掌后三寸"；取风府，"疾言，其肉立起；言休，其肉立下"；取率谷，"嚼而取之"；取下关，"合口有孔，张口即闭"；取瘈脉，"耳后鸡足青络脉"是穴；取昆仑，按之有"细脉动应手"等。有的根据患者的口腔动作取穴，有的根据体表静脉分布取穴，有的根据触到的脉搏取穴，对提高定穴的准确率有一定意义。后世医家孙思邈总结出腧穴在"肌肉文理、节解缝会宛陷之中"及"以手按之，病者快然"的经验，窦汉卿概括为"在阳部筋骨之侧，陷下为真；在阴分郄腘之间，动脉相应"，这些都是准确取穴的实用方法。

此外，还有所谓"脉气所发"穴，首见于《素问·气府论》，如称督脉气所发有28穴等，似指所有穴位而言。但在《甲乙经》督脉气所发穴中无大椎、陶道、长强等；在349个穴位中，仅有100多个脉气所发穴，与《内经》所述不尽相同，特别是有的穴位根本与所属经脉无关，如兑端为手阳明脉气所发、大迎为足太阳脉气所发，与《内经》把脉气所发作为腧穴所属经脉的代名词，概念显然有异。

《难经》对《内经》五输穴有所补充，但仍欠完整；《甲乙经》增补了手少阴经五输穴，久而使之更加完整，为后世子午流注选穴奠定了基础。

交会穴，首先见于《甲乙经》的有80多个，后世增减极少。这些交会穴大多分布于头面躯干部，头部及腹部又居其半，四肢部仅有三阴交、居髎、臂臑等几个穴位。交会的经脉，一般为2~3条，多的有4条，如中极、关元为足三阴与任脉之会。交会穴理论不仅为后世考定经穴提供了依据，而且对扩大穴位的主治范围也有较大的指导意义，如大椎为三阳经和督脉之会，不但能治督脉"脊强反折"等病变，且能治疗所有三阳经病变。

《甲乙经》的腧穴学理论对后世穴法派的影响是众所周知的。如三阴交一穴，《甲乙经》载主治不能久坐、湿痹不能行、足下热痛等下肢病，而徐文伯则用于下胎，《普济方·针灸》载其主治范围已扩展到许多妇科疾病、下腹部疾病、肠胃疾病。这些发展是在《甲乙经》交会穴理论的指导下形成的。

二、刺灸学成就与影响

《甲乙经》的刺灸学成就对后世各家针灸学说的影响也是不小的。

针刺深度：《甲乙经》为推广针刺的临床应用、保障患者的安全提供了理论依据。《灵枢·经水》仅有某经针入几分的原则叙述，而《甲乙经》则一一做了具体的说明。如头面、颈部诸穴一般刺3分，肢末、背部、胸胁等处刺3~4分，肩部刺5~7分，腹部刺8~10分。根据不同的情况进行针刺，保证了针刺的安全。

留针时间：《灵枢》的论述是原则性的，而《甲乙经》则补充了近200个常用穴的留针呼数，一般每次留6~7呼；少则留1呼，如少商；多则留10呼，如下髎；最多留20呼，如环跳、内庭、公孙等，显然较《内经》具体得多。后世各家之说多源于此，说明其学术影响之深。

灸的壮数：《甲乙经》一般为每穴每次3~4壮，其中头部、颈、肩、背等处多为3壮；胸、腋、腹部多为5壮；最少者如井穴，灸1壮；最多者为大椎，灸9壮；个别如环跳穴，灸至50壮，与现代临床应用基本一致。唐宋时代风靡一时的起疱化脓灸，在《甲乙经》中也有所反映，如卷三提出："欲令灸发者，履韈熨之，三日即发。""发灸疮"说对后世各家强调用灸必发灸疮的影响较大，如宋代王执中即主张"凡著艾得疮发，所患即瘥，不得疮发，其疾不愈"（《针灸资生经·治灸疮》）。

此外，《甲乙经》对误刺、误灸某些穴位所造成的后果也做了论述，其中因误针引起不良后果的穴位有13个，因误灸引起不良后果的穴位有29个。如刺神庭诱发癫疾；灸脑户、风府、哑门引起失音；灸地五会使人瘦，不出三年死；灸天府使人逆气；灸经渠可伤神明；灸气冲致不得息；灸丝竹空引起目小及盲等。有的也许是针后出血过多造成，如针颅息出血多杀人；有的是刺中重要血管，如刺人迎过深杀人，似与刺中颈动脉窦引起血压突然下降而致昏厥有关；有的为针刺胸背、肩、腋等处过深而造成气胸、呼吸困难，如缺盆、云门；有的则是由于消毒不严或用化脓灸而引起感染，如针刺脐中导致"恶疡"、灸乳中"生蚀疮"等。可见，古人禁针、禁灸之说，并非无稽之谈。

三、处方选穴成就与影响

《甲乙经》用大量的篇幅记载了 200 多种病症的 500 多个处方，其内容多是现存晋以前其他古籍中所未记载的。其处方特点：①单方多，指一病一穴或一症一穴，如"呕血上气，神门主之""暴喑不能言，支沟主之"等。②多提及"取具体穴位"，较少称"取某经脉"。如治疟，《内经》谓间日疟不渴刺足太阳，而《甲乙经》则指出"疟，不渴，间日作，飞扬主之"。③处方内容较少提到用针或用灸、用补或用泻。虽有"腹满不能食，刺脊中""肠中常鸣，时上冲心，灸脐中""凡唾血，泻鱼际，补尺泽"等记载，但为数甚少。④处方多先述近取穴，后述远取穴，且前者多而后者少。如"手足阳明脉动发口齿病"篇对龋齿齿痛的论述，先提到用目窗、正营、浮白、完骨、颧髎、兑端、耳门、龈交、颊车、上关、下关、角孙等近齿部穴位，然后述及取温溜、三间、液门、四渎、阳谷、合谷等远离齿部穴位。

《甲乙经》的针灸处方治疗学成就也是巨大的，晋以后的许多文献都把本书奉为经典之一加以引用。有的医家用其理论指导临床，如葛洪治霍乱灸中脘，先吐者灸巨阙；治身面俱肿灸足内踝下白肉际，无不源于《甲乙经》。有的在实践中取得了较好的疗效，如《针灸资生经》载治衄灸上星；《续名医类案》载腰脊痛灸申脉等。

以上是各家针灸学说的主要学术渊源和理论基础。应当指出，任何自然科学要创立新的学说，都离不开思维，而思维必须遵循逻辑范畴，逻辑范畴来自哲学，故古代医家的哲学思想对其学说在形成过程中的影响也不能低估。

【思考题】

1. 各家针灸学说的学术渊源主要有哪些方面？
2. 《内经》中经络学说方面的成就对后世有何影响？
3. 《难经》对刺法是如何论述的？
4. 《针灸甲乙经》中是如何将经脉与腧穴理论相结合的？

第二章
针灸学说流派与医家

学说与学派的关系十分密切，学说是构成学派的要素，是形成学派的基础；有学派必有学说，没有学说的学派是不存在的。但学派与流派二者概念不尽相同，流派涉及范围更广，必须有代表某一学术流派的核心内容（核心学说），既包括有学说的学派，也包括对某些问题的主张、见解和倾向，但并不一定都有系统的学说。如葛洪重在用灸治疗急症，但在其著作中却难找到反映其学术观点的系统理论；又如，何若愚提倡子午流注纳甲法，但作为按时取穴流派的理论，仍然不够全面。

古代针灸学者大都没有自我宣称属何流派，因此，这里的针灸流派是根据文献记载，再按其个人的学术思想特点，人为地进行划分的。所称"针派"，即泛指针灸流派而言，并不单纯指针法流派。《四库全书总目提要·明堂灸经》中指出："古法多针灸并言，或唯言针以该灸……"因此所谓"针派"，即针灸流派。

第一节　针灸流派起源的传说

针灸疗法萌芽于原始社会，从考古发现和现存的早期文献可以看出，我们的祖先远在石器时代（约前21世纪前）就已广泛采用石制的原始针具和艾火，刺激体表一定的部位来治疗疾病。随着社会的进步、生产的发展和经验的积累，这种疗法得到了不断提高。特别是到了商代盘庚（前14世纪）后，进入了文字大量产生和孳乳时代，为针灸疗法发展成为一门医学创造了条件。《足臂十一脉灸经》《阴阳十一脉灸经》的出土，说明远在春秋战国时代，针灸就有了文字记载。此后，医学经典著作《内经》的问世，以大量篇幅记载了针灸学理论，意味着针灸已发展成为一门独立的学科。

战国时代（前475~前221年），学术界出现了诸子蜂起、百家争鸣的局面，标志着我国文化的空前繁荣。范文澜《中国通史简编》第一编第四章的"古代文化的创造"一节指出，此时已有"法家学派"，并提到郑国的"子产则是法家学派的创始人"。该书第五章"战国文化的一般状况"中说，这个时期还有"儒、墨、道三大学派"，虽未提及医家学派，但根据文献考证可以断定，针灸学派也是存在的。近人谢利恒在《中国医学源流论·医学变迁》中云："吾国医学之兴，邈哉尚矣！《曲礼》：'医不三世，不服其药。'孔疏引旧说：'三世者，一曰《黄帝针灸》，二曰《神农本草》，三曰《素女脉诀》，又云《天子脉诀》。'此盖中国医学最古之派别也。其书之传于后世者，若《灵枢经》，则《黄帝针灸》一派也；若《本经》，则《神农本草》一派也；若《难经》，则《素女脉诀》一派也。其笔之于书，盖亦在周秦之际……"

作为我国最古老的医学流派——"黄帝针灸"，黄帝就是这个派别的代表人物之一，据《内经》和晋代皇甫谧的《帝王世纪》《甲乙经》及宋代罗泌的《路史》记载，这一学派的创始人和传播者，实为当时的名医岐伯。从《内经》经文多以黄帝岐伯问答形式出现，可见岐伯为黄帝之师，岐伯为此派的核心人物。《甲乙经·序》称"黄帝咨访岐伯、伯高、少俞之徒……而针道生焉"，也证明了这一点。再从《路史》等文献所述，可知这一派别还有俞跗、雷公、少师、巫彭、桐君等一大批学者，当然包括岐伯之师僦季贷。除《内经》外，《隋志》中的《岐伯经》，《旧唐书》中的《黄帝明堂经》《黄帝针灸经》，《新唐书》中的《岐伯灸经》，《宋史·艺文志》中的《岐伯针经》，当属记载此流派学术观点的专著。

这一时期还有兽医针灸流派，《宋史·艺文志》有《伯乐针经》一书，为春秋战国时作品，刘向《列仙传》及伪蜀《马鉴续事始》《古今医统》等书中称黄帝时代有善于用针灸医马的名医马师皇。《列仙传·师皇》谓师皇医马病，"针其唇下及口中，以甘草汤饮之而愈"。此外，《左传》中的医缓、医和似是另一派的代表人物。因此，黄帝岐伯针派是一个较大的学术派系。

由于黄帝岐伯针派影响甚大，且后世医家又把《内经》奉为经典，所以，这一流派的学术思想就成为我国针灸医学的正宗。黄帝岐伯针派之后，战国时期还出现了著名的扁鹊针派，司马迁《史记·扁鹊仓公列传》称扁鹊精通针灸，曾用针灸治愈了虢太子尸厥而轰动一时。其师为长桑君，学生有子阳、子豹、子明等人。虽未留下著作，但从他对虢太子尸厥的治法来看，不见于其他远古文献，表明他的学术观点不同一般。扁鹊为今河北任丘人，可见河北也为我国针灸的发祥地之一，并在那里形成了另一个针灸流派。

我国远古针灸流派传说很多，其形成年代是伴随着针灸学科的形成而肇始于春秋战国时代，其学术思想是后世针灸各种流派发展的基础。

第二节 战国之后的主要针灸流派

古代医家在探索针灸学术的过程中，以不同内容为中心，用不同的研究方法，从不同角度提出了不同的观点与见解，形成了众多的学说流派，推动着针灸医学的发展。战国以后的针灸流派很多，按研究内容、学术思想划分，主要有重针派、重灸派、穴法派、手法派、刺营出血派、针灸药相须派、经穴理论派、中西医汇通派等。

一、重针派

重针派是指偏重于应用针刺治病，或对针具、操作等有独到见解、造诣的针灸流派。远古多用砭石、石针、镵石。春秋战国时代，石针已渐被金属针取代，并发展成九种形制（即《内经》所称"九针"）。之后还有竹针、陶针、金针、银针、铁针、钢针，现今又有"新九针"、合金针、梅花针、揿针等。古代擅长用针的医家各有特色，如《后汉书·方术列传》载涪翁侧重以针石疗病，他的著作有《涪翁针经》。《酉阳杂俎》记载北魏的句骊客用针，能贯毫发。史籍称唐代的甄权、宋代的许希，他们针技超凡。宋代无为军医张济也善用毫针治病。宋代邵博《邵氏闻见续录》记载他针顶心治久患脱肛，针目眦治伤寒、翻胃、呃逆等。金代张子和善用铍针，且功效卓著。

古代医家之所以偏重用针治病，除了他们针技不凡外，还与针刺疗效迅捷有关。《标幽赋》列举历代名医以针刺治病奏效，甚至起死回生的事例激励后学，"高皇抱疾未瘥，李氏刺巨阙而复苏；太子暴死为厥，越人针维会而复醒"；"肩井曲池，甄权刺臂痛而复射；悬钟环跳，华佗刺躄足而立行。秋夫针腰俞而鬼免沉疴，王纂针交俞而妖精立出"。在《流注通玄旨要赋》中说：

"以见越人治尸厥于维会，随手而苏；文伯泻死胎于阴交，应针而陨。"依据针具形状、材质与选穴时间的不同，又可分为以下支派。

（一）重毫针派

《内经》《难经》对针刺特别重视。《灵枢·九针十二原》说"先立针经"，《素问·八正神明论》也说"先知针经"，均将《针经》放在重要的位置。《内经》中还引述了远古《九针》《针经》《刺法》等文献，凸显了重针倾向。该书的针刺内容非常丰富，如输刺、远道刺、经刺、络刺、分刺、大泻刺、毛刺、巨刺、焠刺、偶刺、报刺、恢刺、齐刺、扬刺、直针刺、短刺、浮刺、阴刺、傍针刺、赞刺、半刺、豹文刺、关刺、渊刺、合谷刺等，异彩纷呈。

在元代之前，我国的针灸名医以中原北方地区居多；元代以后，称雄针坛千余年的北派，已呈"王气黯然收"的态势，逐渐为崭露头角的高武、杨继洲等后来居上而取代，显示出我国针灸的主流派系向南偏移的局面。金元时期是我国文化大举南移的年代，中原地区又是南北交汇的要冲，是一个利于四面八方学者交流的地区，学术观点在此碰撞而擦出火花。在这样的背景下，孕育了众多的学说与流派，仅河北一省，就相继涌现了李东垣、刘完素、张洁古、窦材、窦默、罗天益等大批顶级中医大师。百花齐放、百家争鸣，催生了著名的"金元四大家"，针灸学中出现了温补（窦材）与攻邪（张子和）两大流派。其中，窦默是重针派的代表。

窦默以善用针法而蜚声针坛，青年时期，窦氏备受金元战乱之苦，从河北避难到河南及湖北，从"山人"宋子华处得到《流注八穴》的抄本，据说此书是"少室山隐者"所传。1232年，窦氏避乱至蔡州，遇到从山东过来的名医李浩，向其学习《铜人腧穴针灸图经》《子午流注针经》等书及针灸手法，终于在医道方面卓然成家。他认为针刺是治病的妙法，提出"拯救之法，妙者用针"（《标幽赋》）、"必欲治病，莫如用针"（《流注通玄指要赋》），对针刺治病推崇有加。他还提出了很多毫针操作手法，如"捻针之法""补泻手法""呼吸补泻""寒热补泻""生成数法""手指补泻""迎随补泻"和进针、出针、留针，以及动、退、搓、进、盘、摇、弹、捻、循、扪、摄、按、爪、切14种手法，为明代针刺手法的发展奠定了基础。

凌云是另一位重毫针派的杰出人物。《明史·凌云传》记载了凌云初学针的过程并受到最高统治者的赏识，"凌云……北游泰山，古庙前遇病人气垂绝，云嗟叹久。一道人忽曰：'汝欲生之乎？'曰：'然。'道人针其左股立苏，曰：'此人毒气内侵，非死也，毒散自生耳。'因授云针术，治病无不效……孝宗闻云名，召至京，命太医官出铜人，蔽以衣而试之，所刺无不中，乃授御医。年七十七卒于家。子孙传其术，海内称针法者，曰归安凌氏。"在《明史·方伎传》中，载有其五例验案，以下为其中两例。

其一："有男子病后舌吐。云兄亦知医，谓云曰：'此病后近女色太早也。舌者心之苗，肾水竭，不能制心火，病在阴虚。其穴在右股太阳，当以阳攻阴。'云曰：'然。'如其穴针之，舌吐如故。云曰：'此知泻而不知补也。'补数剂，舌渐复故。"这是一则患者舌吐症针未效而辅以进补药而愈的案例。

其二："金华富家妇，少寡，得狂疾，至裸形野立。云视曰：'是谓丧心，吾针其心，心正必知耻……'用凉水喷面，针之果愈。"这是一则丧夫而致"丧心病狂"的少妇，经针其心而愈的验案。虽未指明何穴，当属巨阙或十三鬼穴之"鬼心"（即心包经之大陵穴）。

重毫针派探讨的学术重点是气至、得气等临床问题。比窦默小四岁的罗天益，是其私淑追随者之一。他在《卫生宝鉴》中收录了一则用灸的医案，提到他治一患者，用灸无反应，预后不佳。他曾"学针于窦子声先生"，忆及先生有"气不至者无效"之说，于是大胆推论，"悟及用灸亦然"，把气至移作对灸法效应预后的判断，突破了只有针刺需得气的常规思维，对窦氏气至理论既有继承又有发挥。

窦氏气至说对王开、王国瑞的影响较大，王国瑞在《标幽赋》的注解中说："气至穴下若鱼吞钩，若蚁奔走，或浮或沉也。"以"若蚁奔走，或沉或浮"形象地描述针感，生动逼真。又说："穴下气不至，若虚堂无人，刺之无功。"他提出了"宁失其穴，勿失其经；宁失其时，勿失其气"的针灸名言，将选择刺激经络的重要性提升到穴位之上，把针刺得气的重要性置于选择时机之前，可称真知灼见。

明代楼英对针刺得气、感传，也有可贵的发挥，认为此气即"谷气"，在《医学纲目》中记载：针猝心痛取上脘，针感是"觉针下气行如滚（热）鸡子入腹为度"；治腰痛针气海，"令人觉从外肾热气入小腹"。这些细微的描述，丰富了窦氏的得气理论。刘纯撰有《医经小学》《玉机微义》，均涉及针灸。《医经小学》中提到针法"待气候针沉，气若不至来，指甲切其经"，得气之后，还要"提针向病（所）"，这也是受到窦氏学说的影响。杨继洲《针灸大成》记载了许多窦氏的针刺理论，仅举一例就足以证明他奉窦氏学说为圭臬。《针灸大成》记载针治"心痛"案称，该患者病数年，杨氏用窦氏八法开阖针刺照海、列缺等穴，"其针待气至，乃行生成之数而愈"。杨氏用真实体验，验证了窦氏气至理论的指导意义。

江西弋阳的徐凤，更是窦氏针法的传人，他的《针灸大全》收载有窦氏《标幽赋》《窦氏正公八穴流注》等。该书专论刺法的《金针赋》序言中提到，作者曾学针法于倪孟仲，又从学于彭九思，并传习窦汉卿的针灸书及梓岐风谷飞经走气补泻法。《金针赋》论述了针刺手法，对于如何激发针感、诱导针感、调控针感，均有较详尽的记载，大大丰富了窦氏气至、得气理论。

（二）重铍针派

铍针在《灵枢》《素问》中均有记载。杨继洲《针灸大成》称"铍针，一名铍针……今名剑针"，这种针的形制，古称"长四寸，广二分半"，"形如剑锋"，多用于外科治疗痈疽排放脓液，主治痈脓、大脓、成脓血、骨病等。

金元时期张子和用铍针放血，屡获奇效。张氏治病主张攻逐病邪，邪去正安，常用汗、吐、下法及铍针放血，在《儒门事亲》中提出"发汗与出血相通""针同发汗""出血与发汗，名异而实同"，其放血特点是运用铍针多、刺激部位与针数多、出血量多等。

善用铍针放血者，还有清代喉科医家郑梅涧，他在《重楼玉钥》中提出"三针"（即开风路针、破皮针、气针），前两说用铍针（有时也用针刀）挑刺患部或他处治疗咽喉肿痛。喉病多由风邪入侵，郁热风火相搏，致气血闭涩、凝滞而不能流通，风痰上攻，结成热毒之故。此法可疏通经络，祛风解毒。

（三）重锋针派

锋针为古九针之一。《灵枢·九针论》："筒其身，锋其末，长一寸六分。"今已习称三棱针，"锋针而今三棱名"（《医宗金鉴·刺灸心法要诀》）。锋针有通营卫、泻热出血的作用，主治"痈热出血""瘤病""病在经络痼痹""筋病"等。清末夏春农善用三棱针治喉病，著有《疫喉浅论》。"疫喉"即流行性喉病，临床主要表现为咽喉肿痛糜烂，肌肤出现丹痧。夏氏分刺、刮、吐三步治疗，即先用三棱针刺少商出血，必要时加刺患部出紫血或阳交穴放血以泄其毒，再与刮法、吐法配合，疗效颇佳。

（四）重皮肤针派

皮肤针又名七星针、梅花针、丛针、小儿针等。即将5～7枚数厘米长的粗针捆扎后，再嵌于竹木等材料，制成数寸长的筷箸状小杆的一端，医者执其柄杆以敲击体表的针具。此派注重这种针具的应用，今已成为一个较有特色的支派。

明代陈实功的《外科正宗》记载了"箸针"的制作与操作方法，"用粗线针扎在箸头上，在患处点刺出血"。又说："用粗线针二条，将竹箸一头劈开，将针离分半许，夹在箸头内，以线扎紧……用针蘸油烧红，向患顶重手刺入五六分……"当代学者孙惠卿，受民间用"柳条抽打"治疗疟疾的启发，将钢针（或缝衣针）5～7枚捆扎后，将针柄嵌于竹箸一端，名为"保健针"，敲击体表治病，用于治疗内、外、妇、儿、皮肤、五官科多种病症，特别是皮肤病应用较多。1949年后，武汉医学院第一附属医院组织师生传承此项技术，并整理编写了《刺激神经疗法》。1956年，孙惠卿调至中国中医研究院（现中国中医科学院），设培训班传授技术。

（五）重金针派

这里的"金"字乃指狭义的黄金、赤金。此派是对制针材质有特殊选择的一个支派。重金制毫针应用的代表人物有黄石屏，撰有《针灸诠述》。1914年，黄氏为袁世凯治头痛，方慎庵在《金针秘传》中记述了他跟随黄氏进京为袁氏针百会、风池、风府等治病经过，并称应手而愈，袁氏"称奇不置，厚谢而归"。

《针灸诠述》介绍了针的材质："顾铁之本质太粗，而针以炼精金为贵……金针之善有三：性纯而入肉无毒，一善也；质软而中窍无苦，二善也；体韧而经年无折，三善也。"并详细介绍练针法："先用竹签戳粉壁上红圈，每戳必中后，逐渐缩小圈之直径，缩至小点为止。此时改用一般金属针，再改用金针练，做到深入墙中，而不弯、不断，且准确命中为止。"

黄氏金针传人，成都中医药大学的叶德铭与中国中医科学院广安门医院的叶心清两兄弟，均用金针治病，并称其术受之于黄氏弟子魏庭兰（一作南），可见其薪火相传、渊源有自。

除上述重针支派外，还有火针派、温针派、电针派、芒针派、头针派、耳针派等。

二、重灸派

重灸派是指重用灸法防治疾病，或对某一类疾病使用特殊灸法有独特见解、疗效显著的针灸学派。古代灸法多用艾炷灸，由直接灸发展到隔物灸。明代出现了用艾条施灸，并在艾条中加入药物，分为有药艾条和无药艾条，其中有药艾条，依据加入的药物组方不同，又分雷火针、太乙神针等不同类别。这一流派的代表人物有葛洪、陈延之、王焘。

灸法在《内经》中常与针刺、砭石、药物并列，各有所施，据证而治。《素问·汤液醪醴论》说"必齐毒药攻其中，镵石针艾治其外"，可见当时已有汤液药物为内治法，砭石、针灸为外治法的雏形。《灵枢·官能》云"针所不宜，灸之所宜"，说明灸法的主治范围和作用性质与针法不同，对经脉陷下、络脉结聚和阴阳皆虚的病人可用艾火灸之。《素问·异法方宜论》云"脏寒生满病，其治宜灸焫"，说明寒证是灸法的主要适应范围。《灵枢·背腧》记载艾火补泻法，对后世灸法的发展有重要的指导意义。

魏晋至唐宋是灸法的盛行时期。魏朝曹翕《曹氏灸方》为最早的灸法专著，可惜早已亡佚。晋代陈延之《小品方》记载了禁灸穴位、误灸后果、艾炷大小与疗效的关系和灸治取穴法等。葛洪《肘后备急方》记载了急症的用灸方法，如艾炷、隔盐、隔蒜、川椒、黄蜡、艾管熏灸等。隋代巢元方在《诸病源候论》中提出"灸疮发洪"说、"五脏中风灸背俞"说。

唐代孙思邈的《备急千金要方》完善了灸法的理论，提出"灸之生熟"说，要求根据施灸部位、患者病情、体质、年龄确定灸量；还提出施灸的顺序、体位要求，强调早灸，尽量早治及灸疗防病，丰富发展了隔物灸法。他还拓展了灸治的病种，特别是在热证用灸上，提出对热毒蕴结的痈肿，用灸可使火气流行，令其溃散；对黄疸、淋证等温热病，消渴、失精失血之阴虚内热等均可用灸。王焘《外台秘要》弃针而用灸，主张艾炷灸的壮数要根据病变性质和施灸部位而定，书中记载了崔知悌灸骨蒸法等处方。唐代已有专门施灸的医生，称为"灸师"。《备急千金要方》记载"吴蜀多行灸法"，说明当时灸法盛行。

宋代，灸法专著大量问世，如《备急灸法》《灸膏肓俞穴法》《西方子明堂灸经》大量介绍急性病症、外科病的灸治方法。窦材提出用灸扶阳理论，从临床治疗、摄生防病等方面强调阳气的重要作用，《扁鹊心书》提出"保扶阳气为本"，提倡"灼艾第一，丹药第二，附子第三"，把用灸扶阳摆在重要的位置，"人于无病时，常灸关元、气海、命关、中脘，更服保元丹、保命延寿丹，虽未得长生，亦可保百年寿矣"。窦氏用灸壮数多，一般每穴百壮，甚至五六百壮。窦氏将宋代名医许叔微灸补肾阳、罗天益灸补脾胃学说发展成为脾肾双补学说，完善了温补学派的理论。

明代张景岳认为，灸有温通经络、驱散寒邪、解阴毒、温脾肾、回阳救逆等作用。清代吴砚丞《神灸经纶》总结了清以前灸疗学的成就，丰富和发展了重灸派理论。

古代重灸派从操作方法上分，有化脓灸派、隔物灸派、药条灸派等；从适应证上分，有热证忌灸派与热证可灸派、急症用灸等临床灸派。

（一）化脓灸派

晋代《诸病源候论》《甲乙经》记载了发灸疮说，晋代陈延之《小品方》记载："灸得脓坏，风寒乃出；不坏，则病不除也。"宋代王怀隐等所编的《太平圣惠方》云："灸炷虽然数足，得疮发脓坏，所患即瘥；如不得疮发脓坏，其疾不愈。"闻人耆年在《备急灸法》阐述了灸疮与所患疾病、所灸部位的关系。南宋的王执中、窦材，明代的徐春甫、徐凤、龚廷贤、李梴等都支持这种说法，并提出了很多发灸疮的方法。有的外用热敷，有的外涂辛温通散生肌之品，有的内服滋补之剂等。清代，李守先在《针灸易学》中说"灸疮必发，祛病如把抓"，认为只有灸疮发，才能治愈疾病，否则不能奏效。虽未免言之过激，但涉及灸疗的刺激量，值得注意。

对减轻烧灼痛，古人提出了许多方法，如《扁鹊心书》记载内服睡圣散，实即全身麻醉法；明代龚信在《古今医鉴》中提出"挑筋灸癖法"，"用药制过的纸擦之，使皮肉麻木"，即局部麻醉法；《外台秘要》载瘰疬灸法，用麻花与艾绒混合点燃，亦有局麻之意；《寿世保元》记载"着艾火，痛不可忍，预先以手指紧罩其穴处，更以铁物压之，即止"的指压局部麻醉法等。

（二）隔物灸派

葛洪在《肘后备急方》记载的隔蒜、隔盐、隔椒、隔面、隔灸器等隔物灸法，备受历代医家的推崇。元代朱丹溪对隔物灸应用较多，在《脉因证治》《丹溪手镜》《丹溪心法》等著作中，用到的隔物灸法有隔蒜、隔甘遂、隔头垢、隔盐、隔皂角、隔姜、隔附子饼等，治疗病种也很广泛。

明代的薛立斋在隔物灸治外科疾患方面积累了许多经验，如用隔蒜灸拔毒消肿，用隔豉饼灸治疗肿硬不溃或溃而不敛，隔附子饼灸用于疮陷而脓水清稀，隔香附木香饼灸用于肝气郁结之证等都有独到之处。

中医文献记载历代所用的隔物灸间隔物约有 40 种，除上述药物外，还有隔薤灸、隔韭灸、隔葱灸、隔蟾灸、隔鸡子灸、隔虫灸、隔碗灸、隔核桃灸等，包括植物、动物、器皿等，其方法之多，不胜枚举。

（三）艾卷灸派

艾卷灸法见于明初朱权的《寿域神方》，"用纸实卷艾，以纸隔之点穴，于隔纸上用力实按之，待腹内觉热，汗出即瘥"。这种方法称为实按灸，当时的艾卷并不掺药末。后来据李时珍《本草纲目》、杨继洲《针灸大成》记载，艾绒中加入麝香、穿山甲、乳香等药末，并名之为"雷火神针"或"雷火针法"。清代的范毓𬓜、李学川、陈修园、孔广培等加入的药物又有不同，并名为"太乙针""太乙神针"。叶桂的《种福堂公选良方》中更有"三气合痹针""百发神针""消癖神火针""阴证散毒针"等名称，所用药物不同，治疗病证也各有所异。记述此法的专著有清代雷少逸的《雷火针法》、韩贻丰的《太乙神针心法》、周雍和的《太乙神针附方》、陈惠畴的《太乙神针方》等。现代常用的艾卷灸法、药条灸法均由此发展而来。

（四）热证可灸派

明代龚居中在《红炉点雪》中明确指出，灸法可治疗寒热虚实诸证，虞抟《医学正传》及汪石山《针灸问对》对此做了解释："虚者灸之，使火气以助元气也；实者灸之，使实邪随火气而发散也；寒者灸之，使其气复温也；热者灸之，引郁热之气外发，火就燥之义也。"李梴《医学入门》亦载此颇具颠覆性的学说。

其实，"热证可灸"说在明代以前已有不少医家做了论述，如刘完素、李东垣等人的著作中已有提及。朱丹溪在理论上也早有阐发，认为热证用灸乃从治之意，灸法之所以能用于阴虚证，是因为灸能补阳，"阳生则阴长"之故，把"热证可灸"上升到了理论。

但是，也有很多医家主张热证不可灸，代表人物是张仲景，他把热证用灸的不良后果描述得十分可怕，甚至认为可以导致生命危险。还有明代张景岳、清代的王孟英等也持这种观点。

（五）炼脐派

炼脐是用不同药物以适当的剂型填敷脐中施行隔物灸的一种方法，是中医温补派在灸法方面的发展，这一流派代表医家有李梴、龚廷贤。

1973 年长沙马王堆汉墓出土的帛书《五十二病方》中有脐部填药、敷药的记载。张仲景《金匮要略》记载了脐部施治的方法："凡中暍死……屈草带，绕暍人脐，使三两人溺其中，令温……"即通过人尿的温热作用于脐部来治疗疾病。葛洪在《肘后备急方》中也有"以盐纳脐中，灸二七壮"治疗霍乱及"救卒中恶死，灸脐中百壮"等记载。皇甫谧提出脐部可灸不可刺，"脐中，神阙穴也……灸三壮，禁不可针刺，针之令人恶疮溃矢出，死不治"（《甲乙经》）。唐代孙思邈的《备急千金要方》《千金翼方》中也有很多记载，如盐填脐部加灸治疗霍乱、腹鸣、泻痢等消化系统病变；用苍耳子烧灰敷脐治疗脐部流水不止；杏仁捣泥与猪髓混合敷脐治疗小儿脐部红肿等。王焘的《外台秘要》中也有用盐敷脐治病的记载。宋代的《太平圣惠方》《圣济总录》《严氏济生方》也记载了许多填脐的方剂。

明代李梴重元气，在脐部保健施灸，创立了炼脐法，为后世脐疗的发展奠定了基础，《医学入门》记载有彭祖固阳固蒂长生延寿丹、接命丹、温脐种子方、温脐兜肚方等多种方法。

龚廷贤非常重视脐疗法，如抢救溺死、霍乱已死、阴证腹痛冷极、卒中暴厥等病选用脐中一个穴位施灸以回阳救急；并提出"熏脐法"，在《寿世保元》记载了"益府秘传太乙真人熏脐法"。龚氏认为用艾火熏脐，能"壮固根蒂，保护形躯，熏蒸本原，却除百病，蠲五脏之痛患，保一身之康宁"。脐部施行隔物灸，是对保健灸法的丰富和发展。

此外，李时珍的《本草纲目》中也记载了用五倍子研末敷脐治疗盗汗、自汗，用黑牵牛子末敷脐治疗小儿夜啼等病案。张景岳在《类经图翼》中记载用炒盐满脐后加姜片盖定灸可治妇人血冷不受胎及多灸脐部延年等验案。

由于炼脐独穴派的方法独特，疗效显著，在清代备受重视，中医外治大师吴师机在《理瀹骈文》中提出："中焦之病，以药切粗末炒香，布包敷脐上为第一捷法。"其中记载的"太乙真人熏脐法"，所用药物达17味，通治劳伤、失血、男女科病变，使"炼脐"治病的范围更加广泛。

三、穴法派

穴法派是指注重临床选用穴位的学术流派。穴法派形成的基础与针灸学术理论的形成密切相关，《内经》记载的经穴、穴法理论已比较丰富。《灵枢》中的辨证取穴，不仅初步形成了按病因、八纲、经络脏腑辨证方法取穴，而且确立了局部取穴、周围取穴与远隔取穴的原则。《内经》论述各种疾病的针灸处方包括了四个方面。

取腧穴，如《灵枢·邪气脏腑病形》提出肠鸣、泄泻，伴有"当脐而痛"者，用上巨虚；《灵枢·四时气》提出"著痹不去""肠中不便"用足三里；《灵枢·刺节真邪》记载耳聋刺听宫；《素问·骨空论》提出灸治寒热病，用"绝骨之端（阳辅穴）"、关元。

取经络，如《灵枢·根结》称"痿疾者，取之阳明"，"暴病者，取之太阳"；《灵枢·寿夭刚柔》谓"久痹不去身者"，刺血络"尽出其血"；《灵枢·忧恚无言》治疗失音，刺足三阴，泻其血络。《素问·刺疟论》谓"少阳之疟刺少阳"，"厥阴之疟刺厥阴"；《素问·刺热》谓肺热刺手太阴、阳明，肝热刺足厥阴、少阳。

取部位，如《灵枢·官针》提出远道刺法是"病在上，取之下，刺腑腧"；治疗心痹用偶刺法，选择部位是"一刺前，一刺后"；《灵枢·终始》提出取穴的原则是"病在头者取之足"，"病在腰者取之腘"；《素问·骨空论》记载治疗憎风"取眉头"。

取病所，《灵枢·官针》提出用"报刺"法治疗"痛无常处"，要针"病所"；《灵枢·经筋》对四季的各种痹证取穴，均"以痛为输"。《素问·骨空论》记载治疗腘痛，要"刺痛上"。

《内经》的取穴理论对后世辨证取穴派有很大影响。如王叔和《脉经》中多提取经，而不涉及具体穴位，说明他继承发挥了《内经》理论。张仲景《伤寒杂病论》，对穴法派的影响更显而易见，如巢元方治疗风病取风府、风池，与仲景太阳表虚证用风府、风池，扶正祛邪理论一脉相承。李东垣、罗天益治脾胃病，取足三里、中脘等穴，是从《内经》"取病所"理论发展而来的。《难经》论述了奇经八脉的病候以及原穴、八会、俞募、五输穴的应用，对后世的辨证取穴支派有重大影响。如王叔和对俞募的应用，皇甫谧对五输的应用与发展即可证明。

（一）以痛为输派

以痛为输派是穴法派的一个支派，又称反应点派、阿是穴派、动穴派。这一学派的核心内容是以疾病在体表的反应点作为选穴治疗依据，学术导源于《内经》，形成于宋代，代表人物是王执中。

以痛为输是针灸医学中的一类特殊腧穴，在《内经》中记载了该类腧穴的性质特点。

《灵枢·经筋》曰"以痛为输";《素问·缪刺论》曰"疾按之应手如痛,刺之";《素问·举痛论》说"寒气客于背俞之脉……按之则热气至,热气至则痛止";《素问·骨空论》中说"切之坚痛如筋者,灸之"。以上说的痛点、热感、舒适感、特殊感觉（或现象），均可作为治疗的穴位。

唐代孙思邈提出"阿是"取穴法,按捏其病痛部位,病人有舒适或痛感,即可以作为灸刺的穴位。元代王国瑞的《扁鹊神应针灸玉龙经》和明代吴崑的《针方六集》称之为"不定穴",明代楼英撰写的《医学纲目》称为"天应穴",还有医家称为"神应""痛应"等。日本医学书籍中称为"扪当穴",扪当指取穴位置,即医家以手探寻疼痛的部位。

宋代针灸学家王执中应用《内经》的"以痛为输"思想和孙思邈的"阿是"取穴理法,提出"按之酸疼是穴"说,在《针灸资生经》中多以按压之处是否酸疼作为刺灸的部位。如瘰疬取膏肓穴,以"按之酸酸"或"疼甚"定位;治"足杂病"以按之酸疼处施灸;治偏风、便血,"按之酸疼方灸,不疼则不灸也"。

现代医家还将"以痛为输"验之临床,如承淡安《针灸医学》记载一例遗精患者,"先用常规穴针刺未效,乃于横骨穴找到压痛点,针一次奏功,但压痛未消失,后复发,再刺压痛处等,待三次后,压痛现象消失,遗精也未再发",说明压痛敏感点与疗效有关。

（二）辨证取穴派

皇甫谧《针灸甲乙经》记载了数百种病症的针灸选穴处方,确立了辨证取穴的规范。由于孔穴数量甚多,历代医家选穴偏重不同,因而穴法派又有选原穴、八会穴、俞募穴、五输穴等若干选穴支派。王叔和对五输穴、俞募穴应用别具见地,他在《内经》《难经》的基础上,对20多种脉象及病因病机、临床表现、所用俞募名称部位等做了说明,如"肝病,其色青,手足拘急,胁下苦满,或时眩冒,其脉弦长,此为可治,宜服防风竹沥汤、秦艽散。春当刺大敦,夏刺行间,冬刺曲泉,皆补之;季夏刺太冲,秋刺中郄（中封）,皆泻之。又当灸期门百壮,背第九椎（当属肝俞、筋缩）五十壮",说明了辨证选用五输穴和募穴的方法。

巢元方对经络病机进行了发挥,在《诸病源候论》中论述中风等疾病的辨证取穴,如心中风,表现为"但得偃卧,不得倾侧,汗出,若唇赤汗流者可治",方法是"急灸心俞百壮";肝中风,"急灸肝俞百壮";肾中风,"急灸肾俞百壮";肺中风,"急灸肺俞百壮"。

张洁古、云岐子、罗天益用"大接经"针十二井穴治中风有独到之处,其后杨继洲又有发挥,治疗范围有所扩大,《针灸大成》"十二经井穴图"即据此经验总结而来。窦汉卿把从宋子华那里得来的秘传"流注八穴"应用于临床,取得了很好的效果,并把八脉交会穴主治扩展为每穴治疗二三十种病证。杨继洲加以发挥,病种扩大增加。还有刘瑾的《神应经》论述了400多种病证的处方选穴,丰富了辨证取穴内容。

（三）循经取穴派

在穴法派中,还有医家强调经络的应用。这一派一般不提某症用某穴,仅提取某经,岐伯、王叔和即是如此。李梴《医学入门》也说:"《灵枢》杂证论某病取某经,而不言穴者,正欲人随经取用。"至于如何随经取用,李氏说:"大概上部病多取手阳明经,中部足太阴,下部足厥阴,前膺足阳明,后背足太阳,因各经之病而取各经之穴者,最为要诀。"后来由于取经学说难于掌握,有逐渐被穴法取代的趋势,故清代徐灵胎深表惋惜,他在《医学源流论》中指出:"古人取经,今人只知取穴,亦为一失。"今天看来,穴位主治作用没有绝对的特异性,同经穴位的作用共性较多,《内经》及后世一些医家之所以强调取经,是有临床指导意义的。

（四）按时取穴派

按时取穴，近人称为时间针灸学，此派崛起于金元时期。这一学派把气血在人体经脉的流注盛衰时间作为选用穴位的依据，学术思想导源于《内经》《难经》，代表人物为金代的何若愚。

何氏撰有《流注指微针赋》，是子午流注的早期专著，此书经元代窦桂芳收入《针灸四书》，扩大了它的影响。经明代徐凤的发挥，成为今天的子午流注纳甲法。高武的《针灸聚英》记载了子午流注纳子法，丰富完善了子午流注内容。明代中期李梴据《针灸大全》之法，演绎成多元子午流注开穴法，扩大了子午流注的选穴。

按时取穴方法还有飞腾八法和灵龟八法，是在窦汉卿"八穴流注"基础上发展起来的，前者见王国瑞的《扁鹊神应针灸玉龙经》，两法并见于徐凤的《针灸大全》。此外，窦氏在《标幽赋》中还提到"一日取十二经之原"的按时开原穴法，王国瑞《扁鹊神应针灸玉龙经》载有"十二经夫妻相合逐日按时取原穴法"，都是按时选穴的内容。

四、手法派

手法派是指注重毫针操作，提高临床疗效的针灸流派，其学术内容包括毫针进针、出针、候气、行气、补泻等内容，宋代以前都遵《内经》《难经》之说，到了金、明时期逐渐兴盛，形成学术流派。代表人物有席弘、陈会、刘瑾、杨继洲等。手法派与重针派不同，前者主要是指操作手法，后者指治疗工具，讲究操作手法的工具主要是毫针，故二者关系又十分密切。

《内经》记载的补泻手法有迎随、徐疾、呼吸、开阖几种。不同时代、不同医家对"迎随"有不同的理解，《内经》中的"迎随"并非具体的操作式式，而是对补泻的统称；"徐疾"是对针刺补泻主要特点的概括；"呼吸""开阖"是补泻手法的组成部分，并不是独立的补泻操作方法。后世医家总结并应用了提插、捻转手法，成为补泻手法的主体内容。《内经》针刺补泻概念的形成，主要基于对自然现象及生命活动的认识，体现古人对生命活动朴素的、直观的思维方式，如补法由浅而深，徐徐进针以使"气入"，气下后，疾出针，按针孔，则气不泄；泻法疾进针而缓缓出针以引气外出，出针时边出针边摇针，摇大针孔，排邪气外出。

金元时期窦汉卿对针刺手法的发展做出了巨大的贡献，提出捻转补泻"随济左而补暖，迎夺右而泻凉"等具体操作方法的雏形。自金至明代，是针刺手法发展史上的全盛时期，《金针赋》是手法派形成的标志，其中记载的烧山火、透天凉、阳中隐阴、阴中隐阳等复式手法，成为针刺手法的核心内容。

明代的手法研究与争鸣，基本上是围绕针刺补泻的作用和复式手法展开，影响较大的医家有高武、李梴、汪机、杨继洲等。高武《针灸聚英》中解释了14种复式手法，但又认为这是"巧立名色而已，求针之明，为针之晦"，可见对针刺手法的不同看法和争论在明代就开始了。汪机对针刺理论与手法多有发挥，对有争议的问题，直言不讳，提出自己的见解，他认为"针刺有泻无补"，但他在施术中并非完全否定补泻，而是主张务实求是，他以提按、徐疾、捻转为纲论述各种手法。楼英在《医学纲目·刺虚实》中记载了补泻的操作："盖补者针入腠理，得气渐渐作三次推纳，进至分寸。《经》所谓徐纳疾出，世所谓一退三飞，热气荣荣者是也；泻者宜针入分寸，得气后渐渐作三次动伸，退出腠理，《经》所谓疾纳徐出，世所谓一飞三退，冷气沉沉者是也。"后世医家进一步发挥，将进、退、动、伸手法，理解为提插手法中的重插、重提、轻插、轻提等概念。

杨继洲阐述了针刺补泻的原理，创造性地发挥了《内经》"迎而夺之""随而济之"的内涵，认为迎随是"针下予夺之机",它包含了徐疾、提插、捻转、呼吸等手法的内容,发展了《难经》关于"所谓迎随者,知荣卫之流行,经脉之往来也,随其逆顺而取之,故曰迎随"的论述,使补泻有理论原则可依,有具体操作可凭,将手法的理论与临床有机结合,具有较大的指导意义。

(一)单式手法派

单式手法(又称辅助手法)是指协助进针或加强针刺效应的操作方法。在《灵枢·九针十二原》中提到"右主推之,左持而御之",说明针刺时左右手要相互配合。《素问·离合真邪论》提出扪而循之、切而散之、推而按之、弹而努之等辅助式手法,以助针刺得气。《难经·七十八难》对此阐述发挥说:"知为针者信其左,不知为针者信其右。当刺之时,必先以左手压按所针荣俞之处,弹而努之,爪而下之。"金代窦汉卿提出了动、退、搓、进、盘、摇、弹、捻、循、扪、摄、按、爪、切14种单式手法,经《金针赋》的继承,成为针刺手法的一个重要部分。后由杨继洲进行整理,成为杨氏"下手八法"。

当代针灸学家张缙把单式手法归为24种,即作用在穴位、经脉的有揣、爪、循、摄法;作用在针身上、左右转动者,有摇、盘、搓、捻法;上下运动操作有进、退、提、插法;作用于针柄的有刮、弹、飞、摩法;进、出针后,在穴位上操作的有按、扪、搜、拨法,从而使单式手法的分类和作用更加详细、明确。

(二)捻转手法派

《灵枢·官能》记载补泻转针只分"微旋而徐推之"或"切而转之",即以轻微的前后转动为补法,较大的转动达到"其气乃行"为泻法。那时还没有左转、右转的区分。唐、宋以来,才区分左转和右转,以左转为补,右转为泻。理论上还将左右转针与子午、顺逆、升降、龙虎等概念结合起来。

捻转手法经席弘、陈会、刘瑾针派的倡导,成为针刺补泻手法中的重要组成部分,对后世产生了巨大的影响,在我国针灸史上占有重要的地位。《金针赋》从男女的区分上做了推演,又区分上下部(腰以上、腰以下)和上下午(早、晚)。《医学入门》将这种区分具体化,既分左右侧,又分上下肢(手足)、阴阳经,构成了一种最为烦琐的捻转补泻法。

捻转补泻法有合理的内容,如近代临床应用的热补凉泻手法即以左右捻转为基础,能取得不同的效应,说明左转和右转的区分确有实际意义。再如双手运针在临床上也很有应用价值,宜作为针刺的基本技能来训练。但左右转针后来加入了多种附加条件,且愈分愈繁,不免脱离实际。转针区分男女、左右、上下,明代汪机和杨继洲均提出质疑,认为营气、卫气的运行:"但分昼夜,未闻分上下、男女;脏腑经络气血往来未尝不同也,今分早晚,何所据依?"高武《针灸聚英》更直率指出:"男女气血上下之分,固非《素》《难》意,亦未必然也!"又说:"捻针左右已非《素问》意矣,而人身左右不同,谬之甚也!"席弘一派的传承经历宋、元、明时期,其时道教盛行,这一流派的发誓饮丹、用针念咒等做法,莫不与此有关。

(三)补泻量化派

《内经》记载针刺补泻手法的操作轻重是补法较轻,泻法较重。唐代孙思邈在《千金翼方》说"补重泻轻","补泻之时,以针为主,重则为补,轻则为泻,虽有分寸,得气即止"。说明古人对补泻手法孰轻孰重有不同认识。明代杨继洲提出"刺有大小"的见解:"有平补平泻,谓其阴阳不平而后平也。阳下之曰补，阴上之曰泻，但得内外之气调则已。有大补大泻，唯其阴阳俱有盛衰，内针于天、地部内俱补俱泻，必使经气内外相通，上下相接，盛气乃衰。"(《针灸大成》)此是指无论补法或泻法，都分"平"与"大"，也可以说是"轻"和"重"。

平补平泻是一种较轻的补法和泻法，是指不分层次的单式补泻手法。补就是要引阳气深入，泻则是引阴气外出，以期达到内外之气调和。而大补大泻，则须分天、地两部，或天、人、地三部，对每部分别进行"紧按慢提"的补法或"紧提慢按"的泻法，以使内外之气相通。平补平泻与大补大泻的区分主要在于是否分层。这一分法说明补法不单纯是轻刺激，泻法也不单纯是重刺激，而是补法有属于轻的"平补"，又有属于重的"大补"，泻法也有轻的"平泻"，又有重的"大泻"。临床上应根据患者的体质、病情、部位等不同情况选择恰当的补泻法。

近代医家承淡安用兴奋、抑制、强刺激、弱刺激解释针刺补泻："手法古今不同，就古法而言，目的在乎补泻；以新理论，则为抑制与兴奋。"针灸家朱琏更明确指出轻重刺激与兴奋、抑制的关系，她在《新针灸学》中说："手法基本上只有两种，即强刺激与弱刺激。强刺激可使神经由高度兴奋转为抑制，所以强刺激又叫抑制法；弱刺激能使神经适当地兴奋，所以弱刺激又叫兴奋法。""刺激"是较为单纯的物理学概念，从力学角度看，只是个作用力大小问题，还没有包括作用力的方向和时间。而针刺补泻手法还包括进出针的快慢、呼吸的配合、针孔的按压、提插的深浅与轻重、捻针的方向与角度大小等，补泻的作用是调理阴阳，这与刺激强度仅以兴奋和抑制效应为转归，有较大的不同。补泻手法的量化对临床有直接的意义，应根据不同病情掌握合适的治疗剂量。

五、刺营出血派

刺营出血派是指以刺血作为主要治疗手段的针灸流派。《灵枢·寿夭刚柔》有"刺营者出血"之说，把以出血为目的的刺法称为"刺营"，与今天人们习称的"刺络"有别。为避免"出血只刺络脉不刺经脉"的误解，故称之为"刺营出血"。该学派起源于《内经》，发展于唐宋，形成于金元，丰富于明清，完善于当代。历史上擅长刺血的有华佗、张子和、汪机、薛己、郑梅涧、夏春农等。

早在远古时代，我们的祖先就使用砭石放血排脓，治疗外科疮疡痈疖。马王堆帛书中有砭石刺血治病的记载，"颓，先上卵，引下其皮，以砭穿其雕旁"(《五十二病方》)，是指用砭石将阴囊后部的外皮刺破，有血液和水分流出。

春秋战国时期，《内经》对刺营出血的记载十分丰富，如《素问·汤液醪醴论》记载"去菀陈莝"，《素问·阴阳应象大论》说"血实宜决之"，说明对郁结病邪可用刺血治疗。《内经》刺血排脓的工具有镵针、锋针、铍针，对刺血的操作方法、主治、取穴以及刺血过程中出现的晕针、血射、血肿等现象都有记载。

东汉时期华佗也擅长用刺血治病，《医说》载："有人苦头眩，头不得举，目不能视，积年，华佗使悉解衣，倒悬，令头去地三寸，濡布拭身体，令周匝，视诸脉尽出五色，佗令弟子，以铍刀决脉，五色血尽，视赤血出，乃下。"这是对他刺血技术的具体描述。

宋金元时期，刺营出血疗法十分盛行，北宋的《太平圣惠方》将针、灸、刺血结合使用治疗脱肛、风痫、青风心风、角弓反张、羊鸣、多哭等。刘完素是寒凉派代表人物，擅长治疗火热病证，常用刺血方法以泄热；张元素也重视刺血疗法，张子和受其影响，提出"血实宜决"，治病要先"攻破""祛邪"，成为刺血派的代表人物。重视调理脾胃、补中益气的李东垣和滋阴派的代表人物朱震亨也常用刺血治病。元代《卫生宝鉴》《济生拔粹》《世医得效方》等载有刺营出血的处方及医案，《玉龙歌》中有 9 首歌诀描述刺血治病，《名医类案》《续名医类案》中有 100 多个刺营出血病案，包括外科、热病、头面五官病。在清代，刺营出血法用于治疗痧症、喉疾、疔疮、麻风等疾病。

我国的藏医学、蒙医学、壮医学、哈萨克医学等均用刺血疗法，傈医盛行用陶针刺血，佛教的喇嘛也用刺血治病。自 20 世纪 50 年代以来，刺血专著不断问世，如《陶针疗法》《刺血疗法》《中国刺血疗法大全》《刺血医镜》《放血疗法》《中国民间刺血术》《实用中华刺络疗法》《中国实用刺血疗法》《中国耳穴刺血疗法》等丰富了刺营出血的内容。

（一）内科的刺营出血派

刺营出血可以治疗许多内科疾病，如《针灸大成》记载"急以三棱针刺手十指十二井穴，当去恶血"治疗中风、卒昏、暴死、不省人事、绞肠痧；《续名医类案》记载"以楮叶擦其舌，令出血"治疗中暑失语；《医学纲目》"以长针刺委中，至深骨而不知痛，出血一二升，其色如墨"治疗偏枯；《古今医统大全》"于两尺泽刺出血如射即安，谓之打寒"治疗热病；《脾胃论》取"三里、气街，以三棱针出血"治疗汗多津脱；《格致余论》"刺委中，出黑血近三合"治疗血痢；《磐石金直刺秘传》刺委中出血治疗黄疸；《医学纲目》刺廉泉和金津玉液"出恶血"治疗消渴；《针灸治疗实验集》"刺腿部静脉管，出血甚多"治疗脚气。

痧症是一种血脉瘀滞的内科病证，刺营出血有很好的治疗效果。清代郭志邃《痧胀玉衡》记载"肌肤痧，用油盐刮之"，"血肉痧，看青筋刺之"，"脏腑痧，则以药救疗"。书中记载了刺血放痧的 10 个穴位，并提出要用银针，"放痧若用铁针，不能解毒"，故宜用银针，因"银性最良，入肉无毒"。晚清暨阳陈氏秘本《痧症要诀》绘有 44 种痧症图及取穴与操作方法，其中有 20 余种采用刺血"放痧"法，该书继承了《痧胀玉衡》的学术成就，并有新的发展。清代的《串雅外编》记载"用竹箸嵌碎磁碗尖"，刺舌下黑筋出紫血，治疗"急痧将死"。温主卿的《中国简明针灸治疗学》（1931 年刊印）载有"放痧分经诀"，对不同经脉的痧症，取相应的四肢末端穴位"放痧"。这些具有实用价值的临床经验丰富了刺血内容。

（二）外科的刺营出血派

《灵枢·九针十二原》中有"铍针者，末如剑锋，以取大脓"的记载，脓液由血液化生而成，且脓与血常混杂在一起，故刺脓也属刺营出血的范畴。晋代《刘涓子鬼遗方》用刺血排脓治疗疮疡、痈疽，书中有"痈疽初发并宜灸，脓成宜针，出脓之后，人必生之"的记载。

除了疮疡以外，刺血还用于治疗其他外科疾病，如《续名医类案》治疗瘰疬，"以银针穿之，后以刀阔其口，以纸针塞入口内，次日两次流水斗余"；《医学纲目》治疗冻疮，用三棱针刺局部出血；《古今医统大全》治疗"疯犬伤人"，用刺血疗法，刺后还要以"小便洗净"；《金针秘传》治疗脚面毒瘀，"在委中放毒血盈升"。

明代汪机《外科理例》、薛己《薛氏医案》、清代张镜《刺疔捷法》是其中的代表性著作。《外科理例》记载刺血排脓疗法的内容百余条。汪氏认为外科病症若不针砭，则脓毒反攻于内，造成严重后果，甚至危及生命。如果因患者体质虚弱而脓不成者，要用温补法，待脓成以后再刺血排脓，"凡疮不起者，托而起之；不成脓者，补而成之，使不内攻，脓成宜及时针之"。

《外科理例》刺血排脓治疗的病症有痈、疽、丹毒、瘰疬、流注、便毒、疔疮、疮疥、咽喉肿痛、杖疮、犬伤等。刺血排脓的工具有锋针、三棱针、马衔铁针、砭石、磁锋、火针等。刺血所选穴位，除刺病变部位外，又刺"四畔去恶血"，在脓成之前，刺病变的周围出血，这种方法比较安全，可以避免细菌、病毒等致病微生物的感染或扩散。

《薛氏医案》记载刺血排脓所治病患的总症次达 778 症次，涉及儿科、妇科、口腔科、伤科等，其中疮、痈、脓、血肿合计 330 症次，占总症次的 42.4%。薛氏认为外科疾病多由于邪毒蕴结于体表化而成脓，采用砭刺排脓，可逐邪排毒；若脓不外出，则可导致久治不愈，甚至邪毒内陷，损害脏腑气血，引起严重后果。

《刺疗捷法》记载了张镜治疗疗疮的刺血经验和刺疗的操作步骤。李学川《针灸逢源》记载挑刺法治疗疗疮，"将紫斑点用衣针挑出如羊毛状"，在刺血后还要"在刺处用艾灸三壮，以宣余毒"。可见清代刺血治疗疗疮已达到一定水平。

（三）妇、儿科的刺营出血派

刺营出血在妇科的应用，如《石室秘录》治疗经期受寒，"刺其期门穴，一刺出血立已"。《针灸逢源》治疗瘟疫、热入血室，"砭刺曲池出恶血，或用锋针刺肘中曲泽之大络，使邪毒随恶血而出"。《琼瑶神书》记载治疗月经不调，刺"太冲取血"。《痧惊合璧》治疗胎前痧，"刺两太阳，刺两手腕（肘部），刺膻中穴，刺腿弯腘穴……看有痧筋，急宜刺破肌肤"。《类经图翼》治疗产难横生，刺"至阴，三棱针出血"。《针灸逢源》治疗妇人产后暴死（中恶），"视膝腕内有红筋，刺出紫血，或刺十指头出血"。这些皆为妇科之例。

刺血治疗儿科疾病，如《寿世保元》治疗小儿发痧，"以针刺十指背，近其爪处一分许，可先将儿两手自臂捋下，血聚指头方刺"。《名医类案》治疗小儿脐风，用银针挑破牙龈出血。《采艾编翼》治疗小儿疳疾，"看其食指本节横纹后，即风关之里玉枕处，有一白泡，即用针挑破"。《奇效良方》《串雅内外编》记载在四缝穴挑刺治疗疳疾。《寿世保元》治疗小儿口内小泡白点（马牙），"将针挑破出血"。《针法穴道记》治疗小儿口疮刺承浆穴，"针见血即止"。《医说》治疗小儿丹毒，"急为砭出血为上策"。此皆为儿科应用之例。

（四）五官科的刺营出血派

早在南北朝时期，《龙门石刻药方》记载了刺血治疗喉痹："以绳缠手大指令瘀黑，以针刺蚕纹。"该法得到后世的继承和发扬，清代郑梅涧《重楼玉钥》记载喉风 36 症的治疗中，有 20 余处采用刺血疗法；并提出刺血的注意事项，如"上腭中间万勿误刀"，"帝中两边"，"切不可深"，"泡起喉内不能挑破"，显示其丰富的经验；所用工具有三棱针、竹针等。清代夏云《疫喉浅论》将刺血与刮痧结合应用，对于喉疾的治疗具有一定临床意义，强调"刺宜横而浅，不宜深而直"，因为咽喉属肺，而肺主皮毛，"刺卫无伤荣"，故宜浅不宜深，这对于以后的喉疾治疗亦有影响。

刺血治疗目疾，《兰室秘藏》记载治疗目眦赤烂，"以三棱针刺目眦外，以泻湿热"；治疗眼毛倒睫，将"内睑向外，以针刺之出血"。《世医得效方》治疗红眼病，取"耳后红筋"挑刺出血。《针灸聚英》治疗麦粒肿，"视其背上有细红点如疮，以针刺破即瘥"。《医学纲目》治疗雀目，刺神庭、上星、前顶、百会出血。《续名医类案》治疗眼皮赘生物，"翻转眼皮，刺其膜，少少出血"。

刺营出血治疗耳、鼻、口腔疾病，如《循经考穴编》治疗两耳珠痛，取额厌，以"弹针出血"；治疗酒风鼻赤、鼻痔、鼻疳、鼻衄，"以手从印堂按下至鼻尖数次，出血即愈"。《针法穴道记》治疗鼻内生疮，取"人中穴，针见血即止"。《重楼玉钥》治疗牙痛，"用破皮针，针去脓血"。《杂病穴法歌》治疗口舌生疮，取"舌下窍"，用"三棱刺血非粗卤（舌下两边紫筋）"。

刺血的操作除了一般的针刺出血外，还有"挑破出血""挑断出血""针焠出血""弹针出血""贯刺血络"等方法。如《外科理例》治疗疔疮，"若系近心腹者，宜挑破疮头去恶水"。治疗疔疮、痘疹等，后世则采用挑刺法，把病变局部皮下的纤维挑断，如《针灸逢源》记载："有羊毛疔，身发寒热，前心后心有红点如疹形，先将紫斑点用衣针挑出如羊毛状，前后共挑数处，即时汗出而愈。"挑刺多有血液和组织液的渗出，故归入刺营出血中。后世还继承了《刘涓子鬼遗方》的经验，用火针进行刺血，如《外科理例》载疔疮"若针之不痛无血者，以猛火烧铁针通赤，于疮上烙之，令如焦炭，取痛为效"。

六、针灸药相须派

针灸药相须派是指针灸药因病而施，互相配合，以提高治疗效果的流派。这一流派的学术观点最早可追溯到公元前，如西汉的淳于意，在其《诊籍》中，有时单用针，有时单用灸，有时用针灸药物三管齐下而效，凸显了其针、灸、药各有所长，可以互补的思想。东汉时期张仲景主张"行其针药，治危得安"，《伤寒论》《金匮要略》中不少病症均主张针灸药并用。唐代名医孙思邈学识渊博，治病捷验，针灸药膳兼通，故能享百岁之高寿。《备急千金要方》提出"知针知药固是良医"的主张。杨上善记载了肾病的针灸、药物、饮食、磁疗、运动疗法。受孙思邈、杨上善综合治疗思想的影响，宋代王执中提出"针灸须药"的主张，他说："此言针灸与药之相须也，今人或但知针而不灸，灸而不针，或惟用药物而不知针灸者，皆犯真人之所戒也。"元代医家罗天益《卫生宝鉴》所载医案中也有众多针灸药合用的验案。

明代杨继洲也主张针灸药三者并重，在《针灸大成·诸家得失策》提出"药与针灸，不可缺一者也"。杨继洲虽以针灸见长，但并未拘泥此术，他临病诊疾，或针或灸，灵活掌握；针灸与药，因病而施，内外结合，左右逢源。综观杨氏医案，有单针不灸，有只灸不针，亦有针药并举，甚或在疾病的某一阶段，单用药而未用针灸者。杨氏临证，真正做到"治法因乎人，不因乎数，变通随乎症，不随乎法"（《针灸大成·穴有奇正策》）。吴崑《针方六集》第四卷"旁通集"也是专论针灸药各有优势，认为临床应最大限度发挥其各自优势。清代医家李学川强调针灸应配合中药治疗，才能达到"左右逢源，会归一致"的目的；认为应"举汤液以翼针道，明刺法以济汤药"。历代学者赞同这一学说的为数甚多，可见其学术观点为广泛共识。

应当指出，针灸药相须派大都是长于运用中药治病的历代名医，由于他们在医疗实践中充分意识到针灸药互补的重要，发现这些治疗手段各有优势，因而形成了流派，这些医家摒弃门户之见的包容精神，成为我国医界的典范。

七、经穴理论派

（一）经学派

经学派主要是指从事《内经》《难经》等经典著作研究的针灸流派，其研究内容主要有校勘、分类、考证、注疏、训诂等。这方面的学者有杨上善、王冰、杨玄操、滑寿、高武、张景岳、马莳、张志聪等。虽然他们提出的共同学术观点并不多，但对保存经典原貌、校勘经文错简、阐发经文奥旨等都有巨大贡献。

1. 经学派的早期代表人物　对《内经》的整理注释，最早为齐梁间的全元起注解《素问》8卷，书名《素问训解》，此书在南宋前已亡佚。隋唐杨上善将《内经》分类编纂注疏，撰成《黄帝内经太素》30卷，成为现存最早的《内经》注本。杨氏将《内经》分为19大类，其中经络、腧穴、九针等篇专论针灸。他还撰有训解腧穴的《黄帝内经明堂类成》13 卷，也已亡佚，仅手太阴肺经一卷存于近代孙鼎宜《孙氏医学丛书》中。

注释《素问》影响较大的是唐代王冰，他注释引用古籍甚多，除参考《甲乙经》等外，还引用现已散佚的《经脉流注孔穴图经》《中诰孔穴图经》等，补充了《黄帝内经太素》的不足，有些地方还纠正了《黄帝内经太素》的错误，对于进一步阐发《素问》经旨、促进针灸学的发展起了较大作用。

7 世纪的杨玄操（一作杨玄孙，一作杨操，一作杨玄），补充和纠正了吴太医令吕广对《难经》注解的不足之处，现存他的《难经》注文，保存在《难经集注》中；《外台秘要》腧穴篇多引玄操所述；杨氏还著有《针经音》《明堂音义》等。

2. 元明清时期医家　元明清时期，考据之风盛行，许多医家在研究经典著作，如元代滑寿著有《难经本义》《十四经发挥》等，钩玄析疑，正误取善，颇有成就；《十四经发挥》综合考证了《内经》《难经》对经脉的论述，附以穴位，图章训释，纲举目张，把经脉孔穴两者结合起来，更便于临床应用。明代高武撰《针灸素难要旨》，对《内经》经脉刺灸内容进行整理，删繁撷要，编成一本较好的参考书。还有马莳将《素问》《灵枢》重新分卷加以注释，著《黄帝内经灵枢注证发微》9 卷，为《灵枢》经的最早全文注本，给后人研习针灸经文提供了很大方便。张景岳编有《类经》，将《内经》原文"以类相从"，归类注释，其中有经络、针刺等针灸专篇，其《类经图翼》与《类经附翼》重点发挥了针灸学理论。1672 年，张志聪《黄帝内经素问灵枢集注》问世，又使《内经》不少疑难问题得到阐释。

经学派的贡献是阐发经文奥旨，对我国古典针灸学术的继承与发展产生了巨大影响。众所周知，《内经》《难经》的针灸理论是我国针灸医学的正宗，经学派实际上就是针灸流派中的正统派。

（二）经穴考订派

致力于经穴考订的学者甚多，偏重于经穴理论研究的代表人物有隋唐杨上善、北宋王惟一。南宋王执中根据当时的文献，并以《内经》为标准，对穴位定位也做了一些考证，如《针灸资生经》认为"前顶在囟会后寸半骨陷中，甄权云是一寸，今依《素问》寸半为定"，卷后还提到："许希针经之穴，既与诸经不同，其名又异，如兴龙穴之类是已。亦不附入者，不欲以一人之私名，乱诸经之旧穴，以滋后学惑也。"

明代的《循经考穴编》为考证经穴的专著，该书引用了数十种古籍，其中如《习医真格》《明堂诀式》（均已散佚）等颇有价值，特别是载述的 30 多种透穴针法，对临床指导意义颇大。其他如《金兰循经取穴图解》的作者忽泰必烈、《十二经络论》的作者葛可久、《经络发明》的作者金孔贤、《经络详据》的作者吕夔、《经络考》的作者张三锡、《经络全书》的作者尤乘等，都是专门从事经络学研究的学者。还有《铜人穴经》的作者李中梓、《经穴发明》的作者徐春甫、《气穴考略》的作者沈彤等在穴位研究方面都独树一帜。

历代医家对穴位归经考订做了不少工作，如皇甫谧、杨上善、王焘、王惟一等人的著作就反映了他们各自的观点，然而各执一说，难得公允。直到《圣济总录》问世，才根据《灵枢·经脉》，把 354 个腧穴较合理地归经，使腧穴归经理论得到初步统一。

（三）经穴图绘、模型制作派

为了使经穴理论直观化、规范化、统一化，不少学者致力于经穴图的研究绘制。我国最早的针灸经穴图记载于葛洪《抱朴子·杂应》，但作者是谁，不得而知。此后，《隋书·经籍志》、新旧《唐书》中也有不少著录，其中有姓名可考者，最早为南朝刘宋医家秦承祖，即欧阳修《新唐书·艺文志》中所称《秦承祖明堂图》，孙思邈《千金翼方》则称之为《秦丞祖图》，并说秦图中的错误经针灸大师甄权修订，重新绘成《明堂人形图》，"尔后缙绅之士，多写权图"。可惜这些图迄今都已亡佚。孙思邈对针灸图的绘制也十分重视，他在《千金翼方》中反复强调"孔穴难谙，非图莫可"。现存最早针灸图为 1900 年在敦煌出土的唐代针灸图残片，保存完好的只有北宋初年《太平圣惠方》《铜人腧穴针灸图经》中的经穴图。

本学派以王惟一和高武为杰出代表。北宋王惟一因经穴"去圣浸远，其学难精……传心岂如会目，著辞不若案形"，乃"铸铜人为式……使观者烂然而有第，疑者焕然而冰释……肇颁四方，景式万代"，创制了我国第一座针灸经穴铜人模型。此后，元世祖又命尼泊尔工匠阿尼哥重新修复；至明英宗，又下诏"仿前重作"；嘉靖年间，四明高武也铸造男、妇、儿铜人各一座。这些都对经穴理论的统一化、规范化起到了积极作用，为针灸传授提供了方便。

八、中西医汇通派

中西医汇通派是 19 世纪中叶西医传入我国后，以西医学知识融入中医理论与实践的医学流派。其领军人物是承淡安、鲁之俊等；杰出代表还有陆瘦燕、朱琏等医家。

1822 年，清政府借口"针刺、火灸，究非奉君之所宜"，下令"太医院针灸一科，着永远停止"。此后不久，西医传入中国，民国政府又悍然宣布废止中医，无疑对针灸造成重创。承淡安在我国南方大力推广传授针灸绝学，创办函授、医院、学校、杂志，编写出版专著讲义；且东渡扶桑取经，做了大量的工作，使奄奄一息的针灸得以焕发生机。

20 世纪 30 年代，承氏为博采西医之长，借鉴西医学手段研究针灸经验，从日本购回人体神经图等西医学书刊和久已失传的《十四经发挥》等医书，将大量西医知识引入针灸理论中。如腧穴学中注入了局部解剖内容，针灸治疗学中用中西两种医学病名等，使之互为对照、融会贯通，倡导针灸走"科学化"之路。20 世纪 50 年代，承氏曾任中国科学院学部委员，他"建议卫生工作者积极地学习针灸疗法"，提出让西医人员学习针灸，认为临床疗效是针灸科学性的重要基础，对针灸科学性的论证需要借助现代科学，但针灸的科学化根本在于中医及针灸自身。故认为"经络问题不能从解剖的角度去理解"，中西医学既有相通之处，又要保持和完善自身理论体系，倡导既要引进消化吸收西医学知识，又不全盘西化的正确主张，把发展针灸医学引向正确之路。

对现代针灸有重大贡献的另一位中西医汇通先驱鲁之俊，他致力于推广应用针灸疗法，抗战时期任白求恩国际和平医院院长，首先在医院设立针灸科，并编写讲义教材传授针灸。后于 1950 年将其改编为《新编针灸学》正式出版，书中汇通中西医学，用巴甫洛夫神经理论阐释古老的针灸医学，既有理论的发挥，又有临床治验，对倡导针灸走中西医结合之路、实现针灸现代化起了正确导向作用。

陆瘦燕 20 世纪 30 年代行医于上海，为一时名医，所用针具均为自制，引入煮沸与酒精消毒法，采用体表暴露进针，取消自古沿袭的隔衣进针操作，改变了当时有些人认为针灸不卫生、不安全的看法。他还研制出大型光电显示经络腧穴电动玻璃人模型与脉象模型，与西医同道协作，通过多方位经穴肌电测绘，测量体温、血糖、血浆柠檬酸含量的变化，用西医学研究手段研究导气手法、烧山火、透天凉等针刺法，力图使古老的针灸理论融入西医学。

朱琏在自己的医疗实践中观察到了针灸确切的疗效，进而对针灸治疗效果的机理提出了解释，并用西医学的神经系统学说来加以阐述，著有《新针灸学》。

随着西医学知识的引入，尤其是解剖、神经、生理学等知识，对针灸临床、理论、实验的发展起到了极大的推动作用，开拓了许多针灸研究的新领域，针灸治疗手段不再局限于针与艾，而是引入了现代声、光、电、磁等诸多新技术，极大拓展了针灸的应用范围，提高了临床疗效。

中西汇通成为古老的针灸学与现代西医的沟通桥梁，使针灸临床与实验研究呈现异彩纷呈、硕果累累的局面，这也是针灸学率先为世界所接受的原因所在。但临床与实验也对针灸传统理论提出了诸多新的课题，甚或是严峻的挑战，如经络临床价值与实质探讨、针灸治病机理的再认识，均显得更迫切与不可回避。

针灸医学现代化是无可争议的发展前景与正确目标，而中西医学的结合与汇通，则是通向这一目标的初级阶段与必由之路。作为中西医汇通先驱者的"南承北鲁"（二人一在江南，一在江北）首开先河，尝试中西医结合，引领传统医学踏上现代化之路功不可没。当前针灸已初步实现了从混合、凑合到化合、融合，从一加一到合二为一的转变。针灸流派中的正统主流派，正在从黄帝岐伯针派到针灸现代化流派进行历史性跨越。承、鲁二氏对促进针灸与世界医学接轨与"入世"、加速针灸走向世界做出了巨大贡献。

【思考题】

1. 简述战国之后的主要针灸流派。
2. 重毫针派的代表有谁？其探讨的学术重点是什么？
3. 手法派对于针刺补泻手法的发展做了哪些贡献？
4. 你对中西医汇通派是如何认识的？

第三章
针灸学说流派形成的背景及影响因素

　　远古时代人们用砭石治病，其创伤面大而浅刺者多，故出血虽多而实际上是安全的，后来金属针逐步代替了砭石，工具渐趋纤细，刺激深度不断增加，出现的事故也就越来越多，这通过文献记载的有关针刺事故可以证明。如我国第一部法医专著，南宋宋慈编撰的《洗冤录》中即有"针灸死"一节，说明当时针刺引起死亡者并不罕见；又如元代至元七年山东益都府医人刘执中"针犯也速歹儿元帅娘子肠胃身死"（1954 年第 2 期《中华医史杂志》）；还有明代杨仪的《高坡异纂》中提及著名针灸家凌云初学针灸时曾三次杀人，绝非无稽之谈。加上古代针刺技术保守，相沿成风，即龚居中《红炉点雪》中所谓"今之针法，得妙者稀"，因而在唐代就已出现了弃针取灸的王焘学派。当然，针刺事故是完全可以避免的。所以，即使有些人追随王焘偏重用灸，但对针法的发展影响不大。相反，现代有人专门从事针刺事故探讨，出现了专著与学说，可见渊源有自。

第一节　古代针灸学说产生的背景

　　针灸医学的不断发展促进了针灸流派的形成，如腧穴理论发展到晋唐时代，内容已十分丰富，为穴法派的产生创造了条件。随着穴位数目的增多，人们临床应用的偏重不同，各种穴法派也随之产生。正是穴位数目增加，加上师承和实践经验不同，也带来了一些混乱局面，即穴位的定位取法不统一等。例如，北齐时的马嗣明取穴与明堂不同，《龙衔素针经》取背俞穴不同于明堂，《扁鹊灸经》穴名及取法与明堂有异，《秦承祖针灸图》定位有错等，在一定程度上反映了这一情况。所以，到了唐宋时代出现了专门研究经穴的图表绘制、模型铸造以及经穴文献考证流派。

　　再如重灸派的出现与魏晋时期曹翕、葛洪、陈延之等人的提倡分不开，在此后一千多年的时间里，灸法理论得到了不断充实，各种灸法实践应运而生，如化脓灸、隔物灸、药条灸等。由于对灸法的适应范围认识有所不同，又出现了热证忌灸和热证可灸的不同学说观点和争鸣。至于临床诸派也是在中医分科越来越细、治疗对象有所侧重的情况下逐渐分化形成的。

　　由此可见，学说流派是随着学术的不断发展而逐步产生的。反过来，学说流派的出现不但是学术发展的标志，同时对促进学术进步与繁荣也起着巨大的推动作用。学术发展与学说流派形成之间有着相互促进、互为因果的辩证关系。

　　我国的师承教育是流派形成的重要途径，包括家传和师授两个方面。师长的学术特点不同、倾向不同、受业对象不同，是形成不同流派的基础。

一、家传方式

魏晋以后，由于封建私有制的不断发展，技术保守日趋严重，学派中的家族关系显得十分突出，原先的师徒传授有逐步为家族亲属传授或师徒家族传授所代替的倾向，如晋代葛洪的妻子鲍姑善于用灸，显然与葛洪有关，鲍姑后来把灸术传给了她的一位学生崔炜，使其学说得到了传承。南朝徐熙一家六代，父子兄弟针灸家世相传，也成了我国较大的家族针灸派系（图 3 - 1）。

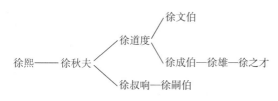

图 3 - 1　徐氏家承关系图

徐氏一家，有南齐徐叔响著的《针灸要钞》，但久已失传。现今只能从李延寿《南史·列传》中见到徐秋夫针灸腰痛患者，徐文伯针泻足太阴、补手阳明下胎以及《北史·列传第七十八·徐謇》称徐之才为魏武帝治精神失常"针药所加，应时必效"的事迹片段，说明徐氏针派对针刺应用较为重视。另外，据魏收撰的《魏史·列传第七十九·李修》载，李亮父子对针灸也是精通的，其子李修继承父业，曾为太医令，"常在禁内，高祖、文明太后时有不豫，修侍针药，治多有效"。

至于凌云针派，从明代弘治（1488～1505 年）到清末光绪年间，相传十三代，仍保留着他的家学特点。据《归安县志》《遂初堂文集》等载，他的后人凌瑝、凌千一、凌贞候等均擅名一时，《清代名医医案精华》谓：道光二十九年，他的十三代孙凌奂在湖城用针灸治愈了许多霍乱患者，赢得阖城称颂。又如安徽无为的章吉老，"精九针之法"，针技精湛，已传章济、章权三代，以其术救人，功效卓著，其学术都有祖传特色。

二、师授方式

也有不少流派是继承了老师的衣钵真传而形成的，这在魏晋之前较为多见。例如西汉时期的仓公针派，据司马迁《史记·扁鹊仓公列传第四十五》载：仓公，名淳于意，精通医学，深得汉文帝赏识，曾从公乘阳庆、公孙光学医，后来又把针灸术传给济北王太医王禹、高期和齐王侍医杜信、唐安等人，传中记述了他的"诊籍"（即医案）20 多个，其中不少谈到针灸法，可窥见他学术主张的一斑。他认为针灸药物各有所宜，有的病"不当饮药"，有的病"不当针灸"，如谈到文王患病，"后闻医灸之即笃……法不当砭灸，砭灸至气逐"。故其针灸医籍有的用刺法失效，改用汤药而愈；有的用刺法无功，改用灸法而安；有的则采用针灸、药物配合而提高了疗效。其刺灸部位多遵《内经》刺灸某经脉、某部位，几乎未提到穴位，颇具特色。

东汉时期的涪翁针派，据范晔《后汉书·方术列传第七十二下·郭玉》载，有老父涪翁，"常渔钓于涪水（今属四川省），因号涪翁，乞食人间，见有疾者，时下针石，辄应时而效，乃著《针经》《诊脉法》传于世（已亡佚）。弟子程高，寻求积年，翁乃授之……玉（即郭玉）少师事高，和帝时，为太医丞，多有效应"。说明涪翁针派有程高、郭玉等人。郭玉为四川广汉人，汉和帝时名医，他认为"腠理至微，随气用巧，针石之间，毫芒即乖……"，曾治上层统治阶级"贵人"不效，和帝"令贵人羸服变处，一针即瘥"。后来他和汉和帝谈及此事，所论切中时弊。后人认为这一派的学术观点主要是强调"腠理"学说，然而他们没有留下任何著作，其学术观点究竟如何，尚难定论。

至于医名赫赫的华佗，虽《隋书·经籍志》称他著有《枕中灸刺经》，但久已失传。其学术主张，只能从《后汉书·方术列传第七十二下》及《华佗别传》、陈寿《三国志·魏书·方伎传第二十九》中略见端倪，如用穴较少，针灸"不过一两处""针灸不过数处"；创用夹脊穴，"点背数十处，相去一寸或五寸……灸处夹脊一寸上下"；注重针刺时询问患者得气感传情况（行气法），其弟子樊阿针刺胸背等处善用长针深刺，疗效甚佳，足以说明华佗针派见解不同一般。还有李百药的《北齐书》中载李元忠及其弟李密"洞晓针药"；《魏书·列传第七十九·术艺》中载崔彧及其师的针技高明，并"广教门生，令多救疗，其弟子清河赵约、勃海郝文法之徒，咸亦有名"等，显然也自成派系。

另外，还有家传与师授结合的传承方式，前述葛洪针派、李亮针派以及洁古云岐针派均是如此。张洁古不仅把针灸术传给了自己的儿子云岐子，也传给了不少弟子，经过他的嫡传弟子王好古、再传弟子罗天益的发挥应用，又经杜思敬、高武等人传承弘扬，进一步完善了它的内容，扩大了它的影响范围。

第二节　针灸学说流派形成的影响因素

医家的学术主张不同，私淑有异，也可互相影响。这里除了上述家传师授用直接传授的方式外，相互影响因素主要指通过文献或社会风气的影响而形成的学说与流派。

一、文献传承与医家之间的影响

1. 文献传承　如王焘的学术观点，从《外台秘要》中反映了他的学术渊源渠道很多，他通过搜集整理唐代以前诸家学说，如《集验》《备急》《必效》《录验》《删繁》《救急》《近效》《延年》《广济》《小品》《音义》等著作以及扁鹊、崔氏、苏恭、甄权、张文仲、范汪、深师、神素师、杨操、刘氏等医家的学术经验，提出了自己的见解。后来，宋代的窦材受其影响最深，在所撰《扁鹊心书》中，转引了王氏《外台秘要》中强调灸法重要的论述，把三国时华佗为曹操治头风未能根治、后来复发的原因归之于当时没有用灸，认为"若于针处灸五十壮，永不再发"。显然，窦氏的观点，有一部分来自王焘的著作。

又如张子和的学术思想也源于《内经》，因为《内经》对针刺放血疗法所论甚多，张氏《儒门事亲》中根据六经气血多少而决定各经是否放血的论点，以及有些医案即按照《内经》所说，不敢越雷池一步。其治疟一案，就是按《素问·刺疟论》"刺十指间出血"一法而应用收效的。还有徐凤、杨继洲著作中有关手法的论述受刘党影响也是很明显的，《琼瑶神书》詹景炎序云："针灸之法，捷于用药，夫人而知之矣，于是乎《针灸大全》《针灸大成》遍行于世，而不知其皆本于《琼瑶》乎！"

2. 社会风气影响　从魏晋到宋代，重灸之风盛行，如《南史·齐本纪上第四》云，当时有一人从北方学来了灸法，"贵贱争取之，多得其验，二十余日，都下大盛，咸云圣火"，甚至统治阶级曾"诏禁之不止"，并举例说"邑人杨道庆，虚疾二十年，依法灸即瘥"。南北朝史记中还有不少类似记载，如《南史·徐羡之传》《北史·流求国传》《北宋·赵王果传》《北史·麦铁杖传》《魏书·李洪之传》等都提到灸法治病的功效，足见其兴盛程度。宋代陆游的《老学庵笔记》记载他祖母患病，名医束手，后经一道人施灸而愈；洪迈的《夷坚志》亦载一人患病，请赵三翁灸之而效。显然，这些对重灸派的形成有一定影响。

二、地区因素

《素问·异法方宜论》指出了砭石、九针、灸焫有不同的发源地区，即砭石来自东方、九针来自南方、灸焫来自北方。这是因为我国东南地区气候较为温和，热病较多，故其地多用针砭治病；北方较为寒冷，寒证较常见，故其地用灸法疗病较多。地区不但对针灸的发源有影响，而且与流派的产生有关。主灸派代表人物之所以是陕西的王焘和河北的窦材，而主针派代表人物是四川的涪翁、浙江的凌云等，说明针灸流派和地区有一定关系。当然，由于流派产生是受多方面因素的影响，并非某一种单一因素作用的结果，因而各派别中也有北方偏重用针、南方偏重用灸的现象。如甄权重针，但他在西安长住；王执中重灸，他却是浙江学者。据不完全统计，我国历史上的著名针灸医家，有姓名可考者约 500 人，其中宋元以前者以今河北、陕西、甘肃、山西、河南、山东等地为多；宋元以后者属今江苏、浙江、安徽、江西等省的不少。因此，不同地区也形成了不同学说与流派。

（一）河北针灸流派

早期代表有扁鹊等人，到金元时期则是以刘完素、张洁古、窦默为核心而形成的两个支派。其中河北中部以河间的刘完素、易水的张元素为主，偏重用放血、灸法治病，学术建树甚多，其追随者有云岐子、李东垣、罗天益、窦材等人。《济生拔萃》白榆序言谓洁古之学为医中之王道，"北方业岐黄者，用其说以取效者多"。可见其对今华北一带影响之大。该书所称"洁古云岐针法"、明高武所称"东垣针法"以及刘完素的《素问病机气宜保命集》、罗天益的《卫生宝鉴》、窦材的《扁鹊心书》等均为这一派的代表作。

其次是河北南部的窦汉卿针派，他师承了山东、河南一带的针法特点，偏主用毫针疗病，讲究针刺手法得气及穴位的选用，对后世华东等地的针灸学发展有巨大影响，其学术传播者主要是《济生拔萃》的作者杜思敬、收藏和刊刻窦氏针灸思想学说《针经指南》的牛良祐和窦桂芳等人。

（二）浙江针灸流派

浙江自古以来就是针灸医学比较发达、人才荟萃的地区，据《绍兴府志》载，晋代针灸家于法开就曾为孝宗治过病。此后徐熙一家六代也以善于针灸而名世。至于王执中、朱丹溪、闻人耆年、滑伯仁、王开以及元以后的许多针灸名家如王国瑞、沈好问、凌云、周汉卿、周仲良、祝定、高武、杨继洲、吴嘉言、胡子良、李梦周、董允明等人，在我国针灸史上均颇负盛名。其中有的家族，如王开、凌云都属较大的派系，其学术主张因传世著作缺乏难以判断其倾向性，但从现存不多的文献记载可知，其学术思想是互相渗透、互相影响的。如宋代王执中偏主用灸，闻人耆年、朱丹溪也偏主用灸；王开偏重用毫针，王国瑞、周仲良、祝定、杨继洲等人的主张也颇为类似；义乌的金孔贤偏重研究经络，撰《经络发明》一书，郭县的赵献可也撰《经络考》等。

（三）江西针灸流派

江西针派首推南宋时的席弘，直到明代的刘瑾。刘瑾奉宁王朱权之命为这一学派总结经验，在陈会《广爱书》的基础上改编成《神应经》，书中所列"梓桑君针道传宗"实即针灸派系图，图中反映了席弘针灸传至十二代，然后由十二代传人陈会突破原家族传授方式再传 24 人，这些人分散在今江西、广东、四川、江苏、湖南、安徽等地，已不再局限于江西了。追随者有弋阳县的徐凤、浙江的高武等。徐凤在《针灸大全》一书中，首载《席弘赋》，传播席弘针派的学术思想。其次是南丰县的李梴也在《医学入门》中竭力宣扬其针灸学说，影响较大。江西派学术特点主要如下。

1. 重视八法针的应用　八法针又称"八法神针"，指八脉八穴或操作过程而言。明清时代的《饶州府志》称乐平县的洪魁八精于八法神针，《彭泽县志》称陶钦臣善用八法针，《江西通志》谓项世贤"精于八法用针之旨"。李梴《医学入门》卷一首载"子午八法"，谓"八法者，奇经八穴为要"。甚至江西著名剧作家汤显祖的《牡丹亭》中也提到八法针。

2. 重视补泻手法的应用　如徐凤《针灸大全》载《金针赋》，《针灸大成》中的"神应经补泻""南丰李氏补泻"，把针刺补泻手法分为男女左右不同而应用，方法十分繁多，对倡导补泻手法的应用起到了一定作用。

3. 发展了灸法防病学说　如南丰的李梴在《医学入门》就记载了"炼脐"法。金溪医家龚廷贤的《万病回春》卷四载小儿断脐后用艾灸脐蒂，以"外固脐蒂之坚牢，内保真气而不漏"。成年人每逢中秋日灸一次，亦可"却病延年"。用乳香、没药、川续断、麝香等药末填脐中，置艾施灸，无病者连日灸之，有病者三日一次，灸至腹内作声作痛、大便有涎沫等物为止。此法在其所著《寿世保元》中也重复提到，并盛称其功效。

总之，某一地区学者的学术观点往往对邻近地区的影响更大，这就很自然地形成不同流派，正如文学史上"江西诗派"的成员多属江西籍一样。然而，地区影响的局限性，表现出越是接近现代越不明显的倾向。因为随着社会发展，交通、印刷事业逐渐发达，学术传播已突破了空间的限制，能在更大范围内发生影响，已不局限于某一地区了。

三、工作对象环境条件及疗效因素

1. 工作对象因素　医家从事的工作对象、性质、内容不同，也是形成流派的原因之一。这是因为学者对自己从事某项工作的重要性认识较为深刻之故。如孙思邈对考订统一经穴位置的重要意义体会较深，所以从事这方面的研究工作，他意识到"去圣久远，学徒蒙昧，孔穴出入，莫测经源，济弱扶危，临事多惑"，于是用《针灸甲乙经》及名人文献校勘了《秦承祖图》，纠正了不少错漏之处，绘成了彩色的正人、伏人、侧人针灸图各一幅。

又如从事文献研究的针灸歌赋派，也是认识到歌赋的撰写印刻对普及针灸医学的重要性。正如高武在《针灸聚英》中所说："世俗喜歌赋，以其便于记诵也。"于是把前人歌赋大量收入了他的著作之中。医生主要工作对象是病人，因此临床研究诸派大多是以病人和病种不同区分的。如喉科针灸派夏春农，即从事喉科工作为主；热病针灸派的庞安时，即以从事《伤寒论》的研究为主；治劳灸派的龚居中，即以治疗虚劳病而擅名等。由于他们专门从事某科或某种病的研究而有所建树，成为一个流派。

2. 特定环境和条件因素　一些学者的学术观点形成，与其工作的特定时间、地点、条件有关。特定的环境条件，决定着疾病的常见原因和性质。如张子和主张攻邪，与他接受治疗的患者多为体质壮实的农民有关。张氏壮年时代虽在京做过一段短时间的太医，但其一生大多在河南农村度过。其医案所述患者多为"血实""肝木茂""太阳阳明血气俱盛"，所治病种多为外感及五官科热病、外科疾病，这就决定了他必然多用放血攻邪法。又如罗天益多用灸法温补脾胃，固然一方面是受其师李东垣学说的影响，另一方面乃与他所处时代正值蒙古攻金，连年战争频繁，他的家乡河北一带惨遭兵祸，饮食劳倦疾病较为常见有关。元遗山云："壬辰（1232 年）之变，五六十日间，为饮食劳倦所伤而殁者，将百万人。"说明战争造成的特定环境条件，对形成学术观点也有一定影响。

3. 疗效因素　学说流派的形成还与疗效有关，如《宋史》载许希喜用针，著有《神应针经要诀》一书，与他用针治愈了宋仁宗的病受到嘉奖不无关系。甄权亦重针法，曾撰《针方》《针经钞》等书，与他用针治好了成君绰和鲁州刺史的病不能没有联系。

特别是当疗效经亲身体验证实之后，对学说流派的形成影响更大。如庄绰重灸，是因其得陈了翁之传，复经自病用灸取效，故致力于灸法研究，著《灸膏肓俞穴法》一书。又如宋代许叔微用灸独具匠心，《普济本事方》卷二记载了他患腰痛用灸而愈的经过。张子和喜放血，《儒门事亲·目疾头风出血最急说》记述了他患目疾刺上星等出血而愈。王执中特别欣赏灸法、火针、按压痛点取穴的应用，就与他运用这些方法和穴位多次治愈亲属及自身的疾病有关。《针灸资生经》卷六载他的母亲患头风用灸而愈；卷一载他患冷痹用火针获效；卷五载他和他的弟弟膝痛灸愈后，发现足三里、膝关等穴出现压痛，灸之效果更佳，于是主张按压痛取穴，提高了疗效。

现实疗效对于培养对事业的信念，激发钻研的志趣，促进学者在某一方面获得成就具有一定的作用。

4. 学科渗透因素　古代的按时取穴派形成，与中国历学、阴阳、八卦、五行学说等渗透有关。又如道家对重灸派的影响，秦汉以后，道家注重养阳的理论逐渐向医学渗入，于是成了重灸派理论根据之一。《百子全书·道家类·至游子》说："阴尽阳纯，则长生焉。"又说："……阴消而纯阳矣，可以长生。"竭力推崇灸法的窦材在《扁鹊心书》中明确指出："道家以消尽阴翳，炼就纯阳，方得转凡成圣，霞举飞升"；"阳气不绝，性命坚牢"。葛洪重灸也是受道家养阳思想的影响，他本人就是道家代表人物。他在用灸时，无论壮数、施灸部位、先后次序都体现了补阳思想。

总之，促使学说流派形成的因素很多，以上不过是几个主要方面。应当指出，古代每一个针灸学说流派的形成，大都是多种因素综合作用的结果。例如，王执中学说流派的形成，既有学术发展因素，又有医家互相影响因素，还有工作对象、亲身体验等多种因素参与。又如席弘学说流派的产生，除有学术发展因素、地区因素外，还有师承因素、学科渗透因素等。因此对古代针灸学说流派的形成因素，必须全面地、历史地按照具体情况做具体分析，不可片面轻率地下结论和截然划分。

【思考题】

1. 针灸学说流派形成的途径有哪些？
2. 试述文献传承与医家之间的影响在针灸学说流派形成的过程中所起的作用。
3. 江西针灸流派的学术特点主要是什么？

第四章

针灸学说流派对针灸医学发展的影响

各家针灸学说和流派的不断涌现，不仅本身意味着针灸医学的长足进展，同时也大大推动了针灸医学的不断充实和提高。各种学说的各抒己见，学派之间的学术争鸣，一次又一次地把新的观点和理论补充进来，从而使这门学科逐步完善。

第一节　对经络腧穴理论发展的影响

《帛书·经脉》最早记载了十一条经脉的循行分布和所主病症，但内容比较简略。黄帝岐伯针派的理论使经络学说得到了充实和提高，《内经》不仅增加了一条经脉，且大大充实了内容，并把经络系统区分为十二经脉、十二经别、十二经筋、十二皮部、十五别络、三百六十五络等，构成了比较完整的理论体系。其后《难经》又对经络学中的奇经八脉做了归纳整理，提出奇经八脉是区别于十二经脉的一个独立的体系，对维脉主病做了增补，确立了奇经八脉理论体系。

一、对经络学说发展的影响

东汉张仲景创立六经辨证理论，西晋王叔和对表里经会合部位、共同出现的证候做了阐发，对各经虚实脉证提出了新的见解，对督脉主病增加了"大人癫疾，小儿风痫疾"等内容。金元时期，刘完素对中风、疮疡、瘰疬按经脉辨证施治又有不少发挥。张洁古对经络学说的贡献尤大，他根据《中藏经》《脉经》等文献对经络辨证内容做了不少增补。其《珍珠囊》一书，确立了药物归经学说；《医学启源》则进一步完善了经脉辨证理论。至于李东垣、朱丹溪等，在经络学说方面也有不少独特见解。李时珍对奇经八脉理论做了一定的发挥。

以上说明，经络学说的不断发展过程，就是各派的观点、理论发展过程，不同学说流派对经络学内容不断提出新的观点，促进了经络理论的不断完善和提高。

二、对腧穴学发展的影响

众所周知，十四经腧穴数量到晋代已经比较全面了。但是，此时经外奇穴仍然为数甚少，十四经腧穴理论仍欠完备。到了唐代，由于孙思邈和王焘的补充，才使腧穴理论大大跨进了一步。孙氏大量介绍经外奇穴的取法、主治；王焘的《外台秘要》详述经穴的定位、取穴、主治病症、灸疗壮数、刺灸禁忌等。

宋代官修《圣济总录》的问世，在统一腧穴排列顺序、密切经脉与穴位关系等方面起到了一定作用。其后忽泰必烈、滑伯仁在此基础上又做了考订，把经穴全部纳入十四经范畴，写成了《十四经发挥》，更密切了穴位和经络的关系。

特定穴理论经历代穴法派的实践总结，也在不断充实。如《难经》对八会穴及俞募穴的应用只有原则性的提示，后世才有较大的发展。又如五输穴及井穴、原穴，《内经》《难经》所述并不完全，到了金元时期，通过刘完素等医家的临床实践，特别是何若愚等提出子午流注学说，五输穴的应用范围有了进一步扩大。八脉交会穴理论是窦默通过采访得来的，他把每穴主治范围扩大到 30 多种病症，并验之临床，盛称其疗效。此后，又经杨继洲等人补充，特别是经王国瑞、徐凤等把它的应用发展为飞腾八法、灵龟八法，更显示了这一学说的临床意义。

由此可见，各个流派的学术观点、理论，对推动腧穴学发展起到了巨大作用。

第二节　对刺灸临床发展的影响

1. 对刺灸技术发展的影响　针刺手法从汉代到宋代，基本都沿用《内经》所述诸法，进展不大。到金元时代，经何若愚、窦默等才有较多发挥。此后，《金针赋》记载众多的补泻手法，杨继洲提出十二法、下手八法等，更使其内容大大丰富起来。

放血疗法，张子和多用于实热证，薛立斋用于外科疾患，郭志邃用于痧症，夏春农则用于治喉病，主治范围不断扩大。

灸法在晋以前内容较为贫乏，但从魏晋到宋元时代，化脓灸、多壮灸有了巨大发展，这是由于一大批重灸派提倡的结果。他们对于发灸疮的重要性和发灸疮方法及灸疮不愈、灸时疼痛如何处理等问题都提出了相应的处理办法，解决了影响推广应用的问题。

隔物灸始于晋代，而到金元时代，则是应用较多的一种灸法。直到清代，其所隔物品，已遍及动、植物和矿物类等几十个品种，这是与葛洪、朱丹溪、薛立斋等人的倡导分不开的。药条灸起于明代，也是今天习用的艾卷灸法的滥觞，是明清两代范培兰、陈修园、叶天士等人宣扬提倡的结果。

2. 对针灸治疗学发展的影响　针灸处方在《内经》中虽然不少，但到《针灸甲乙经》时才大大丰富起来，葛洪《肘后备急方》则对灸法治疗几十种急症做了补充，陈延之也相应做了不少发挥，如其灸治咳嗽的处方就有十多个。到了唐代，孙思邈、王焘更广泛搜罗针灸文献及散在验方，又使其内容得到了大量增加。特别是针灸在预防医学方面的应用，更被突出地提了出来，标志着针灸处方学的一大进展。

综上所述，针灸学说流派对于针灸医学的发展有巨大推动作用。哪个时期出现的学说和流派最多、学术争鸣气氛最活跃，则那个时期的针灸医学发展速度也最快；否则，就处于停滞静止状态。宋金元时代之所以针灸学发展较快，与金元四大家的各抒己见、勇于探索、大胆提出各种不同见解有关。到了清代，针灸学发展不太明显，则与当时流派较少，而医家又是陈陈相因、抄袭前人旧说有关。

针灸流派对针灸医学发展的影响，除上述积极方面的作用以外，也有一定消极影响。例如，王焘废针对针法的发展起到一些负面作用；张仲景热证忌灸之说也局限了灸法的应用范围。这些学说对针灸学的全面发展是不利的。王焘推崇用灸，后来龚居中居然把灸法的适应范围夸大到广阔无边的程度，显然也是不切实际的。当然，总的来看，针灸学说流派的作用主要还是有利于学术发展的，至于消极影响毕竟无足轻重。

【思考题】

1. 针灸学说流派对特定穴理论发展的影响主要有哪些？
2. 针灸学说流派对刺法灸法的发展有哪些影响？

下 篇
各 论

第五章
汉唐时期医家

扫一扫，查阅本章数字资源，含PPT、音视频、图片等

汉代至唐代是针灸学术理论体系形成、发展的重要时期。从战国至秦汉时期，我国由奴隶社会迈入封建社会，生产力的提高和社会制度的变革、各种学术思想的进步及古代哲学思想的影响，促进了针灸学从实践经验向理论高度的深化。针刺工具由砭石、骨针、竹针发展到了金属针，从而扩大了针灸的适应范围。据《左传》记载，春秋战国时期的医缓、医和均擅长针灸。先秦名医扁鹊（秦越人）在给虢太子治尸厥时，让其弟子子阳取外三阳五会而使太子复苏，说明在先秦时期，针砭、火灸、药熨等均已广泛应用于各种疾病的治疗。1973年长沙马王堆三号汉墓出土的《足臂十一脉灸经》和《阴阳十一脉灸经》，记载了十一条经脉的循行、病候和灸治法，反映了针灸学核心理论——经络学说的早期面貌。

春秋战国至秦汉时期，《内经》的问世，标志着针灸学构筑起以经络学说为核心的理论框架，而且已卓有成效地运用刺法、灸法等技术防病治病，初步形成了融理、法、方、穴、术为一体的针灸理论体系。倡导生命至上，救人为本，《素问·宝命全形论》指出："天覆地载，万物悉备，莫贵于人。"强调人命至重至贵，要求医者必须全力救治。《难经》进一步丰富了针灸理论，如对奇经八脉、原穴、八会穴、五输穴理论的阐述都有突出贡献，提出"补母泻子法""泻南补北法"等法则。东汉张仲景所著《伤寒杂病论》，创立六经辨证体系，倡导针药结合，他创用的人工呼吸法、肛肠给药法等都是世界首创。

魏晋时期，针灸学理论体系更加完善，其标志是皇甫谧编撰的《针灸甲乙经》，该书以脏腑、气血、经络、腧穴、脉诊、刺灸法和临床各科病证针灸治疗的次序编纂，奠定了针灸学术体系的雏形，尤其是实现了以经统穴，成为最早、最系统的针灸学术专著，是继《内经》之后对针灸学的又一次总结。这一时期出现了中医的学术分科，如三国时期的华佗以外科闻名于世，亦精针灸，著有《枕中灸刺经》（佚），创用"华佗夹脊穴""麻沸散""五禽戏"；现存最早的中医外科学专著《刘涓子鬼遗方》中采用针刺、针烙、火针、艾灸、隔物灸等方法治疗痈疽、疮疡，成为我国外科针灸学派的奠基之作。西晋王熙编著了我国现存最早的脉学专著《脉经》，不但对脉学理论有重大贡献，而且对经络辨证、施灸壮数、俞募穴理论等均有阐释。隋代巢元方编撰了第一部病因病机、证候学专著《诸病源候论》，对经络病机、针灸宜忌、灸疮发洪等多有发挥，提出了"戒养小儿，慎护风池""逆灸防痉"的重要思想。杨上善所著《黄帝内经太素》，首开分类编纂、注释、校勘《内经》先河，其中对经脉、腧穴、身度、九针、补泻等论述有重要贡献。

此时期灸法也广泛应用。曹翕擅长灸法，著《曹氏灸经》（佚）。晋代葛洪撰《肘后备急方》，首载隔物灸，将灸法用于治疗急性病证。陈延之著《小品方》，对灸法穴位、禁忌、施灸操作、艾灶大小、施灸壮数、灸材等均有独到论述。崔知悌著《骨蒸病灸方》，专门介绍痨病灸治方法，为痨病针灸派代表医家。晋末到南北朝的徐熙家族，累世精于医术，徐秋夫、徐文伯和

徐叔响等都是针灸名医。

唐代孙思邈撰《备急千金要方》和《千金翼方》，首载阿是法，重视用奇穴，绘制了《明堂三人图》，成为历史上最早的彩色经络腧穴图（佚）。他提出针灸"医未病"，强调疾病重在预防，"凡人吴蜀地游宦，体上常须三两处灸之，勿令疮暂瘥，则瘴疠、温疟毒气不能著人也"，指出灸法可预防传染病。孙氏创用的"葱叶导尿"术是最早的导尿方法。此期王焘著《外台秘要》，将352个腧穴归入十二经脉，为后世进一步完善腧穴归经做出了贡献。

唐代名医辈出，如甄权著有《针方》《针经钞》《明堂人形图》等（均佚），针灸学术理论不断丰富，针灸作为独立的学科进行人才培养。唐太医署掌管医药教育，分设四个医学专业和一个药学专业，针灸是医学专业之一，设"针博士一人，针助教一人，针师十人，针工二十人，针生二十人"，开创官办针灸教育的先河。

中国古代先进的中医技术，卓著的中医疗效，蕴藏着中华民族的智慧结晶，彰显了中医理论自信及中医文化自信。

第一节　张　机

张机（150—219年），字仲景，东汉末年南阳郡涅阳（今河南省南阳市）人。少年时期曾拜访何颙，何颙对他大加赞赏："君用思精而韵不高，后将为良医。"其事迹见于唐代甘伯宗《名医录》："张仲景，南阳人，名机，仲景乃其字也……始受术于同郡张伯祖，尽得其传，时人言，识用精微过其师，所著论，其言精而奥，其法简而详，非浅闻寡见者所能及。"

张仲景勤求古训、博采众方，参考《素问》《九卷》《八十一难》《阴阳大论》《胎胪药录》，又结合个人临证经验，著有《伤寒杂病论》16卷。原著由于战火而亡佚，后经晋代王叔和编纂、宋代林亿等整理校正，成为《伤寒论》和《金匮要略方论》二书，一直被奉为中医学重要的经典著作，流传至今。《伤寒杂病论》以六经论伤寒、以脏腑论杂病，提出了包括理、法、方、药、煎、服、护在内的辨证施治理论。鉴于张仲景在中医学上的卓越成就，后人推崇其为"医圣"，《伤寒杂病论》也被誉为"众法之宗""医方之祖"。

仲景临床治疗疾病以中药为主，在《伤寒论》和《金匮要略方论》中也有应用针灸治病的记载。如病在三阳，多系外邪初中、正气未衰的实证、热证，宜用针刺，以泄邪气；病在三阴者，多系正气损伤的虚证、寒证，宜用灸法，以温中散寒或回阳救逆。《伤寒论》中运用针灸的原文有31条，书中提到的腧穴有风府、风池、期门、大椎、肺俞、肝俞、劳宫、关元等；刺灸方法有针刺、灸、熏、烧针、温针等。仲景运用针灸治疗伤寒病的宝贵经验具体如下。

一、针治三阳

1. 疏通经络，发散风邪　《伤寒论》24条："太阳病，初服桂枝汤，反烦不解者，先刺风池、风府，却与桂枝汤则愈。"此为太阳中风证，邪气阻经络，药不胜病，可先刺风池、风府以鼓舞阳气，疏通经络，发散太阳经风邪，再服汤药以解表散寒，则病可愈。

2. 和解泻热　《伤寒论》142条："太阳与少阳并病，头项强痛，或眩冒，时如结胸，心下痞硬者，当刺大椎第一间、肺俞、肝俞，慎不可发汗；发汗则谵语，脉弦。五日谵语不止，当刺期门。"此为表里兼证，是太阳少阳两经并病。权衡表里兼证，其病情都比较重，其证候特征是"头项强痛，或眩冒，时如结胸，心下痞硬"。其证机是少阳胆气内郁不通，浊气内攻；太阳营卫受邪而失和，经气为邪气阻遏而不利。治疗当兼顾太阳和少阳，仲景取大椎、肺俞、肝俞疏泄少阳，通达太阳经气。

清代柯琴在《伤寒来苏集》记载："脉弦属少阳……然是经脉之为眚，汗吐下之法，非少阳所宜，若不明刺法，不足以言巧。督主诸阳，刺大椎以泄阳气……故刺期门而三阳自和。"

3. 刺泻实热　《伤寒论》143 条："妇人中风，发热恶寒，经水适来，得之七八日，热除而脉迟，身凉，胸胁下满，如结胸状，谵语者，此为热入血室也，当刺期门，随其实而取之。"216条："阳明病，下血，谵语者，此为热入血室，但头汗出者，刺期门，随其实而泻之，濈然汗出则愈。"前条是妇人在经期而患太阳病，病邪趁血室空虚而入侵，邪热与血相结而经脉不利，形成热入血室之证，刺期门以疏肝理气、泻血室之热邪。后条是阳明邪热，久而不解侵入血室，热盛动血，血热扰动心神，因血室隶属于肝经，当刺期门以泻肝经之实热，濈然汗出而使热从外宣泄而解。

金代成无己在《注解伤寒论》记载："因经水适来，血室空虚，至七八日邪气传里之时，更不入府，乘虚而入血室……胸胁下满如结胸状，谵语者，热入血室而里实。期门者，肝之募，肝主血，刺期门者，泻血室之热。审看何经气实，更随其实而泻之。"

二、灸治三阴

1. 温经复脉　《伤寒论》292 条："少阴病，吐利，手足不逆冷，反发热者，不死。脉不至者，灸少阴七壮。"343 条："伤寒六七日，脉微，手足厥冷，烦躁，灸厥阴，厥不还者，死。"前条是少阴吐、利太过，阴伤而阳气无所依附，甚至阳气暴脱脉不至，用汤剂治疗则不能应急，当用灸法，以急救回阳；后条是厥阴阴盛阳微，故见手足厥冷、烦躁无脉的现象，用灸法以回厥阴阳气，阳回则厥止，厥不止则说明灸法也无力回阳，故曰"死"。

清代喻昌在《尚论篇》中记载："仲景曰：下利，手足不逆冷，反发热者，不死，此论其暴也。盖暴病有阳则生，无阳则死……此但可收拾其阳，协和其阴；若虑其发热，反如常法，行清解之药，鲜有不杀人也。"

2. 温阳举陷　《伤寒论》325 条："少阴病，下利，脉微涩，呕而汗出，必数更衣，反少者，当温其上，灸之。"这是少阴病阳虚血少证的证治，其治疗若先治阳虚则不利于血少，若先治血少则不利于阳虚，权衡利弊，用方药不如用灸法，灸百会穴以温阳举陷。

清代程应旄在《伤寒论后条辨》中记载："少阴病下利，阳微可知，乃其脉微而且涩，则不但阳微，而且阴竭矣。阳微，故阴邪逆上而呕，阴竭，故汗出而勤努责，一法之中，既欲助阳，兼欲护阴，则四逆、附子辈俱难用矣。惟灸及顶上百会穴以温之，既可代姜附辈之助阳而上行，更可避姜附辈之辛窜而燥下，故下利可止。究于阴血无伤，可见病在少阴，不可以难用温，遂弃去温也。"

3. 回阳救逆　《伤寒论》362 条："下利，手足厥冷，无脉者，灸之不温，若脉不还，反微喘者，死。少阴负趺阳者，为顺也。"这是厥阴阴盛阳竭证的基本脉证及预后，厥阴阴寒独盛于内，阳气竭绝于内，为阴阳离绝、阳气将绝的亡阳危证，急用艾灸关元、气海等穴，以回阳救逆。若脉不还，更增微喘，则肾气已绝，病证危重，难以救治；若阴盛而未至阳竭，后天脾阳之脉旺于先天肾阳，少阴元气仍能得后天中焦阳气的供给，少阴、厥阴同居下焦，精血同化，厥阴之气若得少阴之气相协，此病证虽危重，若能积极治疗，则可化险为夷。

清代钱潢在《伤寒溯源集》中记载："阴寒下利而手足厥冷，至于无脉，是真阳已竭，已成死证，故虽灸之，亦不温也。若脉不还，反见微喘，乃阳气已绝，其未尽之虚阳，随呼吸而上脱，其气有出无入，故似喘非喘而死矣……若趺阳脉尚无亏损，则是先天之阳虽为寒邪之所郁伏，而后天胃脘之阳尚在，为真阳犹未磨灭，所谓有胃气者生，故为顺也。若趺阳脉亦负，则为无胃气而死矣。"

三、重视辨经，善用特定穴

《伤寒杂病论》中有多处出现了"针足阳明""灸少阴""灸厥阴"等内容。这是仲景强调经脉辨证，重经胜于重穴，后世总结为"宁失其穴，勿失其经"。这一类穴位可称为"经脉穴"。近期研究认为，在汉代及汉以前时期的针灸文献中有一个非常显著的特点，即经脉、手足腕踝部脉口、十二"经脉穴"有完全的名称，即以三阳三阴命名。例如，"手太阴"既可作为手太阴经脉的名称，也可指手太阴脉口（即寸口脉），又可指"手太阴"穴（相当于太渊、经渠穴）；"足阳明"既指整条足阳明经脉，又指足阳明脉口（跗阳脉，后称"冲阳脉"），又指"足阳明"穴（相当于冲阳穴）。十二经脉的第一个穴由相应经脉的脉口演化而来，只是在早期它们的名称与相应脉口名完全相同。如《素问·通评虚实论》曰："霍乱，刺输旁五、足阳明及上旁三。"这里的"足阳明"是指穴位。在《金匮玉函经》卷六记载："伤寒喉痹，刺手少阴。少阴在腕，当小指后动脉是也。针入三分，补之。"仲景针灸方中"经脉穴"注明出处者，只此"手少阴"一穴。其他针灸方中三阴三阳之名也当为"经脉穴"。

仲景针灸方中多选用原穴、背俞穴和五输穴等特定穴，提到的穴位有期门、风池、风府、大椎、肺俞、肝俞、劳宫、关元、百会等。期门是足太阴、足厥阴、阴维之会，肝之募穴；风池是手足少阳、阳维之会；风府是足太阳、督脉、阳维之会；大椎是手足三阳、督脉之会；肺俞、肝俞为背俞穴；劳宫为五输之荥穴；关元为手足太阴、足少阴之会，小肠募穴。以上腧穴中，有5个交会穴，2个背俞穴，1个五输穴，2个既属交会穴又是募穴。善用特定穴是仲景的选穴特点，如期门穴位于乳直下、第6肋间隙，出现的频次最高，前后共出现7次。该穴调畅肝胆气机，分别治疗"纵""横""阳明中风""热入血室"等以肝胆气机不畅为主要病机的疾病，临床症状虽各有所异，但治疗方法均为刺期门，可见仲景辨证论治及用穴的高明所在。他辨证求因，审因论治，不论何证，凡病机为肝经气机不利、性质属实者，均可通过泻肝之募穴期门而施治。仲景对期门调畅肝胆气机作用的认识，可见一斑。

仲景还总结了灸疗的经验，特别是应用火针的经验和教训，说明当时针灸治疗已在临床上广泛运用。仲景针灸临证取穴精当，治法灵活，实为取穴少而精之典范。

四、提出灸法的误治、禁忌证

仲景根据以往的临床经验，要求医者尽量避免出现失误。一旦临床出现了误治，就应积极应对处理，"观其脉证，知犯何逆，随证治之"，同时也提出了针灸的临床禁忌证。如对患三阳证和阴虚里热的患者，若用烧针、温针、艾灸、熏熨、烧瓦熨背、烧地卧炭等方法，可造成各种变证。

如《伤寒论》115条："脉浮，热甚，而反灸之，此为实，实以虚治，因火而动，必咽燥，吐血。"本条所指是邪热内盛证误用灸法，致火邪上逆而发生咽燥、吐血的变证，是"实以虚治"的后果。284条："少阴病，咳而下利，谵语者，被火气劫故也。小便必难，以强责少阴汗也。"少阴病，阴虚有热，反用火法，强发其汗，火热伤津上扰心神则发谵语，膀胱液耗、排便不畅故小便难，其根本原因是"以强责少阴汗也"。仲景在以上条文中明确指出了烧针、灸、火熏等误治的证候及预后，提示要积极应对处理。

又如《伤寒论》117条："烧针令其汗，针处被寒，核起而赤者，必发奔豚。气从少腹上冲心者，灸其核上各一壮，与桂枝加桂汤，更加桂二两也。"本条阐述了因烧针发汗导致奔豚病的发生及处理原则。112 条："伤寒脉浮，医以火迫劫之，亡阳，必惊狂，卧起不安者，桂枝去芍药加蜀漆牡蛎龙骨救逆汤主之。"此条是论以火劫汗亡失心阳的主证及处理方法。

再如《伤寒论》153 条："太阳病，医发汗，遂发热，恶寒，因复下之，心下痞，表里俱虚，阴阳气并竭，无阳则阴独，复加烧针，因胸烦，面色青黄，肤瞤者，难治；今色微黄，手足温者，易愈。"本证由于中焦脾胃阴阳俱损，清浊之气逆乱而壅滞心下形成痞证，阴阳并竭，误用烧针，虚不胜火，火气内攻，所以导致胸中之烦。

五、倡导针药并用

仲景继承了《内经》"治未病"的预防思想，提出了未病先防、已病防变的观点，而针灸又是"治未病"的重要方法，如《金匮要略》谓："若人能养慎，不令邪风干忤经络；适中经络，未流传脏腑，即医治之。四肢才觉重滞，即导引吐纳、针灸膏摩，勿令九窍闭塞……病则无由入其腠理。""已病防变"即对疾病的传变进行截断治疗，《伤寒论》8 条："太阳病，头痛至七日以上自愈者，以行其经尽故也，若欲作再经者，针足阳明，使经不传则愈。"仲景的治未病思想对后世有深远的影响。

仲景擅长运用方药，同时也重视针（灸）药并用，强调针（灸）药合用的重要性，认为针灸与药物各有所长，两者合用，有主有辅，相得益彰，在针（灸）药治疗方面层次鲜明。

1. 欲引邪出，先针后药 《伤寒论》24 条论述太阳中风，初服桂枝汤，风邪太盛，郁阻经络，病重药轻，单用汤药难以祛邪，故先刺风池、风府鼓舞阳气，疏通经络，再服桂枝汤，先针后药，病可痊愈。又如《伤寒论》231 条先用刺法，以泻经络闭郁之热，再予小柴胡和解少阳，其病可愈。又如《金匮要略·疟病脉证并治第四》云："疟脉自弦……弦紧者可发汗，针灸也。"邪伏于少阳，脉自弦，弦紧主里寒盛，借针灸发其汗。后世医家认为此当针灸大椎穴，以冀温阳达邪、和解表里。

2. 表里俱寒，灸药并投 《伤寒论》117 条因烧针迫汗，腠开汗出，寒邪从针孔侵入，气血凝滞，针处肿大色赤，劫汗内损心阳，阳虚阴乘，下焦水寒之气上冲，发为奔豚。故外用艾灸针处以散寒邪，内服桂枝加桂汤温心阳、降冲逆，则内外皆平。

3. 阴寒直中，先灸后药 《伤寒论》304 条："少阴病，口中和，背恶寒，为阴盛阳虚，寒湿凝滞。"《内经》云："人身之阴阳者，背为阳，腹为阴。"少阴直中，阳虚不布，当灸之以助阳消阴，同时予附子汤以温经散寒。又如《金匮要略·奔豚气病脉证并治第八》云："发汗后，烧针令其汗，针处被寒，核起而赤者，必发奔豚，气从少腹上至心，灸其核上各一壮，与桂枝加桂汤主之。"言因温针（即烧针）迫汗太过伤其心阳，而致下焦阴寒上冲发为奔豚，治当灸与汤剂并用。外用灸法温经散寒，内服桂枝加桂汤调和营卫，以降气逆。后世大量实践证明，在辨证基础上针灸与药物配合使用，的确提高了临床疗效。

4. 或针或药，随证处之 《伤寒论》306、308 条均为下利便脓血，桃花汤主之，又可针刺之，或两者并用，308 条叙述不详，未说明应刺哪些穴位，但施治的得当与否，关键在辨证是否准确，究竟用针或用药，还是针药并用，还应综合判定。如在治疗"热入血室"一证时，既有以方药为主的（如小柴胡汤等），也有以针灸为主的（如针刺期门等），根据不同病情取各法其长，以提高疗效。

六、张氏的学术传承与影响

张仲景创立六经辨治伤寒理论有很大的临床指导意义。如许叔微师法仲景，对"热入血室刺期门"妊娠刺劳宫""阴毒渐深灸关元"等治法发展了仲景学说。张元素用井穴、原穴治伤寒，以及近代承淡安所著《伤寒论新著》，将《伤寒论》有关条文结合针法论述发挥，也是对仲景学说的继承发展。

从历代针灸治验案例亦可印证其临床意义。明代江瓘《名医类案》称，许学士（许叔微）治一妇人患热入血室，医者不识，先用补血调气药不效，许告之："刺期门穴可以。"谓"予不能针，请善针者治之"，如言而愈。又载东垣弟子罗谦甫治征南元帅武木儿之下利、腹冷痛、足胫寒、脉微细证，用"峻补其阳"法，以大艾炷灸气海、足三里十日而平复，说明了仲景三阴证用灸的疗效。再如清代魏之琇《续名医类案》载东垣治杜意逵手指麻木用三棱针刺出血而"痹自息"案，显然也是对仲景针治血痹的验证。

国家中医药管理局科技司印发的《中医药科技成果汇编（1949～1989）》第88、105页载，1956～1982年，甘肃省中医院研究用针治疗以脓血便为主症的菌痢396例，针天枢、关元、足三里，灸神阙，9天平均治愈率为88.33%，平均4.33天治愈，5.24天大便培养转阴，认为疗效不亚于常用中西药治疗。又江苏省中医院、原南京中医学院附属医院、解放军八一医院亦对针治菌痢进行了研究，共治750例患者，治愈率一直稳定于92.0%～92.7%。两项成果均获1982年、1983年卫生部（现卫健委）乙级奖，表明仲景"下利，便脓血者可刺"之说确系经验之谈。

1973年10月出版的《医学技术资料》（23期）发表了全国疟疾针刺治疗专业组关于"针治疟疾研究的初步总结"一文，其中称，该组深入海南岛山区以针刺大椎、间使等穴为主开展了此项研究，结果证明：治当地人恶性疟、间日疟30例，治愈19例，平均36小时退热，4.6天查原虫转阴。治恶性疟60例，治后3天停发者70%，原虫阴转率为60%；治间日疟110例，治后3天不发者70%，平均原虫阴转时间为5天。为外来人160例的治疗，有效率为70%，原虫阴转率为25%。该研究为临床治疗疟疾提供了方法。

仲景对针灸治疗各种病证的论述，经反复验证，可重复性高，继承发扬其学术思想与学说对指导临床有重要意义。

【阅读文选】

问曰：上工治未病，何也？师曰：夫治未病者，见肝之病，知肝传脾，当先实脾，四季脾旺不受邪，即勿补之；中工不晓相传，见肝之病，不解实脾，惟治肝也。

夫肝之病，补用酸，助用焦苦，益用甘味之药调之。酸入肝，焦苦入心，甘入脾。脾能伤肾，肾气微弱，则水不行；水不行，则心火气盛；心火气盛，则伤肺，肺被伤，则金气不行；金气不行，则肝气盛。故实脾，则肝自愈。此治肝补脾之要妙也。肝虚则用此法，实则不在用之。经曰虚虚实实，补不足，损有余，是其义也。余脏准此。

夫人禀五常，因风气而生长，风气虽能生万物，亦能害万物，如水能浮舟，亦能覆舟。若五脏元真通畅，人即安和。客气邪风，中人多死。千般疢难，不越三条：一者经络受邪，入脏腑，为内所因也；二者四肢九窍，血脉相传，壅塞不通，为外皮肤所中也；三者房室、金刃、虫兽所伤。以此详之，病由都尽。

若人能养慎，不令邪风干忤经络；适中经络，未流传脏腑，即医治之。四肢才觉重滞，即导引、吐纳、针灸、膏摩，勿令九窍闭塞；更能勿犯王法、禽兽灾伤，房室勿令竭乏，服食节其冷、热、苦、酸、辛、甘，不遗形体有衰，病则无由入其腠理。腠者，是三焦通会元真之处，为血气所注；理者，是皮肤脏腑之文理也。

脏腑经络先后病脉证第一（《金匮要略》）

【思考题】

1. 张仲景的针灸学说是什么？
2. 张仲景针灸治疗伤寒证的特点是什么？
3. 张仲景对针灸学术发展有哪些贡献？

第二节　王　熙

王熙，字叔和，约生活于3世纪，西晋高平（今山西省高平市，一说山东济宁）人，著名医学家。他从小兴趣广泛，少年时期已博览群书，通晓经史百家。后因战事频繁，时局动荡，为避战乱，随家移居荆州，投奔荆州刺史刘表。叔和侨居荆州时，与仲景弟子卫汛要好，深受其熏染，逐渐对医学产生兴趣，潜心研读历代名医著作，博采众长，探究病源，医术日精，名噪一时。曾任王府侍医、皇室御医等职，后又被提升为魏太医令。他一生突出的贡献是编著了我国现存最早的脉学专著《脉经》和编次整理了张仲景的《伤寒杂病论》。唐代甘伯宗《名医传》曰："叔和，性度沉静，博通经方，精意诊处，尤好著述。"宋代张杲《医说》曰："王叔和，博好经方，尤精诊处，洞识摄养之道，深晓疗病之源，采摭群论，撰成《脉经》十卷，编次《张仲景方论》，编为三十六卷，大行于世。"

《脉经》把各种脉象归纳成24种，并对相似脉象进行比较以便掌握，进一步使脉学理论与方法系统化，对脉学的研究有重大贡献。《脉经》中还用较大篇幅论述针灸，体现了王氏的针灸学术思想和学术成就。《脉经》记载50多个穴位，有20多个穴位未见前人文献。书中对经络病候、虚实辨证充实了不少内容，发展了经络病机理论，对五输穴、俞募穴运用以及针刺深度、施灸壮数等均有记载，促进了针灸学的发展。其学术见解如下。

一、阐述脏腑表里经相合理论

王氏根据脏腑表里经的络属关系，结合三焦理论，把互为表里的经脉会合部位，以上、中、下三焦划分，阐述它们的关系。《脉经·卷一·两手六脉所主五脏六腑阴阳逆顺第七》说："心部在左手关前寸口是也，即手少阴经也。与手太阳为表里，以小肠合为府，合于上焦，名曰神庭，在龟（鸠）尾下五分。肝部在左手关上是也，足厥阴经也，与足少阳为表里，以胆合为府，合于中焦，名曰胞门，在太仓（中脘）左右三寸。肾部在左手关后尺中是也，足少阴经也，与足太阳为表里，以膀胱合为府，合于下焦，在关元左。肺部在右手关前寸口是也，手太阴经也，与手阳明为表里，以大肠合为府，合于上焦，名呼吸之府，在云门。脾部在右手关上是也，足太阴经也，与足阳明为表里，以胃合为府，合于中焦，脾胃之间，名曰章门，在季胁前一寸半。肾部在右手关后尺中是也，足少阴经也，与足太阳为表里，以膀胱合为府，合于下焦，在关元右。左属肾，右为子户，名曰三焦。"王氏把经络理论与三焦理论结合起来，表明表里两经的经气会合部位分别在上、中、下三焦，从而确立以寸、关、尺三部脉主上、中、下三焦的关系（表5-1）。

表5-1　脏腑表里相合部位表

表里经名称	与三焦关系	表里经气机会合处
心经与小肠经	合于上焦	神庭，在龟（鸠）尾下五分
肺经与大肠经	合于上焦	云门

续表

表里经名称	与三焦关系	表里经气机会合处
肝经与胆经	合于中焦	胞门，在太仓左右三寸
脾经与胃经	合于中焦	章门，在季肋前一寸半
肾经与膀胱经	合于下焦	关元左右

《脉经·卷二·平人迎神门气口前后脉第二》中对表里经共同出现的证候进行了归类，如"足少阴与太阳俱虚"的"肾与膀胱俱虚"，则出现"病苦小便利，心痛，背寒，时时少腹痛"等症；"手太阴与阳明俱实"的"肺与大肠俱实"则出现"病苦头痛目眩，惊狂，喉痹痛，手臂卷，唇吻不收"等症。王氏以三焦为纽带，对表里经脉证候进行归类，阐述表里两经的相互联系。

二、阐述经脉虚实病证，强调针药并治

王氏在《内经》经脉病证的基础上，将各经脉脏腑的病证分为虚实两大类型，以虚实论经脉病证。以足厥阴肝经为例，《灵枢·经脉》载："是动则病腰痛，不可俯仰，丈夫㿉疝，妇人少腹肿，甚则嗌干，面尘，脱色。是主肝所生病者，胸满、呕逆、飧泄、狐疝、遗溺、闭癃。"上述病证何者为虚，何者为实，很不清楚，而在《脉经·卷二·平人迎神门气口前后脉第二》中把"病苦胁下坚，寒热，腹满，不欲饮食，腹胀，悒悒不乐，妇人月经不利，腰腹痛"等归为肝虚证，"病苦心下坚满，常两胁痛，自忿忿如怒状"等划为肝实证。对十二经病证进行虚实分类，为经络辨证提供了思路。

王氏对经脉病分虚实，并将切诊与脏腑经络辨证紧密结合起来，以脉论证辨虚实，先脉后证立治法，如"左手关前寸脉阳绝者，无小肠脉也，苦脐痹，小腹中有癥瘕，王月即冷气上抢心，刺手心主经，治阴。心主在掌后横理中。左手关前寸口阳实者，小肠实也，苦心下急痛，小肠有热，小便赤黄。刺手太阳经，治阳。太阳在手小指外侧本节陷中"。在论脉位时，是按左手寸、关、尺为心、肝、肾，右手寸、关、尺为肺、脾、肾（命门）的规律，六腑从相合方面与五脏相配，如左寸为小肠与心。在论脉体时，从充实、虚无分阴阳，如以寸口阳的变化测小肠，阴的变化测心。上述理论为正确掌握经脉虚实辨证提供了依据。

此外，王氏对奇经的病候也进行了补充，如督脉为病，《素问·骨空论》只提到"脊强反折"，《难经·二十九难》也只载有"脊强而厥"，《脉经·卷二·平奇经八脉病第四》则有"腰背强痛，不得俯仰，大人癫病，小儿风痫疾"等内容，这是很重要的发挥，对用督脉穴位治疗癫狂病有重要的指导意义。

王氏把脉诊与经络辨证紧密结合起来，并以脉诊作为辨证的重要手段，同时结合望诊、闻诊、问诊。在写出脉象时，一定同时描写症状；在问得各种症状的同时，使用望诊以判别寒热，如观察"口中伤烂""不安""短气""眠目"等；还结合病证，使用闻诊，如对"胃中冷""胃虚热""胃热"等，就根据呕吐物和二便的气味进一步了解判断。

王氏临证强调以脉论证，四诊合参，治疗注重针药合用，如《脉经·卷二·平三关病候并治宜第三》治疗中风时用桂枝汤，并针风池、风府，向火灸身，摩治风膏；在伤寒时用麻黄汤，并针眉冲、颞颥，摩治伤寒膏；寸口脉数，热在胃脘，宜服药吐之，及针胃脘，服除热汤；皮肤不仁，风寒在肌肉，宜服防风汤，以药薄熨之，摩以风膏，灸诸治风穴；寸口脉滑，阳实，胸中壅满，吐逆，宜服前胡汤，针太阳、巨阙，泻之；寸口脉伏，胸中逆气，噎塞不通，是胃中冷气上冲心胸，宜服前胡汤、大三连丸，针巨阙、上脘，灸膻中；寸口脉沉，胸中引胁痛，胸中有水

气，宜服泽漆汤，针巨阙，泻之；寸口脉濡，阳气弱，自汗出，是虚损病，宜服干地黄汤、薯蓣丸、内补散、牡蛎散并粉，针太冲，补之；寸口脉洪大，胸胁满，宜服生姜汤、白薇丸，亦可紫菀汤下之，针上脘、期门、章门。这些都是取穴针灸和选方配药的综合治疗方法，对提高疗效大有裨益。

三、对五输与俞募的发挥

《脉经》记载了五脏六腑（除三焦外）俞穴、募穴的具体位置，如《脉经·卷三·肝胆部第一》载"肝俞在背第九椎，募在期门，胆俞在背第十椎，募在日月"，《脉经·卷三·心小肠部第二》载"心俞在背第五椎，募在巨阙，小肠俞在背第十八椎，募在关元"等，这些俞募穴理论的记载，丰富了《内经》《难经》俞募穴的内容。

王氏倡导针五输、灸俞募穴治疗五脏病，如《脉经·卷六·肝足厥阴经病证第一》载："肝病，其色青，手足拘急，胁下苦满，或时眩冒，其脉弦长，此为可治。宜服防风竹沥汤、秦艽散；春当刺大敦，夏刺行间，冬刺曲泉，皆补之。季夏刺太冲，秋刺中郄，皆泻之。又当灸期门百壮，背第九椎五十壮。"其中五输穴大敦、行间、太冲、中郄（封）、曲泉，按《难经·七十四难》视季节不同而分别选用；期门为肝募，背第九椎为肝俞，俞募穴则可随时运用。可见，五脏有病既可取肢末的五输穴，又可取邻近其内脏的俞募穴治疗。这一配穴原则成为后世处方配穴的纲领，对临床有十分重要的指导意义。

在针刺深度与艾灸壮数方面，《脉经》也提出了和过去文献不同的主张。《灵枢·经水》中针刺深度较浅："足阳明刺深六分，足太阳深五分，足少阳深四分，足太阴深三分，足少阴深二分，足厥阴深一分。"《脉经》则大大超过了这个限度，足三阳经的针刺深度达到了六至九分，足三阴经的深度也有三至六分。针刺深度的增加，标志着对人体认识的深化和针具制作技术的提高。艾灸壮数，《内经》最多数十壮，《脉经》大大超过这个限度，提出灸百壮。如《脉经·卷六·脾足太阴经病证第五》载："脾病……背第十一椎百壮。"这是很大的突破，开创了多壮灸法的先河，为后世灸法的盛行奠定了基础。

四、王氏的学术传承与影响

王叔和不仅是一位卓越的脉学家，也是一位很有成就的针灸学家，他在经穴、刺灸法以及针灸临床等问题上都有独创性发挥，对针灸学发展有重要的贡献。唐代医家孙思邈的看脉针灸、针药并重思想渊源于王氏学说，并在《备急千金要方》中大量引用了王氏的资料，如《备急千金要方·卷二十八·三关主对法第六》记载："寸口脉浮，中风，发热，头痛，宜服桂枝汤、葛根汤，针风池、风府，向火灸身，摩治风膏，覆令汗出。""关上脉缓，不欲食，此脾胃气不足，宜服平胃丸、补脾汤，又针章门，补之。""尺脉紧，脐下痛，宜服当归汤，灸天枢，针关元，补之。"这些内容直接录自《脉经》。

王氏对俞募穴的应用，为后世提供了依据，宋代王执中在《资生经》中记载"凡有喘与哮者，为按肺俞，无不酸疼，皆为缪刺俞，令灸而愈，亦有只缪刺不灸而愈"和"有老妪大肠中常若里急后重……为按其大肠俞疼甚，令归灸之而愈"等，说明俞募穴在临床中有很好的治疗效果。河南中医学院邵经明教授从 1985～1988 年应用肺俞、大椎、风门穴治疗哮喘，经 128 例观察，痊愈（在 1 年或 2 年以上的夏秋季节间，针灸治疗 1～6 个疗程以上，哮喘停止发作，症状消失，体质随之康复，随访 3 年以上哮喘未反复）23 例，占 18%；显效（临床症状基本消失，哮喘虽未完全停止，但发作次数减少，喘势较前明显减轻，时有胸闷气喘）36 例，占 28.1%；

有效（症状改善，哮喘虽有反复，但发作次数和喘势均较治疗前有明显改善）58 例，占 45.3%；无效（治疗前后症状无明显改善者）11 例，占 8.6%；总有效率 91.4%。现在常用的穴位敷贴法也多选俞募穴。

宋代著名学者林亿说："仲景去今八百年，唯叔和能学之。"明代俞子容更是把他与仲景齐名，赞道："仲景、叔和，医之圣也，百世之师也。"（《续医说》）《脉经》一书先后传到了日本、朝鲜、阿拉伯、欧洲等国家和地区，对后世产生了重大的影响。

【阅读文选】

心实：左手寸口人迎以前脉阴实者，手厥阴经也；病苦闭，大便不利，腹满，四肢重，身热，苦胃胀，刺三里。心虚：左手寸口人迎以前脉阴虚者，手厥阴经也；病苦悸恐不乐，心腹痛，难以言，心如寒，状恍惚。肝实：左手关上脉阴实者，足厥阴经也；病苦心下坚满，常两胁痛，自忿忿如怒状。肝虚：左手关上脉阴虚者，足厥阴经也；病苦胁下坚，寒热，腹满，不欲饮食，腹胀，悒悒不乐，妇人月经不利，腰腹痛。肾实：左手尺中神门以后脉阴实者，足少阴经也；病苦膀胱胀闭，少腹与腰脊相引痛。左手尺中神门以后脉阴实者，足少阴经也；病苦舌燥，咽肿，心烦，嗌干，胸胁时痛，喘咳汗出，小腹胀满，腰背强急，体重骨热，小便赤黄，好怒好忘，足下热疼，四肢黑，耳聋。肾虚：左手尺中神门以后脉阴虚者，足少阴经也；病苦心中闷，下重，足肿不可以按地。肺实：右手寸口气口以前脉阴实者，手太阴经也；病苦肺胀，汗出若露，上气喘逆，咽中塞，如欲呕状。肺虚：右手寸口气口以前脉阴虚者，手太阴经也；病苦少气不足以息，嗌干不朝津液。脾实：右手关上脉阴实者，足太阴经也；病苦足寒，胫热，腹胀满烦扰不得卧。脾虚：右手关上脉阴虚者，足太阴经也；病苦泄注，腹满气逆，霍乱呕吐，黄疸，心烦不得卧，肠鸣。

平人迎神门气口前后脉第二（《脉经》卷二）

脉何以知脏腑之病也？然：数者腑也，迟者脏也。数即有热，迟即生寒。诸阳为热，诸阴为寒。故别知脏腑之病也。脉来浮大者，此为肺脉也；脉来沉滑坚如石，肾脉也；脉来如弓弦者，肝脉也；脉来疾去迟，心脉也。脉来当见而不见为病。病有浅深，但当知如何受邪。

辨脏腑病脉阴阳大法第八（《脉经》卷一）

【思考题】

1. 王熙经脉辨证理论的主要内容是什么？对针灸临证有何指导作用？
2. 王熙对五输穴、俞募穴理论有何贡献？其临床运用的特点是什么？

第三节 葛 洪

葛洪（281—341 年），字稚川，丹阳句容（今江苏省句容市）人，东晋著名的道学家、医学家、炼丹家。葛洪出生于江南官宦之家，16 岁起便博览经、史、百家，师从西晋方士郑隐学道，此后，又向鲍玄学习医术，鲍玄对其非常器重，并将女儿鲍姑许配给葛洪为妻。太安初年，葛洪任将兵都尉，率兵讨伐石冰起义，并击溃敌军。之后他解甲还乡，常接济百姓，细心为他们诊治伤病，许多穷苦百姓受到他的恩惠，都称他为"抱朴之士"，葛洪因此自号为"抱朴子"。他晚年隐居于广东罗浮山，被尊称为"葛仙翁"。他著《玉函方》（又名《金匮药方》，已佚，是葛洪将其阅读的近千卷医书及民间的验方、秘方以及他本人的临床经验汇编而成的）一百卷，经梁代陶弘景增补，更名为《肘后百一方》，金代杨用道又加以补充，名为《附广肘后备急方》，一直流传至今。

《肘后备急方》（以下简称《肘后方》）中收录的治法以简便、实用为特点，成为葛洪治病的主要方法。葛洪认为："又使人用针，自非究习医方，素识明堂流注者，则身中荣卫尚不知其所在，安能用针以治之哉……虽有其方，尤不免残害之疾。"认为针法不易为常人掌握、操作危险性大，而灸法操作简便、安全可靠，并且指出灸法"用之有效，不减于贵药"。《肘后方》以其方法简便易行，广为流传，被《备急千金要方》《外台秘要》等引用，北宋时期传入日本。

一、卒病用灸

《肘后方》是现存最早的急症诊治专著。救治各种急症，方法多样，全书 73 篇，其中有 30 余篇载有针灸治法，灸方 102 首，治疗病证 28 种，有些篇章将针灸列为救治的首选方法，体现了葛洪针灸医术的高超与精湛，值得后世学者深入发掘、研究（表 5 - 2）。

表 5 - 2　《肘后方》治症表

病证		施灸部位	壮数
卒中恶死		唇下宛宛中承浆穴	十壮
卒死尸厥		膻中	二十八壮
卒客忤死		鼻人中	三十壮
卒得鬼击		脐下一寸	二壮
卒魇寐不寤		足大趾聚毛中	二十一壮
卒中五尸		乳后三寸	十四壮
卒心腹烦满吐逆		乳下一寸	七壮
霍乱诸急	腹痛	脐上心厌下四寸太仓穴	十四壮
	呕吐	心下二寸	十四壮
	洞下	脐旁大肠募穴	十四壮
	肢厥	两足内踝上，不愈加两足内踝尖上三寸（三阴交）	各七壮
	转筋	厥心当拇指大聚筋上（涌泉），又足大趾下约（纹）中	七壮
卒发癫狂		阴茎上宛宛中	三壮
卒得惊邪恍惚		鼻下人中及两手足大趾爪甲本	各七壮
卒中风		两足大趾下横纹中	随年壮
卒咳嗽上气		从大椎下第五节下、六节上空间	随年壮
卒身面肿		足内踝下白肉	三壮
卒胃反呕逆		两手腕后两筋中间使穴	各七壮
卒患腰痛		腰眼	七壮
痈疽发背		其发处	百壮
卒阴肿痛		足大趾第二节下横纹理正中央	五壮
卒制犬所咬		灸疮中	第一日十壮，第二至百日，每日一壮

葛洪急症用灸中，以治疗卒死最有代表性，他认为"卒死，中恶及尸厥，皆天地及人身自然阴阳之气，忽有乖戾否隔，上下不通，偏竭所致，故虽涉死境，犹可治而生，缘气未都竭也"。卒死的症状，"或先病痛，或常居寝卧，奄忽而绝"。针灸治法有"视其上唇里弦弦者有如黍米

大，以针决去之"或"令爪其病人人中，取醒，不起者，卷其手，灸下文头，随年壮"；"灸鼻下人中，三壮"；"灸其唇下宛宛中，名承浆，十壮"；"灸两足大趾爪甲后聚毛中，七壮"。还可根据不同的症状用不同方法，如"治卒死而口噤不开者，缚两手大拇指，灸两白肉中，二十壮"，"卒死而张目及舌者，灸手足两爪后，十四壮"，又"灸心下一寸，脐上三寸，脐下四寸，各一百壮"。以上可见，《肘后方》对卒死的病因、症状及针灸治疗方法均有详细的论述。

葛洪重灸，但并非单纯某病灸某穴，而是注重辨证施灸。如治疗霍乱诸急时，若腹痛在先当灸脐上；若洞下在先则灸脐旁一寸；若先出现呕吐则先灸心下一寸；若先出现四肢厥冷，则灸足内踝上三寸处等。他提出"便急灸之，但明案次第，莫为乱灸，须有其病，乃随病灸之，未有病，莫预灸"，对后世辨证施灸思想的确立产生了深远影响。

葛洪施灸取穴的部位以四肢末端、胸腹部为最多，头部仅有百会、承浆、水沟、地仓等穴，背部仅在脊椎等处，这些部位都是他治疗急症的要穴。他的取穴中，经外奇穴占的比重很大，如脐中四边、腰眼、十宣、中魁、足蹋趾部位、内踝、外踝、阴囊下部位、背第二椎、背第五椎上等，这是在《内经》基础上的又一重大发展。

葛洪虽然重视灸法，但却没有偏废针法，其对针法也有一定的贡献。《肘后方》中的针方，虽然仅有十条，但其内容却非常丰富，书中记载了五种针法，包括指针法、挑针法、放血法、放水法和一般针法。其中就有三法未见于晋以前著作，为《肘后方》首次论述。包括：①指针法：指切水沟（人中）用于救治昏迷不醒的病人。如《治卒中恶死方》载"爪其病患人中取醒"，《治卒死尸厥方》载"爪刺人中良久，又针人中至齿，立起"等。②挑针法：用针挑去龈交穴处白色米粒样物质来治疗卒中恶死。③放水法：《治卒大腹水病方》载："若唯腹大，下之不去，便针脐下二寸，入数分，令水出，孔合须腹减乃止。"这些疗法对后世针法的发展起着重要作用，有些疗法至今还广泛流传于民间发挥其显著作用。

二、倡导隔物灸法

《肘后方》是我国记载隔物灸法的较早文献，书中记载了隔蒜灸、隔盐灸、隔瓦甑灸、隔面团椒灸等隔物灸法。隔药物灸能提高灸治的效果，同时又减轻了直接灸造成的痛苦，因此在当时广为流传。其中运用最多的是隔蒜灸，如灸肿法"取独颗蒜横截厚一分，安肿头上，炷如梧桐子大，灸蒜上百壮，不觉消，数数灸，唯多为善，勿令大热，但觉痛即擎起蒜，蒜焦，更换用新者，不用灸损皮肉"。葛氏亲身体会这种方法，"余尝小腹下患大肿，灸即瘥，每用之，则可大效也"。治沙虱毒，"以大蒜十片，著热灰中，温之令热，断蒜及热拄疮上，尽十片，复以艾灸疮上，七壮，则良"。

隔盐灸有两种方法，一为将盐填脐中，如治"霍乱烦闷凑满者"，"以盐纳脐中，上灸二七壮"；一为将盐嚼后吐在疮口上再灸，如治毒蛇咬伤，"嚼盐唾上讫，灸三壮，复嚼盐，唾之疮上"。

隔瓦甑灸是葛氏创造的一种熏灸法，用于治"卒中风"，"若身中掣痛不仁，不随处者，取干艾叶一斛许，丸之，内瓦甑下，塞余孔，惟留一目，以痛处著甑目下，烧艾以熏之，一时间愈矣"。

隔面椒灸用于"一切毒肿，疼痛不可忍者，搜面团肿头如钱大，满中安椒，以面饼子盖头上，灸令彻痛，即立止"。此外，还有一种用于治疗下阴病的管熏法，"烧艾于管中熏之，令烟入下部中，少雄黄杂妙"。可见，《肘后方》中之隔物灸为灸法治疗开辟了多样化的发展道路。

三、阐述施灸顺序与壮数

葛氏施灸的顺序是从阳到阴，如治脚气病，"必先从上始"，即按顺序从头至足。头为诸阳之会，先灸头可较快调整全身阳气。先阳后阴是一种从阳到阴的治法，这实际上体现了他的道家重阳思想和灸以补阳学说，也说明在急性寒证中以阳制阴、从阳到阴的治法是很重要的。

灸以补阳学说还可从葛氏灸的壮数上反映出来，其艾灸的壮数是以阳数为主的，如一壮、三壮、五壮、七壮；然后以七的倍数加壮，如十四壮、二十一壮、二十八壮等，或称之为二七壮、三七壮。奇数为阳，古人多以七为阳之代表，故葛氏根据病情及用灸补阳的不同需要，以七为基数，增加壮数。由此可见，葛氏认为灸法是以补阳为主的。结合《肘后方》所载病症来看，大多数是由于阴寒偏盛、气机逆乱形成的，故用艾火温阳之时，适当运用以阳计数的壮数以取得效果。

四、创用"一夫法"，重视简便取穴法

葛洪是最早使用同身寸法量取穴位的医家之一，提出"一夫法"，以一夫定为三寸来量取穴位，《肘后备急方·治风毒脚弱痹满上气方》记载"次灸三里二百壮。以病患手横掩，下并四指，名曰一夫。指至膝头骨下，指中节是其穴，附胫骨外边，捻之，凹凹然也"。他还以"手拇指折度法"度量穴位，《肘后备急方·治卒上气咳嗽方》载："度手拇指折度心下，灸三壮，瘥。"孙思邈非常推崇这种取穴方法，并对其补充完善，为后世医家传承沿用。

葛氏简化了拯急救危的方法，使其便于运用，选穴较少，在近百条灸方中，所载穴位只有20多个，葛氏自称"灸但言其分寸，不名孔穴，凡人览之，可了其所用"。书中常详细说明分寸部位，很少提到穴名，如"心下三寸""脊两边陷处""足内踝下白肉"等；还有一些直接在患处施灸，多用于痈疽疮疡及所发肿痛处，这是为了便于使用，避免由取穴方法不同或穴位名称不同所造成的取穴不准确或选错腧穴，减少失治误治。葛洪在《肘后方》中还记载了简便取穴法。如取风市，"在两髀外，可平倚垂手直掩髀上，当中指头大筋上，捻之自觉好也"。这些取穴方法方便易行，为后世所沿用。

在量取穴位时，还采用绳量法、竹量法及其他量法。如治寒热诸疟，"大开口，度上下唇，以绳度心头，灸此度下头百壮"，就是以身体某一部位作为其他部位取穴的标志，就地取材，简明准确，人均可用。如救尸厥"以绳围其臂腕，男左女右，绳从大椎上度，下行脊上，灸绳头五十壮活"；如治卒腰痛诸方，"正立倚小竹，度其人足下至脐，断竹，及以度后当脊中，灸竹上头处，随年壮。毕，藏竹勿令人得之矣"。还有指按法取穴和华佗夹脊穴施灸的方法。这些方法记忆方便、取用方便、灸疗方便、针对性强，一直被后世医家所引用。

五、葛氏的学术传承与影响

葛洪倡导灸法，尤其将灸法大量应用于急性病证，对灸法的应用有突出贡献，对后世影响很大。如治脚气灸大椎、百会、肩井、膻中、巨阙、风市、伏兔、足三里、上廉、下廉、绝骨，后人多录用，《备急千金要方》"脚气八穴灸"即是在此基础上发展而来。再如治中风，灸足大趾下横纹中、内外踝上、目两眦后、季胁头、阴囊下第一横理等，亦被《备急千金要方》照录。至于灸水沟、承浆、脐中、百会救治卒死、尸厥等，则一直沿用至今。

葛氏开创了隔物灸应用的先河，为灸法治疗开辟了多样化发展的道路。继《肘后方》之后，孙思邈在《备急千金要方》中记载了隔豆豉、隔附子、隔地黄、隔商陆、隔葶苈饼、隔面饼、隔盐、隔蒜、隔薤、隔黄土等十余种隔物灸法。王执中的《针灸资生经》也载录了多种隔物灸法，如隔盐灸、隔蒜灸、隔巴豆灸、隔泥钱灸、隔黄连灸等。朱丹溪也常用隔甘遂、隔蒜、隔皂角、隔附子饼等灸法治疗疾病。

继《肘后方》后，历代出现了不少灸疗学专著，如唐代崔知悌的《骨蒸病灸方》，宋代闻人耆年的《备急灸法》，明代叶广祚的《采艾篇》，清代徐宝谦的《灸法新传》，吴亦鼎的《神灸经纶》。《备急千金要方》《外台秘要》《太平圣惠方》中亦收集了大量灸方，从而使灸法的内容日趋完善。另据《太平广记》《历世真仙体道通鉴》《广东通志》《三元宫碑记》载，葛洪的妻子鲍姑，也善用灸法疗病，鲍姑尽得其父传授针灸之道，为我国历史上第一位女灸治学家，史称"鲍姑艾"。广州越秀山下有鲍姑井，并有一所道观，名三元宫，宫内设有鲍姑塑像，求医者香火不绝。显然，鲍姑重灸的学术思想是与葛洪的学说密切相关的。

【阅读文选】

凡所以得霍乱者多起饮食，或饮食生冷杂物。以肥腻酒鲙，而当风履湿，薄衣露坐或夜卧失覆之所致。初得之便务令暖以炭火布其所卧，下大热减之，又并蒸被絮若衣絮自苞。冷易热者亦可烧地，令热水沃敷薄布，席卧其上，厚覆之。亦可作灼灼尔，热汤著瓮中，渍足，令至膝，并铜器贮汤，以著腹上。衣藉之，冷复易，亦可以熨斗贮火著腹上。如此而不净者，便急灸之，但明案次第，莫为乱灸。须有其病乃随病灸之，未有病莫预灸。灸之虽未即愈，要万不复死矣。莫以灸不即而止灸。霍乱艾丸，若不大，壮数亦不多，本方言七壮为可，四五十无不便火下得活。服旧方用理中丸，及厚朴大豆豉通脉半夏汤。先辈所用药皆难得，今但疏良灸之法及单行数方，用之有效，不减于贵药。已死未久者犹可灸。余药乃可难备，而理中丸、四顺厚朴诸汤，可不预合，每向秋月，常买自随。

卒得霍乱先腹痛者，灸脐上，十四壮，名太仓，在心厌下四寸，更度之。先洞下者：灸脐边一寸。男左女右，十四壮，甚者至三十四十壮，名大肠募，洞下宜泻。先吐者：灸心下一寸，十四壮，又并治下痢不止。上气灸五十壮，名巨阙，正心厌尖头下一寸是也。先手足逆冷者：灸两足内踝上一尖骨是也，两足各七壮，不愈加数。名三阴交，在内踝尖上三寸是也。转筋者：灸厥心，当拇指大聚筋上六七壮，名涌泉。又灸足大趾下约中一壮，神验。又方，灸大指上爪甲际七壮。转筋入腹痛者：令四人捉手足，灸脐左二寸，十四壮。股中大筋上，去阴一寸。若哕者：灸手腕第一约理中，七壮，名心主当中指。下利不止者：灸足大趾本节内侧寸白肉际，左右各七壮，名大都。干呕者：灸手腕后三寸两筋间是，左右各七壮，名间使，若正厥呕绝，灸之便通。

治卒霍乱诸急方（《肘后备急方》）

【思考题】

1. 葛洪对灸法的贡献是什么？
2. 葛洪用哪些方法进行取穴？

第四节　陈延之

陈延之，生卒年月不详，据考为晋隋医家，著《小品方》。据《小品方》佚文推测，其原籍可能是北方中原地区，后随晋室南迁。陈氏是一位出身中上士族阶层、有一定社会地位、具较高文化素养、学有师承（可能为世医）的临床医学家，行医范围可能以今长江、淮河流域为主。《小品方》是我国古代一部极为重要的方书，对后世医学发展有很大的影响。唐代医事律令将《小品方》与《伤寒论》相提并论，同列为医生必读之书；朝鲜、日本颁布的诸多医事律令均将此书列为医学生必修之课，足见其学术影响之广远。惜原书已佚，但从《备急千金要方》引证的陈氏条文及《外台秘要》所引录的 110 条、《医心方》所引录的 215 条、《证类本草》引录的 3 条原文中，可窥其概貌。

《小品方》又名《经方小品》，共十二卷。卷一至卷十一论述临床内、外、妇、产、儿、五官、外伤、皮肤、肛肠等科诸病要方与救治以及处方用药配伍方法、禁忌，由于当时社会流行服石之风，造成了一定的危害，书中还论述了服石解散诸方；卷十二为"灸法要穴"，论述灸法穴位禁忌、诸病灸治方法，这是陈氏的一个重要思想。陈氏认为，灸法比针法较容易掌握，便于操作，易于推广应用。他提出的灸法理论，对丰富针灸学内容、促进针灸学的发展起了重要作用。他是继葛洪之后又一位提倡灸法的先驱者。

一、灸法学说

陈氏偏重灸法，既参考前人经验，又不囿于一说。他对不少灸法理论都提出了独特的见解，反映了他的灸宜灵活权变的思想。如对当时盛行的起泡化脓瘢痕灸，陈氏提出"避其面目四肢显露处"的主张，认为这些地方用瘢痕灸，"以创瘢为害耳"。对灸炷的大小，他认为应该沿用黄帝"灸不三分，是谓徒冤"的说法，因为艾炷底阔三分，才能完全覆盖在孔穴上，点火以后才能通过穴位、经络发挥作用。只有恰当掌握火量，才能使火气沿着经络到达所治疗的部位。若火量过大，易烧伤肌体；火量过小，则火气不能运达，就会影响治疗效果。但对"江东及岭南地气温、风寒少"的患者，"当以二分以还，极一分半也，遂人形阔狭耳"，说明还应根据地域、天气、人体等不同情况区别对待。

在用灸的方法上，他认为壮数多少虽然有大致要求，"但需准病轻重以行之，不可胶柱守株"。他用灸的壮数有多至一百壮的，也有少至十四壮的；即使是同一种病，也有五十壮、一百壮、随年壮，甚至一日三次用灸的区别。如对狂犬病的治疗，《肘后方》载第一次灸十壮，以后每日一壮，满百乃止；《小品方》则是每次均灸百壮，并强调灸前须在局部放血泄毒，与病情相适应，发展了葛洪的灸疗学说。

陈氏对施灸点火材料、引燃方法也提出了自己的见解。他承袭前人松、柏、竹、橘、榆、枳、桑、枣八种木材之火能损伤人肌肉精血、筋脉骨髓，不能点火施灸的观点，提倡最好引用"阳燧之火"（古人以冰块做凸透镜聚焦太阳光点火，称火珠耀日），若天阴无日，也可用槐木引火，较以上八种木材为好；或者用"人间相传之火"，以"摩膏布"或艾茎引火均可。

关于火源及引火方式的选择，今人已不甚留意，只图方便，酒精、燃气随意而用，于临床疗效及副作用并未做深入研究。

二、灸穴学说

陈氏对施灸用穴有不少独到之处，从《备急千金要方》《千金翼方》《医心方》等著作中，可以找到他的 30 多个处方。其用穴特点是取穴少，一般每次一穴，多则二三穴。如治"心懊恼、彻痛、烦逆"灸心俞百壮，治"心痛如刀刺、气结"灸膈俞七壮，都是一个穴；治霍乱烦扰"灸巨阙，并太仓，各十五壮"，为两穴。

在配穴上，分为近道取穴和远道取穴，近道取穴法即头病灸头部穴，四肢病灸四肢部穴；远道取穴，如头病灸手臂部穴，心腹病灸胫足部穴，并且左病灸右，右病灸左。"孔穴去病，有远近也。头病即灸头穴，四肢病即灸四肢穴，心腹背胁亦然。是以病其处，即灸其穴。故言有病者可灸，此为近道法也。远道针灸法，头病皆灸手臂穴，心腹病皆灸胫足穴，左病乃灸右，右病皆灸左。非其处病，而灸其穴，故言无病不可灸也，非其身都无病，而徒灸者也。故言其穴所在之处无病，不横为远道穴灸，苟犯其禁耳，意为如此也，幸可更详也"。

选穴中值得重视的是一病多方的同病异治法，体现了辨证论治的灵活性。如咳嗽病证就有 12 个灸方，其中有手太阴肺经上的中府、云门；任脉上的天突、膻中、巨阙；督脉的风府；足太阳膀胱经上的大杼、肺俞；足少阳胆经上的肩井；足厥阴肝经上的期门；足少阴肾经上的或中、俞府；足阳明胃经上的气户。说明他根据咳嗽的不同病情和类型，区别不同情况选用穴位的观点。

陈氏用穴并不局限于十四经穴，有时也用到经外奇穴，如《医心方》收集《明堂经》诸家 11 穴，其中有两个穴是新穴，并明确指出是出自《小品方》，即曲尺穴与膝目穴（曲尺穴在"脚跌上，胫之下接腕屈曲处，对大指歧，当踝前两筋中央陷中是也"；膝目穴在"膝内外目"，当指膝眼），并称能治下肢疾病。

在看待禁灸穴时，陈氏说："黄帝经禁曰不可灸者有十八处，而《明堂》说便不禁之。"所以他很赞同曹氏"有病可灸，无病不可灸"的看法。《针灸资生经》根据这一思想，发展为禁灸穴许灸三壮的看法。可见，陈氏在瘢痕灸、艾炷大小、壮数多少、禁灸穴位等许多问题上，都贯穿着他的灵活权变的思想。

陈氏临床施灸取穴方法多种多样，非常灵活，经常使用一些特殊的方法。如治疗"卒狂言鬼语"，用甄带绑缚患者两手，同时灸左右胁下对准屈肘尖的部位，各七壮，"须臾鬼语自云姓名，乞得去。徐徐诘问，乃解其手也"。治疗腰痛，让患者直立，用竹杖柱地，度量至肚脐，以同样的长度自地面量至后背，正灸脊背骨上，随年壮，并告诫"灸竟藏竹，勿令人得之"。此法还可适用于男子痔疮下血、脱肛不入，女子月崩去血、乍止乍发及带下淋漓等病证。治"颓疝阴卒肿"，"合并两足，绑两大趾"，在两大趾跟角处（当为大敦穴）用艾丸（不是艾炷）灸。

三、刺法特点

陈氏使用锋针可谓精思构虑，用心巧妙。他治疗一种"身中忽有一处痛，如打棵之状，不可堪耐，亦左右走身中，发作有时，痛发时则小热，痛静时便觉其处如冷水霜雪"的病证，先让患者服五香连翘汤，并用白酒煮杨柳树皮，以树皮暖熨身体患病部位，有红色瘀血点出现时，即用锋针刺出血。这种先通过内服药及热熨的办法使瘀血点外现，然后以瘀点为砭刺泻血点的治疗方法，值得今日临床效法。

《小品方》虽然重视灸法，但对针刺疗法并不排斥，如治"眼肤肉生、覆瞳子者"方，即是用烧针针肤上，并说用割治疗法不如此法。又如治"膈病"，即是"以锋针数镵去血气，针写其结脉处"，这种方法直接泻病处经络气血壅滞以"解结"，取效迅速。

此外，陈氏治疗小儿悬痈，用绵裹缠长针的针尖部，使针尖露出小如粟米，在泻血时可以控制砭刺深度，避免刺入过深。他的这种谨慎做法值得学习和借鉴。

四、陈氏的学术传承与影响

陈氏认为灸法简单易行，便于掌握，使用范围广，疗效确切，他说："夫病以汤药救其内，针灸营其外。夫针术须师乃行，其灸则凡人便施。为师解经者，针灸随手而行；非师所解文者，但依图详文则可矣。野间无图不解文者，但随病所在便灸之，皆良法。"这一思想与晋代葛洪"灸但言分寸，不明孔穴，凡人览之，可了其所用"的观点一致。唐代王焘亦提倡灸法，但他认为"针法古来深奥，令人卒不可解"，"针能杀生人，不能起死人"，所以《外台秘要》"不录针经，唯取灸法"。显然后者是一种学术偏见，陈氏则是以普及医疗、方便百姓而提倡推广灸法。

陈延之《小品方》对后世医学传承有很大影响。宋代高保衡、林亿等在校定《备急千金要方·后序》中说："臣曾读唐令，见其制，为医者皆习张仲景《伤寒》、陈延之《小品》……究寻于《千金方》中，则仲景之法，十居其二三，《小品》十居其五六。"唐医事律令独把《伤寒论》《小品方》两书并列为必读之籍，足见《小品方》在当时医学界的地位和影响。孙思邈《备急千金要方》、王焘《外台秘要》中大量收录《小品方》内容。清代陈修园把《小品方》与《本草经》《内经》《伤寒杂病论》并列，认为"方诸举业家，与四子书无异"。

《小品方》当时不但影响着隋唐医学，还对朝鲜、日本医学的发展有重大影响。当时日本政府沿袭唐制，制定医学律令也把《小品方》列为医学生必修的五种医书之一。日本701年颁布的《大宝律令》、718年颁布的《养老律令》、927年颁布的《延喜式》都做过这样的规定。日本《医心方》、朝鲜《医方类聚》等书籍都收录了《小品方》的内容，可见陈延之的学术思想对海外针灸医学的发展也产生了重大的影响。

【思考题】

1. 陈延之的针灸学术思想对后世有哪些影响？
2. "近道取穴"与"远道取穴"在灸治时有什么意义？
3. "无病不可灸""有病者可灸"的含义是什么？
4. 陈延之对艾炷大小与施灸壮数有哪些认识？
5. 陈延之使用锋针的特点是什么？

第五节　刘涓子

刘涓子（370—450年），东晋至南北朝医家，彭城（今江苏省徐州市）人，南朝宋武帝刘裕从父。晋安帝时曾任彭城内史，后又跟随宋武帝北征为军士们疗伤。据云得异人传授《痈疽方》及药物等，治病甚验。后由其姐从子龚庆宣于永元元年（499年）将此书衍为《鬼遗方》10卷，重加编次而成为《刘涓子鬼遗方》（以下简称《鬼遗方》）。今传本为5卷，是现存最早的中医外科学专著。该书记载了金疮、痈疽、疮疡以及其他皮肤病的治疗经验，列出内外治处方140余个，涉及针灸治法较多。其学术贡献如下。

一、疽病预后与"可刺"说

疽是指结成块状的毒疮，与痈的区别：浮浅者为痈，深厚者为疽；聚为痈，溃为疽。在中医外科学中，疽又可分有头疽与无头疽两种。前者初起即现脓头，有红肿热痛，较痈范围更大，溃后多现蜂窝，多属阳证；后者初起无头及红肿热等，或稍痛，多属阴证。《鬼遗方》中的疽病名目繁多，大多根据发病部位与表现等命名，书中对多种疽痈的预后判断与"可刺"时机做了较详的阐述（表5-3）。

表5-3　疽痈病情表

名称	发病部位与表现	预后判断	可刺日数
龙疽	发脊起胃俞、肾俞	二十日不泻死	九日可刺
荣疽	发肋、两肘头	二十五日不泻死	九日可刺
勇疽	发股起太阴若伏鼠	二十五日不泻死	十日可刺
摽叔疽	发背热耳聋		后六十日肿如聚水可刺

续表

名称	发病部位与表现	预后判断	可刺日数
痨疽	发足跗足下	三十日不泻死	十二日可刺
筋疽	发脊两边色苍		八日可刺
搔疽	发手足五指头色不变	过时不刺为蚀	十日内可刺
黑疽	发肿背大骨上	过时不刺为骨疽	八日可刺
仓疽	发先痒后痛，伤寒气入脏	不刺九十日死	九日可刺
赤色疽	发头额及胸前并掌中	十日石穴者死，七日未有脓不可治	七日可刺出赤血
禽疽	发者如疹数十处，如拳打状，发寒发噤	十四日死	十日可刺导引脓
杼疽	发须鬓两耳	六十五日死，脓如豉汁见血死	十日可刺
丁疽	发两肩，恶血留结内外，五日肿大，口噤寒战	不治二十日死	十二日可刺
蜂疽	发背起心俞及心包俞，肩颙	二十日不救死	八日可刺
特疽	发肺俞肝俞	不救十日死	八日可刺
百脉疽	肿起环颈，疼痛身热不敢动，不能食，火炎上，热咳	不刺导引见血，八十日必死	十五日可刺导引
涌泉疽	肿起发太阴如伏鼠	不救二十日死	十日可刺
陈乾疽	肿发两肩及大臂连夹骨，二十日痛不息不可动，五十日身热不赤	刺之无血者死	六十日可刺
食疽	伤寒气入脏府	不刺不导引十一日死	九日可刺导引
行疽	发如肿或后合相从往来		可要其所在刺之愈
首疽	发热八十日，大热头汗咳，皮肿	不刺二十日死	浅刺之
叔疽	发身肿，牵核而身热，不可行与伸		成脓刺之以除
冲疽	发肿时复往来		可要其肿所刺之导引出脓愈
土龙疽	大发寒热十数日大汗热极		肿处刺入，出脓可治

中医所谓的疽，一般指人体深部疮疡脓肿，但也可能包括某些晚期癌症，故须首先明确诊断，再确定治疗方法并注意及时治疗，以免延误治疗时机。《鬼遗方》对各种疽病的预后判断多以病程及表现、刺后反应等作为依据，从其预后多为死亡日期与变证看，表明疽乃危险性较大的重病。其后果严重者，刘氏认为死期多为 20 日左右，少则 10 余日，最多可至 90 日。其日数虽未必一成不变，但随着病程日久，病邪传变扩散的几率加大，一旦病邪侵入重要脏器或循环系统，其后果之严重当然也就可想而知了。至于为何各种疽病可用针治的日数有所不同，似与发病部位和重要脏器的距离有关。刘氏的疽病预后与"可刺"说，多来自临床观察与实践当无疑义。在 1000 多年前的古代就已积累了如此丰富的经验，是十分可贵的。

二、"针烙""火针"治痈疽宜忌

烙法有二，一是火针烙法，二是烙铁烙法。前者多用粗针刺脓使肿块消散，宜用以治附骨疽、流痰等肉厚脓深或脓熟未溃或虽溃但疮口小而脓出不畅者，可先将针置明火上烧红，当脓腔低处向上斜入烙之，使出脓。对阳毒小疮及头面、筋骨关节、胁肋腰腹等处宜慎用。至于烙铁疗法，古代多用，即取银匙烧赤烙患部，多用于治大出血、血喷出以及赘疣、息肉不易消等证，应用之前，均需明确诊断，然后决定是否采用。

《鬼遗方》认为烙法疗效颇佳，如"神仙论"谓："若审其名候，不失其时，以针烙之，自疗亦瘥。"对烙法适应范围，书中指出有如下几个方面：①病程在八日内已成脓者；②毒未内攻者；③痈生实处，有脓即开者；④发背者，并指出用火烧针红，"平口烙入可二寸，初用烙针，须从横插入"，对针入深度、角度都做了说明；⑤皮紫黑有光泽者；⑥妇人发背五七日，肿大，光坚，紧急作脓，肿不能破者；⑦疽皮厚者；⑧发背甚毒，色赤渐大，脓已成者；⑨脓深难见，上肉厚而生肉者用火针。

对于用烙的禁忌证，书中也强调：①毒内攻后，针烙与用药导引者死；②近筋脉骨节处不可乱行；③虚处不得乱行；④破溃处不宜用；⑤肥人脓反少、瘦人脓反多者不得便行；⑥气虚脉大者不可乱行。

上述适应范围与禁忌证，均有一定参考价值。

三、灸治痈疽

刘氏应用铍针破痈排脓，对痈疽是否成脓有一种诊断方法，提出痈疽肿块大而且坚硬者，是尚未化脓；若半坚硬半薄软者，是半有脓；若当痈疽肿疡之上皮薄而软者，已完全化脓，便可破之。应用铍针在肿疡下方向上逆行刺入，使脓液易于排出。如果脓腔较深难以排出，或痈上肉厚而未完全化脓者，应用火针排脓。若外观难以判断是否有脓，可在痈疽肿块之上多次轻轻按压，觉深部隐痛，皮肉尚硬者，是尚未化脓；若按之较以前疼痛有所加重，便是脓已成熟，当刺破放脓泄去热气。这种选择排脓的切口部位、脓深则配合火针的运用，在当时亦可谓很先进、很成熟的医疗技术了。

刘氏用灸治痈疽，主张抓住最佳治疗时机早治，谓"早觉有患，当早灸"。认为治疗越早，治愈率越高："凡患初起一二日，十灸可十活；三四日，十灸可七活；五六日，十灸可三四活。过六日，便不可灸矣。"他用"神妙"二字，形容早灸"初生痈疽发背"的疗效，并指出其治法："治痈发背发房初起赤方，其上赤处灸百壮。"要早治，就须见微知著，及早发现痈疽的"未发之兆"。刘氏认为检查方法可用触诊："欲知是非，重按其处，是便隐痛，复按四边，比方得失。审定之后，第一便灸其上二三百壮，又灸四边一二百壮。"对于漫肿无头、难以确定疮头结毒处所的痈疽，书中还提到了一个广为后世医家效法的湿纸检查法，"凡人初觉发毒，欲结未结，未热肿疼，先以湿纸覆肿上，立候视之，其纸先干处，即是结毒要处"，认为此处为最佳施灸处所。至于疮周围的施灸处所多少，还须按疮的覆盖面积大小而定，谓"小者灸四边，中者灸六处，大者灸八处，壮数处所不患多也"。也许刘氏意识到这个"不患多"的提法较笼统，难以掌握，故在书中进一步提出一个硬指标，即"凡灸，痛者须灸至不痛为候；不痛者，须灸至知痛时方妙"。此说也广为后世外科针灸派医家认同。

《鬼遗方》中还记载了隔蒜、隔葶苈子、隔豆豉饼灸法。其隔蒜灸法乃"取大蒜头一枚，切片为三分厚，放上要处，用大艾炷灸之，三炷换一蒜片"，与葛洪用法稍有不同。对于疮疡面积较大，有十余头者，则用"大蒜研成膏作薄饼铺其头上，聚艾于蒜上烧之"，则较葛洪的隔蒜片灸法有所发展。

关于隔葶苈、豆豉饼灸，似是《鬼遗方》最早记载，书中称："葶苈、豆豉右二味，合捣令极熟，作饼大如钱厚二分许，取一枚当疮孔上。作艾炷如小指大，灸饼上三壮，一日易三饼九炷，隔三日一次。"后世医家谓此法用于治疮疡初起或后期已溃不敛者均可。

四、刘氏的学术传承与影响

刘涓子是我国距今 1500 多年的一位著名外科医家，他运用中医多种疗法治疗了不少外伤科疾病，积累了较多的临床经验。他对针灸的运用主要包括针刺、针烙、火针、艾灸、隔物灸诸法；对针灸治痈疽的适应与禁忌范围，也提出了自己的见解。他是我国外科针灸流派的奠基人之一，其学说丰富与发展了我国的针灸医学，对后世产生了较大的影响。如唐代医家孙思邈在《备急千金要方》中引用了他的隔葶苈、豉饼灸法；巢元方在《诸病源候论》中引用了《鬼遗方》治"黑疽""勇疽""禽疽"等文献。此后，宋代王怀隐的《太平圣惠方》、徐梦符的《外科灸法论粹新书》、明代医家薛己和汪机等均在其著作中反复用临床验例验证了刘氏针灸学说的实用意义。陈实功《外科正宗·总论第二》中称："痈疽发背怎生医，不论阴阳先灸之。"指出阳热证同样可用灸法。现代虽然由于卫生条件改善，此种疾病已大大减少，加之抗生素问世，用针灸治疗已少人问津，但其有效性是有事实依据的，对未来针灸抗炎甚至治疗肿瘤的研究仍有启迪意义。

《鬼遗方》针灸用穴，多采用阿是或患部周围，几乎未涉及十四经穴或经外奇穴，说明刘氏治痈疽对远隔部位取穴应用甚少。

【阅读文选】

痈疽之甚，未发之兆，肥渴为始，始发之始，或发日疽巊似若小疖，或复大痛，皆是微候，宜善察之。欲知是非，重按其处，是便隐痛，复按四边比方得失，审定之后即灸。第一便灸其上二三百壮，又灸四边一二百壮，小者灸四边，中者灸六处，大者灸八处，壮数处所不患多也。亦应即贴即薄令得所即消，内服补暖汤散，不已，服冷药，外即冷薄。不已，用热帖贴之法，开其口泄热气。

相痈疽知是非可灸法（《刘涓子鬼遗方》卷四）

痈大坚者未有脓，半坚薄半有脓。当上薄者都有脓，便可破之。所破之法，应在下逆上破之，令脓得易出，用铍针，脓深难见，上宾厚而生宾者，火针。若外不别有脓，可当其上数按之，内便隐痛者，宾殃坚者未有脓也。按更痛于前者，内脓已熟也。脓泄去热气不尔长速，速即不良。

相痈知有脓，可破以未（《刘涓子鬼遗方》卷四）

【思考题】

1. 刘涓子对于灸法治疗外科病证的贡献有哪些？
2. 刘氏如何应用火烙疗法治疗痈疽？其意义如何？
3. 如何判断痈疽是否成脓？成脓后如何治疗？

第六节　巢元方

巢元方（550—630 年），隋朝医学家，京兆华阴人（今陕西省华阴市）。隋大业年间（605—617 年）任太医博士，后任太医令。巢氏医术高明，精通医理，对病因、病源和证候的研究尤为精深。巢氏生平无史书记载，宋代《开河记》记载，隋大业五年（609 年），主持开凿运河工程的开河都护麻叔谋在宁陵（今河南境内）患风逆病，全身关节疼痛、头晕作呕，诸医诊治无效，隋炀帝令巢元方前往诊治。巢元方诊为风入腠理，病在胸臆，以嫩肥羊掺入中药蒸熟食用，药未尽而病愈，后又嘱其继续服用药膳调理，以防止疾病复发，可见巢氏医术精湛。

隋大业六年（610 年），巢氏奉诏编撰《诸病源候论》，对隋及隋以前的病名、证候进行了系统整理，是我国第一部病因病机、证候学专著，为历代医家所推崇和肯定。《诸病源候论》全书共计 50 卷，分病源 67 门，列证候 1739 种，分别列述了内、外、妇、儿、五官、口齿、骨伤等各科疾病的病因与证候，讨论部分疾病的诊断、预后、摄生、导引按摩、外科手术等治疗方法。尽管《诸病源候论》"但论病源，不载方药"（《四库全书总目提要》评语），但有关针灸的论述较为丰富，共有 42 卷、40 病源、309 候论及针灸，其中除引证《金匮要略》妊娠养胎针刺禁忌、《伤寒论》热入血室刺期门、《肘后备急方》沙虱侵入人体"挑灸其上"等内容外，对经络病机、针灸宜忌、灸疮发洪等多有发挥，体现了巢氏的针灸学术思想。

一、阐述经络病机

《诸病源候论》以病为纲，详论概念、病因、病机及证候，病机的诠释占有重要地位，其中以经络理论阐释病机多达 300 余条，涉及病种 40 类，包括内、妇、外、儿各科病证，从正经、奇经、络脉、经筋理论阐释多种疾病的发病机理。

1. 用经络理论阐释病机　巢氏认为消渴痈疽的原因是患者小便过多、耗伤津液导致经络滞涩、荣卫不行、热气留滞发为痈疽，"小便利则津液竭，津液竭则经络涩，经络涩则荣卫不行，荣卫不行则热气留滞，故成痈疽脓"（卷五"消渴病诸候·渴利候"）。又如衄血病机，巢氏认为该病因为邪热侵袭手少阴经和足阳明络脉，"时气衄血者，五脏热结所为。心主于血，邪热中于手少阴之经，客于足阳明之络，故衄血也"（卷九"时气病诸候·时气衄血候"）。

巢氏认为中风口㖞的病机为风寒侵袭足阳明、手太阳之经，寒主收引则颊筋拘急，见口㖞、言语不正、目不能平视，"风邪入于足阳明、手太阳之经，遇寒则筋急引颊，故使口㖞僻，言语不正，而目不能平视"（卷一"风病诸候·风口㖞候"），为后世取足阳明、手太阳经穴治疗面瘫提供了理论依据。中风舌强不语是心、脾受风邪所致，"脾脉络胃，夹咽，连舌本，散舌下，心之别脉系舌本，今心、脾二脏受风邪，故舌强不得语也"（卷一"风病诸候·风舌强不得语候"），从心、脾两经的循行论述舌强不语，发展了《内经》的经脉理论。

关于齿龈肿痛，巢氏认为其与手足阳明经脉有关，"手阳明之支脉入于齿，头面有风，风气流入于阳明之脉，与龈间血气相搏，故成肿"（卷二十九"牙齿病诸候·齿龈肿候"）。

2. 阐释奇经病机　对虚劳腹中拘急，巢氏认为是肾气不足、冲脉气血受损所致，"肾气不足，伤于冲脉，冲脉为阴脉之海，起于关元，关元穴在脐下，随腹直上至咽喉，劳伤内损，故腹里拘急也"（卷三"虚劳病诸候·虚劳里急候"）。

月经不调与冲、任二脉及手太阳、手少阴经密切相关，"劳伤气血，致体虚受风冷，风冷之气客于胞内，伤冲脉、任脉，损手太阳、少阴之经也，冲任之脉，皆起于胞内，为经络之海，手太阳小肠之经、手少阴心之经，此二经为表里，主上为乳汁，下为月水，然则月水是经络之余，若冷热调和，则冲脉、任脉气盛，太阳、少阴所主之血宣流，以时而下，若寒温乖适，经脉则虚，有风冷乘之，邪搏于血，或寒或温，寒则血结，温则血消，故月水乍多乍少，为不调也"（卷三十七"妇人杂病诸候一·月水不调候"）。

关于带下病，巢氏指出因任脉虚损、风冷侵袭、冷热相交所致，冷多则白带，热多则赤带。这些论述不但发展了奇经八脉理论，也为后世运用奇经辨证奠定了理论基础。

3. 用络脉、经筋理论阐释病机　腰为肾之府，巢氏认为肾主腰脚，肾经虚损，风侵袭肾经则腰痛，"肾主腰脚，肾经虚损，风冷乘之，故腰痛也"，又认为"邪客于足太阴之络，令人腰痛引少腹，不可以仰息"（卷五"腰背病诸候·腰痛候"）。胁痛则与邪客于足少阳之络有关，"邪客于足少阳之络，令人胁痛"。为络脉理论指导病机分析树立了范例。

巢氏还非常重视经筋病机，认为口噤不开是风寒客于阳经经筋所致，"诸阳经筋，皆在于头，手三阳之筋，并结入颔颊，足阳明之筋，上夹于口，诸阳为风寒所客则筋急，故口噤不开也"（卷一"风病诸候·风口噤候"），从经筋理论论述了面瘫的病机。

霍乱转筋是风寒之气入侵经筋所致。霍乱吐泻导致阴阳俱虚，血气亏虚，手足失温，荣卫失调，寒邪搏结经筋，收引拘急而致筋转；寒邪客于足之三阴三阳，则脚筋转；寒邪入于手之三阴三阳，则手筋转。"霍乱而转筋者，由冷气入于筋故也。足之三阴三阳之筋起于足趾，手之三阴三阳之筋起于手指，并循络于身。夫霍乱大吐下之后，阴阳俱虚，其血气虚极，则手足逆冷，而荣卫不理，冷搏于筋，则筋为之转。冷入于足之三阴三阳，则脚筋转；入于手之三阴三阳，则手筋转。随冷所入之筋，筋则转。转者，皆由邪冷之气，击动其筋而移转也"（卷二十二"霍乱病诸候·霍乱转筋候"）。

巢氏用经络理论论述病机，突出了理论对临床的指导作用，对开拓临床思维，阐发经络理论起到很大的促进作用。

二、阐述针灸宜忌

巢氏强调根据经络病机决定是否选用针灸治疗。如先天口吃，巢氏认为因禀性所致，非针药所治，"人之五脏六腑，禀四时五行之气，阴阳相扶，刚柔相生。若阴阳和平，血气调适，则言语无滞，吐纳应机。若阴阳之气不和，腑脏之气不足，而生謇吃。此则禀性有阙，非针药所疗治也"（卷三十"唇口病诸候·謇吃候"）。如果因腑脏虚损、经络受邪所致的口吃，则可采用针灸治疗。这是因为心气通于舌，脾气通于口，脾经连舌本。口吃因邪气客于心脾，循经上扰，血气阻滞，经脉壅塞，邪正搏于口舌所致，可采用针灸调理脏腑，疏泄病邪，"若腑脏虚损，经络受邪，亦令语言謇吃。所以然者，心气通于舌，脾气通于口，脾脉连舌本，邪乘其脏，而搏于气，发言气动，邪随气而干之，邪气与正气相交，搏于口舌之间，脉则痞涩，气则壅滞，亦令言謇吃，此则可治"（卷三十"唇口病诸候·謇吃候"）。虽然同为口吃，因经络病机不同，其针灸治疗有宜否之分。

巢氏治疗牙痛根据经络病机选择使用药物或针灸治疗。手阳明之脉入于齿，若髓气不足，阳明脉虚，不能荣养牙齿，风寒所伤的牙痛可以针灸治疗，"手阳明之支脉入于齿，若髓气不足，阳明脉虚，不能荣于牙齿，为风冷所伤，故疼痛也。又有虫食于牙齿，则齿根有孔，虫居其间，又传受余齿，亦皆疼痛。此则针灸不瘥，傅药虫死，乃痛止"（卷二十九"牙齿病诸候·牙齿痛候"），虫牙疼痛，现在称龋齿，针灸无效，当局部用药，止痛。

关于时气病，巢氏在前人基础上多有发挥，他认为时气病"非其时而有其气，是以一岁之中，病无长少，率相似者，此则时行之气也"，当属季节性的流行病，其治疗当据不同情况采用针灸治疗。故卷九"时气病诸候"云："然得时病，一日在皮毛，当摩膏火灸，愈。不解者，二日在肤，法针……四日在胸……视病者尚未了了者，复一法针之当解……若得病无热，但狂言烦躁不安，精神语言与人不相主当者，勿以火迫……亦可先以法针之，尤佳。"卷九"热病候"则认为"热病七八日……热病已得汗，脉尚数躁而喘，且复热，勿庸刺，喘甚者死"。由此可见，巢氏强调根据不同病程选择使用针刺、艾灸，并重视早期治疗以提高疗效。

三、论灸疮发洪

灸疮发洪是直接灸后出现继发性感染的现象，表现为红肿疼痛、溃破流脓。卷三十五"针灸疮发洪候"记载："夫针灸，皆是节、穴、俞、募之处。若病甚，则风气冲击于疮。凡血与气，相随而行，故风乘于气而动于血，血从灸疮处出，气盛则血不止，名为发洪。"认为灸疮发洪是外邪侵袭，邪正交争，血从灸疮处出，气盛血不止的现象。

对于当时盛行的艾炷化脓灸，巢氏强调灸疮溃破脓出、痂愈合是病愈的征象，若脓溃以后，仍然焮肿急痛是病热未除或中风冷外邪所致。"夫灸疮，脓溃以后，更焮肿急痛者，此中风冷故也"（卷三十五"灸疮急肿痛候"），"夫灸之法，中病则止，病已则疮瘥。若病热未除，或中风冷，故久不瘥也"（卷三十五"灸疮久不瘥候"）。巢氏的认识与目前临床化脓灸强调护理、预防感染的观点完全一致，在隋唐时期有此见地，实属不易。

四、提出小儿"慎护风池"与"逆灸"

巢氏强调养护小儿应重视风池穴的诊察、施术以防治儿科疾病。卷四十五"小儿杂病诸候"指出，"儿皆须著帽，项衣，取燥，菊花为枕枕之。儿母乳儿，三时摸儿项风池，若壮热者，即须熨，使微汗。微汗不瘥，便灸两风池及背第三椎、第五椎、第七椎、第九椎两边各二壮，与风池凡为十壮。一岁儿七壮，儿大者，以意节度，增壮数可至三十壮，唯风池特令多，七岁以上可百壮。小儿常须慎护风池，谚云：戒养小儿，慎护风池"，风池在"颈项筋两辕之边，有病乃治之。疾微，慎不欲妄针灸，亦不用辄吐下，所以然者，针灸伤经络，吐下动腑脏故也。但当以除热汤浴之，除热散粉之，除热赤膏摩之，又以脐中膏涂之。令儿在凉处，勿禁水洗，常以新水洗"。说明小儿感受外邪导致颈项风池部壮热，可采用温熨发汗退热。若热不退，则灸风池以及背第三椎、第五椎、第七椎、第九椎的夹脊穴。在施灸程度上，夹脊穴各灸二壮，而风池穴当多灸，一岁小儿灸七壮，随年龄增长而增加壮数可至三十壮，七岁以上可百壮。

巢氏在卷四十五"小儿杂病诸候"中记载了艾灸防止痉证的"逆灸"之法："河洛间土地多寒，儿喜病痉。其俗生儿三日，喜逆灸以防之，又灸颊以防噤。有噤者，舌下脉急，牙车筋急，其土地寒，皆决舌下去血，灸颊以防噤。"说明小儿口噤，可采用艾灸颊车以预防，当口噤发生后可配合舌下刺血治疗。但逆灸防痉也有禁忌，不可妄用，该法适用于寒冷地区，温暖的江南则不用，明确强调"江东地温无此疾。古方既传有逆针灸之法，今人不详南北之殊，便按方用之，多害于小儿"。

五、巢氏的学术传承与影响

巢氏在《诸病源候论》卷一、卷三十七、卷四十三、卷四十八均有中风病的论述，对《内经》"风中五脏"理论进行了发挥，以五脏论中风，分为心中风、肝中风、脾中风、肾中风、肺中风五种证候，由于"人脏腑俞皆在背"，若"伤动血气，劳损腑脏"，"五脏气虚"，或"寒温失度，腠理虚开"则"风邪乘虚伤之"，于是邪气"皆从背诸脏俞入"，"随所中之俞而发病"，强调中风病发生的根本原因在于气血亏虚、外风侵袭。对于五脏中风的治疗，巢氏继承《脉经》的有关理论，采用急灸背俞穴的方法。具体为心中风急灸心俞百壮，肝中风急灸肝俞百壮，脾中风急灸脾俞百壮，肾中风急灸肾俞百壮，肺中风急灸肺俞百壮。艾灸壮数遵循成年患者灸百壮，五六岁以下小儿、婴儿则少灸，强调根据患者年龄调整艾灸程度的因人制宜原则。

《诸病源候论》的经络病机理论，不但丰富发展了经络理论，而且对针灸临床具有重要指导作用。巢氏关于邪热侵袭手少阴经和足阳明络脉而致衄血的病机理论，为《铜人腧穴针灸图经》取阴郄治衄、《丹溪心法》以丰隆止血奠定了理论基础；以阳明经理论阐述齿龈肿痛，奠定后世取阳明经经穴治疗牙痛的理论基础；而手太阳小肠经、手少阴心经气血上乘则为乳汁的思想，是少泽通乳的理论依据；其带下病由任脉虚损、风冷所乘理论为后世以中极、气海、关元治疗该病提供了指导。

巢氏关于脏腑气虚、外邪入侵背俞而致五脏中风的病因病机理论、灸治背俞的治疗思想是后世李东垣提出"治风寒之邪，治其各脏之俞""六淫客邪有余之病，皆泻在背之腑俞"的背俞穴治疗外感病思想的基础。

【阅读文选】

中风者，风气中于人也。风是四时之气，分布八方，主长养万物。从其乡来者，人中少死病；不从其乡来者，人中多死病。其为病者，藏于皮肤之间，内不得通，外不得泄。其入经脉，行于五脏者，各随脏腑而生病焉。心中风，但得偃卧，不得倾侧，汗出，若唇赤汗流者可治，急灸心俞百壮；若唇或青或黑，或白或黄，此是心坏为水。面目亭亭，时悚动者，皆不可复治，五六日而死。肝中风，但踞坐，不得低头，若绕两目连额上，色微有青，唇青面黄者可治，急灸肝俞百壮；若大青黑，面一黄一白者，是肝已伤，不可复治，数日而死。脾中风，踞而腹满，身通黄，吐咸汁出者可治，急灸脾俞百壮；若手足青者，不可复治。肾中风，踞而腰痛，视胁左右，未有黄色如饼粢大者可治，急灸肾俞百壮；若齿黄赤，鬓发直，面土色者，不可复治。肺中风，偃卧而胸满短气，冒闷汗出，视目下鼻上下两边下行至口，色白者可治，急灸肺俞百壮；若色黄者，为肺已伤，化为血，不可复治。其人当妄，掇空指地，或自拈衣寻缝，如此数日而死。

中风候（《诸病源候论》卷一）

【思考题】

1. 《诸病源候论》对经络病机理论有何贡献？对针灸临证有何作用？
2. 巢氏为何强调以五脏背俞穴治疗中风？具体治疗方法是什么？
3. 何为"逆灸"？巢氏是如何运用的？

第七节　杨上善

杨上善（585—670 年），唐初医学家，其生平时代正史无记载。据李廉《医史》、徐春甫《医统》记载，杨氏在隋大业中（605—617 年）为太医侍御，其所著的《黄帝内经太素》每卷卷首均有"通直郎守太子文学臣杨上善奉敕撰注"，而唐代显庆年间（656—660 年）设置太子文学，故杨上善从隋大业任太医侍御至唐显庆为太子文学，应是其较可靠的生活年代。杨氏著述丰富，据《旧唐书·经籍志》记载，其著作有《黄帝内经明堂类成》十三卷、《黄帝内经太素》三十卷、《老子道德经略论》二卷、《六趣论》六卷、《三教诠衡》十卷等，其中《老子道德经略论》《六趣论》《三教诠衡》均已亡佚，《黄帝内经明堂类成》亦为残卷。

《黄帝内经太素》（以下简称《太素》）是现存最早注《内经》的专著，将《内经》分为摄生、阴阳、脏腑、经脉、输穴、营卫气、身度、诊候、证候、九针、补泻、伤寒、寒热、邪论、风论、气论、杂病等类别，首开分类编纂、注释、校勘《内经》先河，其中经脉、输穴、身度、九针、补泻等论述针灸理论与临床，是研究其针灸学说的主要依据。《太素》一书在北宋后失传，但在19世纪时，日本学者在日本仁和寺发现《太素》残卷二十三卷，引起日本学界的重视。据日本森立之《经籍访古志》载，该本系日本仁和三年旧抄本，由丹波赖基抄录，时当唐僖宗光启三年（887年），原本由唐代鉴真和尚传至日本。清朝杨守敬出使日本时取回这个版本，但缺失第一、第四、第七、第十六、第十八、第二十、第二十一卷。后萧延平以此为底本，并参考袁昶的通隐堂本校勘而成兰陵堂本（或萧延平本）。日本《东洋医学善本丛书》影印仁和寺古抄卷子本，又增加后来找到的两卷，即第十六、第二十一卷，共成二十五卷，此为目前所知最为完善的《太素》版本。

杨氏不但发挥《内经》经典理论，而且在腧穴归经、阐释奇经八脉、经穴名称含义、强调针刺调气、重视针灸药并重等方面均有重要贡献，其学术成就如下。

一、阐述以经统穴

杨氏编著的《黄帝内经明堂类成》将全身300余经穴均按经脉排列，以经脉为纲，以经穴为目，并按经脉循行流注的方向来排列经穴，创立了以经脉统属腧穴的体例。这一体例将经络与腧穴有机结合，比较圆满地解决了腧穴归属经脉及其与经脉循行的联系等重大问题，具有重要的理论和临床意义，为后世医家所尊崇。《黄帝内经明堂类成》为腧穴专著，以十二经脉和奇经八脉为纲领，分类加注，十二经脉各一卷，奇经八脉合一卷，目前仅手太阴肺经一卷存于近代孙鼎宜的《孙氏医学丛书》中，其余均已亡佚。

从《黄帝内经明堂类成》残存的卷一"肺经"中可以看出，杨氏论述经穴的体例相当严谨。此卷首列肺的解剖，次列手太阴经循行、肺经腧穴，再列每穴的部位、取穴法及主治病证等。此书在肺经腧穴的排列上突破了《甲乙经》按头、面、躯干、四肢等进行分部排列的方式，一改皇甫谧从肢端向躯干排列经穴的次序，将肺经经穴全部按经归属，并以经脉循行流注的方向排列经穴，依次为中府、天府、侠白、尺泽、孔最、列缺、经渠、太渊、鱼际、少商，与《灵枢·逆顺肥瘦》中"手之三阴，从脏走手"的经脉循行方向完全一致。这种方法克服了以往分部排列割裂经脉与腧穴之间内在联系的缺陷，将经络理论与腧穴理论有机结合。

二、阐释奇经理论

《太素》将《内经》有关奇经八脉的内容，系统地汇集在卷十中，分别论述督脉、带脉、阴阳跷脉、任脉、冲脉、阴阳维脉的概念及功能，揭示奇经的含义，认为任脉"为经络海，任维诸脉，故曰任脉"，而冲脉"冲，壮盛貌。其脉起于下，一道下行入足趾间，一道上行络于唇口，其气壮盛，故曰冲脉也"，并强调冲任二脉共同作用于女子胞，所以主月事和生育。"带脉起于季胁，为回身一周。既言一周，亦周腰脊也，故带脉当十四椎。束带腰腹，故曰带脉也。"而"跷脉"之"跷"有两种意思，一是说明该脉主行动健疾；另一方面有"高"之意，说明此脉从足而出，上行头之高处。

《太素·卷十·经脉之三》在集中阐发奇经八脉理论的同时，结合《素问》《九卷》《难经》《明堂》等典籍，对奇经理论进行考订、辨析，以规范、统一奇经八脉理论。如督脉的循行，他首先以《素问》《九卷》《八十一难》的有关记载为依据，指出古本将任脉误为督脉的错误，同时指出督脉并非仅行于脊中的一脉，还包括行于脊中左右两侧至腰脊并联络两肾的经脉。杨氏的这些论述，对理解奇经的功能、指导临床有重要的作用。

三、探究经穴名称

腧穴名称对于准确把握腧穴的作用很有帮助，探讨腧穴名称的含义是针灸理论研究的重要内容。如《太素·卷九》"十五络脉"中注释列缺："此别走络，分别大经，所以称缺。此穴列于缺减大经之处，故曰列缺也。"对通里的认识："里，居处也，此穴乃是手少阴脉气别通，为络居处，故曰通里也。"丰隆的含义："足阳明谷气隆盛，至此处丰溢出于大络，故曰丰隆。"内关穴为"手心主至此太阴、少阴之内，起于别络，内通心包，入于少阳，故曰内关也"。在《黄帝内经明堂类成》残卷中论述了肺经经穴的含义，"肺为上盖，为腑脏之天，肺气归于此穴，故谓之天府"，"手太阴脉，归之于肺，肺主于秋，脉之所起处，故谓之少商也"，"白，肺色也。此穴在臂，候肺两箱，故名侠白"。杨上善开创了腧穴名称注释的先河，为后世研究腧穴命名含义奠定了基础。

杨氏对特定穴名称含义亦有论述，如《太素·卷十一》注释井穴时指出，井之本意为泉源出水之处、掘地得水为井，而人体气血出于四肢，经脉出处为井穴。《黄帝内经明堂类成》手太阴残卷注："太古人口，未有井时，泉源出水之处则称为井。井者，出水之处也。五脏六腑十二经脉，以上下行，出于四末，故第一穴所出之处，譬之为井。"以上论述有助于理解"所出为井"的含义。

四、"为针之法，调气为本"说

尽管杨氏强调根据疾病需要采用不同的方法治疗，但针刺治疗是其主要的治疗方法。其针刺临证强调"为针之法，调气为本"，具体包括以下内容。

第一，针刺时必须精神专一。如《太素·卷十九》认为，"魂神意魄志，以神为主，故皆名神。欲为针者，先须理神也"，"凡得针真意者，必先自理五神，五神既理，五脏血气安定，九候已备于心，乃可存心针道，补泻虚实"，"行针专务，设二喻以比之：一如临深渊，更营异物，必有颠坠之祸；亦如握虎不坚，定招自伤之害。故行针调气不可不用心也"。

第二，针刺操作必须指力坚定、刺穴准确、注意针下感应、正确判断经络虚实。《太素·卷二十一》指出："持针不坚，则气散不从针。刺者欲中其病，若针入左右，不当于穴，其病不愈也。秋毫谓秋时兔生新毫毛，其端镜微也，谓怡神在针端调气，故曰神在秋毫也。念针下病之邪也。审视十二经脉及诸络虚实，刺之无殆也。殆，危也。"

第三，正确使用补泻手法。杨氏认为正确使用针刺补泻手法是针刺调气的重要保证，针刺补泻手法主要有呼吸补泻、深浅补泻、徐疾补泻、开阖补泻等，同时还论述补泻使用时机、补泻与月相关系等内容。如《太素·卷十九》"知针石"论开阖补泻："勿按者，欲泄其邪气也。泻法徐出针为是，只为疾按之，即邪气不泄，故为实。补法疾出针为是，只是徐徐不即按之，令正气泄，故为虚也。"《太素·卷二十二》论深浅、开阖补泻："欲行泻者，须其泻处是实，然后得为泻也。深取之者，令其出气多也。希，迟也。按其痏者，迟按针伤之处，使气泄也。行于补者，须补处是虚。浅取者，恶其泄气，所以不深也。以养其脉者，留针养其所取之经也。按其痏者，按针伤之处，疾闭其门，使邪气不入，正气不出也。"《太素·卷二十四》论呼吸补泻，"静留针于穴中持之，勿令邪气散布余处。因病人吸气转针，待邪气至数皆尽已，徐引出针，邪之大气皆尽，因名为泻之也"，"其正气已至，适人自当爱护，勿令泄也。候病人吸气，疾引其针，即不得使正气泄，令各在其所虚之处，速闭其门，因名曰补。泻必吸入呼出，欲泻其邪气也。补必呼入吸出，欲闭其正气不令出也"。

杨氏不但注重正确的补泻手法，而且强调正确的操作时机，在阐述《素问·八正神明论》的"泻必用方，补必用圆"时指出，"方，正也。气正盛时，月正满时，日正温时，身正安时，息正吸时，此之五正，是内针时也"，待患者吸气转针"此之一正，是乃转针时也"，呼气时徐徐退针"此之一正，是出针时也"。他认为"泻用七法，即邪气行出也"；而"行补之法，刺中营气，留针补也。因吸出针，移气使气实也"。

五、强调综合施治

杨上善遵循《内经》经旨，强调对不同的疾病采用不同的治疗方法，如《太素·卷三》指出，疾病初起，当以小针调理。对于风痹等轻动邪气所致之证，应采用微针扬散驱邪；而湿痹诸证等病性沉重，则燔针按熨，逐渐驱除。癫狂等证应待病情衰减时治疗。虚寒少气应补其阳气。五脏精液虚少，以药食滋养。寒热邪气侵袭肌表进而累及脏腑，应针药并用，发汗驱邪。对于邪气壅塞者可推拿后再行针刺。针刺泻法当刺血为佳，针刺补法应疾按针孔以免正气外泄。根据风痹、湿痹、癫狂、脏腑病等的不同，分别使用针刺、燔针、按熨、药食、推拿等进行调治，同时强调根据病性的虚实采取不同的针刺治疗。

杨上善还提出治病用多种方法协调作用，如治肾病有五法："自火化以降，并食熟肉，生肉令人热中，人多不欲食之。肾有虚风冷病，故强令人生食豕肉，温肾补虚，脚腰轻健。人有患脚风气，食生猪肉得愈者众。故灸肾病，须食助之，一也。带若急则肾气不适，故须缓带，令腰肾通畅，火气宣行，二也。足太阳脉，从顶下腰至脚，今灸肾病，须开顶被发，阳气上通，火气宣流，三也。足太阳脉，循于肩髆，下络于肾，今疗肾病，可策大杖而行，牵引肩髆，火气通流，四也。燃磁石疗肾气，重履引腰脚，故为履重者，可用磁石分著履中，上弛其带令重，履之而行，以为轻者，可渐加之令重，用助火气，若得病愈，宜渐去之，此为古之疗肾腰法，五也。"（《太素·卷八·经脉》）指出肾阳亏虚当使用灸法，但同时应生食豕肉温肾补虚，而且要松开腰带，使腰肾通畅，阳气通行；解开头发，使阳热之气循足太阳膀胱经上达；并策杖而行，牵引肩髆；还应在鞋中加入磁石粉负重行走。本段详细记载了针灸、饮食、磁疗、运动等治疗肾脏病证的方法。

六、杨氏的学术传承与影响

杨上善的针灸学术思想对后世影响很大。杨氏《黄帝内经明堂类成》将经穴归属于十四经，并以经脉循行流注的方向来排列经穴，创立了以经脉统属腧穴的体例。古今针灸文献中经穴的排列方法主要有两种：一是头面躯干分部，四肢分经，四肢经穴向心性排列，如皇甫谧《甲乙经》、王焘《外台秘要》、王惟一《铜人腧穴针灸图经》；一是按经排列经穴，经穴排列的次序与经脉循行流注方向一致，如杨上善《黄帝内经明堂类成》、宋朝官修方书《圣济总录》、滑寿《十四经发挥》、杨珣《针灸集书》、杨继洲《针灸大成》、吴崑《针方六集》、严振《循经考穴编》、李学川《针灸逢源》等针灸名著以及现行高等医学院校《针灸学》教材，均使用此种方法。可见，杨上善开创的以经统穴、按经脉循行流注方向排列经穴这一体例，具有深远的影响。

杨氏重视奇经八脉的思想在宋元以后受到医家的普遍重视。如元代滑寿编撰《十四经发挥》，将任督二脉与十二经脉合称为十四经脉，并设奇经八脉专篇，论述奇经八脉循行问题，编写体例即受到杨上善《黄帝内经明堂类成》的影响；明代李时珍更有《奇经八脉考》专论奇经八脉；清代温病大家叶桂发挥奇经辨证，总结奇经治法用药，从而开拓了中医杂病治疗的新途径。可见，他们无不受到杨上善有关奇经学说的影响。

【阅读文选】

病之始生，即以小针消息去之，不用毒药者，此则其微易散者也。病盛不可疗者，如堂堂之阵，不可即击，待其衰时然后疗者，易得去之，如疟病等也。谓风痹等因其轻动，道引微针，扬而散之。谓湿痹等，因其沉重，燔针按熨，渐减损也。谓癫狂等，取其衰时，彰泻去之也。谓寒瘦少气之徒，补其阳气也。五脏精液少者，以药以食五种滋味而补养之。风热实于头胸，因泻越之。寒湿实于腰足，引泻竭之。气胀肠胃之中，可以泻之。肠胃寒热病气也，或入脏腑，或在皮毛，皆用针药以调汗而出之也。禁其气急不散，以手按取，然后投针也。诸有实者，皆散泻之。夫物柔弱者，阳之徒也；刚强者，阴之徒也。阴经受邪，流入阳经为病，是为阴经为本，阳经为标。疗其本者，疗于阴经，即阳病疗阴也。阳经受邪，准阴疗阳也，即阴病疗阳也。又阴阳二经，阴经若实，阳经必虚，阳经若实，阴经定虚。故阳虚病者宜泻阴，阴实病者皆宜补阳也。须定所病在气在血，各守血气病之别乡，泻乃用针刺去实血，补乃用针引气，引皮补已，纵皮闭门，使气不泄。

阴阳大论（《黄帝内经太素》卷三）

肺脉从脏而起，出至大指、次指之端；今至大指之端，还入于脏，此依经脉顺行从手逆数之法也。井者，古者以泉源出水之处为井也，掘地得水之后，仍以本为名，故曰井也。人之血气出于四肢，故脉出处以为井也。手足三阴皆以木为井，相生至于水之合也；手足三阳皆以金为井，相生至于土之合也。所谓阴脉出阳，至阴而合也；阳脉出阴，至土而合也。腕前大节之后，状若鱼形，故曰手鱼也。脉出少商，溢入鱼际，故为荥也。输，送致聚也。《八十一难》曰：五脏输者，三焦行气之所留止。故肺气与三焦之气送致聚于此处，故名为输也。寸口之中，十二经脉历行渠沥，故曰经渠，居，停也。太阴之脉动于寸口不息，故曰不居。经者，通也，肺气至此常通，故曰经也。如水出井以至海，为合。脉出指井，至此合于本脏之气，故名为合。

本输（《黄帝内经太素》卷十一"输穴"）

【思考题】

1. 杨上善对经穴归经理论有何重要贡献？
2. 正确理解经脉、腧穴名称有何重要意义？
3. 杨上善关于针刺"调气"有何重要论述？

第八节　孙思邈

孙思邈（581—682 年），唐代著名医学家，京兆华原（今陕西省铜川市耀州区）人，他自幼好学，《旧唐书·孙思邈传》记载"七岁就学，日诵千余言，弱冠善谈老庄及百家之说，兼好释典"，说明他学识渊博，通晓百家之说，尤精于医，后人尊称为"孙真人""药王"。他撰有《备急千金要方》《千金翼方》，认为："人命至重，有贵千金，一方济之，德逾于此。"其著作以"千金"命名，正是体现了这种崇高的精神境界。

《备急千金要方》收载内、外、妇、儿、五官等各科疾病处方 5000 余首，散见各章的针灸内容 1000 余条，卷二十九、三十专门论述针灸，记载了救急、食疗、养生、气功、按摩等内容，书中不仅反映了他本人长期的医疗实践经验，还收载了大量已经散佚的针灸文献。如唐初著名针灸家甄权的著作及其事迹，虽在《唐书》有甄权的传记，但叙述简略，《备急千金要方》做了补充，对明堂孔穴图的考订，孙氏是按"甄权新撰而定"的。《千金翼方》中有孙氏亲自请甄权为成君绰治颈肿不食、刺右手食指端而立效的纪实。孙氏之所以如此推重甄权，与甄权对针灸的精通、治疗效果的卓著是分不开的。

《千金翼方》补充了《备急千金要方》的内容，共189门，方、论、法2900余首，收载药物800余种，涉及妇人、伤寒、小儿、补益、中风、杂病、疮痈色脉、禁咒等方面。其中卷二十六、二十七、二十八专论针灸，还有一些针灸内容散见于其他各卷之中。

孙氏在《备急千金要方》"大医精诚"中全面论述了医生必须恪守的道德准则，指出医学为"至精至微之事"，"学者必须博极医源，精勤不倦"，还要有为病人服务的爱心，把病人的痛苦当成自己的事情来对待，救治必须一心一意，无欲无求。在养生养老方面，孙氏提出"啬神""爱气""样形""导引""言论""饮食""房事""反俗""医药""禁忌"等要点，不仅汇集了医道儒佛诸家之长，而且结合自身经验，方法切实可行。对杂病辨治提纲挈领，提出脏腑寒热辨证纲领，治疗方法灵活多样；治疗外感热病既宗仲景之法，又用清热解毒，为金代刘河间的伤寒论治、明清温病学说奠定了基础。

在针灸方面，孙氏提出阿是穴、指寸取穴法等，收载了较多的隔物灸法、经外奇穴，对针灸医学的发展起到了重要作用。

一、倡导针灸"医未病"

孙氏重视疾病的预防和早期治疗，认为"上工医未病之病"，"神工则探究萌芽"。他提出用灸法预防传染病，"凡人吴蜀地游官，体上常须两处灸之，勿令疮暂瘥，则瘴疠温疟毒气不能著人也。故吴蜀多行灸法"（《备急千金要方·灸例第六》）。针灸预防疾病有重要临床意义，现代有用以预防急性脊髓灰质炎、流感等都取得了很好的效果。孙氏在《备急千金要方·卷十七》中提出灸百会、风池、大椎、肩井、曲池、间使、足三里防治中风的方法，至今仍有实际意义。

其次是已病防变，在发病之后、急重证候显露之前，积极治疗，截断病势，灭之于萌芽。如"痈疽初发如微，人多不以为急，此实奇患，惟宜速治之，治之不速，病成难救"（《千金翼方·卷二十三》）。在具体操作上，既可用针刺，亦可以用艾灸。就中风而言，《备急千金要方·卷八》记载："惟风宜防耳，针耳前动脉及风府，神良。"又云："夫诸急卒病多是风，初得轻微，人所不悟，宜速与续命汤，依输穴灸之。"在患病之后他提倡及时治疗，如《备急千金要方·卷七》说："凡脚气初得脚弱，使速灸之，并服竹沥汤，灸讫可服八风散，无不瘥者，惟急速治之。"他还谆谆告诫说："此病轻者，登时虽不即恶，治之不当，根源不除，久久期于杀人，不可不精以为意。"（《备急千金要方·卷七》）从未病到已病，孙氏的预防思想是很全面的，针灸预防措施贯穿其中。

二、提出"知针知药"是良医

孙思邈认为医生要掌握针灸、药物的作用，他慨叹当时医家对针药认识上的偏激，是由于"各承一业"造成的，"且夫当今医者，各承一业，未能综练众方，所以救疾多不全济，何哉？或有偏攻针刺，或有偏解灸方，或有惟行药饵，或有专于禁呪"（《千金翼方·卷二十六》），指出"良医之道"是"汤药攻其内，针灸攻其外"，只有这样，"则病无逃矣，方知针灸之功，过半于汤药矣"。故"知针知药，固是良医"，"内外相扶，病必当愈"。在《备急千金要方》许多病证的治疗中，孙思邈反复强调针灸与药物不可偏废的思想，因为针、灸、药物各有所长，认真选择各自的适应证，辨证论治，才能提高临床疗效，才是解除患者病痛的良医。

针灸药结合，应根据病情的需要，灵活配合，发挥各自所长。孙思邈根据长期临床实践总结出"若治诸沉结寒冷病，莫若灸之宜熟；若治诸阴阳风者，身热脉大者，以锋针刺之，间日一报之；若治诸邪风鬼注，痛处少气，以毫针去之，随病轻重用之"（《备急千金要方·灸例第六》）。根据治疗病证的需要，或只针不灸，或只灸不针，或针灸并用，有的虽两法同用，但要分主次先后。如治疗"崩中带下，因产后恶露不止，中极穴……妇人断绪最为要穴，四度针即有子，若未有，更针入八分，留十呼，得气即泻。灸亦佳，但不及针"（《千金翼方》卷二十六）。再如治疗角弓反张，于"鼻交頞中一穴，针入六分……亦宜灸，然不如针"（《千金翼方·卷二十六》）。有些病证则宜灸不宜针，如"心痛冷气上，鸠尾上一寸半，名龙额，灸百壮，不针"。

有些病要针灸结合，如《千金翼方·卷二十六》记载："偏风半身不遂，脚重热风，疼不得履地，针入四分，留三呼，得气即泻，疾出针，于针痕上灸之，良。"《千金翼方·卷十七》记载，华佗为曹操治头风时说，可惜当时只针不灸，故后来头痛复发，如针后加灸，其病或可除根。这些论点，虽不能认为完全正确，但强调针灸各有其适用病证是比较科学的。

孙氏认为有些病以用针为佳，有些病以用灸为良，有些病宜用药治，而有些病则是针灸药物同时并用，根据针、灸、药物的作用特点，按病情需要区别应用，发挥各自优势，提高临床疗效。

孙思邈的"知针知药"说备受历代医家的推崇，宋代高保衡评价说："苟知药而不知灸，未足以尽治疗之体；知灸而不知针，未足以极表里之变。如能兼是圣贤之蕴者，其名医之良乎，有唐真人孙思邈者，乃其人也。"明代针灸大家杨继洲在《针灸大成》中提出："疾在胃肠，非药饵不能以济；在血脉，非针灸不能以及；在腠理，非熨焫不能以达，是针、灸、药者，医家之不可缺一者也。"一位是唐朝的药王，一位是明代的针灸大家，涉及的领域不同，跨越了不同的时代，但其认识却高度的一致。明代针灸家高武在《针灸聚英》中提到"针灸药因病而施者，医之良也"。可见，历代名家一致认同这一观点。

三、发挥经穴理论

1. 考订明堂图　南北朝时期，针灸经穴图谱已经出现，由于师承不同，传写错误较多，造成腧穴定位不一。孙氏鉴于"去圣久远，学徒蒙昧，孔穴出入，莫测经源，济危扶弱，临事多惑"（《备急千金要方·卷二十九》），乃着手对经络腧穴进行校勘，他根据《甲乙经》等古代文献及当时针灸名家的经穴图，做了认真的考订。《千金翼方·卷二十六·取孔穴法第一》提到"余退以《甲乙》校《秦承祖图》"，发现秦图缺漏角孙等17穴，还有49穴"上下倒错""前后易处"，可见其校勘工作细致认真；并用彩色绘制十二经脉，分成正人、伏人、侧人三幅明堂图。用彩色绘制经穴图，这在针灸发展史上是一个创举，可惜这几幅图已经散佚不见了。

2. 倡用指寸法　孙氏认为腧穴是"脏腑荣卫血脉流通，表里往来各有所主"，临床应用时必须要根据人体高矮、胖瘦等情况精确折取，他在《内经》取穴法的基础上，提出"中指上第一节为一寸""手大拇指第一节横度为一寸"（《备急千金要方·卷二十九·灸例第六》）的指寸取穴法，来折量全身的骨度分寸，进行取穴。他强调取穴的关键在于灵活，要求"精思商量""以意消息"，提出腧穴的准确位置在"肌肉文理、节解缝会宛陷之中，及以手按之，病者快然"。这些方法至今仍有应用价值。

对某些腧穴的作用与功效，《备急千金要方》也做了较多补充，如膏肓俞穴治羸瘦虚损，认为此穴施灸，能"令人阳气康盛"，对治疗肺痨有较好的疗效；并提到医缓之所以不救晋侯之疾，乃因他不了解此穴功效，故"宿疾难遣"。在《备急千金要方》的启发下，宋代庄绰通过自己的实践，撰著《灸膏肓俞穴法》，元大德丁未（1307 年）国氏刊本《针灸资生经》蒲登辰序中说"有病劳极者，取膏肓一灸即愈"。直到今天，临床医生都把灸膏肓作为治虚劳的一种方法。

3. 提出"阿是"法　阿是穴是孙氏最早命名的，《内经》有"以痛为输"的记载，但无正式名称。孙氏提出这些部位是阿是穴，"有阿是之法，言人有病痛，即令捏其上，若里当其处，不问孔穴，即得便快，或痛处，即云阿是，灸刺皆验"（《备急千金要方·卷二十九·灸例第六》）。孙氏提出的阿是穴成为现代腧穴理论中的一个重要内容。

4. 收集奇穴　经外奇穴是针灸腧穴的重要组成部分，唐以前的文献记述甚少，在孙氏著作中大量记述了这些内容，主要包括两大类：一类是有穴名、部位、取穴法者，如《备急千金要方》中的寅门、当阳、当容、燕口、浊浴，《千金翼方》中的转谷、始素等，共有120 多个。另一类是仅有部位、取穴法，而无名称的，如《备急千金要方》中所谓"小儿暴痫，灸顶上回毛中"等共有70 余处。其中有的穴位，唐以前文献无名称，孙氏为之命名，如葛洪《肘后备急方》有"上唇里弦弦者"，孙氏命名为"悬命"；也有些穴位在两部《千金方》中均无名称，如"十指头"，后世医家命名为"十宣"。

四、提出灸有"生熟"

孙氏在《备急千金要方》中提出了灸量的概念，一是对艾炷的大小进行规定，二是对施灸壮数的多少做了要求，提出灸有"生熟"说。对艾炷的大小，他采用了当时流行的艾炷底部的直径要有三分，一寸之间放三个艾炷，《备急千金要方·卷二十九·灸例第六》说："凡经云横三间寸者，则是三灸两间，一寸有三灸，灸有三分，三壮之处，即为一寸。黄帝曰：灸不三分，是谓徒冤。"如果小于三分，则起不到应有的治疗效果。

孙氏根据人体部位和病情，提出"外气务生，内气务熟"的灸治原则。壮数多、艾炷大的称为熟灸，壮数少、艾炷小的称生灸。不同部位的施灸要求是"头面目咽，灸之最欲生少；手臂四肢，灸之欲须小熟，亦不宜多；胸背腹灸之，尤宜大熟，其腰脊欲须少生"（《备急千金要方·卷二十九·灸例第六》）。具体灸的壮数，该篇说："其温病随所著而灸之，可百壮余，少至九十壮。大杼、胃管可五十壮，手心主、手足太阳可五十壮，三里、曲池、太冲可百壮，皆三报之，乃可愈耳，风劳沉重九部尽病，及毒气为疾者，不过五十壮，亦宜三报之。若攻脏腑成心腹疹者，亦宜百壮。若卒暴百病，鬼魅所著者，灸头面四肢宜多，灸腹背宜少，其多不过五十，其少不减三五七九壮。"体质壮实者可以多灸，老弱患者应减少壮数，要灵活掌握，"凡言壮数者，若丁壮遇病，病根深笃者，可倍多于方数；其人老小羸弱者，可复减半……仍须准病轻重以行之，不可胶柱守株"。

至于生熟的程度，孙氏认为："大体皆须以意商量，临时迁改，应机千变万化，难以一准。"大小生熟在记载上虽有一定之数，在临证时却须机灵以应，以知常达变，"灸之生熟，亦宜搏而节之"。

孙氏临床很重视隔物灸法的应用，如隔蒜、盐、豆豉、葶苈子、附子、商陆灸等。还有一些特殊的灸法，如麻花艾灸、苇筒灸等。尤其可贵的是，他在记述了用艾炷灸治疗蛇毒的方法以后，接着补充了一个权宜的应急措施："无艾，以火头称疮孔大小热之。"这是考虑到蛇毒的救治需要及时，而仓促之际每苦无艾，故以"火头"代之。这种急人危难、一心赴救的精神和临机应变的方法，都是值得我们学习的。

唐朝灸法盛行，隔物施灸形式多种多样，孙思邈在著作中记载了多种隔物灸法。如治少年房多短气，"盐灸脐孔中二七壮"（《千金翼方·卷二十七》）。治淋病，"著盐脐中灸三壮"（《备急千金要方·卷十七》）。治发背，"小觉背上痒痛有异，即火急取净土，水和为泥，捻作饼子，厚二分，阔一寸半，以粗艾大作炷，灸泥上，贴着疮上灸之，一炷易一饼子，若粟米大时，可灸七饼子即瘥。如榆荚大，灸七七饼炷即瘥。如钱大可日夜灸之，不限壮数"（《备急千金要方·卷二十二》）。治恶露疮，"捣蘿莱敷疮口，以大艾炷灸药上，令热入内即瘥"（《备急千金要方·卷二十二》）。

五、火针、刺血应用经验

孙思邈在火针的使用上，主张"以油火烧之，务在猛热，不热即于人有损也"（《备急千金要方·卷二十九》）。在取穴上，应据证选用，除经穴外，还用奇穴，如侠人中治疗"马黄黄疸疫，通身并黄，语言已不转"。或直取病所，如痈肿，"当头以火针针入四分即瘥"（《备急千金要方·卷十》），并对火针针具、火烧程度、每次治疗间隔天数、禁用穴位、所治病证等有专门的论述，发展了《内经》"燔针""焠刺"的内容。

孙思邈刺血治疗急症也有较好的效果，如"卒心疝，暴痛汗出，刺大敦，左取右，右取左……刺之出血立已"（《千金翼方·卷二十七》），有关刺血治疗的病种在两部书中记载很多。他还创用了散刺敷药法治疗痈肿，具体操作法为"凡疗疔肿，皆刺中心至痛，又刺四边十余下，令血出，去血敷药，药气入针孔中佳，若不达疮内，疗不得力"（《备急千金要方·卷二十二》）。另外，他还记载了因刺血不当造成出血过多的救治方法，"舌卒肿……刺舌下两边大脉血出，勿使刺著舌下中央脉，血出不止杀人，不愈，血出数升，则烧铁箆令赤，熨疮数过以绝血也"（《备急千金要方·卷六》）。在当时条件下提出火烙止血的方法是难能可贵的。

六、孙氏的学术传承与影响

孙思邈继承了王叔和针灸先看脉的学术思想，非常重视脉诊的作用，"夫脉者，医之大业也，既不深究其道，何以为医者哉"。在他的著作中，反复强调脉诊对针灸的指导作用，提出"凡欲针灸，必先看脉"，"每针常须看脉，脉好乃下针，脉恶勿乱下针也"（《备急千金要方·卷二十九·用针略例第五》）。《备急千金要方》《千金翼方》中各用一卷阐述脉诊，说明他对脉诊的重视。

他还根据张仲景的热证忌灸思想，对浮、数之脉提出了禁灸的告诫，如《备急千金要方·卷二十九·灸例第六》说"凡微数之脉，慎不可灸"，"脉浮热甚，勿灸"。这种以脉诊为指导的看脉用针施灸思想，具有一定的临床价值。

《备急千金要方》收载了南朝徐嗣伯（徐文伯之堂弟，徐叔响之子）的灸风眩法、唐以前医家支法存的灸脚气法、陈延之《小品方》的针灸处方，扁鹊、曹氏（当为曹操之子曹衮）、郭玉、张文仲、范汪等人的针灸经验也都赖此得以部分保存和流传。两部《千金方》不仅注意收集前代医家文献，也很重视收集同时代医家的经验，书中介绍了甄权的不少针灸验方，如治安平公中风，针风池等九穴九剂即瘥方；治仁寿宫患脚病针环跳即能起行方；治大理赵卿患脚不随不能跪，针上髎即能跪方等。

两部《千金方》记载的经验，不仅是研究唐以前针灸学成就的重要文献，也为后世提供了丰富的参考资料。如《针灸资生经·卷四》"灸风痫"一节，作者王执中自称运用《备急千金要方》"徐嗣伯灸风眩"经验，"余业之以来三十余年，所救活者数千百人"。由此可见，两部《千金方》的问世，对针灸医学的发展起到了继往开来的重大作用。

【阅读文选】

凡欲为大医，必须谙《素问》《甲乙经》《黄帝针经》《明堂流注》及十二经脉、三部九候、五脏六腑、表里孔穴、本草药对；张仲景、王叔和、阮河南、范东阳、张苗、靳邵等诸部经方。又须妙解阴阳禄命，诸家相法及灼龟五兆，《周易》六壬并须精熟，如此乃得为大医。若不尔者，如无目夜游，动致颠殒。次须熟读此方，寻思妙理，留意钻研，始可与言于医道者矣。又须涉猎群书，何者？若不读"五经"，不知有仁义之道；不读"三史"，不知有古今之事；不读诸子，睹事则不能默而识之；不读《内经》，则不知有慈悲喜舍之德；不读庄、老，不能任真体运，则吉凶拘忌，触涂而生。至于五行休王，七曜天文，并须探赜，若能具而学之，则于医道无所滞碍，尽善尽美矣！

大医习业（《备急千金要方》卷一"序例"）

【思考题】

1. 如何理解孙氏的"灸之生熟"说？
2. 孙氏的防病保健学说是什么？
3. 孙氏对经络腧穴理论的贡献是什么？
4. 孙氏对针灸药的作用有什么认识？

第九节　王　焘

王焘（7 世纪末—8 世纪中），唐代郿县（今陕西省眉县）人，著名医学家，曾任徐州司马、邺郡太守，并在弘文馆任职多年，得以博览群书。天宝年间（742—755 年），王氏出守大宁，因其出守在外，故将其所著医书命名《外台秘要》。

《外台秘要》成书于 752 年，共计 40 卷，内容包括伤寒病、天行时病、温病以及内、外、妇、儿、五官、皮肤等各科疾病。该书博采众家之说，不少已散佚的医药著作及名家医方因而得以传承，唐以后历代医家都很推崇这部著作，将此书与《备急千金要方》相提并论，认为它是继《备急千金要方》之后的又一部综合性医学巨著。《外台秘要》第 39 卷为"明堂卷"，主论针灸，内容主要包括经络腧穴理论以及灸法内容，王焘的针灸学说也主要反映于该卷中。除第 39 卷外，其余各卷对针灸亦有散在论述。其学术贡献如下。

一、提倡以经统穴

《外台秘要·卷第三十九》"十二身流注五脏六腑明堂"专论腧穴。该篇主要源自《针灸甲乙经》，但对于腧穴的辑录，王氏又未完全照搬《甲乙经》头身分部、四肢分经的方式，而是以经统穴，将所有腧穴归经论述（表 5-4）。

表 5-4　《外台秘要》腧穴归经表

经脉	腧穴	备注
肺经	少商、鱼际、太渊、经渠、列缺、孔最、尺泽、侠白、天府	云门、中府归入脾经
大肠经	商阳、二间、三间、合谷、阳溪、偏历、温溜、下廉、上廉、手三里、曲池、肘髎、手五里、臂臑、臑会、肩髎、肩髃、巨骨、扶突、天鼎、禾髎、水沟、兑端、龈交	三焦经臑会、肩髎归入大肠经；督脉水沟、兑端、龈交归入大肠经

续表

经脉	腧穴	备注
肝经	大敦、行间、太冲、中封、蠡沟、中都、膝关、曲泉、阴包、足五里、阴廉	
胆经	足窍阴、侠溪、地五会、临泣、丘墟、悬钟、光明、外丘、阳辅、阳交、阳陵泉、阳关、中渎、环跳、本神、头维、临泣、目窗、正营、承灵、脑空、风池、颅息、悬颅、额厌、悬厘、阳白、丝竹空、瞳子髎、天冲、率谷、曲鬓、浮白、头窍阴、完骨、渊腋、大包、辄筋、天池、章门、带脉、五枢、京门、维道、居髎、后腋、转谷、饮郄、应突、胁堂、旁庭、始素	胃经头维归入胆经；三焦经颅息、丝竹空归入胆经；脾经大包归入胆经；心包经天池归入胆经；肝经章门归入胆经；奇穴后腋、转谷、饮郄、应突、胁堂、旁庭、始素归入胆经
脾经	隐白、大都、太白、公孙、商丘、漏谷、三阴交、地机、阴陵泉、血海、箕门、期门、日月、腹哀、大横、腹结、府舍、冲门、云门、中府、周荣、胸乡、天溪、食窦	肝经期门归入脾经；胆经日月归入脾经；肺经云门、中府归入脾经
胃经	厉兑、内庭、陷谷、冲阳、解溪、丰隆、巨虚下廉、条口、巨虚上廉、足三里、犊鼻、梁丘、阴市、伏兔、髀关、承泣、四白、迎香、巨髎、地仓、承浆、颊车、大迎、上关、下关、耳门、人迎、水突、气舍、气户、库房、屋翳、膺窗、乳中、乳根、不容、承满、梁门、关门、太乙、滑肉门、天枢、外陵、大巨、水道、归来、气冲	大肠经迎香归入胃经；任脉承浆归入胃经；胆经上关归入胃经；三焦经耳门归入胃经
心经	少冲、少府、神门、阴郄、通里、灵道、少海、极泉	
小肠经	少泽、前谷、后溪、腕骨、阳骨、养老、支正、小海、天窗、秉风、天宗、臑俞、睛明	膀胱经睛明归入小肠经
心包经	中冲、劳宫、大陵、内关、间使、郄门、曲泽、天泉	
肾经	涌泉、然谷、太溪、大钟、照海、水泉、复溜、交信、筑宾、阴谷、俞府、彧中、神藏、灵墟、神封、步廊、幽门、通谷、阴都、石关、商曲、肓俞、中注、四满、气穴、大赫、横骨、鸠尾、巨阙、上脘、中脘、建里、下脘、水分、脐中、阴交、气海、石门、关元、中极、曲骨、会阴、廉泉、天突、璇玑、华盖、紫宫、玉堂、膻中、中庭	任脉鸠尾、巨阙、上脘、中脘、建里、下脘、水分、脐中、阴交、气海、石门、关元、中极、曲骨、会阴、廉泉、天突、璇玑、华盖、紫宫、玉堂、膻中、中庭归入肾经
膀胱经	至阴、通谷、束骨、京骨、申脉、金门、仆参、昆仑、跗阳、飞扬、承山、承筋、合阳、委中、委阳、浮郄、殷门、承扶、附分、魄户、神堂、譩譆、膈关、魂门、阳纲、意舍、胃仓、肓门、志室、胞肓、秩边、攒竹、曲差、五处、承光、通天、络却、玉枕、天柱、大杼、风门、肺俞、心俞、膈俞、肝俞、胆俞、脾俞、胃俞、三焦俞、肾俞、大肠俞、小肠俞、膀胱俞、中膂肉俞、白环俞、上髎、次髎、中髎、下髎、会阳、素髎、神庭、上星、囟会、前顶、百会、后顶、强间、脑户、风府、哑门、大椎、陶道、身柱、神道、至阳、筋缩、脊中、悬枢、命门、腰俞、长强、膏肓俞	督脉素髎、神庭、上星、囟会、前顶、百会、后顶、强间、脑户、风府、哑门、大椎、陶道、身柱、神道、至阳、筋缩、脊中、悬枢、命门、腰俞、长强归入膀胱经
三焦经	关冲、液门、中渚、阳池、外关、支沟、会宗、三阳络、四渎、天井、清冷渊、消泺、和髎、听会、听宫、角孙、瘈脉、翳风、天牖、天容、颧髎、肩井、天髎、肩贞、肩外俞、肩中俞、曲垣、缺盆	小肠经听宫、天容、颧髎、肩贞、肩外俞、肩中俞、曲垣归入三焦经；胆经听会、肩井归入三焦经；胃经缺盆归入三焦经

　　王氏将 357 个腧穴归入十二经脉。十二经脉的腧穴基本上归属于本经，但个别腧穴是归属于就近的体表循行经脉。例如：手太阴肺经的中府与云门穴，归经属肺，统属于脾，这主要与肺脾二经的循行有关。根据《灵枢·经脉》记载，肺经"起于中焦，下络大肠，还循胃口，上膈，属肺，从肺系，横出腋下"，此节皆行于体内，自"横出腋下"以后才开始在体表循行，因此，

肺经所统的腧穴只有少商至天府9穴。而"脾之大络，名曰大包，出渊腋下三寸，布胸胁"，脾经这一体表循行线分布于腹部前正中线旁开4寸和胸部前正中线旁开6寸，至锁骨下周荣穴，而后折向腋下，络于大包穴。这一循行与肺经的中府、云门二穴位置非常接近，故将其统属脾经。王焘对此解释道："中府云门，胸旁四行，脾经周荣穴上，移肺穴入脾经，论行不论经也。"尽管将此二穴统入脾经，但仍然注明中府穴是"手太阴之会"，云门穴为"手太阴脉气所发"，以说明二穴归经属肺，由脾经统之。同样，肝经的期门穴与胆经的日月穴因为分别位于前正中线旁开4寸的第6、第7肋间隙，亦由脾经统之。

王氏将奇经腧穴亦归入十二正经。任脉承浆穴归入胃经，余穴归入足少阴肾经；将督脉水沟、兑端、龈交穴归入手阳明大肠经，余穴归入足太阳膀胱经。《外台秘要》还记载了后腋、转谷、饮郄、应突、胁堂、旁庭、始素7个经外奇穴，王氏将这些奇穴归入胆经。由此以十二经统领全身穴。

在腧穴的排列顺序上，王氏采用四肢部向心性排列至肩、髋关节，躯干部由上向下排列至肩、髋关节，从而使四肢腧穴与躯干腧穴相接续。如胃经腧穴先从足趾末端厉兑开始，按内庭、陷谷、冲阳、解溪、丰隆、巨虚下廉、条口、巨虚上廉、足三里、犊鼻、梁丘、阴市、伏兔、髀关排列至髋关节，而躯干部腧穴从承泣开始，依次为四白、迎香、巨髎、地仓、承浆、颊车、大迎、上关、下关、耳门、人迎、水突、气舍、气户、库房、屋翳、膺窗、乳中、乳根、不容、承满、梁门、关门、太乙、滑肉门、天枢、外陵、大巨、水道、归来、气冲，再次止于髋关节。

二、倡导"唯取灸法"

王焘强调重用灸法。《外台秘要·卷第十四·中风及诸风方十一首》指出，"诸疗之要，在火艾为良"。《外台秘要·卷第三十九·明堂序》强调，针法深奥难懂，杀生人而不能起死人，为免伤性命而"唯取灸法"。王氏"唯取灸法"说在书中表现得非常突出，甚至不惜改动其所引录的文献。例如《备急千金要方·卷二十九·明堂三人图第一》中记载："汤药攻其内，针灸攻其外，则病无所逃矣。方知针灸之功，过半于汤药矣。"王焘引录时改为："故汤药攻其内，以灸攻其外，则病无所逃，知火艾之功，过半于汤药矣。"这种引录过程中非常勉强的改撰，主要是出于其学说观点的需要。

《外台秘要》收录了许多病症的灸治方法。如伤寒、天行、温病、霍乱、疟疾等传染性疾病及内科常见病的灸治，强调一般孕妇妊娠期间不可轻易针灸，但胎落、胎位不正、产后乳痈等可采用灸法治疗；儿科灸治病证主要有惊痫、囟陷、重舌、遗尿、脱肛、疝气等；五官科病证有鼻息肉、牙痛等的灸治。

1. 根据病性、体质、部位掌握施灸程度　卷第三十九"论邪入皮毛经络风冷热灸法"专门对外感病的灸量多少进行了规定："欲灸风者，宜从少以至多也。灸寒者，宜从多以至少也。至多者，从三壮五壮七壮，又从三十五十七十壮，名曰从少至多。灸寒湿者，宜从多以至少也，从七十五十三十，又从七百五百三百，名曰从多以至少也。灸风者，不得一顿满一百……灸寒湿者，不得一顿满千。"同卷"论疾手足腹背灸之多少及补泻八木火法"又对手足腹背的灸量进行了规定："四肢者……其灸疾不得过顿多也，宜依经数也。若顿多，血脉绝于火下，而火气不得行，随脉远去也，故云三壮五壮七壮者。经曰：乃更添灸，以瘥为度。其手足外皆是阳脉也，不得过于二壮。腹中者……灸之务欲多也。脊者身之梁……灸之宜多。""不宜灸禁穴及老少加减法"强调："衰老者少灸，盛壮肥实者多灸。"

具体病种的灸疗壮数，还散见于各卷中。如卷第一"崔氏方一十五首"治疗伤寒，"便可灸顶三壮，又灸大椎三壮，各加至五壮益良"；卷第四"黄疸方十三首"治疗黄疸，"当灸脐上下两边各一寸半一百壮，手鱼际白肉侧各一，灸随年壮"。

2. 不同大小的艾炷体现艾灸程度　卷第十九"灸用火善恶补泻法一首"强调："灸不过三分，是谓从穴。此言作艾炷，欲令根下阔三分也。若减此，则不覆孔穴，不中经脉，火气不行，不能除病也。若江南岭南寒气既少，当二分为准，燋小不得减一分半也。婴儿以意减之。"由此可见，王氏根据病情、体质、施灸部位的不同，通过艾炷大小、施灸壮数控制艾灸程度。

王氏对于针灸之术虽重用灸法，但并非全无用针之说。如《外台秘要·卷第五·五脏及胃疟方六首》根据《素问·刺疟》的有关记载采用针刺治疗疟疾；《外台秘要·卷第十三·无辜方二首》对"脑后两畔有小络者"也记载了火针刺治的方法；《外台秘要·卷第二十一·出眼疾候一首》记载治疗视物昏花的"脑流青盲眼"，也采用针刺治疗等。综观《外台秘要》全书记载的针刺之法有数十条，虽远不及灸法，但亦不能认为王氏全然不用针刺。

三、记载艾灸禁忌

1. 灸材禁忌　沿用《小品方》忌用松、柏、桑、枣、竹、柿、枫、榆木之说，《外台秘要·卷第三十九·论疾手足腹背灸之多少及补泻八木火法》中说，"凡灸忌用松柏桑枣竹柿枫榆八木，以用灸人，害人肌肉筋脉骨髓，可用阳燧火珠映日取火，若阴无火，钻槐木以菊茎延火，亦可瑎石以艾蒸之，取火用灸，大良，又无此，宜以香油布缠及艾茎，别引取火，则去疾不伤人"。

2. 禁灸穴　王氏依《甲乙经》列有 31 个禁灸穴，包括：头维、下关、承光、脑户、气冲、脊中、伏兔、乳中、地五会、风府、渊腋、哑门、天府、经渠、白环俞、鸠尾、迎香、石门（女子）、丝竹空、承泣、耳门、人迎、瘈脉、少商、尺泽、阴市、阳关、少海、小海、睛明、关冲。

3. 天气禁忌　大风、大雨、大阴、大寒之日禁灸。《外台秘要·卷第三十九·不宜灸禁穴及老少加减法》指出，"大风灸者，阴阳交错；大雨灸者，诸经络脉不行；大阴灸者，令人气逆；大寒灸者，血脉蓄滞。此等日灸，乃更动其病，令人短寿。大风者，所谓一复时，不可加火艾。大寒者，所谓盛冬凌辰也。大雨者，但雨日即不得，虽然有卒得又逢大雨，此止可灸之。大阴者，谓诸云雾契合"。

四、王氏的学术传承与影响

由于《黄帝明堂经》的失传，王焘所著《外台秘要》对腧穴理论的传承就凸显出重要作用。王氏是目前文献可考的最早将全身经穴全部归经的医家，彻底结束了经、穴分离的局面，为后世进一步完善腧穴归经理论做出重要贡献。宋初御修大型医书《太平圣惠方》的"针灸卷"主要取材于该书，宋代天圣年间王惟一奉敕编撰的《铜人腧穴针灸图经》也将该书列为主要参考文献。

王氏"唯取灸法"学说虽然过于偏激，但客观上促进了灸法的发展，对后世有深远的影响，如宋朝窦材、许叔微、闻人耆年，明朝张介宾，清朝吴亦鼎等重灸派医家均受到其重灸思想的影响。现代学者周楣声也受其启发，以艾灸大椎为主治疗流行性出血热有很好的退热效果。

【阅读文选】

夫明堂者，黄帝之正经，圣人之遗教，所注孔穴，靡不指的。又皇甫士安，晋朝高秀，洞明医术，撰次甲乙，并取三部为定，如此则明堂甲乙，是医人之秘宝，后之学者，宜遵用之。不可苟从异说，致乖正理。又手足十二经，亦皆有俞。手足者阴阳之交会，血气之流通，外牵肢节，内连脏腑，是以原明堂之经，非自古之神解，孰能与于此哉，故立经以言疾之所由，图形以表孔穴之名处。比来有经而无图，则不能明脉俞之会合；有图而无经，则不能论百疾之要也，由是观之，书之与图不可无也。又人形不同，长短异状，图象参差，差之毫厘则孔穴乖处，不可不详也。今依准甲乙正经，人长七尺五寸之身。今半之以为图，人长三尺七寸五分。其孔穴相去亦半之，五分为寸，其尺用古尺。其十二经脉，皆以五色作之，奇经八脉，并以绿色标记。诸家并以三人为图，今因十二经而尽图人十二身也，经脉阴阳各随其类。故汤药攻其内，以灸攻其外，则病无所逃，知火艾之功，过半于汤药矣。其针法古来以为深奥，今人卒不可解，经云针能杀生人，不能起死人。若欲录之，恐伤性命，今并不录针经，唯取灸法，其穴墨点者，禁之不宜灸，朱点者灸病为良，其注于明堂图，人并可览之，黄帝素问摘孔穴原经脉，穷万病之所始，九卷甲乙及千金方甄权杨操等诸家灸法，虽未能远穷其理，且列流注及旁通，终疾病之状尔。

明堂序（《外台秘要》卷第三十九）

　　岐伯曰：凡欲疗风，则用火灸。风性浮轻，色或赤或白，痒多者，风热也。寒性沉重，色或青或黑，痛多者，寒也。湿性萎润，色黄鲜，瘀痹多者，湿也。此三种，本同而末异也。风为百病之长，邪贼之根，一切众病悉因风而起也，欲灸风者，宜从少以至多也，灸寒者，宜从多以至少也。至多者，从三壮五壮七壮，又从三十五十七十壮，名曰从少至多也。灸寒湿者，宜从多以至少也，从七十五十三十，又从七百五百三百，名曰从多以至少也。灸风者，不得一顿满一百，若不灸者，亦可以蒸药熨之。灸寒湿者，不得一顿满千，若不灸亦可蒸药熏之。风性浮轻则易散，故从少而至多也。寒性沉重则难消，故从多而至少也。

论邪入皮毛经络风冷热灸法（《外台秘要》卷第三十九）

【思考题】

1. 《外台秘要》对经穴理论的贡献有哪些？简述其腧穴归经与目前经穴理论的差别。
2. 简述王焘"唯取灸法"的原因及其对后世的影响。

第六章
宋金元时期医家

扫一扫，查阅本章数字资源，含PPT、音视频、图片等

宋代是针灸学发展的重要时期。政府层面非常重视针灸，有示范引领作用。北宋九位皇帝，除宋英宗赵曙、宋钦宗赵桓外均重视中医学，尤其是宋太宗善艾灸、宋仁宗喜欢针灸，对促进针灸学术研究有积极的意义。据《宋史》《宋会要辑稿》《宋刑统》等记载，北宋时期政府颁布的中医药卫生诏令就有200多项。借助先进生产力发展与高精技术的结合，极大促进了针灸学科教育发展与传播。政府组织校勘出版针灸古籍、编纂针灸著作、铸造针灸铜人、开展针灸教育等。活字印刷术的进步促使宋代出版业兴盛发达，结束了传统手工刻板的落后局面。国子监印刷出版了大量的《针灸甲乙经》《备急千金要方》《铜人腧穴针灸图经》《太平圣惠方》《圣济总录》等书籍，民间刻书作坊也刻印了《针灸资生经》《备急灸法》等针灸书籍，使更多医家及文人们有机会学习、研究和掌握针灸技术。

著名医家王惟一奉旨编著《铜人腧穴针灸图经》，并刻书于石碑，铸造针灸铜人，促进了腧穴理论的规范化、标准化，对针灸的形象教学、针刺操作考试的客观化，以及针灸学术的传播与普及都大有裨益。直到现代，针灸铜人已成为中医针灸的一张靓丽的名片。2017年1月，中国向世界卫生组织赠送针灸铜人雕塑，在进行文化交流的同时，也表达了对人类健康事业发展的美好愿景。针灸学科以其独特的医学文化体系，承载着传承和弘扬中国传统文化的重要使命。

王执中发扬了唐代孙思邈的针药并重思想，在《针灸资生经》中对灸法叙述亦颇丰富，有四花穴法、灸痔法、灸肠风法等。他重视痛点诊疗，认为"按之酸痛是穴"，"其穴酸疼即是受病处"，灸刺皆效。他的"针灸受病处"理论，是对《内经》"以痛为输"和《备急千金要方》"阿是"理论的发展。

宋代医家中有偏重灸法和专精灸术者，扩展了灸法的临床应用。如许叔微在阴证用灸、灸补肾阳等理论指导下，对阴病腹痛、阴毒渐深候、阴毒沉困候专用灸治，取得良好疗效。南宋医家窦材临床注重温补脾肾，善于灸命关、关元以补脾肾，并将灸法用于预防保健，提出灸关元、气海、命关、中脘以保健摄生。闻人耆年著《备急灸法》，记述了痈疽、肠痈、疔疮、小便不通、溺水等22种病证的灸治法，将灸法推广到急症治疗，其中难产灸至阴法，现已应用到纠正孕妇胎位，有较高的转胎率。

江西席弘针派是针灸历史上传承创新的典范，席弘针派由宋至明，家传针灸十二代，第十世席信卿又传给陈会。陈会授徒24人，高徒刘瑾总结席弘针派的学术经验，编著《神应经》，成为席弘针派的传世之作。席弘之穴法既重视定准穴位，又注重选配穴位。席弘之针法主张根据患者不同方位，持针之手不同。泻法大指向前，补法食指向前，颇具特色。席弘的"平补平泻"，实为先补后泻，与现代之平补平泻迥然有别。学派捻转补泻手法特色鲜明，家传十二代历久不衰，针术广为传播，其门徒遍及江西各地，并扩大至江苏、安徽、四川、广东等省，成为我国历史上

最有影响的地区针灸派系之一。

金元时期，在中国医学史上出现了盛极一时的各家争鸣局面，他们在针灸方面也多有建树。刘完素以《内经》理论为指导，治疗善用寒凉，创立"寒凉派"，倡"六气皆能化火"和"五志过极皆为热"论，提出"火热论"，提出六经分证法治中风，擅长"八关大刺"，善用砭射放血泻热，认为用灸可"引邪外出"，"引热下行"。张从正提出"血出与之发汗，名虽异而实同"，认为刺络泄血除热攻邪最捷，临证多用针放血，是对《素问·针解》"菀陈则除之者，去恶血也"的发展。李杲发展了《内经》的脾胃理论，提出"人以脾胃中元气为本"，在针灸方面以"补外踝下（足太阳经昆仑穴）留之"，以达火生土、充实脾胃之气，"以胃合三里穴中推而扬之以伸元气"，达到补脾胃元气以制阴火的目的。其弟子罗天益以中脘、气海、足三里组成灸补脾胃的主方，治疗脾胃虚寒证，发展了李杲的针灸学术思想。滋阴学派朱丹溪倡"阳有余而阴不足"论，注重经络辨证，提出"手足阴阳合生见证"说，认为灸法有"泄引热下""散火祛痰""拔引热毒""补阳，阳生阴长"等作用，用于治疗实热证与虚热证。金元四大家的学术争鸣促进了针灸学术的发展。

针灸医家何若愚提出子午流注取穴法，其开穴的规律是经生经、穴生穴，按五行相生（养子）的次序推算；还按"河图"的生成数定出了针刺深浅的标准。针灸学家窦默阐述针刺与经络脏腑气血的关系，提出气至"觉针沉紧"说，使习针者能准确掌握得气的标准，治病取穴倡导"流注八穴"，经王国瑞传承发展为飞腾八法。子午流注和飞腾八法是时间针灸学的代表内容。

元末医学家滑寿将十二正经与任督二脉的经穴按经脉循行加以整理，提出十四经说，这些有穴位的十四经脉成为经络系统的主体，他对十四经循行进行了考证，纠正了《圣济总录》中足少阳经、足阳明经在头面部及足太阳经在背腰部一些穴位的排列次序和循行的缺点，完善了经络学说。今天的针灸临床和科研仍以十四经为主进行研究。

宋金元时期，针灸医案中不仅记述医术医技的应用，而且多强调医者要对患者的生命健康高度负责，体现出"关爱患者，以人为本"的高尚医德。如窦材强调多灸，且是直接灸，烧灼较为疼痛，使人临医畏灸。《扁鹊心书》中记载用"睡圣散"服后施灸，"即昏不知痛"。窦材不仅将"睡圣散"用于惧怕疼痛的患者，也用于癫狂，使狂躁的患者服用后平静而便于施灸。元代罗天益在《卫生宝鉴·风痰治验》中记载，"参政杨公七旬有二，宿有风疾，忽病头旋眼黑，目不见物，心神烦乱"，诊为"风痰内作，上热下寒"，他考虑到患者年事已高，不宜采用寒凉药物，因此采用针刺放血，都充分体现了医家对患者的人文关怀。

第一节　王惟一

王惟一（987—1067 年），又名王惟德，宋代针灸学家，曾任翰林医官院医官、殿中省尚药奉御等职。宋初针灸盛行，但历代相传的针灸书辗转传抄，差讹错谬甚多，有关经络循行路线，众说纷纭，莫衷一是，腧穴名称繁杂，部位不确，无以为准。王氏多次上书仁宗皇帝要求编写图经，以统一整理各家之说。

宋仁宗接受请求，诏命王惟一重修图经。王惟一搜集历代针灸著述《甲乙经》《千金方》《外台秘要》《圣惠方》等，并结合自己的临床实践，反复考证、校勘、订正讹谬，"总汇诸说，勒成三篇"，于1026 年撰成《铜人腧穴针灸图经》三卷。次年又主持铸成针灸铜人两具，随后，又将《铜人腧穴针灸图经》刻于石碑之上，昭示大众，便于学者观摩。天圣八年（1030 年），以该书石刻为壁，在大相国寺内建成"针灸石壁堂"（1042 年改称"仁济殿"）。1965～1971 年，北京市文物管理处在配合拆除明代北京旧城墙的考古工作中，始将宋天圣石刻发掘出土，我们得以重见这一历史文物。宋天圣石碑所刻"通"字，皆缺笔少了中间一竖，当时为避刘太后之父刘通讳。

图经和铜人，不仅成为当时针灸教育和针灸临床取穴的标准，而且开创了针灸医学形象教学之先河，对针灸学的传播与发展做出了较大的贡献。

一、铸造铜人，开创直观教学的先河

北宋以前，秦承祖、孙思邈等医家都绘制过明堂图，但当时存世的针灸图谱多粗糙难辨，经穴理论莫衷一是，不利于针灸理论的发展。王惟一认识到统一经穴理论的重要性，上报皇帝，由政府组织重修明堂图经。他组织编撰了《铜人腧穴针灸图经》，绘制了针灸经穴图，并将该书刻于石碑，铸造了针灸铜人，对针灸经穴的规范化，教学形象化、直观化做出了重要的贡献。

《铜人腧穴针灸图经》全书三卷，书中论述十二经脉以及任、督二脉的循行及腧穴，并附经穴图三幅，是较早的针灸图谱。图经刊印后宋仁宗认为"经书训诂至精，学者封执多失"，指出"传心岂如会目，著辞不若案行"，于是再次诏命根据《新铸铜人针灸图经》铸造针灸铜人。于是王氏同工匠一起，花费将近一年时间，用精铜铸造等身大铜人两座。

王惟一主持铸造的铜人工艺精巧，据《齐东野语》记载："以精铜为之，脏腑无一不具，其外俞穴，则错金书穴名于旁，背面二器相合，则浑然全身。"由此可知，王氏主持铸造的两具针灸铜人是制作精致的铜制模型，内有脏腑，外有腧穴，且腧穴与体内相通，穴旁刻有穴名。一具放置于医官院，作为学习考试之用，据载，考试之法为"外涂黄蜡，中实以汞，俾医工以分析寸，按穴试针，中穴则针入而汞出，稍差则针不可入矣"，以此考核学生腧穴定位的实际能力，对临床准确定穴具有重要作用；另一具铜人安放于大相国寺仁济殿，以供观摩，起到传播针灸理论的作用。

宋代以后，历代统治者都视铜人为国宝。《元史·方伎工艺传》详载了元世祖于1260年命尼泊尔工匠阿尼哥修复铜人的经过。至元二年（1265年），新像修成，"关鬲脉络皆备，金工叹其精巧，莫不愧服"。阿尼哥受到世祖嘉奖并赐官。明英宗正统八年（1443年），铜像因年久失修，昏暗难辨，英宗下令重铸铜人模型，以代替宋铜人。此后，宋铸铜人的下落不明。明清两代铸造铜人很多，现存于世的大多是明清两代所造，包括流传于国外的。日本帝室博物馆（现东京国立博物馆，下同）藏有一具大型铜人模型，有人认为这就是宋铜人。但是，据亲眼见过这尊铜人的人描述，这铜人为"二个断片缀合组成"，而不是"背面二器相合，浑然全身"，故不能"中实以汞"。其腧穴名称用鎏金书写，而不是镶嵌"错金而书穴名于旁"。可以断定日本帝室博物馆所藏的铜人绝非宋天圣铜人。

关于天圣铸铜人的去向，说法不一。据传，一具流入襄阳，后来由"赵内仲归之内府"，属何"内府"，尚需考证。另一具，《元史》称"此宣抚王檝使宋时所进"，认为这具铜人是贡品，与一般所说金人南侵时曾掠其一而去、到元代又从金人那里夺回的说法不一。

王氏编撰《铜人腧穴针灸图经》，并将其内容刻成石碑，同时制作针灸铜人，三者虽然形式不同，但内容统一，其目的是为了使经穴理论规范统一、形象生动，便于学习掌握、传播交流，从而促进针灸理论的发展。

二、厘订腧穴定位

厘正取穴分寸是王惟一对取穴方法的一个贡献。宋代以前的取穴法规定较多，而且不统一，王

惟一在《灵枢·骨度》的基础上，系统修订了人体骨度分寸，编成"修明堂诀式"附于卷下，其中增加了《灵枢·骨度》中没有的骨度分寸，如"顶去额长四寸""顶去项发际长七寸五分""顶去脑角长四寸""脑角下至柱骨长一尺""内髀枢之间广六寸五分""两肩相去二尺一寸"等。

除骨度分寸取穴法，王氏还对手指同身寸、绳量法进行了说明，《铜人腧穴针灸图经·卷中·背腧部中行凡十三穴》云："凡度周身孔穴远近分寸，以男左女右，取中指内纹为一寸，《素问》云同身寸是也。又多用绳度量孔穴，绳多出缩，取穴不准，今以薄竹点量分寸，疗病准的。"说明王氏发展了《备急千金要方》"取病者，男左女右，手中指上第一节为一寸"的中指同身寸，确定了《太平圣惠方》"手中指第二节内度两横纹相去为一寸"的标准。宋代以后中指同身寸法多从此说。

三、补充腧穴主治

《铜人腧穴针灸图经》不但对腧穴定位进行整理，并大量引录历代文献记载的腧穴主治，同时还根据当时的临床验案及其对针灸古验方的认识（也包括个人临床经验）补充腧穴主治病证，并以"附文"的形式列于腧穴之后，具有较高的实用价值。列举如下。

天柱……今附：治颈项筋急不得回顾，头旋脑痛。

目窗……今附：三度刺，目大明。

龈交……新附：治小儿面疮，癣久不除，点烙亦佳。

大迎……今附：风壅面浮肿，目不得闭，唇吻动不止，当针之，顿愈。

头维……今附：治微风，眼睑瞤动不止，风泪出。

风门……今附：若频刺，泻诸阳热气，背永不发痈疽。

膻中……今附：疗膈气，呕吐涎沫，妇人乳汁少。

气海……今附：气海者，是男子生气之海也。治脏气虚惫，真气不足，一切气疾久不瘥，悉皆灸之。

天府……今附：刺鼻衄血不止。

合谷……今附：若妇人妊娠不可刺，刺之损胎气。

太冲……今附：凡诊太冲脉，可决男子病死生。

外丘……今附：猘犬所伤，毒不出，发寒热，速以三姓人可灸所啮之处，立愈。

隐白……今附：妇人月事过时不止，刺之立愈。

太溪……今附：疟癖寒热，咳嗽，不嗜食，腹胁痛，瘦瘠，手足厥冷。

委中……今附：委中者，血郄穴也。热病汗不出，足热，厥逆满，膝不得屈伸，取其经血，立愈。

王氏不但补充了腧穴的主治病证，同时还在前代文献的基础上增补腧穴归经。晋朝《针灸甲乙经》载穴 349 个，王惟一在整理中增加了阳关、灵台、膏肓俞、厥阴俞、青灵 5 个穴位的归经，至此使经穴增至 354 个，丰富了腧穴的内容。

四、王氏的学术传承与影响

《铜人腧穴针灸图经》系统总结了宋代以前的经络、腧穴学成就，推动了宋代针灸学术的发展，对后世产生了很大的影响，北宋官修大型医书《圣济总录》的腧穴篇、南宋王执中所著《针灸资生经》卷一的腧穴部分、《子午流注针经》的有关内容都摘自《铜人腧穴针灸图经》。《铜人腧穴针灸图经》补充的阳关、灵台、膏肓俞、厥阴俞、青灵 5 穴，丰富了经穴内容，其临床效果被后世医家所验证。

《铜人腧穴针灸图经》、石碑、铜人的问世，使经穴进一步规范化，成为当时针灸教育和针灸临床取穴的标准。王氏主持铸造的针灸铜人，开创了针灸医学形象教学之先河。石碑的雕刻不仅保存了《铜人腧穴针灸图经》的内容，更便于学者观摩，而且和铜人一起，补充了《铜人腧穴针灸图经》之未备，三者相辅相成，促进了针灸学的传播与发展，产生了深远的影响。

【阅读文选】

臣闻圣人之有天下也，论病以及国，原诊以知政。王泽不流，则奸生于下，故辨淑慝以制治；真气不荣，则疾动于体，故谨医砭以救民。昔我圣祖之问岐伯也，以为善言天者，必有验于人。天之数十有二，人经络以应之，周天之度，三百六十有五，人气穴以应之。上下有纪，左右有象，督任有会，腧合有数，穷妙于血脉，参变乎阴阳，始命尽书其言，藏于金兰之室。洎雷公请问其道，乃坐明堂以授之，后世之言明堂者以此。由是关灸针刺之术备焉，神圣工巧之艺生焉。若越人起死，华佗愈躄，王纂驱邪，秋夫疗鬼，非有神哉，皆此法也。

去圣寝远，其学难精。虽列在经诀，绘之图素，而粉墨易糅，豕亥多讹，丸艾而坏肝，投针而失胃，平民受弊而莫赎，庸医承误而不思。非夫圣人，孰救兹患。洪惟我后，勤哀兆庶，迪帝轩之遗烈，祗文母之慈训，命百工以修政令，救大医以谨方技。深惟针艾之法，旧列王官之守，人命所系，日用尤急，思革其谬，永济于民。殿中省尚药奉御王惟一，素授禁方，尤工厉石，竭心奉诏，精意参神。定偃侧于人形，正分寸于腧募。增古今之救验，刊日相之破漏。总会诸说，勒成三篇。

上又以古经训诂至精，学者封执多失，传心岂如会目，著辞不若案形，复令创铸铜人为式。内分腑脏，旁注溪谷，井荥所会，孔穴所安，窍而达中，刻题于侧。使观者烂然而有第，疑者涣然而冰释。在昔未臻，惟帝时宪，乃命侍臣为之序引，名曰《新铸铜人腧穴针灸图经》，肇颁四方，景式万代，将使多瘠咸诏，巨刺靡差。案说蠲疴，若对谈于涪水；披图洞视，如旧饮于上池，保我黎烝，介乎寿考。昔夏后叙六极以辨疾，帝炎问百药以惠人，固当让德今辰，归功圣域者矣。时天圣四年岁次析木秋八月丙申谨上。

夏竦序（《铜人腧穴针灸图经》）

【思考题】

1. 王惟一重修"明堂图经"的理由是什么？
2. 王惟一对针灸学的贡献有哪些？
3. 《铜人腧穴针灸图经》补充了哪些经穴？经穴总数有多少个？

第二节　庞安时

庞安时（1042—1099 年），字安常，自号蕲水道人，北宋医学家，蕲州蕲水（今湖北省浠水县）人。出身于医学世家，年轻时即研读《内经》等经典著作，融会贯通，多有发挥，尤其对伤寒温病有独到见解，医术高明，常十愈八九，名盛江淮。庞氏一生著书众多，计有《难经解义》《本草补遗》《验方书》《伤寒总病论》。目前仅存《伤寒总病论》，余皆亡佚。

《伤寒总病论》记载了庞氏丰富的临床经验，其特点是阐发温热病，主张要明辨温病与伤寒不同，对后世温病学的发展产生了深远影响。庞氏一生活人无数，临证多以针灸药并重，且针术精妙，除《伤寒总病论》集中体现了其针灸学说外，苏轼《东坡杂记》《仇池笔记》中亦有医案记载。

一、以经络理论阐释伤寒病机

庞氏用经络理论论述外感伤寒传变的病机,"天寒之所折,则折为阳气,足太阳为诸阳主气,其经夹脊膂,贯五脏六腑之腧,上入脑,故始则太阳受病也。以其经贯五脏六腑之腧,故病有脏腑传变之候。以其阳经先受病,故次第传入阴经,以阳主生,故足太阳水传足阳明土,土传足少阳木,为微邪。以阴主杀,故木传足太阴土,土传足少阴水,水传足厥阴木,至第六七日,当传足厥阴肝。木必移气克于脾土,脾再受贼邪,则五脏六腑皆危殆矣"(《伤寒总病论·卷一·叙论》),详述六经传变规律。同卷中还有"太阳证""阳明证""少阳证""太阴证""少阴证""厥阴证""两感证""三阴三阳传病证",阐述其不同的证候表现。如"尺寸俱浮者,太阳受病也,当一二日发,以其脉上连风府,故头项痛而腰脊强"。

庞氏不但以经脉理论阐述证候规律,同时还强调治疗不当亦导致传变,如论述阳明证时指出:"有三阳阳明者,其太阳阳明,本太阳病,若发汗,若下,若利小便,此亡津液,胃中干燥,因转属阳明也。少阳阳明者,本传到少阳,因发汗利小便已,胃中燥,大便难也。正阳阳明者,病人本风盛气实,津液消铄,或始恶寒,汗出多,寒罢而反发热,或始得病便发热狂言也。"

可以看出,庞氏既遵仲景六经辨证之旨,又多有发挥,强调根据经络理论阐释伤寒病机,对研究经络病机多有启迪。

二、阐发仲景的针灸思想

庞氏治疗伤寒病证虽以方药为多,但亦配合使用针灸之法,多遵循阳证针刺、阴证用灸的原则。如《伤寒总病论·卷一·太阳证》认为:"太阳病初服桂枝汤,反烦不解,先刺风池风府,却与桂枝汤则愈。"卷二"可发汗证"进一步论述了针刺风池的原因:"风池是少阳之经、阳维之会,不针天柱而取风池者,阳维维诸阳,巨阳与诸阳主气故也。"卷二"和表证"提倡刺治阳明中风证:"阳明中风,脉浮弦大,而短气,腹满,胁下及心痛,久按之气不通,鼻干不得汗,嗜卧,一身及目悉黄,小便难,有潮热,时时哕,耳前后肿,刺之。"卷六"伤寒暑病通用刺法"集中论述了伤寒暑病的针刺处方:"热病七八日,脉口动,喘而眩者,急刺之,汗且自出,浅刺手大指间。热病先胸胁痛,手足躁,刺足少阳补足太阴。热病先手臂痛,刺手阳明太阴汗出止。热病始于头手者,刺诸太阳而汗出止。热病先眩冒而热,胸胁满,刺足少阴少阳。热病始足胫痛者,先取足阳明而汗出。"同卷还强调两经并病的针刺治疗:"太阳与少阳并病,头痛或眩,时如结胸,心下必坚,当刺泻肺俞、大杼。"卷一"太阳证"中还论述了针刺具有防止疾病传变的作用:"太阳病,头痛至七日以上自愈者,其经竟故也。若欲作再经者,针足阳明使经不传,补足阳明土足三里穴。"

庞氏治疗阴证强调使用灸法。如卷一"少阴证"记载:"少阴病吐利,手足不逆冷,发热者不死,脉不至者,灸少阴七壮。"卷一"厥阴证"强调:"病者手足冷,小腹按之痛,此结冷在膀胱关元也,当关元灸之。"卷三"阴毒证"论述阴毒证"身重背强,腹中绞痛,咽喉不利,毒气攻心,心坚强,气不得息,呕逆,唇青面黑,四肢厥冷,其脉沉细而紧",以甘草汤、反阴丹治疗,若病势不减,"便于脐下一寸半灸之,须是大炷百壮,未愈可至二百壮;若手足极冷,小便涩,小腹硬,疝痛囊缩,即须更于脐下四寸,如前灸之",强调重灸气海、中极治疗阴毒证。

庞氏阳证针刺、阴证用灸学说与仲景一脉相承,在卷一"叙论"中总结为:"若阴独盛而阳气暴绝,必四肢逆冷,脐筑湊痛,身疼如被杖,面青,或吐,或利,脉细欲绝,名曰阴毒也,须急灸脐下,服以辛热之药,令阳气复生,濈然汗出而解也。若阳独盛而阴气暴绝,必发躁狂走,妄言面赤，咽痛，身斑斑如锦文，或下利赤黄，脉洪实或滑促，名曰阳毒也，宜用针泄热，服以苦醋之药，令阴气复生，濈然汗出而解也。"由此可见，庞氏阳证针刺是因针刺具有泄热存阴之功，阴证用灸则因灸法有散寒助阳之效。

三、阐发针灸的忌宜

《伤寒总病论》多处强调不当针灸可造成严重危害。如卷三"痉证"记载："太阳病发汗太过，因致痉……痉病不宜大发汗及针灸，宜小汗之。"卷二"可灸不可灸证"指出："微数之脉，慎不可灸，因火为邪，则为烦逆，追虚逐实，血散脉中，火气虽微，内功有力，焦骨伤筋，血难复也。脉浮当以汗解，而反灸之，邪无从去，因火而盛，病从腰以下必当重而痹，此为火逆，若欲自解，当先烦，烦乃有汗，随汗而解，何以知之，脉浮故以知汗出而解，脉浮热盛而灸之，此为实，实以虚治，因火而动，咽燥必唾血。不当灸而误灸，令火邪入腹，干错五脏，重加烦而死。"

庞氏认为妄用灸法将助长阳热之邪，迫伤阴液，导致"火邪证""火劫证"，不但灸法有此危害，而且"温针""烧针"不当亦可致此。如卷一"阳明证"指出："阳明病脉浮而紧，咽干口苦，腹满而喘，发热汗出，不恶寒而反恶热，身重……加温针必怵惕烦躁不得眠。"卷五"伤寒感异气成温病坏候并疟证"强调："风温之为病，脉阴阳俱浮，汗出体重，其息必喘，嘿嘿但欲眠……加温针则耳聋难言。"卷二"火邪论"认为"火邪之下，因烧针烦躁者，桂枝甘草龙骨牡蛎汤主之……灸及烧针后，证似火劫者，并宜火劫治之，烦躁惊及狂，用六石风引汤尤良，柴胡加龙骨牡蛎汤亦通用"，不但指出妄用烧针的危害，更论述了救治方法。

以上均是阳证妄用艾灸、烧针、温针后的严重后果，庞氏告诫必须禁用，危害多与艾灸、烧针、温针偏重火热刺激而助阳热之邪有关，可供临床参考。但最后结论尚待进一步论证。

四、庞氏的学术传承与影响

庞氏在仲景有关学说的基础上进一步丰富了伤寒六经辨证及阳证针刺、阴证用灸学说，对后世针灸治疗外感病有所启迪。如《针灸聚英·卷二》论述伤寒烦躁证的治疗时说："邪气在里，烦为内不安，躁为外不安。伤寒六七日，脉微，手足厥冷，烦躁，灸厥阴俞穴。"《针灸聚英·卷四下·杂病歌》的伤寒篇中强调："阴证伤寒神阙攻，灸壮须及二三百。"《针灸集成·卷二·伤寒及瘟疫》更为详尽地记载了针灸治疗："阴证伤寒弥留不能退热，乃中气不足之致，脐中百壮，不愈加灸五十壮，或填盐炼脐。伤寒过六日不解者，期门、关元、太冲、下三里、内庭。余热未尽，曲池、合谷、太冲、下三里、内庭。"以上论述都受到庞氏学说的影响。

现代学者用六经辨证学说对外感病辨经施治，如张氏采用膀胱经走罐治疗感冒200例，均有鼻塞、流涕、喷嚏、恶寒、发热、头痛、四肢腰背酸痛等症状，病程1~3天。沿着膀胱经大杼至大肠俞走罐至皮肤潮红，然后将火罐停于大椎穴，留罐5分钟后起罐，隔日治疗1次。结果显示治疗3天内症状、体征消失者134例，占67%；治疗7天内症状、体征消失者61例，占30.5%；7天内症状、体征无明显减轻5例，占2.5%，总有效率97.5%，说明六经辨证对临床有指导意义［张弘. 膀胱经走罐治疗感冒200例. 中国针灸，1995，（5）：21］。临床也有采用针刺治疗外感伤寒，如高氏针刺大椎、合谷治疗流行性感冒引起发热373例，24小时以内体温恢复正常者198例，48小时以内恢复正常者108例，72小时以内恢复正常者16例，患者在体温开始下降或体温恢复正常时，其他症状也随着减轻或消失，说明针刺治疗阳证有很好的效果［高国巡. 针刺治疗急性发热521例临床观察. 中国针灸，1989，（1）：4－5］。

【阅读文选】

庞曰：天寒之所折，则折阳气。足太阳为诸阳主气，其经夹脊膂，贯五脏六腑之腧，上入脑，故始则太阳受病也。以其经贯五脏六腑之腧，故病有脏腑传变之候。以其阳经先受病，故次第传入阴经。以阳主生，故足太阳水传足阳明土，土传足少阳木，为微邪。以阴主杀，故木传足太阴土，土传足少阴水，水传足厥阴木。至第六七日，当传足厥阴肝，木必移气克于脾土，脾再受贼邪，则五脏六腑皆危殆矣。荣卫不通，耳聋囊缩，不知人则死，速用承气汤下之，则可保死一生。勿从容拯溺，病患水浆不入，汤液不下，无可奈何也。《素问》云：脾热病则五脏危。又云：土败木贼则死。若第六七日传厥阴，脉得微缓、微浮，其证寒热似疟，此为必愈，宜桂枝麻黄各半汤和之。微缓、微浮为脾胃脉也，故知脾气全不再受克，邪无所容，否极泰来，荣卫将复，水升火降，则寒热作而大汗解矣。人将大汗必冒昧者，若久旱天降时雨，六合皆至昏昧。雨降之后，草木皆苏，庶物明净，《玉册》所谓换阳之吉证也。

叙论（《伤寒总病论》卷一）

【思考题】

1. 庞安时的针灸学术思想主要有哪些？
2. 庞安时的针灸学术思想对后世有何影响？
3. 庞安时针灸学术思想在临床上如何应用？请举例说明。

第三节　庄　绰

庄绰，字季裕，生活于南北宋之交，经历了北宋神宗、哲宗、徽宗、钦宗和南宋高宗五代，据考生于1078年，卒年不详，宋清源（今山西省清源县）人，任朝奉郎前南道都总管之职。庄氏长期仕宦于四方，浮沉于郡县，博物洽闻，从政之余，以医药自娱，并有亲身体验，且造诣颇高，著有《灸膏肓俞穴法》《明堂灸经》《脉法要略》《庄氏家传》《本草节要》（也作《本草蒙求》，疑即一书），除《灸膏肓俞穴法》外，其余均佚。

建炎元年（1127年），庄绰为躲避战乱，由河南许昌至陕西泗滨，患疟疾久治不愈，后得了翁家传灸膏肓俞穴法，施灸三百壮而愈，于建炎二年（1128年）写成《灸膏肓俞穴法》。《灸膏肓俞穴法》共十篇，主要引证孙思邈《备急千金要方》、王惟一《铜人腧穴针灸图经》、王怀隐《太平圣惠方》的有关论述，并记载了当时名医石藏用、陈了翁以及潘琪等的经验，加上庄绰自身体验、观点，重点对膏肓穴的部位、取穴法、主治病证、灸治方法进行考证，对研究膏肓穴以及针灸治疗痨证有较高参考价值。

《灸膏肓俞穴法》在宋代没有刊行，只有抄本，但已颇有影响。绍兴二十年（1150年）在刘昉《幼幼新书·卷四十·近世方书》中即已著录，同时收入该书的还有《脉法要略》和《庄氏家传》，并称"三书皆知筠州庄公手集，得之其子监潭州都作院念祖泉伯"。《宋史·艺文志》著录有庄绰《膏肓俞穴灸法》二卷。到元代（1311年），窦桂芳以家世所藏的该书，与《黄帝明堂灸法》《子午流注针经》《针经指南》三书校正，合梓由活济堂刊行，题名为《针灸四书》，此为该书最早的刊本，称为活济堂本。明成化年间亦有刊本，后流入日本。明代以后各针灸名著多有所转载，原书反而流传不广。1983年，人民卫生出版社以天一阁馆藏元刻活济堂残本为底本，又据《太平圣惠方》、《普济方》、日本延宝三年（1675年）仿元刊《黄帝明堂灸经》、日本抄本

《针经指南》及明清以来的针灸专书，进行了校补、勘误、印刷和发行。

一、膏肓俞穴定位说

膏肓一词源于《左传·成公十年》里的一段传说，是说膏肓部位深隐，针灸药难以达到，孙思邈据此创立膏肓俞穴（奇穴），认为"灸后令人阳气康盛"；王惟一《铜人腧穴针灸图经》将其纳入膀胱经，发展为经穴；李鼎先生认为"膏肓"一词应为"鬲肓"，《左传》原文将"鬲"字写成"膏"。

庄氏在《灸膏肓俞穴法》一书中详细记载了膏肓俞穴的定位以及不同著作、学者、医家的取穴法近十种，为临床根据不同形体、体质、病情准确定取膏肓俞穴提供了多种可选之方法。

庄氏根据王惟一《铜人腧穴针灸图经》的记载，认为"膏肓俞二穴，在第四椎下两旁相去各三寸"，"自脊中第四椎下停，分两旁各三寸为膏肓俞，足太阳膀胱经脉气之所发也"。为了准确定取该穴，庄氏详细记载了多种取穴法。

1. 正坐位取穴法 该法为庄氏引述《备急千金要方》的有关记载。其法要求患者正坐，两足平蹋，屈膝90°，躯干微前倾，双臂前伸，双手置于膝关节，固定双臂，医者从患者肩胛骨上角摸索至肩胛下角，其间有四肋三间，膏肓俞穴位于中间的肋间隙，靠近两肩胛骨内侧缘的筋肉凹陷处（图6-1）。若定位准确，用力按之自觉牵引胸中。

2. 侧卧位取穴法 此法亦源于《备急千金要方》，适于不能正坐的患者。取穴时患者先左侧卧，以右手从右肩上向后触摸右侧肩背部，中指指头所触部即为右膏肓俞。左侧穴用右侧卧位，以左手取，方法相同。

根据庄氏的记载，正坐位取穴法属目前临床取穴常用的体表标志法，而侧卧位取穴法为简便取穴法。除以上方法外，庄氏还记载了石藏用盘膝正坐法、叶余庆覆面卧位法、潘琪仰手曲肘法等多种体位的取穴法。

庄氏在确定膏肓俞穴所在的相关椎体以及旁开三寸的方法中，也取多家之说，加以论述，如揣椎骨定穴高下法：让患者正坐，躯干前倾，双臂前伸，医者以指揣摸脊骨，自第一胸椎至第五胸椎，逐椎以墨点标记。自第四椎至第五椎，以蜡纸或竹篾比量两椎距离，摺为三等分，在两椎间下三分之二处用浓墨标记（图6-2），该处为左右两侧膏肓俞的正中点。然后，确定正中旁开三寸的膏肓俞穴，其方法分为两步：①采用石藏用的量取同身寸法，用蜡纸或薄篾，量患者手中指（男左女右）中节横纹上下相去长短为一寸（图6-3）；②用此一寸的标准，由前所确定的椎骨正中点向左右各量取三寸，即为膏肓俞穴。

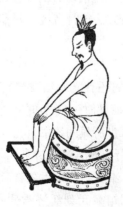
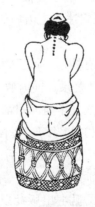
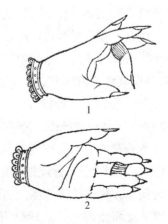

图6-1 正坐位取穴法　　　图6-2 椎骨定位法　　　图6-3 比量定位法

由此可见，在旁开三寸时，庄氏采用了手指同身寸定位法。认识到多种不同的取穴法之间会有差异，庄氏强调不同方法可相互参验，以确定穴位的准确位置，以正坐位取穴法所确定的部位，若医者按之，患者"自觉牵引胸中，及照所圈灸穴，在先记患人指所及处之下，或旁侧指不可及处，以验穴之是非。然指有短长，肤有丰瘦，若相合固善。如不合，即不可以此一端，遂废余法。亦有人胛骨去脊骨相远，过同身寸三寸以上者，即难用脊椎两旁各三寸之法，但求四肋三间之中，依胛骨下容侧指许为穴可也"。可见，庄氏在多种定穴法中，首推正坐位体表标志法，这一观点对临床准确取穴有一定的指导作用。

二、膏肓俞穴灸治说

根据《备急千金要方》《铜人腧穴针灸图经》及多位医家的临床经验，庄氏认为膏肓俞穴既有温补阳气之功，又有降气除痰之效，善治羸瘦虚损、梦中失精、上气咳逆、发狂健忘、妇人闭经、足痿不用、疟疾痨瘵等证。治疗以上各证，当在准确定位的前提下，采用正确的艾灸方法。庄氏施灸的方法为艾炷直接灸，施灸时强调以下几点。

1. 取穴体位与施灸体位一致　庄氏根据《备急千金要方》"卧点则卧灸之，坐点则坐灸之，立点则立灸之"的观点，强调点穴体位应与施灸体位相一致。如庄氏强调"坐炷下火时，令患人一依点穴时，正坐伸臂，头、项、肩、背、手、足、腕、膝不得少有欹侧伸缩改易，及臂中举按用力轻重，亦常令匀。若一事稍异于前，胛骨便辄相近，覆闭灸穴，艾炷即在骨上，或胛骨开而相远，动争寸余，火气不入穴窍，徒受苦楚，无所益也"。庄氏还列举叶余庆立位点穴而卧位施灸之法的失误，"其取穴法，但并足垂手，正身直立，勿令俯仰，取第四椎下两旁同身寸各三寸。灸时以软物枕头覆面卧，垂手附身，或临时置身，取安便而已……与《千金方》立点则立灸之说不合……盖脊有曲直之殊，不能无少异也"。

2. 施灸艾炷直径三分，壮数宜多　庄氏认为膏肓俞施灸时必须达到一定的灸量，艾炷宜大、壮数宜多。如在确定膏肓俞穴部位时"以墨圈之，令圈大小直径三分"，而中心点为膏肓俞穴的准确部位，艾炷应覆盖整个腧穴的范围，其依据是："《千金方》云：黄帝曰，灸不三分，是谓徒冤，炷务大也。"在使用大艾炷施灸时，其壮数亦多，庄氏记载的多位医家的经验中有"日灸五十壮，累至数百为佳"，"有僧为之灸膏肓穴，得百壮"，而庄氏自身更因灸膏肓俞"积三百壮"而"宿疴皆除"。

3. 灸后补养　庄氏根据孙思邈施灸后的调护补养说，详述膏肓俞灸后的调摄方法，"此穴灸讫，令人阳气康盛，当消息以自补养，取身体平复。其补养之道，宜食温软羹饭，毋令太饱及饮啖生冷、油腻、黏滑、鹅、猪、鱼、虾、笋、蕨，其他动气发风之物，并触冒风寒暑湿，勿以阳气乍盛辄犯房室。如觉气壅，可灸脐下气海、丹田、关元、中极四穴中一穴，又当灸足三里，引火气以实下。随病深浅，加以岁月将息，则可保平复"。可见，庄氏从饮食、生活、起居以及相关腧穴辅助施灸等方面详述膏肓俞穴施灸后的调护，以加强其温阳益气、消痰降气之效。

三、庄氏的学术传承与影响

为了说明膏肓俞穴的临床疗效，庄氏以自身体验加以说明："余自许昌遭金狄之难，忧劳危难，冲冒寒暑，避地东下。丁未八月，抵泗滨，感疟疾。既至琴川，为医妄治，荣卫衰耗，明年春末，尚苦胕肿腹胀，气促不能食，而大便利，身重足痿，杖而后起。得陈了翁家传为灸膏肓俞，自丁亥至癸巳，积三百壮。灸之次日，既胸中气平，肿胀俱损，利止而食进。甲午已能肩舆出谒，后再报之，仍得百壮，自是疾证浸减，以至康宁。时亲旧间见此殊功，灸者数人，宿疴皆除。"

杨继洲非常重视膏肓俞穴的临床应用，在他的医案中记载使用膏肓俞穴的经验："己卯岁，行人张靖宸公夫人，崩不止，身热骨痛，烦躁病笃，召予诊，得六脉数而止，必是外感，误用凉药。与羌活汤热退，余疾渐可。但元气难复，后灸膏肓、三里而愈。"

明末清初医家岳含珍《经穴解·足太阳膀胱经第三十八穴膏肓俞》更强调："虚损之证，莫不以灸此穴而愈。"清代李学川《针灸逢源·卷四·足太阳膀胱经穴考》记载膏肓俞穴"治上气咳逆、痰火噎膈、梦遗、痼冷、虚劳诸病"，同时记载了膏肓俞穴在痨瘵传尸、噎病、虚劳、腰疼脚瘦、阴茎自强、黄疸、遗精、梦交、龟背、吐血、五心烦热、产后恶露不已等病中的运用。

庄绰汇集多位名医经验写成的《灸膏肓俞穴法》一书不超过5000字，篇幅虽然不长，内容却非常充实。书中围绕着膏肓俞穴的取穴、临床运用展开叙述，介绍了多位古代医家的临床经验，难得的是书中对每一种取膏肓俞穴的方法皆有图示，使后世学者不至于迷茫。庄绰由于自己得益于灸膏肓俞穴法而病愈，于是推己及人，收集了更多的膏肓俞穴的取法和主治，集成该书，对后世产生了较大的影响。如明代《针灸聚英·卷一·足太阳膀胱经》记载："膏肓俞，四椎下近五椎上，两旁相去脊中各三寸……主无所不疗，羸瘦虚损、传尸骨蒸、梦中失精、上气咳逆、发狂健忘、痰病。"

当代学者张庆熙等用膏肓穴点刺放血治疗急性乳腺炎116例，方法是让病人卧伏坐位，取患侧膏肓穴。如肿块位于乳头以上就在膏肓穴直上1寸处取穴；如在乳头以下，就在膏肓穴下方1寸处取穴；在左方或右方者以此类推。穴位常规消毒后，用三棱针点刺放血3滴，然后病人上床侧卧，将患侧上肢压在身下，以压麻患侧上肢为度。结果治疗1~3次后，116例中痊愈114例［张庆熙，黄福德. 膏肓穴点刺放血治疗性乳腺炎116例. 中国针灸，1997，（1）：20］。雒成林等以膏肓灸法治疗风湿寒性关节痛147例，具体方法：患者平坐床上，屈膝抵胸，前臂交叉，双手扶于膝上，低头，面额抵于手背，使两肩胛骨充分张开，医者在平第四胸椎棘突下，肩胛骨内侧缘骨缝处按压，患者觉胸肋间困痛，传至手臂，即是膏肓穴。配穴：气海、足三里。膏肓穴以大艾炷灸，每次13壮，气海、足三里大艾炷各灸7壮。每日治疗1次，15次为1个疗程。本组经治疗全部获效，其中近期治愈128例，显效12例，有效7例。［雒成林，张弘强，刘世琼，等. 膏肓灸法治疗风湿寒性关节痛147例. 中国民间疗法，2002，10（9）：9］。

【阅读文选】

余自许昌遭金狄之难，忧劳危难，冲冒寒暑，避地东下。丁未八月，抵泗滨，感痎疟。既至琴川，为医妄治，荣卫衰耗，明年春末，尚苦胕肿腹胀，气促不能食，而大便利，身重足痿，杖而后起。得陈了翁家传为灸膏肓俞，自丁亥至癸巳，积三百壮。灸之次日，既胸中气平，肿胀俱损，利止而食进。甲午已能肩舆出谒，后再报之，仍得百壮，自是疾证浸减，以至康宁。时亲旧间见此殊功，灸者数人，宿疴皆除。孙真人谓若能用心方便，求得其穴而灸之，无疾不愈，信不虚也。因考医经同异，参以诸家之说，及所亲试，自量寸以至补养之法，分为十篇，并绘身指屈伸坐立之像，图于逐篇之后，令览之者，易解而无徒冤之失，亦使真人求穴济众之仁，益广于天下也。（建炎二年二月十二日，朝奉即前南道都总管，同于办公事赐绯鱼袋庄绰记。）

跋（《灸膏肓俞穴法》）

【思考题】

1. 庄绰的学术思想是什么？

2. 庄绰认为灸膏肓俞穴后要如何调补？

3. 你认为灸膏肓俞穴时获得疗效的关键是什么？

第四节　窦　材

窦材（约生于 1100 年，卒于 1146 年之后），南宋真定（今河北省正定县）人。窦材生于四世业医之家，曾官任开州巡检、武翼郎，50 岁前生活于北宋，汴京沦陷后，流寓江南，在衢州（今浙江省衢州市）野店行医。早年修习张仲景、王叔和、孙思邈、孙兆、初虞世、朱肱医书，临证可治小疾，但大病则疗效不佳，后遇关中老医，习"救人秘法"，晚年鉴于医界不遵"正道"，于是将先师传授之术结合自身 40 余年临证经验，编成《扁鹊心书》，于南宋绍兴十六年（1146 年）刊行。

《扁鹊心书》共三卷，另附有"神方"一卷。上卷有论述 10 篇（当明经络、须识扶阳、住世之法、大病宜灸、三世扁鹊、时医三错、忌用转下、禁戒寒凉、要知缓急、五等虚实），灸法 3 篇（黄帝灸法、扁鹊图灸法、窦材灸法）；中、下卷分论内、外、妇、儿诸病证治，其中，中卷载病 64 种，下卷载病 53 种及"周身各穴"；"神方"则著录其常用方药。窦氏重视脏腑辨证，其五脏辨证思想上承钱乙，下启张元素、李东垣，同时深受道家思想影响而重视阳气的作用，反对妄用寒凉攻下药，其温补思想尤重脾肾，是温补学派的早期代表。清代耿文光推崇窦氏温补思想，其《万卷精华楼藏书记》中有云"曾用其法，极有救验"。窦氏临证虽针灸药结合，但重用灸法，对灸法理论的发展有重要贡献。

一、"须识扶阳"

"须识扶阳"是窦氏学术思想的基础。《素问·生气通天论》指出："阳气者若天与日，失其所，则折寿而不彰，故天运当以日光明。"窦氏在《内经》阴阳学说和道家"阳精若壮千年寿，阴气如强必毙伤"的基础上，指出随着年龄的增长，人的阳气由盛至衰，人的健康状态亦随之下降，阳气盛则身体强壮，阳气衰则病魔缠身，阳气衰退是导致人体疾病或死亡的根本原因，医者在临证时必须注意扶持阳气，只有阳气得到了呵护，人才能长寿，疾病才能迅速痊愈。基于这种关系，窦氏提出"扶阳"是养生的基本原则。

由于阳气是健康的保证，是疾病向愈的前提，窦氏认为只有"壮阳消阴"才能"保扶阳气"，治愈疾病，而寒凉之法则为禁忌。他提出邪气伤人，阳邪易散易治，阴邪易伏，久则变为虚寒，导致脏腑受损。若一味强调壮火食气而过用滋阴苦寒之剂，则必致元气亏虚，害人性命。故窦氏临证常灸、药结合"壮阳消阴"，艾灸是助阳之妙法，所用药物也多为助阳之品，"神方"部分所载丹药，多以硫黄、雄黄、附子、草乌等热药为主。此外，在强调"顾护人体阳气"、推行灸药结合的同时，窦材强调阳气在人身中的重要性，扶阳当以肾阳、脾阳为首，然后是其他脏腑之阳。他认为"人以脾为母，以肾为根"，"脾为五脏之母，肾为一身之根"，"脾为后天生化之源，肾为先天之本"，"脾肾为人一身之根蒂"，要达到扶阳治病的目的，临证时就要温补脾肾之阳，既培先天，又顾后天；不仅调元气，而且理营气，元营气足，则正气充，五脏六腑之气皆盛，正盛邪退，疾病自愈。窦氏强调"忌用转下""禁用寒凉"，列举出许多因误用寒、下之法而致人死亡的病案，如疮疽为肾虚导致阴寒阻滞经脉、筋骨受邪，治疗当"大补肾气，壮阳消阴"，脾阳生则元气周流，肌肉骨髓强健，若妄用败毒凉药，则元气虚惫而致病情危重。他认为眼生内障也是由于脾肾两虚，阳气不振所致，治当温补脾肾，壮阳光以消阴翳；若使凉剂，则冰损元阳，致脾肾虚衰而死。

窦氏"须识扶阳"的学术思想，是《内经》阴阳学说的进一步发挥和运用，也是对当时用药偏于寒凉时弊的反思。

二、"灼艾第一"说

"灼艾第一"是窦材针灸学说的重要方面，是"扶阳"理论的具体运用。窦氏强调治病用灸，如同做饭需薪，提出"保命之法，灼艾第一，丹药第二，附子第三"，认为病轻者可用药物治疗，而病重者唯有灸法能保性命，并以曹操头风病为例说明灸法的重要作用。《扁鹊心书》有"黄帝灸法""扁鹊灸法""窦材灸法"等灸法专论，中卷和下卷所列各种病证中大量使用灸法，并强调灸法治大病，药物不治之大病，唯灸法可行，如"此病药不能治，令灸巨阙百壮、关元二百壮，病减半"，"此由真气大衰，非药能治，惟艾火灸之"，"凡人有此疾，惟灸法取效最速，药不及也"。窦氏还用一个伤寒阴证患者因不接受灸治而在病发九日时泻血而亡的医案，强调灸法治大病的重要作用。

由于灼艾为保命第一要法，故窦氏临证强调大病宜灸、早灸多灸。对于多种病及脏腑的危重大病，如伤寒、疽疮、劳瘵、中风、肿胀、泄泻、久痢、喉痹、小儿急慢惊风、痘疹黑陷以及各种神志疾病等均应用灸，并且要早灸、多灸，只有早灸才能使阳气不绝，救得性命；若灸迟，则真气已脱，虽灸无用。《扁鹊心书·卷上·五等虚实》明确指出："将脱者，元气将脱也，尚有丝毫元气未尽，唯六脉尚有些小胃气，命若悬丝，生死立待，此际非寻常药饵所能救，须灸气海、丹田、关元各三百壮，固其脾肾。"

在强调灼艾治疗大病的同时，窦氏也非常重视艾灸的保健养生作用。具体方法：人三十岁后每三年灸脐下三百壮，五十岁后每二年灸脐下三百壮，六十岁后每年灸脐下三百壮，以此延缓衰老。此外，在无病之时，常灸关元、气海、命关、中脘，配合内服保元丹、保命延寿丹，也可延年益寿。《扁鹊心书·卷上·住世之法》记载了窦氏使用艾灸防病保健的自身体验："余五十时，常灸关元五百壮，即服保命丹、延寿丹，渐至身体轻健，羡进饮食。六十三时，因忧怒，忽见死脉于左手寸部，十九动而一止，乃灸关元、命门各五百壮。五十日后，死脉不复见矣。每年常如此灸，遂得老年康健。"

窦氏根据疾病轻重决定艾灸程度，强调"世俗用灸，不过三五十壮，殊不知去小疾则愈，驻命根则难"。因此，灸治大病动辄三五百壮，例如：灸治伤寒六脉缓大、昏睡自语、身重如山，或生黑黶、噫气、吐痰、腹胀、足趾冷过节，急灸关元三百壮；灸治霍乱四肢厥冷、六脉微细、阳气欲脱，急灸关元三百壮；灸治消渴多食、四肢羸瘦、困倦无力，灸关元五百壮；灸治虚劳咳嗽潮热、咯血吐血、六脉弦紧、肾气损而欲脱，急灸关元三百壮。而对于小病，则灸量较少，如治疗痹证膝痛灸三十壮，瘰疬灸三七壮，顽癣、秃疮灸三壮。在集中反映窦材灸治病证临床实践的"窦材灸法"记载的48个病证中，灸量少于50壮的仅此3例，可见窦氏临证常用多灸之法。

窦氏强调多灸，但施灸时患者常难忍剧痛，为减轻疼痛便于灸治，窦氏提出对怕痛的病人，当先服"睡圣散"，使病人在昏睡状态下完成灸疗。"睡圣散"由山茄花（即曼陀罗花）、火麻花（大麻花）等为末制成，成人每次服三钱，小儿只服一钱，以茶酒送服，服后即昏昏如醉，施灸便不知疼痛。对于施灸壮数多、施灸时间长的病证，服用三钱可灸五十壮，醒后再服再灸。窦氏不但将"睡圣散"用于惧怕疼痛的患者，也用于癫狂，使狂躁的患者服用后平静而便于施灸。"睡圣散"的使用，提高了患者对灸法的接受程度。为消除人们的疑虑，窦氏在《扁鹊心书·卷上·大病宜灸》中现身说法："其睡圣散，余自用灸膝神效，放心服之，断不误人。"

三、灸补脾肾说

窦氏认为"保命之法，灼艾第一"，脾阳、肾阳为人体阳气之根本，因此，灸补脾肾尤为重要，具体施灸穴位为关元、命关两穴。

命关即食窦穴，位居胸部，为宗气所居之所，宗气不仅对呼吸和血脉运行有推动作用，而且与视听言动机能关系密切。脾为气血生化之源，命关穴属足太阴经，可健运中焦、养心益肺、调补宗气。《扁鹊心书·卷上·扁鹊灸法》强调，命关"能接脾脏真气，治三十六种脾病。凡诸病困重，尚有一毫真气，灸此穴二三百壮，能保不死。一切大病属脾者并皆治之"。关元为元阴元阳交关之所，乃人生之关要，元气之居所，是常用的调补元气、强身健体要穴。两穴一上一下，先天后天兼顾，施以艾灸之法，温补脾肾，即"灸关元以救肾气，灸命关以固脾气"。

艾灸关元、命关温补脾肾在《扁鹊心书·卷上·窦材灸法》中得以充分体现。该篇共记载48条病证，灸关元穴治疗的病证就包括中风半身不遂、语言謇涩、伤寒少阴证、伤寒太阴证、脑疽发背疔疮恶毒、虚劳咳嗽潮热、水肿鼓胀、脾泄注下、休息痢、霍乱吐泻、胁痛连心、久嗽不止、中风病、中风失音、小便下血及房劳、砂石淋、上消、中消、腰足不仁、脾病、耳轮焦枯、口干舌燥、腰腿疼、腿胕肿、老人气喘、大便不禁、两眼昏黑、破伤风等27个病证，甚至认为救治中风必须艾灸关元，"中风病方书灸百会、肩井、曲池、三里等穴，多不效，此非黄帝正法。关元五百壮，百发百中"。灸命关治疗的病证包括伤寒太阴证、水肿鼓胀、脾泄注下、休息痢、疟疾、黄疸、反胃、胁痛、胁痛连心、暑月发燥热、脾病、大便不禁等12个病证。在此50条中，仅少数病证涉及其他穴位，而且这些穴位也是中脘、足三里、五脏俞、神阙、气海等温补脾肾的穴位。

窦氏临证既单用关元、命关，亦常将二穴配合使用，如灸治暴注"灸命关二百壮可保"，重在温脾；灸治中风半身不遂，语言謇涩"灸关元五百壮"，则重在温补肾阳；治疗鼓胀，"先灸命关百壮，固住脾气，灸至五十壮，便觉小便长，气下降。再灸关元三百壮，以保肾气，五日内便安"，是先温脾后补肾；而"老人大便不禁，为脾肾气衰，灸左命关、关元各二百壮"，为脾肾双补，共奏补脾固肾、调气回阳之效。窦氏重视关元、命关两穴的使用，说明温补脾肾学说有一定的临床意义。

《扁鹊心书·卷上·三世扁鹊》记载了窦氏运用丹药、艾灸治疗妇人浮肿的医案："尝因路过衢州野店，见一妇人遍身浮肿露地而坐。余曰：何不在门内坐？妇曰：昨日蒙土地告我，明日有扁鹊过此，可求治病，我故于此候之。余曰：汝若听我，我当救汝。妇曰：汝非医人，安能治病？余曰：我虽非医，然得扁鹊真传，有奇方，故神预告汝。遂与保命延寿丹十粒服之，夜间小便约去二升，五更觉饥。二次又服十五粒，点左命关穴，灸二百壮。五日后，大便下白脓五七块，半月全安。"

《扁鹊心书·卷上·要知缓急》载灸治伤寒医案："余治一伤寒，亦昏睡妄语，六脉弦大。余曰：脉大而昏睡，定非实热，乃脉随气奔也，强为之治。用烈火灸关元穴，初灸病患觉痛，至七十壮遂昏睡不疼，灸至三鼓，病患开眼，思饮食，令服姜附汤。至三日后，方得元气来复，大汗而解。"

四、窦氏的学术传承与影响

窦氏的重灸学说独树一帜，其"须识扶阳""灼艾第一""灸补脾肾"的思想丰富了灸法理论，成为温补派、重灸派的重要医家。元代罗天益受其影响以中脘、气海、足三里作为灸补脾胃的主方，《卫生宝鉴》"胃脘当心而痛治验"记载："两浙江淮都漕运使崔君长男云卿，年二十有五，体本丰肥，奉养膏粱，时有热证，友人劝食寒凉物，及服寒凉药，于至元庚辰秋，病疟久不除，医以砒霜等药治之，新汲水送下，禁食热物，疟病不除，反添吐泻，脾胃复伤，中气愈虚，腹痛肠鸣，时复胃脘当心而痛……诊得脉弦细而微，手足稍冷，面色青黄而不泽，情思不乐，恶人烦冗，饮食减少，微饱则心下痞闷，呕吐酸水，发作疼痛，冷汗时出，气促闷乱不安，须人额相抵而坐……至秋先灸中脘三七壮，以助胃气，次灸气海百余壮，生发元气，滋荣百脉……明年春，灸三里二七壮，乃胃之合穴也，亦助胃气，又引气下行。"虽用穴有所不同，但灸法温补的思想与窦氏一脉相承。明朝张介宾《景岳全书》认为"凡用灸法，必其元阳暴脱，及营卫血气不调，欲收速效，惟艾火为良。然用火之法，惟阳虚多寒，经络凝滞者为宜……灸非风卒厥危急等证：神阙用净盐炒干，纳于脐中令满，上加厚姜一片盖定，灸百壮至五百壮，愈多愈妙"，说明张介宾亦继承了窦氏灸法温补、重症多灸的思想。

【阅读文选】

《灵》《素》为医学正传，后世张仲景、王叔和、孙思邈、孙兆、初虞世、朱肱，皆不师《内经》，惟采本草诸书，各以己见自成一家之技，治小疾则可，治大病不效矣。至皇甫士安、巢元方、王冰等，虽学《素问》，而不得方学之转，亦依前六子方法而行。此书从古至今，未得通行。余业医四世，皆得此法之力，而人世未深信，故难梓行。余初学医，尽博六子之书，以为医之理尽矣。然调治小疾，百发百中，临大病百无二三，每怅己术之不精也。后遇关中老医，叩余所学，笑曰：汝学非是岐黄正派，特小技尔。只能调小疴，俟其自愈，岂能起大病哉！余即从而师之，三年，师以法授我，反复参详，遂与《内经》合旨，由兹问世，百发百中，再观六子书，真儿戏耳。但师授固简而当，意欲梓行，恐有未尽。遂将追随先师所历之法，与己四十余稔之所治验，集成医流正道，以救万世夭枉。后人得此，苟能日夜勤求，自能洞贯其理，以见余言非谬。至若贤良忠正，孝子仁人，再为广布，俾天下后世，上可以救君亲，下可以济斯民。余因恐遭天谴，不敢自私，刊刻流传，愿仁者勿拘成见而屑视之，斯幸矣。宋绍兴十六年武翼郎前开州巡检窦材谨序。

序（《扁鹊心书》）

医之治病用灸，如做饭需薪，今人不能治大病，良由不知针艾故也。世有百余种大病，不用灸艾、丹药，如何救得性命，劫得病回？如伤寒、疽疮、劳瘵、中风、肿胀、泄泻、久痢、喉痹、小儿急慢惊风、痘疹黑陷等证。若灸迟，真气已脱，虽灸亦无用矣；若能早灸，自然阳气不绝，性命坚牢。又世俗用灸，不过三五十壮，殊不知去小疾则愈，驻命根则难。故《铜人针灸图经》云：凡大病宜灸脐下五百壮。补接真气，即此法也。

若去风邪四肢小疾，不过三五七壮而已。仲景毁灸法云：火气虽微，内攻有力，焦骨伤筋，血难复也。余观亘古迄今，何尝有灸伤筋骨而死者！彼盖不知灸法之妙故尔。孙思邈早年亦毁灸法，逮晚年方信，乃曰：火灸，大有奇功。昔曹操患头风，华佗针之，应手而愈，后佗死复发。若于针处灸五十壮，永不再发。或曰：人之皮肉最嫩，五百之壮，岂不焦枯皮肉乎？曰：否。已死之人，灸二三十壮，其肉便焦，无血荣养故也。若真气未脱之人，自然气血流行，荣卫环绕，虽灸千壮，何焦烂之有哉。故治病必先别其死生，若真气已脱，虽灸亦无用矣。唯是膏粱之人，不能忍耐痛楚，当服睡圣散，即昏不知痛，其睡圣散余自用灸膝神效，放心服之，断不误人。

大病宜灸（《扁鹊心书》卷上）

【思考题】

1. 窦材的针灸学术思想是什么？
2. 窦材使用灸法的特点是什么？
3. 窦材灸补脾肾理论临证如何应用？
4. 窦材的学术思想对目前针灸临床有什么指导意义？

第五节　许叔微

许叔微（1080—1154 年），字知可，宋代著名医家，真州白沙（今江苏省仪征市）人。许氏幼年家贫，父母相继病亡，成年后精心钻研医学，南宋建炎元年（1127 年），值真州（今仪征）战乱，疫病大作，他遍历里门，无问贫富，为人治病送药，不受其值，全活甚多。后南渡居常州，又迁太湖马迹山。绍兴二年（1132 年）中进士，历任徽州、杭州府学教授及翰林学士，人称许学士。因不满高宗苟安江南及秦桧陷害忠良，退隐乡里，行医济人，居住在现无锡市东南的小墅湾，又名"梅梁小隐"，因栽植三株櫃树，而得"三櫃老屋"之名，晚年取生平已试之方，并记其事，写成《伤寒百证歌》《伤寒发微论》《伤寒九十论》（以上三书合称为《许叔微伤寒论著三种》）以及《普济本事方》。现马迹山建有许叔微故居，有隐居泉等。

许氏师法仲景，又有所创新，做到理论结合实际，有不少验案记录。《普济本事方》共 10 卷，为许氏晚年所著，是作者临证经验的总结。该书按病分为中风肝胆筋骨诸风、心小肠脾胃病、肺肾经病、补益虚劳方、头痛头晕方、风寒湿痹白虎历节走注诸病等 20 多种疾病，包括内、外、妇、儿、伤、五官各科，记载了中药汤、丸、散、膏、酒等多种剂型的处方以及针灸、按摩方法，非常切合临床。《伤寒百证歌》用七言歌诀将《伤寒论》的主要内容编成歌诀，其中"可针不可针歌"和"可灸不可灸歌"不但记载了若干伤寒病证的针灸处方、针灸禁忌，更开创了针灸歌诀的先河。《伤寒九十论》为许氏治伤寒诸证的医案集，集中论述多种伤寒案例，其中也有针灸验案。许氏重视对《伤寒论》的研究，根据临床实践，丰富经典理论，他首创"按症类证"的研究方法，注重临床医案的研究分析。

一、阴证、阴毒速灸说

许氏重视仲景理论，运用灸法治疗多种伤寒阴证。如阴毒证，"本因肾气虚寒，因欲事或食冷物后伤风，内既伏阴，外又感寒，或先感外寒而伏内阴，内外皆阴"。许氏用急灸关元、气海、神阙之法来回阳固脱，然后再服热药。《伤寒百证歌·阴证阴毒歌》强调"阴病渐深腹转痛，心胸膜胀郑声随，虚汗不止咽不利，指甲青黑面色黧，一息七至沉细疾，速灸关元不可迟"。《伤寒百证歌·可灸不可灸歌》还记载了"少阴吐利时加呕，手足不冷是其候，口中虽和背恶寒，脉来微涩皆须灸。阴毒阳虚汗不止，腹胀肠鸣若雷吼，面黑更兼指甲青，速灸关元应不谬"。同时许氏强调："微数之脉却慎之，因火为邪恐难救。脉浮热甚灸为难，唾血咽干诚戾缪。"

对阴证的灸治方法，《普济本事方·卷九·气海》记载"阴证伤寒，不限壮数，更于关元灸之，以手和暖为度"，卷九"阴毒渐深候"记载"积阴感于下，则微阳消于上"，当"速宜于气海或关元二穴，灸三二百壮，以手足和暖为效"。卷九"阴毒沉困候"针对严重的阴毒证候，治疗时"但于脐中灼灸艾，如半枣大"，并强调灸至手足和暖后加用热药则疗效显著。

《普济本事方·卷九·治结胸灸法》详细记载了神阙隔药灸法，"巴豆十四枚，黄连七寸，和皮用，上捣细，用津唾和成膏，填入脐心，以艾灸其上，腹中有声，其病去矣，不拘壮数，病去为度。才灸了，便以温汤浸手帕拭之，恐生疮也”，指出该法可治疗“阴毒伤寒关格不通，腹胀喘促，四肢逆冷”，详细论述了适应证、药饼的制作、施灸的壮数、施灸效应的检验、灸后的处理等，非常切合临床。

许氏灸治“阳微”“阴毒”等阴证，非常强调其温补肾阳的重要性，如《普济本事方·卷二·头痛头晕方》论述“肾气不足，气逆上行，头痛不可忍，谓之肾厥”，治疗除使用玉真散外，“更灸关元百壮”，以中药加灸的方法温补肾阳。《普济本事方·卷二·肺肾经病》还记载了他本人肾虚腰痛的病案：“戊戌年八月，淮南大水，城下浸灌者连月，予忽脏腑不调，腹中如水吼数日，调治得愈，自此腰痛不可屈折，虽颊面亦相妨，服偏药不效，如是凡三月，予后思之，此必水气阴盛，肾经感此而得，乃灸肾俞三七壮。”由此可见，许氏认为艾灸肾俞有温补肾阳、化湿利水、温通局部经脉的作用，可治“虚劳羸瘦，耳聋、肾虚、水脏久冷……少腹急痛……五劳七伤、虚惫、脚膝拘急、足寒如水……身肿如冰”等多种肾阳亏虚之证。许氏注重灸治阴证，取穴多为气海、关元、神阙、肾俞等，以奏温补肾阳、散寒化湿之功。

二、阳证刺治说

受仲景学说影响，许氏对于伤寒阳证多用刺法。如《伤寒九十论·血结胸证》记载：“丁未岁，一妇患伤寒，寒热，夜则谵语，目中见鬼，狂躁不宁，其夫访予，询其治法。予曰：若经水适来适断，恐是热入血室也，越日亟告曰：已作结胸之状矣。予为诊之曰：若相委信，急行小柴胡汤必愈。前医不识，涵养至此，遂成结胸证，药不可及也。无已则有一法，刺期门穴，或庶几愈，如教而得愈。”该证为外邪侵犯血室，复入膻中而成结胸，气血凝滞，阳热壅塞，刺期门而泻邪得愈。

《伤寒九十论·刺阳明证》又载：“庚戌五月，李氏病伤寒，身热，头痛，无汗，浑身疼痛，脉浮大而紧，予投以麻黄汤，数服终不得汗，又多用张苗烧蒸之法，而亦不得，予教令刺阳明，少间汗出漐漐遍身，一时间，是夕身凉病退。”该证为伤寒太阳证欲传阳明，采用刺阳明以发汗泻邪，截断传变而治愈。

《伤寒百证歌》中更以歌诀形式总结其刺治伤寒阳证的学说，如“太阳少阳并病歌”云：“太少并病证有二，汗下差之皆致毙，头痛眩冒如结胸，误若汗时谵语至，肺俞肝俞皆可刺，谵语却刺期门是，颈项强时刺大椎，此候在心当切记。”“可针不可针歌”记载：“太阳头痛经七日，不愈再传成大疾。法中当刺足阳明，可使不传邪气出。桂枝服了烦不解，风府风池刺无失。经来经断刺期门，正恐热邪居血室。项强当刺大椎间，脉有纵横肝募吉。妇人怀身及七月，从腰以下如水溢，当刺劳宫及关元，以利小便去心实。大怒大劳并大醉，大饱大饥刺之逆。熇熇之热漉漉汗，浑浑之脉安可失。”

三、许氏的学术传承与影响

许氏继承并发展了仲景有关针灸治疗伤寒病的思想，同时形成了独具特色的灸补肾阳、去阴毒的学说，成为重灸派中温补派的代表医家，他的许多治法，至今仍有临床价值，如《普济本事方·卷十·伤寒》载：“治阴毒伤寒灸法，用干艾叶捣熟去灰，作艾炷，灸脐下一寸三分，名气海。二寸丹田，三寸关元，五十壮至二三百壮，以手足渐温，人事稍苏为可治。治阴证伤寒灸法，于脐下一寸半气海穴，二七壮，小作艾炷于脐心，以盐填实，灸七壮立效，二寸丹田，三寸关元，皆可灸。”《普济本事方·卷一·中风十二穴灸法》载，“范子默记崇宁中凡两中风，始则口眼㖞斜，次则涎潮闭塞，左右共灸十二穴得气通。十二穴者，谓听会、颊车、地仓、百会、肩髃、曲池、风市、足三里、绝骨、发际、大椎、风池也。依而用之，无不立效"，而"灸中风口眼㖞斜不正者，于耳垂下麦粒大灸三壮，左引右灸，右引左灸"。

许氏倡用诗歌韵文体裁记载针灸理论，开创针灸歌诀先河，意义深远。后世学者多有效仿，元明时期针灸歌诀盛行，至清代《医宗金鉴·刺灸心法》几乎全用七言诗歌编写。许叔微作为宋代著名《伤寒论》研究者，在临床实践中除了方脉外注意针灸理论和技术的应用，把针灸技术应用于伤寒等证获得良效，堪称针灸治疗的行家。

【阅读文选】

听会，二穴，在耳微前陷者中，张口有穴，耳前陷中动脉宛宛中，侧卧张口取之。治耳聋，耳中状如蝉声，牙车脱臼，日可灸五壮至三七壮止，十日报灸即愈，忌动风、生冷、猪鱼等物。颊车，二穴，在耳下曲颊端陷中，侧卧张口取之。治牙关不开，口噤不语，失音，牙车疼痛，颔颊肿，颈强不得回顾，日灸七壮至七七壮止，灸如大麦，忌如常法。地仓，二穴，侠口吻旁四分外，如近下有脉微微动，跷脉手阳明之交。若久患风，其脉亦有不动者，治偏风口㖞，目不得开，失音不语，饮食不收，水浆漏落，眼眴动不止，病左治右，病右治左，日灸二七壮，重者七七壮，艾炷如粗钗脚大，若炷太大，口转㖞，却灸承浆七七壮即愈。百会穴，在头顶中宛宛陷中。治小儿脱肛久不瘥，风痫，中风角弓反张，口吐涎沫，可灸七壮至七七壮，头顶皮肤浅薄，凡灸不过七七壮。肩髃穴，在肩端两骨间陷者宛宛中，举臂取之。治偏风半身不遂，热风瘾疹，手臂挛急，捉物不得，挽弓不开，臂细无力，筋骨酸疼，可七壮至二七壮，若偏风不遂，可七七壮止。曲池，二穴，臂相连处，以手拱胸取之，纹尽处是穴。治偏风半身不遂，刺风瘾疹，筋缓捉物不得，挽弓不开，屈伸难，可灸三壮。

灸中风十二穴（《普济本事方》卷一"中风肝胆筋骨诸风"）

【思考题】

1. 许叔微编著的著作有哪些？
2. 许叔微提出伤寒阴证可灸的脉证是什么？
3. 中风十二穴灸法中的十二穴是哪些？

第六节　王执中

王执中，字叔权，南宋针灸家，东嘉（今浙江省瑞安市）人。乾道五年己丑（1169 年）进士，曾任从政郎、澧州（今属湖南省澧县）教授，撰《针灸资生经》，刊行于嘉定庚辰（1220 年）。

《针灸资生经》（以下简称《资生经》)共七卷，第一卷分论头面躯干腧穴 225 个，四肢穴 141 个；第二卷论针灸须药、针忌、取穴、审方书、穴名、针法灸法、针灸受病处；第三至七卷论内、五官、外伤、妇科等 200 种病证的针灸治法；并附医案医话 50 余则，多属耳闻目睹或自身及亲友验证的案例纪实。本书集宋以前针灸文献加上作者见解写成，辨疑考证了前代典籍中有关腧穴的数目、名称、定位、取穴方法、进针深浅、刺灸禁忌等，是一部有较高实用价值的传世名著。

一、考订腧穴

《资生经·卷二》对"审方书"有专论，强调"精审"。王氏对古代方书，特别是腧穴名称、定位、针刺深度等做了大量考订、校勘、审定工作。

1. 审穴名　如太渊穴，"《铜人》曰太渊，《明堂》曰太泉，疑是二穴也。予按《千金方》注云，太泉即太渊也。避唐祖（指李渊）讳改之"，此是对一穴出现二名的考证。又如魄户，"《铜人》有魄户穴，《明堂经》亦同。而《下经》既有魄户穴，又有魂户穴，皆云在三椎下……意者魂户即魄户而两出之"，是对"魄""魂"二字的审校。还有禾髎穴，认为《明堂·上经》及《铜人》将"禾"作"和"字而改称"和髎"。曲鬓穴，《明堂·下经》误将"鬓"作"髪"字等均做了订正。

2. 审定位　如前顶穴，"在囟会后寸半骨陷中，甄权云是一寸，今依《素问》半寸为定"。又如大椎，"《铜人》云大椎在第一椎上陷中……惟《明堂·下经》云在第一椎下……必是《下经》误写上字作下字也"。还有足三里，"《铜人》云在膝下三寸，《明堂》《素问》注皆同……皆不得其穴所在也，予按……犊鼻之下三寸方是"。对难以定论的穴位，王氏则两说并存，如秩边，《素问·气府论》注在二十一椎下两旁，而《铜人经》及《明堂》则称在二十椎下两旁，因"未知孰是"，故"两存其说"。足见其治学严谨。

3. 审深度　即针刺深度。如睛明穴，"《明堂》云针一分半，《铜人》乃云入一寸半，二者必有一误……《素问·气府论》亦云刺入一分，则是《铜人》误写一分为一寸也"，纠正了《铜人》的笔误。对于有些穴，他认为针刺过深可能产生不良后果，如"云门刺太深令人逆息"，"肩井刺深令人闷倒"，似是引起气胸、血胸，甚至高压性气胸的临床表现，属经验总结，应高度注意。

4. 审宜忌　即腧穴针灸宜忌。如囟会穴，"八岁以下不得针，缘囟门未合，刺入不幸，令人夭"。因小儿囟门未闭合，针囟会易误入脑中，有引起出血感染以致夭亡之虞。又如心俞，《铜人》认为禁灸，王氏据《千金方》认为可灸；天髎穴，《明堂·上经》云忌灸，《下经》提出可灸，王氏认为可灸1~3壮。少海、尺泽等，古方书禁灸、可灸之说互见，亦定为可灸。这些不同的学术观点，可作临床参考。

5. 审遗漏　对缺漏的某些腧穴，王氏则依据文献记载补入。如膈俞，《铜人》《明堂》并缺；气海、督俞、关元俞，《铜人》无之，均予增补。一些经外奇穴，如四神聪、眉冲、当阳、胁堂也给以补入。对"有其穴而无其名"的腧穴虽无法补充，则称"当依本经所说而针灸之，不可泥此经之无穴名而不针灸也"。

王氏对腧穴文献所做的考证、审校、纠错、辨伪、订正工作，对针灸学的规范传承具有一定的意义。

二、"按之酸痛是穴"说

这是对腧穴定位提出的有重大临床意义的学说。王氏在"膏肓"穴一节中称："灸膏肓功效，诸经例能言之，而取穴则未也。"他提出"以手指摸索第四椎下两旁各三寸……按之酸痛是穴"，指出以指按四椎下旁3寸处，以患者感明显酸痛处为定位标准。又《资生经·背痛》谓："膏肓为要穴，予尝于膏肓之侧，去脊骨四寸半，隐隐微疼，按之则疼甚，谩以小艾灸三壮，即不疼……方知《千金方》之阿是穴犹信云。"进一步指出不必按书载去脊三寸处取穴，只要按之疼甚即可定位。此疼反应既是症状，又是体征，即《备急千金要方》所说的阿是穴。

王氏还往往找定酸疼处，让患者自行施灸，如《资生经·癫疾》说："必为之按风池穴，皆应手酸疼，使灸之而愈。"又《资生经·肠风》说："为一老妪按大肠俞疼甚，令归灸之而愈。"《资生经·肾虚》，治梦遗"为点肾俞穴酸疼，令其灸而愈"。《资生经·赤白带》说："有来觅灸者，每为之按此穴，莫不应手酸疼，予知是正穴也。令归灸之，无有不愈。其穴在两胁季肋之下一寸八分。"

王氏不但按压痛敏感点施灸获良效，而且用针亦奏殊功。如治哮喘"为按肺俞，无不酸疼，皆为缪刺肺俞，令灸而愈"，并称其弟患此，"按其肺俞，云其疼如锥刺，以火针微刺之，即愈"，并指出"按肺俞不酸疼者，然后点其他穴云"。他认为找压痛敏感点，不必局限于原有经穴，可广泛探索，故在"产后余疾"中，他对北宋著名针灸家许希提出的"妇人产后浑身疼……遇痛处即针"之说十分赞同。

王氏十分重视"按之酸痛是穴"即"受病处"（诊察压痛点），将其作为确定施灸穴位的依据。如《资生经·足麻痹不仁》说："……但按略酸疼，即是受病处，灸之无不效也。"书中还记载了"点按酸痛"部位的验案，如《资生经·历节风》选用曲池、合谷、绝骨、足三里等穴，"予与人按此等穴皆酸疼故也"。又如《资生经·足杂病》提到治膝及膝上下、踝上下病宜灸的十余个穴，"然须按其穴酸疼处灸方效"。对"偏风"的治疗，提到"半身不遂……若灸则当先百会、囟会，次风池、肩髃、曲池……环跳、风市……不必拘旧经'病左灸右，病右灸左'之说，但按酸疼处，灸之"。《资生经·便血》称："治下血不止，量脐心与脊平，于脊骨上灸七壮即止。如再发即再灸……予尝用此穴灸人肠风皆除根本……然亦须按骨突处酸疼，方灸之，不疼则不灸也。"以上均是经验之谈。

王氏所说的受病处，即疾病的反应点，大多为按之酸疼处。除似《内经》所认为的"以痛为输"、孙思邈提出的"阿是之法"外，有的不少受病处本身又居于穴位之上，如治足（杂）病宜灸环跳、风市、犊鼻、膝关、阳陵泉、阴陵泉、三里、绝骨、昆仑、照海、申脉等，在众多穴位中寻找到最敏感的穴位（受病处），这无疑可大大提高疗效。王氏还善于在多种病证中先寻找"受病处"，如哮喘找肺俞、膻中穴，里急后重找大肠俞，带下找带脉穴，背疼找膏肓俞外侧寸半处，膝痛找膝关、足三里压痛等，尔后在压痛处（受病处）治疗，多数为灸疗而愈。

临床为何"按酸疼处取穴"？王氏认为酸疼处即是受病处。《资生经·膝痛》载："予冬月膝亦酸疼，灸犊鼻而愈……若灸膝关、三里亦得，但按令酸疼，即是受病处，灸之不拘。"又《资生经·足麻痹不仁》治疗"足不能行"，可灸肾俞、环跳、风市等穴，"但按酸疼处，即是受病处，灸之无不效也"。王氏的学说，发展了《内经》"以痛为输"与孙思邈的"阿是"理论，对提高疗效有重要意义，临床操作应动静结合，才能找准真穴，发挥更大功效。

三、灸良说

1. 评价艾灸效果 王氏非常重视灸法，用亦良、大良、最良、神良等划分用灸的效果。如卷四"中风急救"对前人"火艾为良"之说表示赞同。论石门穴提到古有"妇人不可针"之说，论下巨虚时提出治风证冷痹，"灸亦良"；治水肿用上巨虚，谓"灸大良"；治风眩则称"灸最良"；疗疮则称"灸曲池神良"等。可见，王氏灸良说主要指良效，其次也可能与施灸安全和易于接受等优点有关。

王氏特别欣赏用灸，并用效、验、瘥、愈等词表述。例如其"效"字，有"立效""神效"诸说，其风中脏，气塞涎上不得语极危者，谓"下火立效"；反胃灸水分、气海及脐两侧，"神效"；腹中积，大便秘，用巴豆饼置脐上灸三壮即通，"神效"。再如"验"字，也分"亦验""甚验""神验"诸说，其头风连目痛，灸上星、神聪、后顶等，"予尝自灸验"，"教人灸亦验"；小肠气……灸足二趾一节曲纹中各十壮，"甚验"；瘰疬，灸两胯患瘰处宛宛中，日一壮，"神验"。

"瘥"字，又有"即瘥""立瘥""必瘥""无不瘥""永瘥"等描述。谓咳逆证灸乳下一指许，三壮"即瘥"；手足指掣痛不可忍，灸指端七壮，"立瘥"；伤寒久病咳逆药不效，灸之，"必瘥"；脚气病初得脚弱，速灸之，"无不瘥"；发狂……皆须备诸火灸之，乃得"永瘥"。

还有"愈"字，则经常提到"而愈""亦愈""渐愈""即愈""立愈""皆愈"等。谓肩背痛，灸膏肓未效，改灸肩井"而愈"；鼻流脓血，灸囟会"亦愈"；鼻干灸绝骨"渐愈"；口渴灸承浆七壮"即愈"；腰痛夹脊膂痛灸中膂穴"立愈"；牙痛灸肩尖五壮，"予亲灸数人皆愈"。

2. 探讨灸法禁忌　对于某些书载禁灸、忌灸、慎灸等穴，王氏也打破禁区，主张用灸，如心俞穴，《铜人》称"不可灸"，王氏则认为可不泥此说；天牖穴，《铜人》谓"不宜灸"，王氏则说"许灸"；少海穴，甄权谓"不宜灸"，王氏则提到灸3~5壮；尺泽穴，《明堂·下经》谓"不宜灸"，王氏指出"此必有误，且从《铜人》灸五壮"。事实证明，王氏的这些观点是正确的，其敢于挑战定论、尊古而不泥古的精神非常可贵。对灸法治疗适应证的选择和其疗效的判定是对灸治规律的总结，对后世应用灸法有重要的指导意义。

对于仲景的"阴证可灸，余皆当刺"学术思想，王氏也不以为然。他根据后世文献以及其本人的临床经验，提出了质疑。如卷七"伤寒"云："《千金》头痛，身寒，热病乃灸巨阙……岂亦是阴证耶！"又卷六"脑痛"云："有士人患脑热疼……人教灸囟会而愈。热疼且可灸，况冷疼乎！"卷三"痢"谓："世医以痢为热病……若其急难，亦当灼艾。"均表明他的热证可灸思想。

《资生经》中多处记载他自患脑疼灸囟会、脾疼灸中脘、气短气促灸气海、溏泄灸神阙、肩背疼灸膏肓、膝痛灸犊鼻以及对其母的鼻干、鼻衄，其弟的偏坠等病证用灸取效的验例。王氏认为灸法并非万能，不主张百病均灸。卷二"针灸须药"就表示赞同孙思邈针灸药各有所宜之说。在《资生经》中多处提到"灸不及针"，如水沟等穴即是；有时指出"灸不宜多"，如百会、神庭等；有时又称"不宜频灸"，如上星等穴。提出某些穴位用灸的壮数、时间、频率等均需辨病、辨证，灵活掌握。

《资生经》中对滥灸引起的不良后果也有记述，如渊腋穴，"灸之不幸，令人生肿蚀马疡，溃者死"；乳中穴用灸"不幸生蚀疮……疮中有息肉，若蚀疮者死"。这些似是滥用化脓灸而引发感染甚至恶变等严重后果，应引以为戒。

3. 王氏用灸特点　王氏搜集了宋以前散在于各书的灸疗法，在卷三至卷七中记载了大量的灸法经验。如有灸痨法、四花穴灸、灸痔法、灸肠风、膏肓俞灸法、秦承祖灸鬼魅法、孙真人脚气八穴灸、《良方》咳逆灸、痈疽隔蒜灸并附子饼灸、小儿雀目灸、神阙防老灸、黄帝疗鬼邪的唇里穴灸、灸阴毒伤寒法、葱熨法、促发灸疮法、各种隔物灸法以及艾炷大小、壮数多少、灸后护理等。说明他对灸法非常重视，特别对虚损病证的应用尤为推崇。如在卷三"虚损"中，针对各种虚损病证，列出了17个腧穴，其中单用灸法治疗的就占14个，如"久冷伤惫脏腑，泄利不止，中风不省人事等疾，宜灸神阙"，"脏气虚惫，真气不定，一切气疾久不瘥者，宜灸气海"。

（1）用灸调养脾胃　王氏认为脾胃为后天之本，人之虚弱寿夭，与脾胃功能强弱最为有关。在《资生经》所载193种病证治疗的腧穴中，与脾胃有关的病证约占60种，多选脾俞、胃俞、足三里、中脘、神阙、天枢、三阴交、公孙等穴为主；临床据症增补择穴。如饮食不思加灸中脘健脾开胃；泄利时，加灸神阙暖脾止泄；见呕吐时，加灸内关温胃止呕；见反胃（呃逆）时，加灸水分、气海和胃降逆；出现水肿时，加灸水分以分利水谷；以气短为主时，加灸气海大补元气。

（2）重视灸法养生保健　王氏主张在无病之时，灸气海、神阙、中脘、膏肓俞、脾俞、胃俞、关元、足三里、绝骨、百会等穴培补元气，健身防病。如卷一论述关元穴时强调"关元乃丹田也……若要安，丹田、三里常不干"。在"百会"条下，记述"北人始生子灸此穴，盖防他日惊风"。卷三"虚损"记载"旧传有人年老颜如童子者，盖每岁以鼠粪灸脐中一壮故也"。

《资生经》中用灸法防治疾病的验案很多，尤其是对于临床惯用针刺治疗的病证，王氏也推崇用灸。如牙疼，今人多用针，《资生经》则师《千金》《外台》等文献而用灸，提出两手掌交叉中指头尽处灸七壮，"永不疼"；"灸手外踝穴近前些子，遂永不疼"；灸左右所患肩尖，谓"予亲病齿痛，百方治不验，用此法瘥"；一食青梅后牙疼患者，请某道人为之灸，"屈手大指本节后陷中灸三壮……疼止……恐阳溪穴也"。

四、火针与温针的应用

《内经》有"燔针""焠针"的记载，《素问》六十二篇王冰注燔针云："烧针而劫刺之。"所谓"劫"，含猛烈快速之意。又说："焠针，火针也。"仲景书中则有"温针""烧针"之说，均指将针具用火加热后刺入穴位而言。至于如何加热及加热的程度，《备急千金要方·用针略例》说："火针，亦用锋针，以油火烧之，务在猛热，不热即于人有损也。"此外，还提到几个腧穴忌用火针，对加热针具、燃料要求均做了补充说明。现代则根据热的程度以区别火针与温针，温针一般只要求针身有热，火针则要求针具烧红。但王氏书中，两者似无明显区分，如《卷五·脚肿》记载："执中母氏常久病，夏中脚忽肿……谩以针置火中令热，于三里穴刺之，微见血。凡数次，其肿如失去。执中素患脚肿，见此奇效，亦以火针刺之，翌日肿亦消。"其温针与火针概念无大的区别。另外，这一案例还说明王氏有时将温针结合"营刺"出血法应用。

《资生经》中尚有温针、火针应用的医案医话。如风市穴："予冬月，当风市处多冷痹……偶缪刺以温针，遂愈。"又卷三"虚损"："予旧有脚疾……以温针微刺，翌日肿消，其神效有如此者。"又卷四"心痛"："荆妇旧侍亲疾，得心脾疼……以火针微刺之……须臾痛定。"又卷四"喘"："舍弟登山为雨所搏，一夕气闷几不救……按其肺俞，云其痛如锥刺，以火针微刺之，即愈。"又卷五"腰痛"："舍弟腰疼，出入甚艰，予用火针频刺肾俞，则行履如故。"又卷七"腹寒热气"："若冷气忽作，药灸不及，只用火针微刺诸穴与疼处……神效。"说明温针、火针对痹证、虚损、心痛、喘、腰痛、腹中冷气均有较好疗效。除王氏自身与亲属都体验到温针、火针的疗效以外，书中对耳闻目睹其他医生治疗的案例也有记述，如"有妇人久病而腰甚疼，腰眼忌灸，医以针置火中令热，缪刺痛处，初不深入，既而痛止"。根据以上验案，火针与灸法的功用相似，王氏常因不可用灸而治以火针，火针是其偏重用灸学说的补充。对风寒湿痹、腱鞘囊肿、瘰疬等证，应用火针、温针治疗，仍为目前临床所常用。

五、王氏的学术传承与影响

王执中临床不仅用针刺与灸法，而且十分重视针灸与方药的结合。他根据病情，或药或灸，或针药兼施，随证施治，如单用针者，"予旧有脚气疾……依《素问》注所说（足三里）穴之所在，以温针微刺之，翌日肿消，其神效有如此者"（卷三"虚损"）。单用灸者，"屡有人腰背伛偻来觅点灸，予意其是筋病使然，为点阳陵泉，令归灸即愈"。单用药者，"治伤寒头痛药多矣，惟浓煎五苓散服，必效，不必针灸"。也有兼用者，"凡身重不得食，食无味，心下虚满，时时欲下，喜卧，皆针胃管、太仓，服建中汤及平胃丸"；"有人久反胃，予与镇灵丹服，更令服七气汤，遂之食，若加以灼艾，尤为佳也"，如曰："五苓散治疸发渴立效，瘀热在里，身黄肿，煎茵陈汤下。"王氏于卷三"小便五色"下曰："小便有五色，惟赤白色者多，赤色多因酒得之，宜服《本事方》清心丸，予教人服，效……白色乃下元冷，宜服补药。"

王氏的"按之酸痛是穴"说对后世有较大的影响。如明代《普济方》载牙痛蛀牙于"龈车骨尖"（当指颊车）找压痛点施灸，"蛀牙自落"。1954年由承淡安中国针灸学研究社编写出版的《针灸医学》第十辑载詹永康的"针灸经穴的压痛诊断与治疗的关系"一文称治一遗精患者，先用常规穴针刺未效，乃于横骨穴找到压痛点，针1次奏功，但压痛未消失，后复发，再刺压痛处等，待3次后压痛现象消失，遗精也未再发，说明压痛敏感点的消失与否与疗效有关。又据1962年第2期《中医杂志》载"阿是初探"一文，谓原上海中医学院针灸治阑尾炎164例，发现67%的患者于阑尾穴有压痛，56%患者于足三里出现压痛，与正常人阑尾穴仅14%、三里穴仅12%有压痛者差异显著，据此压痛点取穴针刺，治愈率达89%。再看国外报道，日本幸羽赤兵卫《针灸治疗学》载一"36岁女性患者，因免孕手术后当天半夜起觉右颈部及前面有剧痛，咽唾沫与饮食不能通过咽喉……在右肾俞稍外处有压痛点，用指按压时，患者咽唾沫病减一半，即于此施皮内针及灸三十壮，痛全止"。日本代田文志、柳谷素灵等对压痛点应用有较多论述，并对其独特而神奇的疗效表示赞叹。以上说明古今中外有许多运用压痛敏感点的案例印证其疗效确实。

再如灸法应用，如元代蒲登辰在重刻《资生经》时，写的序中（录自日本宽文九年刊本）提道："近年有为狌（指猩猩或黄鼠狼）或猘（疯狗）所伤者，亦尝依经（指《资生经》）灸活三人。"又"有为狌猘所伤者，已经八日，斑蝥等药不效，余令补灸八壮，以后依经日灸一壮至百壮止，仍服韭菜自然汁，以渣封灸疮，三人皆安，已经十年不发，其可尚也已，故书诸末"。狂犬伤灸法，《资生经·卷七》转引《千金翼方》《铜人》等文献，虽非王氏首创，但蒲氏依照《资生经》用灸获效，也说明了他对后世的影响。又明代薛己《外科心法·卷六》亦载"一男子，疯犬所伤，牙关紧闭，不省人事，针患处出毒血，更隔蒜灸，良久而醒"。说明犬伤病已发作，用针灸亦效。再如1982年1月7日《光明日报》刊登河南沈丘葛伯岸老人"用祖传针刺技术免费治疗狂犬病受到群众欢迎"，称他在两年多时间用针治愈了1500多名患者，虽然是改用针刺，且统计比较粗糙，也说明针灸治疗狂犬病的效果，值得进一步研究确认。

【阅读文选】

凡有喘与哮者，为按肺俞，无不酸痛，皆为缪刺肺俞，令灸而愈，亦有只缪刺不灸而愈，此病有浅深也。舍弟登山，为雨所搏，一夕气闷几不救，见昆季必泣，有欲别之意，予疑其心悲，为刺百会不效，按其肺俞，云其疼如锥刺，以火针微刺之即愈。因此与人治哮喘，只缪肺俞，不缪他穴，惟按肺俞不酸痛者，然后点其他穴云。

咳嗽痰喘病治验（《针灸资生经》）

予旧有脚气疾，遇春则足稍肿，夏中尤甚，至冬肿渐消，偶夏间依《素问注》所说穴之所在，以温针微刺之，翌日肿消，其神效有如此者……

予冬月当风市处多冷痹，急擦热手温之，略止，日或两三痹，偶缪刺以温针，遂愈，信乎能治冷痹也，不特治冷痹，亦治风之要穴，《铜人》乃不载。

予中年每遇寒月肩上多冷，常以手掌心抚摩之，夜卧则多以被拥之，仅能不冷，后灸肩髃方免此患。盖肩髃系两手之安否，环跳系两足之安否，不可不灸也。

脚气与痹病治验（《针灸资生经》）

【思考题】

1. 王执中的"按之酸痛是穴"说有何临床意义？

2. 王氏崇尚灸法的观点对针灸发展有什么贡献？

3. 王执中的火针、温针经验，与张仲景、孙思邈的认识有何不同？

第七节　闻人耆年

闻人耆年，南宋针灸家，槜李（今浙江省嘉兴市）人。生卒年代不详，据其著作《备急灸法》成书于宋宝庆丙戌年（1226 年），作者又在该书序言中称"居乡几四五十载……仆今齿发衰矣"，推测闻人耆年当生于 12 世纪下半叶。《备急灸法》是闻人耆年收集灸治急症的验方，并经亲身试验证明确有效验。本书在治疗急症方面，丰富了急症用灸的内容。闻人耆年在该书自序中认为灸法治疗急症具有药物、针刺所无法比拟的优越性，常能返死回生，提出"仓卒救人者，惟灼艾为第一"的急症用灸学说。

一、急症用灸说

《备急灸法》记载了 22 种急症的灸治方法，包括痈疽、肠痈、疔疮、附骨疽、皮肤毒风、卒暴心痛、转胞小便不通、霍乱、转筋、风牙疼、精魅鬼神所淫（癫狂）、夜魇不寤（神昏）、卒忤死（尸厥）、溺水、自缢、急喉痹、鼻衄、妇人难生（难产）、小肠气、蛇伤、犬咬等病。如"疔疮"篇记载："疔疮者，其种甚多，初起皆一点突如丁盖子，故名之。发于手足头面者，其死更速，惟宜早灸。凡觉有此患，便灸掌后四寸两筋间十四炷。"又如"转胞小便不通"指出："治卒转胞小便不通，烦闷气促欲死者，用盐填脐孔，大艾炷灸二十一炷，未通更灸，已通即住。""妇人难生"说："张文仲治横产手足先出者，诸般符药不效，急灸右脚小指尖三炷，炷如绿豆大。如妇人扎脚，先用盐汤洗脚，令温，气脉通疏，然后灸，立便顺产。"又如"诸发等证"记载，发背"起于背胛间，初如粟米大，或痛或痒，色赤或黄，初不以为事，日渐加长，肿突满背，疼痛彻心……凡觉有患，便用大蒜切片如钱厚（如无蒜，用净水和泥捻如钱样用之），贴在疮头上（如疮初生便有孔，不可覆其孔），先以绿豆大艾炷灸之，勿令伤肌肉，如蒜焦，更换，待痛稍可忍，即渐放炷大，又可忍，便除蒜灸之，数不拘多少，但灸至不痛即住"。而治疗"卒暴小肠疝气，疼痛欲死法：灸两足大趾上各七炷，炷如绿豆大"。

闻人耆年在叙述灸治时不言穴名，而详述部位。如治疗转胞小便不通，"用盐填脐孔，大艾炷灸二十一炷"，而非神阙隔盐灸二十一壮；治疗妇人难产则"急灸右脚小指尖三炷"，而不言灸至阴。如此描述，浅显易懂，同时再配以多幅施灸图，更显直观，即使普通百姓也可照此使用，充分体现了闻人耆年灸法急救的特色。

二、骑竹马灸法

骑竹马灸法为奇穴灸法，《备急灸法》详述骑竹马灸的操作方法、适应证以及多个治验医案，可用于治疗"发背脑疽、肠痈牙痛、四肢下部一切痈疽、疔疮、鱼脐、鬼箭、瘰疬等，或胸腹不测、风瘅肿瘤、紧硬赤肿、恶核瘰疬发奶之属"。骑竹马灸法的操作分四步。

首先，患者肘关节屈曲，确定肘关节横纹上的凹陷处（图 6-4）。

第二步，患者肘关节由屈曲位变伸直位，以第一步确定的肘横纹上的点作为起点，量至中指尖指腹端，以此作为长度（图 6-5）。

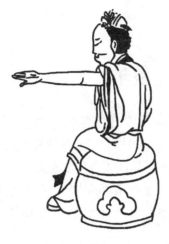
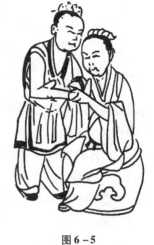

图6-4　　　　　　　　　　　　图6-5

第三步，量取中指同身寸为一寸（图6-6）。

第四步，将竹杠两头分置桌上，在竹杠上包裹软棉，患者除去上衣，松开裤带骑坐在竹杠上，要双足悬空，上身正直，为保持平衡由两助手扶持患者。然后从尾骨尖端处作为起点，以肘横纹至中指指腹距离为长度，沿脊柱向上量取，确定终点，再以此点向两旁各量一寸定取两点，以两点作为施灸部位，各灸五壮或七壮。古代定取该穴方法较为复杂，目前临床多定在筋缩穴旁开1寸处（图6-7）。

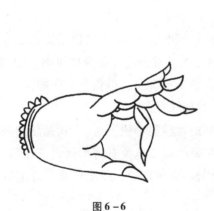
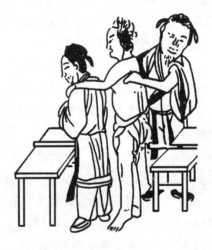

图6-6　　　　　　　　　　　　图6-7

《备急灸法》在论述骑竹马灸法时还强调"艾炷及三分阔"，"壮数不可灸多"，"不问痈生何处已破未破，并用此法灸之，无不安愈"，"灸罢谨口味，戒房事"，从施灸壮数、艾炷大小、灸后调养、适应证再作论述，同时根据《素问》"诸疮痛痒，皆属于心，荣血不调，逆于肉理而生痈肿"的有关论述，认为骑竹马灸法的作用是"此二穴心脉所起，凡痈疽只缘心火流滞而生，灸此二穴，心火即时流通"，可使"心火调畅，血脉自然流通，胜于服药多矣"，因此"起死救疮，有非常之功，屡施屡验"。

三、《备急灸法》的学术传承与影响

《备急灸法》记载了许多灸治的有效方法，如治发背等急性疮疡危症，"凡觉有患，便用大

蒜切片如钱厚（如无蒜，用净水和泥捻如钱样用之），贴在疮头上（如疮初生便有孔，不可覆其孔），先以绿豆大艾炷灸之，勿令伤肌肉，如蒜焦，更换，待痛稍可忍，即渐放炷大，又可忍，便除蒜灸之，数不拘多少，但灸至不痛即住。若住灸后又肿又痛，即仍前灸之，直候不肿不痛即住。每患一个疮，或灸三百壮、五百壮，至一二千壮方得愈者，亦有灸少而便愈者。若患三五个疮，并须各依法灸之，灸后不肿不痛则愈矣。男女同法"。

《备急灸法》在保存古代名医的灸法经验上，功不可没。《备急灸法》选入的 22 则灸法处方中，孙思邈 9 首，葛洪 7 首，张文仲 2 首，仓公、华佗、徐文伯、甄权各 1 首。如《备急灸法·诸发等证·风牙痛》记载："葛仙翁、陶隐居治风牙疼不可忍，不能食者，灸足外踝尖三炷，炷如绿豆大，患左灸右，患右灸左。男女同法。"正是通过《备急灸法》，他们的灸法经验才得以流传。这些灸方为闻人耆年亲自筛选，屡试屡验，具有取穴少、疗效高、易掌握等特点。

《备急灸法》载录的"骑竹马灸"被后世采用，如《普济方·卷二百八十二·痈疽门》载："但头上疮及项以上见疮，不可就疮项上轻易灸之，反生大祸，但可以骑竹马取穴法，及足三里穴灸之，多获其效。"《外科理例·卷五·背疽》记载验例："一人年逾四十发背，心脉洪数，势危剧……骑竹马灸，灸其穴，是心脉所游之地，急用隔蒜灸，以泻心火，拔其毒，再用托里消毒而愈。"

【阅读文选】

治发背脑疽，肠痈牙痛，四肢下部一切痈疽、疔疮、鱼脐、鬼箭、瘰疬等，或胸腹不测，风瘅肿瘤，紧硬赤肿，恶核瘰疬发奶之属。

先令病患凭几曲手男左女右，看臂腕节中间有一偃孔，令把臂相对者以朱点定了，次用挺直其臂，如持弓之直，却见先来用朱点定偃孔处正在臂节横纹上，就以篾自横纹贴肉量至中指肉尖而止，不过指爪。次用屈中指，侧看中节有两斜横缝，就用篾压定截断，此是一寸，须量横纹各一则，乃各一寸也。次用竹杠一条，两桌子前后阁起，以毡褥被帛等藉定令稳，令病患脱去衬衣，解开裤带，骑定竹杠，用身壁直靠，尾闾骨坐于竹杠上，两足悬虚，俱不要着地，悬身正直，要两人左右扶定，勿斜侧僵曲，要以尾闾骨正贴在竹杠上，却就竹杠上用初头自臂腕量至中指肉尖，竹篾子自尾闾骨量上背脊之心，尽其所压之篾而止。却用前所压横纹二寸则子横安篾尽处，用朱点定两头是穴。相去各一寸也，各灸五壮或七壮，艾炷及三分阔，以纸轴艾作炷，十分紧实方可用。壮数不可灸多，不问痈生何处，已破未破，并用此法灸之，无不安愈。

盖此二穴心脉所起（忽遇点穴近疮，或正在疮上，不问远近，只要依法灸之，切莫生疑），凡痈疽只缘心火流滞而生，灸此二穴，心火即时流通，不过三日可以安愈，可谓起死救危，有非常之功，屡施屡验。盖《素问》云，诸疮痛痒皆属于心。又云，荣血不调，逆于肉理则生痈疽，荣者血也，卫者气也，心能行血，心既留滞，则血为之不行，故逆于肉理而生痈肿。灸此二穴，心火调畅，血脉自然流通，胜于服药多矣。

灸罢谨口味，戒房事，依法将理，依前法一灸七壮了，经半日许，灸疮内流水甚多。觉火气游走，周遍一身，蒸蒸而热。再视正疮寡肿已消减五六分矣，至第二日五更，艾火盛行，咽喉焦枯，口舌干燥，小便颇涩，四肢微汗，略觉烦躁，当是艾火流通使然。遂投乳香绿豆托里散，两匙头许，专防托毒气不入心，及国老膏一服。良久，诸证渐渐释去，视其疮肿寡已消，第三日果安愈矣。

但灸疮寡发异常，如虫行状，流清水四五日方定，此诚可谓活人良法也。仍服五香连翘汤，此以疏散郁毒之气，甚则转毒散，或凡黄元，以防毒内攻。更在识轻重缓急，分阴分阳而服药，或胶醋熨散，或膏药涂贴，如外科常法治之。

骑竹马灸法（《备急灸法·诸发等证》）

【思考题】

1. 闻人耆年的急症用灸学说可治疗哪些病证？
2. 骑竹马灸法如何操作？
3. 闻人耆年的学术思想有哪些？

第八节　席弘（陈会、刘瑾）

席弘（约生活在 1100 年），或名宏、宏达，字宏远，号梓桑君，后名横，宋元时期针灸家，席弘针灸学派创始人，江西临川席坊（今属江西省抚州市）人。先世为明堂之官，至席弘，随宋高宗南渡，徙居江西，其后代即以针灸相传。高武《针灸聚英》说其为"江西人，家世以针灸相传者"。他的著作有《席横家针灸书》，已佚。据《神应经》的传宗图记载，席氏家传针灸十二代，由宋到明，历久不衰，其十二代是：席宏达（一世）→席灵阳（二世）→席玄虚（三世）→席洞玄（四世）→席松隐（五世）→席云谷（六世）→席素轩（七世）→席雪轩（八世）→席秋轩（九世，字华叔）→席顺轩（十世，字仁卿，秋轩长子）→席肖轩（十世，讳友欲，字信卿，秋轩次子）→席天章（十一世，肖轩次子）→席伯珍（十二世，顺轩三孙）。

陈会，字善同，号宏纲，江西丰城人。《神应经》朱权序云："独宏纲乃遇信卿席真人所授之术"，可知席弘十世孙席信卿还把针灸术传给了陈会。陈会又授徒 24 人，其门徒扩大到广东、安徽、四川等地。据《四库全书总目提要》卷一百五谓其"嫡传者二人，一曰康叔达，一即瑾也"，乃朱权序中所说的刘瑾，"独刘瑾得其指下之秘，故能继宏纲之术而无坠也"。刘瑾（字永怀，号恒庵），江西南昌人，颇受当时受封在南昌的明代宁献王朱权赏识。可见，席氏门徒众多，遍及江西各地，形成了我国历史上较大的地区针灸派系。

《神应经》即是朱权命刘瑾在陈会所传《广爱书》的基础上，取其切用者改编校正后更名于 1425 年写成的，并为其作序。此书初刊本于 1437 年（日本文明五年）传至日本，日本僧人携至朝鲜，次年在朝鲜重刊，目前较为广泛流传的本子即源于此。此外，尚有《广爱书括》，刘瑾也有《神应秘要》等异名。

关于席弘学派的学术思想，可从现存的《席弘赋》《补泻雪心歌》《天元太乙歌》，特别是《神应经》中反映出来。《神应经》大量记述了颇具特色的针灸选穴配穴处方及补泻手法理论，表明了该学派穴法手法并重的观点。

一、行针审穴说

《席弘赋》载："凡欲行针须审穴。"《神应经》中所谓审穴，主要是针对穴位部位、取法及其针刺深度、艾灸壮数、针灸宜忌等的审察而言。如"百穴法歌""穴法图"共述及 100 多个穴位，尤以常用五输穴居多，其"灸四花穴法"，也是专论取四花穴的方法。此外，穴法还包括临床处方选穴配穴。如《席弘赋》即论述了 50 多种病证的用穴，其中腹痛用内关、公孙为后世所效法，大便秘涩用大敦，咽喉急闭用百会、太冲、照海、阴交，经验独特。又如《针灸聚英》转录的"天元太乙歌"，高武谓来自《神应经》，此歌内容多与《席弘赋》雷同，但也增加了一些内容，谓"先师秘传神应经，太乙通灵法最灵……凡用行针先得诀，席弘玄妙分明说"。说明系席氏所传，足以体现他的穴法思想。

《神应经》的处方选穴配穴内容很丰富，全书将各科疾患分为23个大类，详述了诸风、伤寒、痰喘咳嗽、诸般积聚、腹痛胀满、心脾胃、心邪癫狂、霍乱、疟疾、肿胀（附红疸、黄疸）、汗、痹厥、肠痔大便、阴疝小便、头面、咽喉、耳目、鼻口、胸背胁、手足腰腋、妇人、小儿、疮毒等门共540多种病证的治法处方，从其处方用穴，可看出有如下特点：①每个病证用穴一般1～10个，少数为1穴，多数为4～6穴，极少数用到10余穴；②用穴范围不广，多局限于十四经的100多个穴位，且又多是五输穴；③很少用到经外奇穴，仅在"咽喉"一节，述及咽喉肿痛、闭塞、水粒不下时，提到刺大指背甲根后"排刺三针"。

二、"补泻迎随"说

《席弘赋》说："要明补泻迎随诀。"《神应经·疮毒门》记述"瘰疬"取少海，同时提及手法操作，都表明席氏重视手法。

朱权曾高度评价席氏"补泻折量之法，其口诀指下之妙"。实际上，《神应经》所述"补泻迎随诀"（后经明代杨继洲辑入他的《针灸大成》一书，并名之曰"神应经补泻"），是一种复式补泻法，有如下特点。

1. 泻法随咳嗽进出针，补法在吸气时转针或出针。

2. 针患者左侧，用右手大指食指持针；针患者右侧，用左手大指食指持针，补泻皆同。

3. 泻法进针后大指向前，食指向后捻转；补法进针后食指向前，大指向后捻转。

4. 泻法捻针时轻提，补法捻针时深入1～2分。

5. 搓针次数，补泻均为三下，泻用食指，补用大指，谓之"三飞"。

6. 泻法搓后轻提（退）针，再左或右转，谓之"三飞一退"；补法搓后再深入1～2分，针尖向左或向右，谓之"一进三飞"。

7. 泻法仅有针下沉紧感即可，补法还要求针下有热感。

8. 补法要求入针捻转后用指轻弹针三次，出针后按穴，泻法则不必。

9. 补泻均按上法行针五六次，然后拔针。

10. 以上均为针刺除任督脉以外的补泻法。其头面躯干中线的补泻，则按男女阴阳不同施行左或右转。

此外，席氏补泻理论在《席弘赋》及《针灸聚英》的"补泻雪心歌"中也有所记述。

三、平补平泻说

关于补泻手法的具体临床应用，《神应经》有独特之处，认为在多数情况下宜先泻后补，并名之曰"平补平泻"，所谓"凡人有疾，皆邪气所凑，虽病人瘦弱，不可专行补法。经曰：邪之所凑，其气必虚。如患赤目等疾，明见其为邪热所致，可专行泻法，其余诸疾，只宜平补平泻，须先泻后补，谓之先泻其邪，后补真气，此乃先师不传之秘诀也。"

故在《手足腰腋门》论述"两手拘挛，偏风瘾疹"时，取曲池等穴，先泻后补；在《头面门》论述"头痛项强、重不能举、脊反折不能反顾"时，"先泻后补风府"，都注明了用"先泻后补"法。对于有些病，还认为可"不补不泻"，如《胸背胁门》载治"胸满血膨有积块、霍乱肠鸣、善噫"取期门时，注明"向外刺二寸，不补不泻"。

四、席氏的学术传承与影响

席氏不仅重针法补泻，其对灸法也较为推崇，在《席弘赋》中就有"小儿脱肛患多时，先灸百会次鸠尾"和"噎不住时气海灸，定泻一时立便瘥"两条明确的灸法使用记载。在《神应经·穴法图》中更是明确规定了各穴的灸治壮数。在《神应经·灸四花穴法》亦载"灸两穴各百壮，三次共六穴。取火日灸之，惟用三月三日艾最佳"；对灸疗的时间也有所规定。另外，《神应经》中所载的处方，亦有不少都注明艾灸壮数，且有时涉及用补用泻，说明席氏针灸并重。

这一学派在临证中不拘泥一种方法，既重穴法，又重手法，提倡针灸并重。其穴法特点是多用十四经穴及五输穴，手法特点是对补泻时捻转提插及针感的重视。其中平补平泻之说，更是进一步发展了针刺补泻理论，在临床中具有一定参考价值。古代穴法、手法两大学说，是针灸医学的两大重要课题，确与临床疗效密切相关。然而其中仍存在许多密码有待破解，值得用现代科研实践进行探讨。特别是对两者的作用机理及其特异性与规律性的研究，尤为重要。

席氏的"行针审穴"说，后世医家对此十分重视。周楣声重订的祖传《金针梅花诗抄》中指出："欲放矢，必中的，穴者针之的也。选穴既定，必须确定穴之所在，取穴能准，效果自增。"又如现代金针王乐亭主张"勿失其经，也勿失其穴"，对于取穴要求非常严格，力求准确。临证取穴，进针一丝不苟，按循按、指切、进针三个步骤进行。即按照腧穴的定位，沿经络循行的方向反复抚摩肌肤，揉按肌肉关节，使之经络舒展；再按骨度折量法测定，并注意用局部的自然标志来定穴。当部位确定后以左手拇指指甲于腧穴的正中掐一"十"字，交叉的中心正对腧穴的中心，然后用手轻轻按压，一般均有酸胀感；双手配合进针，重视左手的配合作用，以求持针稳妥，刺穴准确，不发生左右摇摆或上下移位，并能减轻患者的疼痛。曾有人对王乐亭指切确定的穴位，用 57－16 型电阻测量仪（峰电压 80mV）反复进行垂直线扫描测定，当探头到达经穴时，仪器均显示其与非经穴部位差约 60mV，这就证明了他取穴之精确和所测穴位有明显的低电阻特性。

后世补泻手法名称很多，主要根据进出针的快慢深浅、捻转的方向、进退针的次数等，再结合呼吸和出针后揉按穴及针后产生热与凉的感觉而分为补法和泻法。《神应经》创造了插提、捻转、动摇三者相结合的催气手法，目前应用最广，很多复式手法都是在此基础上结合医家各自体会而产生的。如 2002 年人民卫生出版社出版的《管氏针灸经验集》26 页载管氏初级补泻手法：补法是乘病人呼气时进针；入皮后，缓慢分几度捻进；进针时，着力在针尖，插的手法多，提的手法少；捻针时，拇指向前用力重而急，拇指向后用力轻而缓，针感缓和而感应较小；留针时间短或不留针；乘病人吸气出针，出针时快而轻，出针后揉按针孔。泻法则反之。再看其他现代临床报道，1982 年 5 月由原辽宁中医学院、中华全国中医学会辽宁分会编写的《中国针刺手法选编》第 80 页载，用针刺热补手法和平补平泻手法对经闭治疗观察：其中热补手法组 43 例，治愈 37 例，占 86.05%，无效 6 例，占 13.95%；平补平泻手法组 40 例，治愈 29 例，占 72.5%，无效 11 例，占 27.5%。两组疗效比较热补手法组较平补平泻手法组为优，经统计学处理差异非常显著（$P < 0.001$）。证明不同针刺手法对同一疾病的疗效存在差异。

席弘针派是我国针灸学史上的一大流派，其始于南宋初期，以席弘为宗，经历时间长，传播广，在针灸史上有着重要的地位，对整个针灸学的发展起到了积极的推动作用。明代徐凤《针灸大全》转载有"席弘赋"，高武《针灸聚英》有"天元太乙歌"，《针灸聚英》和《针灸大成》中还载有一篇"补泻雪心歌"，说明《神应经》在明代影响很大。

【阅读文选】

凡欲行针须审穴，要明补泻迎随诀，胸背左右不相同，呼吸阴阳男女别。气刺两乳求太渊，未应之时泻列缺。列缺头疼及偏正，重泻太渊无不应。耳聋气痞听会针，迎香穴泻功如神。谁知天突治喉风，虚喘须寻三里中。手连肩脊痛难忍，合谷针时要太冲。曲池两手不如意，合谷下针宜仔细。心疼手颤少海间，若要除根觅阴市。但患伤寒两耳聋，金门听会疾如风。五般肘痛寻尺泽，太渊针后却收功。手足上下针三里，食癖气块凭此取。若下涌泉人不死，胃中有积刺璇玑，三里功多人不知。鸠尾能治五般痫，大杼若连长强寻，小肠气痛即行针。委中专治腰间痛，脚膝肿时寻至阴。阴陵泉治心胸满，针到承山思饮食。气滞腰疼不能立，横骨大都宜救急，气海专能治五淋，更针三里随呼吸。期门穴主伤寒患，六日过经犹未汗，但向乳根二肋间，又治妇人生产难，耳内蝉鸣腰欲折，膝下明存三里穴，若能补泻五会间，且莫逢人容易说。睛明治眼未效时，合谷光明安可缺。人中治痫功最高，十三鬼穴不须饶。水肿水分兼气海，皮内随针气自消。冷嗽先宜补合谷，却须针泻三阴交。牙疼腰痛并咽痹，二间阳溪疾怎逃。更有三间肾俞妙，善除肩背浮风劳。若针肩井须三里，不刺之时气未调。最是阳陵泉一穴，膝间疼痛用针烧。委中腰痛脚挛急，取得其经血自调。脚痛膝肿针三里，悬钟二陵三阴交。更向太冲须引气，指头麻木自轻飘。转筋目眩针鱼腹，承山昆仑立便消。肚疼须是公孙妙，内关相应必然瘳。冷风冷痹疾难愈，环跳腰间针与烧。风府风池寻得到，伤寒百病一时消。阳明二日寻风府，呕吐还须上脘疗。妇人心痛心俞穴，男子疝癖三里高。小便不禁关元好，大便闭涩大敦烧。腕骨腿疼三里泻，复溜气滞便离腰。从来风府最难针，却用工夫度浅深，倘若膀胱气未散，更宜三里穴中寻。

席弘赋（《针灸大全》）

【思考题】

1. 你是怎样认识先泻后补的？
2. 席弘针派的传承如何？其主要著作有哪些？
3. 席弘针派的补泻手法有何特点？

第九节　刘完素

刘完素（1110—1200年），字守真，自号通玄处士，金元四大家之一，河间人，因此后人又称他为"刘河间"。刘氏生活于宋朝南迁、战争极为频繁的时期。他所处的北方为战争重地，饥荒连绵，热性疾病流行。当时《太平惠民和剂局方》盛行，用药多偏温燥。刘完素通过钻研以《内经》为指导的五运六气学说，对火热病证进行了深入的研究，提出"六气皆从火化""五志过极皆能化火"等具有独特见解的火热论。刘完素运用《内经》"火郁发之"的治则，将火郁证分为在表在里，治疗为解其郁热、健其脾胃、养其阴血。解其郁热是治标，而健脾和胃、养阴补血则是治本。治方处药具有祛邪而不伤正、扶正而不助邪之特点，流传至今的传世名方防风通圣散充分体现了刘完素治疗热性病的学术思想。

他的著作有《素问玄机原病式》《素问病机气宜保命集》《宣明方论》《三消论》《伤寒医鉴》《伤寒标本心法类萃》《伤寒直格》《伤寒心镜》等书。《素问病机气宜保命集》载述了他的针灸理论与临床经验。其贡献如下。

一、"灸刺须分经络"说

刘氏研究《内经》达30年之久，正像他在《素问病机气宜保命集》（以下引文均出自本书，书名略去）自序中说的，对于《内经》中的经络学说"大有开悟"，从而对经络辨证颇有研究并有所发挥。对中风、疟疾、疮疡、瘰疬等十余种病证都强调用经络理论进行辨证施治。"灸刺须分经络"说便是具体的体现。如《疮疡论第二十六》曰："凡疮疡可灸刺者，须分经络部分，血气多少，腧穴远近。"并根据病变部位，确定属何经，用何穴，"若从背而出，当从太阳五穴，随证选用，或刺或灸，泄其邪气。凡太阳多血少气，至阴、通谷、束骨、昆仑、委中"。即疮疡生于背部者，是太阳经虚，当取太阳经五输穴治疗；生于口面部者，是阳明经虚，当取阳明经五输穴治疗；生于鬓发处者，是少阳经虚，当取少阳经五输穴治疗；生于后脑者，是督脉经虚，当取髓会绝骨穴治疗。他明确指出根据疮疡的不同部位，分属不同经脉，及经脉气血之多少，来辨证论治和循经取穴。

刘氏受张仲景《伤寒杂病论》辨证论治学说的影响，把《内经》的经络理论与之结合，综合运用，灵活地指导临床实践。在《中风论第十》中就对六经主证和鉴别要点及其针治法做了论述，"必先审六经之候"，即中风外有六经之形证，根据六经证候进行辨证论治。如"中风无汗恶寒……宜针太阳至阴出血，（并刺）昆仑、阳跷。中风有汗恶风……宜针风府。以上二证，皆太阳经中风也。中风有汗身热，不恶风……宜针陷谷，刺厉兑……阳明经中风也。中风无汗身凉……宜刺隐白穴，去太阴之贼也，此一证太阴经中风也。中风有汗无热……宜针太溪，此证少阴经中风也。中风六证混淆，系之于少阳、厥阴，或肢节挛痛，或麻木不仁……今各分经疗治，又分经针刺法。厥阴之井大敦，刺以通其经，少阳之经绝骨，灸以引其热"，否则，"不审六经之加减，虽治之不能去其邪也"。刘氏的六经分证法是继《内经》《伤寒论》之后，比较有特点的分证方法。

刘氏对瘰疬也强调辨经施治。《瘰疬论第二十七》曰："夫瘰疬者，《经》所谓结核是也……手足少阳主之，此经多气少血……如瘰疬生去别经，临时于铜人内，随其经络部分对证之穴灸之。"《肿胀论第二十四》曰："各随其经络，分其内外，审其脉证而别之。"又卷下《大头论第三十》说："夫大头病者，是阳明邪热太甚，资实少阳相火而为之也。多在少阳，或在阳明，或传太阳。视其肿势在何部分，随经取之。"

"灸刺须分经络"，"对证之穴灸之"，"审其脉证而别之"，"随经取之"，其含义是一致的，都强调了按经络进行辨证施治。

二、"八关大刺""热宜砭射"说

"八关"即手背指缝上八个穴位，与《奇效良方》载八邪穴位于各指本节之间者有异。刘氏倡导火热论，凡火热之证，除用寒凉药物外，多用泻血法治之。他根据《内经》中"刺十指间出血"说，提出了"八关大刺""热宜砭射"说。如《药略第三十二》曰"大烦热昼夜不息，刺十指间出血，谓之八关大刺"；"目疾睛痛欲出者大刺八关"；"热无度不可止，刺陷谷穴出血"。《疮疡论第二十六》曰："邪气内蓄则肿热，宜砭射之也……气胜血聚者，宜石而泄之也。"可见，八关大刺、砭射放血具有泻热祛邪的作用。

刘氏还较多地运用放血法，如《中风论第十》说："中风无汗恶寒……宜针太阳至阴出血。"《药略第三十二》曰："腰痛不可忍，针昆仑及刺委中出血。""百节疼痛，实无所知，三棱针刺绝骨出血。"《疮疡论第二十六》曰："金丝疮……经所谓丹毒是也……法当于疮头截经而刺之以出血。"

刘氏放血治疗的适应证有五：一是高热不退，以八关大刺（刺十宣出血），退热效果明显。二是目疾口唇痛，此证多为风热上攻、玄府闭塞所致，通过大刺八关，达到祛风清热、开达玄府的目的。三是疮疡、红丝疔一类皮肤病，表现为皮肤红肿热痛，针刺以泻血除热。四是太阳伤寒证，表现为身热无汗恶寒，针太阳至阴出血。《内经》有"血汗同源"之说，至阴穴又是足太阳膀胱经井穴，中风无汗，刺之出血，以泻太阳之邪郁，达到发汗的目的。五是对邪阻血脉、经气不通引起的腰痛及百节疼痛等病证，用砭射放血法疗效显著。

三、"灸引其热"说

刘氏主张热证用灸，提出"灸引其热"说，认为灸法有"引邪外出"和"引热下行"的作用。实热证，一般用"引热外出"法。如《疮疡论第二十六》曰："凡疮疡已觉微漫肿硬，皮血不变色，脉沉不痛者，当灸之，引邪气出而方止。"由于刘氏认为"疮疡者，火之属"，故"引邪气出"，当指火热之邪而言。

寒热格拒证可用"引热下行"法，如《心痛论第二十》说："有热厥心痛者，身热足寒，痛甚则烦躁而吐，额自汗出，知为热也，其脉洪大，当灸太溪及昆仑……引热下行。"此上有阳热、下有阴寒的阳热上扰证，用足部穴位治疗，灸之可引阳热下移，以去阴寒，使阴阳交通，格拒解除。

四、刘氏的学术传承与影响

刘氏重用五输穴，其中更注重井穴与原穴的应用。如《药略》云："眼大眦痛，刺手太阳井穴少泽；小眦痛，刺足少阳井穴关冲；阴头中痛不可忍者，卒疝也，妇人阴中痛，皆刺足厥阴井大敦穴。"又如"血不止，鼻衄，大小便皆血，血崩，当刺足太阴井隐白"；"喉闭，刺少阳手足井，并刺少商及足太阴井"。这是刘氏根据《素问·缪刺论》所作的发挥。

在原穴应用上，《药略》载："腰痛，身之前，足阳明原穴冲阳，身之后，足太阳原穴京骨，身之侧，足少阳原穴丘墟。"又曰："心痛，脉沉，肾经原穴；弦，肝经原穴；涩，肺经原穴；浮，心经原穴；缓，脾经原穴。"根据一个病证的不同表现，判断其所属经脉与应用该经原穴治疗的方法，是刘氏根据《灵枢》《难经》有关论述发展而来的学说，元代王海藏沿用此法，称"拔原法"。

刘完素重视经络辨证，在火热论学术思想指导下，针用八关大刺、灸用引泄热邪的方法，达到降火滋水的目的；刘氏的"八关大刺""热宜砭射"说，对后世影响较大，如张景岳也认为此法可用于治目痛，《景岳全书》云："八关大刺，治眼痛欲出不可忍者，须刺食指缝中出血，愈。"在选取穴位时，较多运用五输穴作为治疗的主要穴位，对井荥输原穴位尤为重视。因为五行属性中，井属木，荥属火，输属土，原与三焦原气密切相关（阴经以输代原），而木土与火为母子相生的关系，有较好的清热泻火作用，这种使用穴位的方法与刘氏的学术思想是一致的。

关于热证用灸，1986年砀山县人民医院传染科分组治疗流行性出血热106例，观察结果如下：①各组发热期疗效比较（以入院病人体温在38℃以上者作为观察对象）：西医组、中西医结合组、灸法组病例分别为33、19、21例；发热总天数分别为117、65、51天；平均退热天数分别为3.55、3.42、2.43天。西医组与中西医结合组退热疗效相近（$P>0.05$），灸法组与西医组退热天数比较$P<0.05$，表明灸法退热疗效优于前两组。②各组升压抗休克疗效比较（择血压在70～90mmHg/40～60mmHg者观察）：西医组、中西医结合组、灸法组病例分别为11、16、16

例；升压平均天数分别为 3.18、2.44、2.06 天。统计分析表明，灸法组升压至正常血压天数最少，与西医组比较 $P < 0.05$；中西医结合组也比单纯西医组时间短。③各组对少尿期疗效比较：西医组、中西医结合组、灸法组病例分别为 27、28、23 例，平均天数分别为 3.22、2.04、1.99 天。统计处理表明，灸法组和中西医结合组对少尿的疗效，明显优于西医组（$P < 0.01$）；而灸法组与中西医结合组之间比较 $P > 0.05$，表明这两组疗效相近。④各组尿蛋白转阴时间比较：西医组、中西医结合组、灸法组病例分别为 38、32、32 例，平均天数分别为 8.05、6.56、6.34 天。统计处理表明，灸法组和中西医结合组尿蛋白转阴天数均少于西医组（$P < 0.05$），而这两组之间差异不显著（$P > 0.05$）。综合各组对本病退热、抗休克和防治肾功能损害等多方面比较，结果证明灸法和中西医结合治疗优于西医治疗。流行性出血热属于中医温病的范畴，其性质为温热，上述报道大胆采用灸法治疗，并取得较好的疗效，从而证明了刘氏"灸引其热"说的实用价值和意义。

【阅读文选】

心痛，脉沉，肾经原穴；弦，肝经原穴；涩，肺经原穴；浮，心经原穴；缓，脾经原穴。腰痛，身之前足阳明原穴。（冲阳）身之后足太阳原穴。（京骨）身之侧足少阳原穴。（丘墟）针之最要。两胁痛，针少阳经丘墟。心痛，针少阴经太溪涌泉，及足厥阴原穴。腰痛不可忍，针昆仑及刺委中出血。太阳喘满痰实、口中如胶，针太溪穴。哕呕无度，针手厥阴大陵穴。头痛不可忍，针足厥阴太阳经原穴。热无度不可止，刺陷骨穴出血。骨热不可治、前板齿干燥，当灸骨会、大椎。小腹疝痛，当刺厥阴肝经太冲穴。血不止、鼻衄、大小便皆血、血崩，当刺足太阴井隐白。喉闭，刺少阳手足井，并刺少商，及足太阴井。大烦热、昼夜不息，刺十指间出血。谓之八关大刺。目疾睛痛欲出赤，大刺八关。百节疼痛，实无所知，三棱针刺绝骨出血。

药略（《素问病机气宜保命集》）

【思考题】

1. 刘完素的针灸学术思想有哪些？
2. 刘完素应用刺络放血的特色是什么？
3. 刘完素在临床上是如何应用经络辨证施治的？

第十节　张元素

张元素（1151—1234 年），字洁古，易州（今河北省易县）人，著名医学家，易水学派创始人，《金史》记载："八岁试童子举，二十七岁试经义进士，犯庙讳下弟，乃去学医，无所知名。"张氏刻苦研读《内经》《难经》《伤寒论》《中藏经》《小儿药证直诀》等典籍，著有《珍珠囊》《医学启源》《洁古本草》《洁古家珍》《医方》《药注难经》《洁古注叔和脉诀》《产育保生方》《脏腑标本寒热虚实用药式》等，其所著医书大部分佚失，只有《医学启源》《脏腑标本寒热虚实用药式》《珍珠囊》比较完整地保存下来，其存得益于弟子李东垣、王好古、张璧等，散见于他们的著作中，其中以"洁古老人云""易老谓"等形式记载的均是元素的学术见解。张元素丰富发展了脏腑辨证学说，创立了制方大法与药物升降浮沉说，发明了药物归经及引经报使说，对后世中医学术的发展有较大的影响。

张氏的针灸著作仅在杜思敬的《济生拔粹》中查见，其针灸学说源于《内经》，特别是运用、发挥《内经》热病五十九刺、五输穴治疗伤寒热病及其取十二井穴"大接经"治中风的学说，对后世医家影响深远。张璧继承父业，在针灸学术上与其父相辅相成，因而形成了历史上著名的"洁古云岐针法"。

一、伤寒取五输说

《济生拔粹·云岐子论经络迎随补泻法》的前半部分，记载了张氏有关伤寒的针灸补泻、取穴治法内容，除了引用《内经》对伤寒热病刺井、荥、原三类腧穴，及《伤寒论》中如太阳病刺风府、风池，热入血室刺期门等治法外，还做了较多的补充和发挥，其中以井、原穴治疗伤寒结胸、头痛、腹痛等证，较前人有所不同。现将其所述归纳于下（表6-1）。

表6-1　伤寒分经治疗表

脉证		选用经络或穴位	备注
伤寒结胸痞气	胸中结痞	刺泻足少阴、手厥阴井、原穴	或加上、中、下脘
	心中结痞	刺泻足太阴、手少阴井、原穴	
	胃中结痞	刺泻足厥阴、手太阴井、原穴	
伤寒三阳头痛	太阳脉浮	刺手足太阳：腕骨、京骨	
	阳明脉浮长	刺手足阳明：合谷、冲阳	
	少阳脉浮弦	刺手足少阳：阳池、丘墟，并刺风池、风府	
伤寒三阴腹痛	脉弦	刺足厥阴、手太阴：太冲、太渊、大陵	
	脉沉	刺足少阴、手厥阴：太溪、大陵	
	脉细沉	刺足太阴、手少阴：太白、三阴交、神门	
伤寒少阴病脉欲绝		灸足少阴原穴太溪	
伤寒阴毒证		灸气海、关元	
热病汗不出		手阳明　　商阳、合谷	通用荥穴
		手太阳　　腕骨、阳谷	
		足少阳　　侠溪	
		足阳明　　厉兑	
		手厥阴　　劳宫	

从表中可看出：①伤寒热病辨证施治，同样以经络理论为核心，必须遵循按经取穴原则。②张氏多用井穴及原穴，发热证加荥穴。究其原因，是因为井穴有通经透邪作用，可主治一切急性疾病；荥主身热，各经热病初起，均可取之；原穴对本经虚实病证都有调治作用。在治疗原则上，张氏的学说与经典著作、前代医家学说并不矛盾，在具体治疗方法上则能发前人所未发，补前人之不足。其中有关"结胸痞气与三阴腹痛"的取穴配伍中，手足三阴经的配合应用是足少阴配手厥阴、足太阴配手少阴、足厥阴配手太阴，突出了十二经脉循环流注的规律，是"经络迎随补泻"学说的体现。

在治疗伤寒诸证时，张氏采用灸特定穴的方法进行治疗。如"辨伤寒药附针灸法"中"伤寒经与里合之证，灸太溪穴"；"灸少阴原救脉法"篇中"阴毒伤寒，体沉四肢俱重，腹痛脉微迟，当灸气海或关元"；烦满囊缩灸阳陵泉；头热如火、足冷如冰灸阳辅；风痰头痛灸侠溪等。

二、大接经刺法

所谓大接经，即针刺十二井穴以沟通十二经脉的气血，使十二经脉的气血能阴阳交接正常地流行。《卫生宝鉴·中风刺法》称这种方法主要用于治疗中风病，分从阳引阴和从阴引阳两个方面。从阳引阴的穴位依次是至阴、涌泉、中冲、关冲、足窍阴、大敦、少商、商阳、厉兑、隐白、少冲、少泽，此法适用于阴病在阳证；从阴引阳的穴位依次是少商、商阳、厉兑、隐白、少冲、少泽、至阴、涌泉、中冲、关冲、足窍阴、大敦，此法适用于阳病在阴证。

《素问·阴阳离合论》记载三阴三阳的"开、阖、枢"理论，三阳经以太阳为开，三阴经以太阴为开。太阳、太阴均开，故从阳引阴的穴位从太阳经开始取穴，治疗阴病在阳证，取太阳之开，使阳气外出，阴气内入，阳气升达，阴气下降；从阴引阳的穴位从太阴开始，治疗阳病在阴证，取太阴之开，使阴气外出，阳气内入，阴气上升，阳气下降，从而调节阴阳的升降出入，沟通十二经脉的气血，达到疏通经络、平衡阴阳的作用。

张元素对某些疼痛性疾病、发热以及伤寒阴证的治疗多采取特定穴刺血疗法或灸法。"洁古刺痛诸法"实际上源出于刘完素的《素问病机气宜保命集》，篇中多次提到特定穴刺血治疗痛证之法。如"腰痛，昆仑及委中出血"；"百节疼痛，实无所知，三棱刺绝骨出血"；"大烦热不止，昼夜无度，刺十指间出血，谓之八关大刺"等。

三、张氏的学术传承与影响

张元素和刘完素大抵是同一时期的人，《金史·方伎传》记载："河间刘完素病伤寒八日，头痛脉紧，呕逆不食，不知所为。元素往候，完素面壁不顾。元素曰：'何见待之卑为此哉？'既为诊脉，谓之曰：'脉病云云。'曰：'然。'元素曰：'子误矣，其味性寒，下降走太阴，阳亡，汗不能出。今脉如此，当服某药则效矣！'完素大服，如其言遂愈，元素自此显名。"刘完素病愈后，对其大加赞赏及推崇，威望遍及燕赵。

张氏治疗脏腑病证时善取原穴，称这种方法为"拔原法"。"经络取原法"中记载："本经原穴者，无经络逆从、子母补泻。凡刺原穴，诊见动作来，应手而纳针，吸则得气，无令出针，停而久留，气尽乃出。此拔原之法也。"其入室弟子王海藏则曰："凡此十二原穴，非泻子补母之法，虚实通用，故五脏六腑有病，皆取其原是也。"可见张氏运用该法时不讲究虚实补泻，凡五脏六腑之病，均取十二经原穴，得气后久留针。如"洁古刺诸痛法"中"两胁痛，少阳丘墟"，"头痛，手足太阳原穴"等。张氏经络取原法对后世医家影响较大，《针灸大成》《针方六集》等医书中原穴下注有"虚实皆拔之"字样，是明显受张氏"取原说"的影响。

张氏的针灸学说对后世有很大的影响，首先是对他的弟子王好古的影响。其次是在其再传弟子罗天益的《卫生宝鉴》一书中所述医案也多，如卷八"风中脏治验"载用"大接经"治中风一案："真定府临济寺赵僧判，于至元庚辰八月间患中风。半身不遂，精神昏愦，面红颊赤，耳聋鼻塞，语言不出，诊其两手六脉弦数。尝记洁古有云：中脏者多滞九窍，中腑者多著四肢。今语言不出，耳聋鼻塞，精神昏愦，则中脏也。半身不遂，是中腑也。此脏腑俱受病邪。先以三化汤一两……又刺十二经之井穴，以接经络。翌日……能行步。"

张元素对各家学说有继承、有发扬，创立了易水流派。元代思想家刘骃序曰："近世医有易州张氏学，于其书虽无可考，然自汉而下，则唯以张机、王叔和、孙思邈、钱乙为得其传。"李时珍在《本草纲目·序例》曾说他"大扬医理，《灵》《素》之下，一人而已"。元人杜思敬亦谓："洁古之书，其言理性，不尚幸功，圆融变化，不滞一隅，开阖抑扬，所趣中会，其言要以扶护元气为主，谓类王道，良有以也。"其中的大接经法、经络取原法、伤寒重用井原说对后世影响较大，在其弟子王好古、罗天益等的医书中多有载述。上述大接经法目前被广泛应用于中风等脑血管疾病的临床治疗中，并取得较好的疗效。

【思考题】

1. 张元素的学术思想是什么?
2. 张元素对针灸学术发展有哪些贡献?

第十一节　张从正

张从正 (1156—1228 年),字子和,号戴人,睢州考城 (今河南省兰考县) 人,金代著名医学家。他从小就苦读经史,酷爱医学,曾得刘从益传授,后又随姜仲安学针灸之术。于兴定年间 (1217 ~ 1221 年),被召补为太医,不久辞去。《归潜志》云:"后召入太医院,旋告去。"时与麻知几、常仲明等人切磋医理,集素日临床治验及所著医论,辑成《儒门事亲》一书,共 15 卷,其见解独特,内容广泛,论述精辟,除记载药物治病外,尚有针灸、砭射、熏洗、熨烙、按摩、导引、气功等治疗方法。尤娴于刺络泻血法,突出体现了他"攻破""祛邪"思想在针灸学中的运用。其学术贡献如下。

一、刺络泻血,祛邪安正

宋元时期,我国医疗技术逐渐提高,学术思想十分活跃,当时医界习尚温补,一般医生对补法多有误解,张从正补偏救弊,认为:"夫病之一物,非人身素有之也,或自外而入,或由内而生,皆邪气也。邪气加诸身,速攻之可也,速去之可也,揽而留之何也?"故力主祛邪扶正,倡"邪去正安"说,他在临床上擅长汗、吐、下三法,在针灸施术上体现为刺络泻血法。

张氏汗、吐、下三法的内容是极其广泛的,他说:"引涎、漉涎、嚏气、追泪,凡上行者皆吐法也;灸、蒸、熏、泄、洗、熨、烙、针刺、砭射、导引、按摩,凡解表者皆汗法也;催生下乳、磨积逐水、破经泄气,凡下行者皆下法也。"他十分重视针灸在祛邪中的作用。《儒门事亲》所载医案中,有 28 例与针灸有关。他明确指出:"岂知针之理,即所谓药之理。"不少疑难危症,张氏常用刺络泻血而取效,他说:"出血之与发汗,名虽异而实同。"认为泻血除热,攻邪最捷。

张从正刺络泻血的学说,是继承《灵枢·九针十二原》"菀陈则除之"的治则发展而来的。《素问·针解》也提出:"菀陈则除之者,去恶血也。"故历代医家将泻血作为祛邪的一大治法,如唐代秦鸣鹤为高宗刺百会、脑户出血治风毒上攻、头目昏眩;刘河间主张寒凉清火,创"八关大刺"泻热,都长于放血疗法。张氏师承河间之术,进一步发展了此法,取得了较大的成就。

张从正这一学术思想与他亲身体验是分不开的,他曾患目赤病,"或肿或翳,作无止时……羞明隐涩,肿痛不已。眼科姜仲安云:宜上星至百会,速以铍针刺四五十刺,攒竹穴、丝竹空穴上兼眉际一十刺,及鼻两孔内,以草茎弹之出血……来日愈大半,三日平复如故"。对此,张氏启发颇深,对不少实热目疾采用此法,每每取效。他感慨地说:"学医半世,尚缺此法,不学可乎?"这里说明了张氏重视放血疗法的缘故。

二、气血宜辨多少,泻络当重"三多"

张氏十分重视经络理论,指出:"治病当先识其经络。"尤其是用十二经气血的多少来指导刺络放血法,他认为:"血出者宜太阳、阳明,盖此二经血多故也。少阳一经不宜出血,血少故也。"血多之经刺之,能祛邪而不伤血,血少之经刺之,则使血受伤而正气不足,有助长邪气之虞;如他治疗一小儿面赤肿,两目不开,"以铍针刺轻砭之,除两目尖外,乱刺数十针,出血三次乃愈"。两目尖为少阳经所过，血少故不宜刺。又如"背疮初发……以针于肿焮处乱刺血出"，"一省掾，背项常有痤疖，愈而复生。戴人曰：'太阳血有余也。'先令涌泄之，次于委中以锑针出紫血，病更不复作也"。项背乃太阳经循行所过之处，太阳经有热，故疮痈痤疖在背项，张氏采用泻血去热邪的办法，使邪去正安。

张氏审证精详，胆识过人，在针灸临床实践中，形成了自己独特的泻络风格，即运用锑针多、放血部位多、出血量多。

《儒门事亲》中记载刺络放血的医案为19案，注明用针者有10案，占一半以上，其余9案，虽未说明用何种针具放血，但看来仍和锑针有关。锑针即《内经》所称九针之一的铍针，末端如剑锋而针体较宽，适用于祛除瘀阻之恶血。在具体操作上，方法很多，有直接用针刺出血的，如《儒门事亲·卷六》中，吕君玉之妻风搐反张案，即用针刺百会穴；也有将锑针磨尖刺局部的，如该书卷三的舌胀案、卷六的湿癣案即是；还有用锑针作刀使用，将病变部位的皮肤十字划破以治病的，如该书卷八胶瘤案；尚有先烧锑针，然后趁热刺患处的，如该书卷七背疽案等。其刺的力量或轻或重，刺的范围或宽或窄，用针间隔的天数或多或少，均据临床的具体情况而定。

张氏放血部位之多也很惊人，多者竟达百针以上，如治背疽，"以锑针烧疽晕，刺数百针"；治湿癣，"于癣上各刺百余针"；治背疮初发，"以锑针于肿焮处，循红晕周匝内，密刺三层"等。除了在病变部位上多点刺放血外，还用多穴位放血，如对目疾实热、红肿赤痛者，必刺神庭、上星、囟会、前顶、百会五穴放血，这种方法可达到"血之翳者，可使立退；痛者，可使立已；昧者，可使立明；肿者，可使立消"。此外，还有不定位的出血，如该书卷六目赤案，"刺其手中出血及头上鼻中皆出血，上下中外皆夺"。

《儒门事亲》中记载出血量用"盏""盃""升""斗"计量，亦有"大出血""其血出尽""血出如泉"等描述。如治疗一妇抽搐目眩、角弓反张，"以锑针刺百会穴，出血两盃愈"。治一妇人木舌胀，连刺三日，"计所出血，几至盈斗"。治一女孩背疽，"刺数百针，去血一斗，如此三次"。在刺出血时，一般不用止血法，而让血尽量外流，尤其是黑紫色的血，一定要让它流尽或血色变为正常为止。在张氏看来，体内恶血本为致病之邪，出血即泻邪，必使其出尽，方能邪去正安。

三、火热血实，法宜刺络

张氏能遵经旨不拘旧法，敢于实践，大胆创新。如《内经》治疗疟疾，是采用"先其发时如食顷而刺之"的方法，而张氏却能根据具体情况加以创新使用，如《儒门事亲·疟非脾寒及鬼神辨》记载："会陈下有病疟二年不愈者……正当发时，余刺其十指出血，血止而寒热立止。"因为此时的病情，是由于前医拘于疟疾即脾寒的观点，施用大剂温热药的结果，张氏认为内热猖盛，不去内热不能制疟，故选在发作时施术，足见其学而不泥、创新有据的精神。另外，《内经》病机十九条，原无具体治法，张氏根据临床实际，予以补充，如他说"诸风掉眩，皆属于肝……可刺大敦"，"诸痛疮疡，皆属于心……可刺少冲"，"诸湿肿满，皆属于脾……可刺隐白"，"诸气膹郁，皆属于肺……可刺少商"，"诸寒收引，皆属于肾……可刺涌泉"。用井穴通经泻邪，是张氏攻邪论的一大特点。

张氏娴于刺络放血，在施术时有明确的禁忌证，他认为刺络放血法主要是用于各种实热火证，而虚寒证则不宜使用，如他说："如人因闪肭膝髁肘腕大痛，医者不察，便用锑针出血，如未愈者，再三刺血，出血既多，遂成跛躄。《内经》曰：足得血而能步，血尽安得步哉？"又如："雀目不能夜视及内障，暴怒大忧之所致也，皆肝主目，血少，禁出血。"除此之外，张氏还举出了具体禁忌，在出血之后，应忌"兔、鸡、猪、狗、酒、醋、湿面、动风生冷等物及忧忿劳力等事"，这些方法都是遵循了《内经》有关"刺禁"的原则。

四、针刺临床案例

张氏不仅多用刺络泻血法，也根据患者疾病的虚实而采用针刺，如《儒门事亲·卷六·风形》中治抽搐："针其两手大指后中注穴，或刺手太阳后溪穴，病瘥。"又《儒门事亲·卷八·内积形》中论沉积疑胎："无用药治，病去其人，俟晴明，当未食时，以针泻三阴交，不再旬，块已没矣。"《儒门事亲·卷七·燥形》臂麻不便案中记载有"郾城梁贾人，年六十余……觉左手指麻，斯须半臂麻，又一臂麻，斯须头一半麻……从胁至足皆麻，大便二三日不通"，张氏乃命一涌、一泄、一汗，其麻立已；后以辛凉之剂调之，润燥之剂濡之，唯小指次指尚麻，子和用《灵枢》中鸡足法，针溪谷，向上卧针，三进三补，针毕，再将针向上提起，向下卧针，送入指间皆然，手热如火，其麻全去。张氏治疗此病用三进三引讫针内接之针刺手法，得"手热如火"之针感，颇似明代的"烧山火""进火补"等热补手法。

张子和在应用针灸时，常针药兼施，刺灸并重。如治疗洞泄寒中证，"先灸水分穴一百壮，次服桂苓甘露散"。治疗风搐反张时，"先涌风痰二三升，次以寒剂下十余行，又以钹针刺百会穴，出血二杯"。《儒门事亲·卷五》治冻疮案，"蒜泥作饼，按疮而大小贴之，艾条不计壮数，饼干再换再灸，直至疮痂作痒"。

一般认为头部诸穴忌灸，而张氏在治疗口眼㖞斜时，能够提纲挈领，不落俗套，另辟蹊径，屡起沉疴。如治疗"目之斜，灸以承泣；口之歪，灸以地仓，俱效。苟不效者，当灸人迎"，体现了张氏所倡导的"为医拘常禁，不能变通，非医者，非学者"的观点。

五、张氏的学术传承与影响

张子和刻苦钻研《内经》理论，重视实践，勤于学习和吸取前人经验，审证精详、不拘古法、当机立断、胆识过人是其治病特点，临床突出贡献是刺络放血，他偏于攻邪，认为泻血可扶正。他还阐述了经脉所过器官病、经脉气血多少之虚实病、经脉络属脏腑病，为经脉辨证论治提出了理论依据。

张从正刺络泻血学说对后世影响颇大。明代名医薛立斋根据张氏治喉痹放血的经验，治愈了不少喉痛证；著名针灸家杨继洲在《针灸大成》中专论刺络泻血的急救作用，认为"一切暴死恶候，不省人事"，须急以三棱针"刺手指十二井穴，当去恶血"，并称其法"乃起死回生妙诀"。清代傅山刺眉心出血治妇人产后血晕，叶天士刺委中出血治咽喉肿痛，郭志邃治"痧症"，可说都是张氏刺络泻血思想的发展。针刺放血在古代就已形成了流派，许多临床医家都有临床治验，张从正是其代表人物之一。

【阅读文选】

次岁，疟病大作，侯王官吏，上下皆病，轻者旬月，甚者弥年。夫富贵之人，劳心役智，不可骤用砒石大毒之药，止宜先以白虎汤加人参、小柴胡汤、五苓散之类，顿服立解。或不愈者，可服神佑丸减用神芎等。甚者可大、小承气汤下之，五七行，或十余行，峻泄夏月积热暑毒之气。此药虽泄而无损于脏腑，乃所以安脏腑也。次以桂苓甘露散、石膏知母汤、大小柴胡汤、人参柴胡饮子，量虚实加减而用之。此药皆能治寒热往来，日晡发作，与治伤寒，其法颇同。更不愈者，以常山散吐之，无不愈者。余尝用张长沙汗、下、吐三法，愈疟极多。大忌错作脾寒，用暴热之药治之。纵有愈者，后必发疮疽、下血之病，不死亦危。余自先世，授以医方，至于今日，五十余年，苟不谙练，岂敢如是决也！又尝观刺疟论五十九刺，一刺则衰，再刺则去，三刺则已。会陈下有病疟二年不愈者，止服温热之剂，渐至衰羸，命予药之。余见其羸，亦不敢便投寒凉之剂，乃取《内经·刺疟论》详之曰：诸疟不已，刺十指间出血。正当发时，余刺其十指出血，血止而寒热立止。咸骇其神，余非炫术。窃见晚学之人，不考诰典，谬说鬼疾，妄求符箓，祈祷辟匿，法外旁寻，以致病人迁延危殆。

疟非脾寒及鬼神辨（《儒门事亲》卷一）

【思考题】

1. 张从正放血疗法的特点是什么？
2. 张从正认为刺络泻血主要有什么作用？
3. 张从正对经脉辨证论治有哪些发挥？

第十二节 李 杲

李杲（1180—1251 年），字明之，晚年自号东垣老人，金代真定（今河北省正定县）人，以创立脾胃学说而独树一帜，是金元四大家之一。李杲自幼酷爱医学，曾拜张元素为师，深得张氏学说的影响，他对《内经》《难经》等古典医籍进行了认真的学习，能师古而不泥古，充实、发展了《内经》的脾胃理论；著有《脾胃论》《内外伤辨惑论》《兰室秘藏》《脉诀指掌病式图说》《活法机要》《医学发明》《伤寒治法举要》《伤寒会要》《万愈方》等，其针灸学术思想体现在《脾胃论》中。

《脾胃论》三卷，成书于 1249 年。由于当时连年战乱，人民饥饱失常，寒温不适，劳役过度，忧思恐惧，脾胃病居多，他在诊治大量脾胃病的基础上，总结了自己的实践经验，提出"人以脾胃中元气为本"的观点，指出脾胃病"阳气下陷，阴火上乘"的病机，创立了"补脾胃、升阳气、泻阴火"及"甘温除大热"的治疗方法，确立了脾胃学说的地位，成为补土派的鼻祖。李氏对针灸也颇有造诣，且有自己的特色，《针灸聚英》《针灸大成》称之为"东垣针法"。

一、"补脾胃、升阳气、泻阴火"说

补脾胃、升阳气、泻阴火说是李氏脾胃学说的立论要点。李氏认为"火与元气不两立，一胜则一负"，元气虚衰是阴火妄动的根源，而元气衰惫又多为饮食不节、劳役过度、七情过极等原因损伤了脾胃元气所引起。《脾胃论·三焦元气衰旺》说"此三元真气衰惫，皆由脾胃先虚，而气不上行之所致也，加之以喜、怒、悲、忧、恐，危亡速矣"，治以"补外踝下，留之"。即足太阳膀胱经之昆仑穴，昆仑为五输穴中的"经"穴，属火，火生土，虚则补其母，以达到充实脾胃之气的目的，从而使元气旺、阳气升，阴火自降。

对于脾胃损伤、阴火上乘于脾胃之证，直接补土，以伸元气。如《脾胃论·阴病治阳阳病治阴》曰："饮食失节及劳役形质，阴火乘于坤土之中，致谷气、荣气、清气、胃气、元气不得上升滋于六腑之阳气，是五阳之气先绝于外，外者天也，下流伏于坤土阴火之中……当从胃合三里穴中推而扬之，以伸元气。"足三里既是胃的合穴、下合穴，又属土，是土经的本穴，故对胃腑有直接的作用，能达到补脾胃之元气以制阴火的目的。又如《兰室秘藏·妇人门》记载"女子漏下恶血，月事不调……致令心火乘脾"，其治除服药外，"灸足太阴脾经中血海穴二七壮亦已"。血海为脾经要穴，脾为气血生化之源，又司统血，脾气亏虚，阴火自盛，血不能循经，故漏下不止。灸血海，正可升脾气、降阴火而复脾统血之功能。

此外，元气损伤较重者，则用募穴补脏腑之元气，引阳气上行，如《脾胃论·阴病治阳阳病治阴》谓"阴火乘于坤土之中……若元气愈不足，治在腹上诸腑之募穴；若传在五脏，为九窍不通，随各窍之病，治其各脏之募穴于腹"。又《医学发明》载范天马来夫人，病心腹胀满，脉弦而细，"大抵阳主运化，饮食劳倦，损伤脾胃，阳气不能运化精微，聚而不散，故为胀满。先灸中脘，乃胃之募穴，引胃中生发之气，上行阳道……使浊阴之气，自此而降矣"。此例虽未明确提到阴火，但灸胃募中脘升阳气是不容置疑的。

二、"泻其血络"说

李氏继承了《内经》的放血思想，提出"泻其血络"说，运用于临床，并有所突破。如《兰室秘藏·中满腹胀论》曰："经云：中满者泻之于内者是也……是先泻其血络，后调其真经，气血平，阳布神清，此治之正也。"此"先泻其血络"，有助于泄除中满，令气血平和。《医学发明·膈咽不通并四时换气用药法》曰："《针经》云：清浊相干，乱于胸中，是为大悗……圣人治此有要法，阳气不足，阴气有余，先补其阳，后泻其阴。是先令阳气升发在阳分，而后泻阴也。春夏之月，阳气在经，当益其经脉，去其血络。"此指出"去其血络"有泻浊阴之作用。

"泻其血络""去其血络"以及后文提到的"去血络之凝""刺其郄中""砭其处""以三棱针出血"等，其含义是一致的，均是指刺络放血而言。

刺络放血治疗的病证，李氏不仅用于实证、热证，还应用于某些虚证。在实证中，主要用于经络壅滞之证、大热证、湿热证。他说："泻其经络之壅者，为血凝而不流，故先去之，而治他病。"《兰室秘藏·腰痛门》说："露宿寒湿之地，腰痛不能转侧，两胁搐急作痛……皆为足太阳、足少阴血络中有凝血作痛，间有一二证属少阳胆经外络脉病，皆去血络之凝乃愈。"这是在足太阳、足少阴血络中凝血引起的腰痛，李氏采用"去血络之凝"治法。《东垣试效方·腰痛论》对足太阳腰痛，明确提出"刺其郄中，太阳正经出血"；而《东垣试效方·杂方门》记载"偏枯二指著足底不能伸"之证，治以"长针刺委中……出血一二升"。对于湿热证，《兰室秘藏·眼耳鼻门》说："治目眦岁久赤烂……当以三棱针刺目眦外，以泄湿热。"此外，刺血治疗实证还见于《兰室秘藏·泻荣汤》治疠风，"先砭其处，令恶气消尽"，以及《医学发明·五邪相干》中太阳少阳合病致"妄听妄闻、耳箫声"，"刺关冲出血，泻支沟"。

某些虚证，李氏也用刺络放血治之。如《脾胃论·脾胃虚弱随时为病随病制方》治疗"脾胃虚弱，感湿成痿"的病，他于足阳明胃经的足三里、气冲穴处用三棱针点刺出血，若不愈，可继续在胃经的上廉穴点刺出血。另外，《兰室秘藏·衄血吐血门》载"治吐血久不愈，以三棱针于气街上出血，立愈"，更服麦门冬饮子。从其所用药物来看，具有益气补血养阴之功，显然此处吐血也属虚证。又如上热下寒证，《名医类案》载："东垣治参政年近七十，春间病面颜郁赤，若饮酒状，痰稠黏，时眩晕，如在风云中。又加目视不明，李诊两寸洪大，尺弦细无力，此上热下寒明矣。欲药之寒凉，为年高气弱不任，记先师所论，凡治上焦，譬犹鸟集高巅，射而取之，即以三棱针于巅前眉际疾刺二十余，出紫黑血约二合，许时，觉头目清利，诸苦皆去，自后不复作。"对因下焦虚寒而致阴火上浮之证大胆点刺出血，取得立竿见影的疗效，是李氏在证治上的一大成就，扩大了放血疗法的治疗范围。

三、用俞募的"从阳引阴，从阴引阳"说

李氏主张背俞治外感、腹募治内伤，对俞募穴的应用界限严格区分。《脾胃论·阴病治阳阳

病治阴》提出："治风寒之邪，治其各脏之腧"，"六淫客邪有余之病，皆泻在背之腑腧"。外感取背俞为"从阳引阴"法，而"风寒之邪""六淫客邪"所导致的病证是"阴病在阳证"，并解释说："夫阴病在阳者，是天外风寒之邪乘中而外入，在人之背上腑腧、脏腧"，故治疗的用穴是："六淫湿、暑、燥、火，皆五脏所受，乃筋骨、血脉受邪，各有背上五脏腧以除之……中暑者，治在背上小肠腧；中湿者，治在胃腧；中燥者，治在大肠腧。"腹募治内伤为"从阴引阳"法，因"五脏不平，乃六腑元气闭塞之所生也……五脏不和，九窍不通，皆阳气不足，阴气有余，故曰阳不胜其阴。凡治腹之募，皆为元气不足，从阴引阳勿误也"。治疗用穴，《脾胃论·胃气下溜五脏气皆乱其为病互相出见论》说："因足太阴虚者，于募穴中导引之于血中……胃虚而致太阴无所禀者，于足阳明胃之募穴中引导之。"李氏把《素问·阴阳应象大论》"阴病治阳，阳病治阴"的治疗原则与俞募穴的功用有机结合，从而形成了他应用俞募的依据。

李氏弟子罗天益秉承其学，以针灸调治脾胃，升阳气抑阴火，且多用灸来代替针，可说是对"东垣针法"的发展。《卫生宝鉴》记载其治一中焦元气不足、阴火自盛的患者，"病发热，肌肉消瘦，四肢困倦，嗜卧盗汗，大便溏多，肠鸣不思饮食，舌不知味，懒言语，时来时去"，诊得脉浮数，按之无力，"先灸中脘，乃胃之经也，使引清气上行，肥腠理；又灸气海，乃生发元气，滋荣百脉，长养肌肉；又灸三里，为胃之合穴，亦助胃气，撤上热，使下于阴分。以甘寒之剂泄热，其佐以甘温，养其中气，又食粳米、羊肉之类，固其胃气……病气日减，数月气得平复"。说明了李氏的"补脾胃、升阳气、泻阴火"说有较大的临床价值和指导意义。

四、临床治验

1. 中风针法 《医学发明·中风有三》说："古之续命（汤），混淆无经，今分经治疗，又分各经针刺，无不愈也。治法：厥阴之井大敦，刺以通其经；少阳之经绝骨，灸以引其热。此通经引热，是针灸同象，治法之大体也。"中风的具体治疗，"中风有汗恶风……宜针风府"，"中风身热有汗，不恶风……宜针陷谷，刺厉兑。针陷谷者，去阳明之贼也；刺厉兑者，泻阳明之实也"，"中风无汗身凉……宜针隐白穴，去太阴之贼也"，"中风有汗无热……宜针太溪"。同样是中风，证型不同，治法亦当有异。针对不同的症状、证型，选取不同的腧穴针刺，开辨证选穴治疗中风的先河。

2. 阴臭针法 《东垣试效方·小便淋闭门·阴痿阴汗及臊臭论》记载："一富者前阴臊臭，又因连日饮酒，腹中不和，求先师（即东垣）治之。曰：前阴者，足厥阴肝之脉络，阴器出其挺末。夫臭者，心之所主，散入五方，为五臭，入肝为臊臭，此其一也。当于肝经中泻行间，是治其本。后于心经中泻少冲，乃治其标。"前阴臊臭是一种少见的病证，当时一般医生往往束手无策，而东垣则根据《内经》理论加以发挥，诊为"风湿热合于下焦为邪"，"入肝为臊臭"，遵用"在下者引而竭之"之法，先泻肝经湿热，次泻心火，穴取荥穴行间、井穴少冲，以达泻肝之效，使邪去臭消。

3. 灸血海、气海法 《兰室秘藏·妇人门》说："女子漏下恶血，月事不调。或暴崩不止，多下水浆之物，皆由饮食不节，或劳伤形体，或素有心气不足，因饮食劳倦，致令心火乘脾。"其治除服药外，"如灸足太阴脾经中血海穴二七壮，亦已"。又说："妇人血崩，是肾水阴虚，不能镇守包络相火，故血走而崩也。"其治则除服药外，可灸血海三壮、灸肾经阴谷两壮，血海为脾经要穴，有益气补血活血之效，脾为气血生化之源，又司统血，脾气亏耗，气不摄血，血不能循经，故漏下不止，灸脾经血海穴，可益气摄血。对"病人形气不足，病潮作之时，病气亦不足"的阴阳皆虚证，东垣主张灸气海。《内外伤辨惑论·形气有余不足当补当泻之理》说"阴阳俱不足……禁用针……不灸弗已，脐下一寸五分气海穴是也"，指出阴阳俱虚之证必灸气海。气海为一身元气之海，此穴施灸以补元气，元气充则气血旺，气血旺则正气盛，阴阳自然复归正常。

4. 灸治疠风　疠风即麻风，东垣针灸、药物合用，并重灸承浆穴，《活法机要·疠风证》说："疠风者，营气热附，其气不清，鼻柱坏而色败，皮肤疡溃。风寒客于脉而不去，故名疠风，又曰脉风，俗曰癞。治法：刺肌肉百日，汗出百日，凡二百日须眉生而止。先桦皮散从少至多，服五七日，灸承浆穴七壮。灸疮愈，再灸，再愈，三灸，之后服二圣散，泄热祛血中之风邪。"长期用针刺激肌肤，内服桦皮散，再反复重灸承浆，最后服用二圣散收功的治疗方案，切合本病，东垣此法值得加以深入研究。

5. 灸治项疽　《东垣试效方·疮疡门·疮疡治验》记载：一疡医用"五香连翘"治项疽不效，已"有束手待毙之悔"，忧恐间，转求东垣，东垣曰"膏粱之变，不当投五香，五香已无及，且疽已八日，当先用火攻之策，然后用药"，"午后，以大艾炷如两核许者攻之，至百壮，乃痛觉，次为处方"，六七日后，"疮痛全失去，灸瘢脓出，寻作痂"。这种"用火攻之策"，并且取用大艾炷多达上百壮的灸法能治恶疮顽重之疾，使"疮痛全失去"。东垣灸法独到之妙，由此可见一斑。

五、李氏的学术传承与影响

李东垣的理论反映了时代的特点，也体现了他对《内经》等著作细致研读的成果，其学说来源于实践，具有重要的临床意义，后世传其学者不仅有门人王好古、罗天益，明代以后私淑者更多，如薛立斋、张景岳、李中梓、叶天士等人都宗其说，各有发展，说明李杲的学术思想有深远的影响。

【阅读文选】

《阴阳应象论》云：审其阴阳，以别柔刚，阳病治阴，阴病治阳，定其血气，各守其乡。血实宜决之，气虚宜掣引之。

夫阴病在阳者，是天外风寒之邪乘中而外入，在人之背上腑腧、脏腧，是人之受天外客邪。亦有二说：中于阳则流于经。此病始于外寒，终归外热，故以治风寒之邪，治其各脏之腧；非止风寒而已，六淫湿、暑、燥、火，皆五脏所受，乃筋骨血脉受邪，各有背上五脏腧以除之。伤寒一说从仲景中风者，有风论；中暑者，治在背上小肠腧；中湿者，治在胃腧；中燥者，治在大肠腧。此皆六淫客邪有余之病，皆泻在背之腑腧。若病久传变，有虚有实，各随病之传变，补泻不定，只治在背腑腧。

另有上热下寒。经曰：阴病在阳，当从阳引阴，必须先去络脉经隧之血。若阴中火旺，上腾于天，致六阳反不衰而上充者，先去五脏之血络，引而下行，天气降下，则下寒之病自去矣，慎勿独泻其六阳。此病阳亢，乃阴火之邪滋之，只去阴火，只损血络经隧之邪，勿误也。阳病在阴者，病从阴引阳，是水谷之寒热，感则害人六腑。又曰：饮食失节，及劳役形质，阴火乘于坤土之中，致谷气、营气、清气、胃气、元气不得上升，滋于六腑之阳气，是五阳之气先绝于外，外者，天也。下流伏于坤土阴火之中。皆先由喜、怒、悲、忧、恐，为五贼所伤，而后胃气不行，劳役饮食不节继之，则元气乃伤。当从胃合三里穴中推而扬之，以伸元气，故曰从阴引阳。

若元气愈不足，治在腹上诸腑之募穴。若传在五脏，为九窍不通，随各窍之病治其各脏之募穴于腹。故曰五脏不平，乃六腑元气闭塞之所生也。又曰：五脏不和，九窍不通，皆阳气不足，阴气有余,故曰阳不胜其阴。凡治腹之募,皆为元气不足,从阴引阳,勿误也。若错补四末之腧,错泻四末之余,错泻者,差尤甚矣。按岐伯所说,况取穴于天上,天上者,人之背上五脏六腑之腧,岂有生者乎?兴言及此,寒心彻骨!若六淫客邪及上热下寒,筋骨皮肉血脉之病,错取穴于胃之合,及诸腹之募者必危,亦岐伯之言下工岂可不慎哉。

阴病治阳,阳病治阴(《脾胃论》)

【思考题】

1. 李杲的主要学术思想是什么?
2. 简述"东垣针法"的内容。
3. 李杲独特的针灸方法有哪些?

第十三节 何若愚、阎明广

何若愚、阎明广,生平俱不详。据阎明广《子午流注针经》序:"近有南唐何公,务法上古,撰《指微论》三卷。"又云:"近于贞元癸酉年间收何公所作《指微针赋》一道。"贞元乃金代海陵王完颜亮年号,癸酉即贞元元年,相当于南宋绍兴二十三年(1153年),何若愚、阎明广均为金人无疑。按《子午流注针经》卷上《流注指微针赋》标题下有"南唐何若愚撰,常山阎明广注"字样,则何若愚为南唐(今安徽省寿县)人,阎明广为常山(今河北省正定县)人。

何若愚曾撰《流注指微论》三卷,后又撮其精要而成《流注指微针赋》。阎明广对何若愚的《流注指微针赋》甚为推崇,因此详加注解,并搜集了大量资料附于赋后作为补充,最后编撰成书,题名《子午流注针经》。何若愚所撰的《流注指微论》已经亡佚,但《流注指微针赋》则赖阎明广的《子午流注针经》得以保全。《子午流注针经》全书共分三卷。卷上为何若愚的《流注指微针赋》,附有阎明广的注文;其后是《流注经络》部分,载录了《黄帝内经》《铜人腧穴针灸图经》中的十二经脉循行原文和十二经脉循行图。卷中为《井荥图》部分,载录了五输穴的定位图和流注解说,附有《针刺定时图》和《十二经脉内行注穴图》。卷下为《歌诀》部分,载录了七言井荥歌诀六十六首和《六十六穴阴阳二经相合相生养子流注歌》,附有流注图十二幅。该书后来被元代医家窦桂芳收入《针灸四书》中。

阎明广的《子午流注针经》是因何若愚的《流注指微针赋》而作,在《流注指微针赋》的注文中更大量引用了《流注指微论》的内容,正如阎氏在《子午流注针经》序中所说:"非显不肖之狂迷,启明何氏之用心,致验于人也。"因此,《子午流注针经》中所论述的实际上主要是阎明广和何若愚共同的学术主张。

一、阐发子午流注

"子午"代表时间,"流注"是指人体经脉的气血流注。人体经脉的气血流注随着时间的不同而有着盛衰开阖的变化,气当其时谓之"开",已过未至谓之"阖",此即为子午流注理论。

何若愚在《流注指微针赋》中说:"原夫《指微论》中,赜义成赋;知本时之气开,说经络之流注。"这段文字说明《流注指微论》和《流注指微针赋》都是把论述经络气血的流注开阖作为主要内容。阎明广则明确提出了"子午流注"的名称,并将此作为书名。他在卷上的《流注经络井荥图说》一节中进一步阐发了流注开阖的意义:"夫流注者,为刺法之深源,作针术之大要。是故流者,行也;注者,住也。盖流者要知经脉之行流也;注者谓十二经脉各至本时,皆有虚实邪正之气，注于所括之穴也。夫得时谓之'开'，失时谓之'阖'。夫开者，针之必除其病；阖者，刺之难愈其疾；可不明兹二者乎？"这是对子午流注理论原则的总的诠释。

人体气血如同水流，按时逐经流注，循环不息。流注某经，则该经气血旺盛；行离某经，则该经气血衰退。子午流注理论把十二经脉气血的运行盛衰与昼夜十二时辰的变化相联系，为根据经脉气血开阖而按时取穴针刺的子午流注针法奠定了理论基础。

二、创立纳甲针法

何若愚创立了一种以天干为主的按时开穴方法，它以人体经脉气血的循环流注为理论基础，配合日时天干，按照五行生克的关系来推算所开取的五输穴。《流注指微针赋》中说："养子时刻，注穴必须依。"所谓养子，即五行相生。时刻，指十二时辰与百刻。注穴，则指十二经气血各至本时流注于所开之穴。此法被阎明广整理后收录于《子午流注针经》卷下，即六十六首七言井荥歌诀和十二幅流注图，后人称为子午流注纳甲法。

何若愚所创立、并经过阎明广整理的子午流注纳甲法是以连续十日的日干、时干作为气血流注的开穴基础，除去三焦是阳气之父、心包络是阴血之母，此二经不与具体天干相配外，其余十经均按五门十变的原则配属十个天干；阳干注腑，阴干注脏。为强调阴阳五行学说在脉穴气血流注中的指导作用，十条经脉的五输穴又各根据所属脏腑的五行属性重新进行了配属，每条经脉五输穴的五行属性和所属脏腑的五行属性完全一致。阴经或阳经按照五行相生的顺序在所属的阳日或阴日逐日各注井、荥、输、经、合各五个时辰后，在阳干合处或阴干合处时（指时干与日干相同的时辰）则分别注于三焦经或心包经的五输穴。除此之外，还把三焦经、心包经的五输穴分别配属于癸日壬子时至癸日壬戌时的十个时辰。这样，十二经脉的五输穴都各自有了自己的流注时辰，体现了"十二经脉各至本时，皆有虚实邪正之气，注于所括之穴"的流注原则。

阎明广在卷中《三焦、心包络二经流注说》中说："十经血气，皆出于井，入于合，各注井、荥、输、经、合无休矣。或曰：脉有十二经，又因何只言十经，其余二经不言者何故？答曰：其二经者，三焦是阳气之父、心包络是阴血之母也。此二经尊重，不系五行所摄，主受纳十经血气养育，故只言十经。阴阳二脉逐日各注井、荥、俞、经、合各五个时辰毕，则归其本。此二经亦各注井、荥、俞、经、合五穴，方知十二经遍行也。"

子午流注纳甲法的创立，在针灸发展史上有着十分重要的意义。它不仅是对《黄帝内经》中针刺须候气逢时等理论原则的重大发展，也为针灸临床提供了一个全新的取穴思路。

三、倡用补泻手法

何若愚倡用补泻手法，指出当辨虚实而施补泻，《流注指微针赋》中说："观虚实与肥瘦，辨四时之浅深。"阎明广注解说："经云：'虚则补之，实则泻之，不实不虚，以经取之。'若虚实不明，投针有失，圣人所谓'实实虚虚'；若明此，则无'损不足益有余'之过。"何氏主张补泻时应察五脏之脉及所刺穴中之气，《流注指微针赋》中说："口温针暖，牢濡深求。"阎明广注解说："《经》云：'实之与虚者，牢濡之意。气来实牢者为得，濡虚者为失。'凡欲行其补泻，即详五脏之脉，及所刺穴中，如气来实牢者可泻之，虚濡者可补之也。"

对于呼吸补泻和子母补泻，何若愚亦有阐发。他强调要遵循《素问·离合真邪论》中所论述的呼吸补泻的一般原则，但又指出，呼吸能使阴阳之气流行上下，经历五脏六腑，若针刺时妄行呼吸，阴阳交错，则针昏闭血，气滞不行，故应慎重从事。《流注指微针赋》中说："慎妄呼吸，防他针昏而闭血。"至于子母补泻，《流注指微针赋》中说："疼实痒虚，泻子随母要指。"认为在病之虚实中，痒者为虚，痛者为实；而补母泻子为针术总要。阎明广则在卷中的《井荥所属》一节中对子母补泻做了进一步的发挥："昔圣人先立井、荥、俞、经、合，配象五行，则以十二经中各有子母。故《刺法》云：'虚则补其母，实则泻其子。'假令肝自病，实则泻肝之荥，属火，是子；若虚，则补肝之合，属水，是母。余皆仿此。若他邪相乘，阴阳偏胜，则先补其不足，后泻其有余。此为针医之大要，若深达洞明，则为上工者也。"强调补母泻子的重要性，实际上是和何、阎二人所倡导的子午流注针法分不开的。

何若愚还提出了"经络迎随补生泻成"法和"接气通经"法，阎明广则在《流注指微针赋》的注文中引录《流注指微论》的内容做了说明。所谓"经络迎随补生泻成"是指施行迎随补泻时，针刺的深浅必须根据经脉中气血的多少以及经络的逆顺深浅而定，《流注指微针赋》中说："迎随逆顺，须晓气血而升沉。"阎明广引用《流注指微论》原文注解说："迎而夺之有分寸，随而济之有浅深。深为太过，能伤诸经；浅为不及，宁去诸邪？"把"河图"生成数与十二经络相结合，补用生数，泻用成数，针刺深浅不过一寸，即是其基本内容。"经络迎随补生泻成"法的针刺深浅标准如表（表6－2）。

表6－2　经络迎随补生泻成针刺深浅表

经脉	络脉	针刺深浅	
		补（随）用生数	泻（迎）用成数
足太阳、足少阴、手少阴	足阳明、手少阴、手厥阴	一分	六分
手太阳、手少阴、手厥阴	足太阳、手太阴、手少阳	二分	七分
足少阳、足厥阴	手阳明、足太阴	三分	八分
手太阴、手阳明	手太阳、足厥阴	四分	九分
足阳明、足太阴	足少阳、足少阴	五分	一寸

"接气通经"法则是根据呼吸定息多少、经脉长短走向来推算气血运行，籍以使经气流通、上下相接。如手三阳从手走头，经长五尺，施针用九息，一息气行六寸，则气行过五尺四寸，为催气过他经四寸，令气不回；手三阴从胸走手，经长三尺五寸，施针用七息，一息气行六寸，则气行过四尺二寸，过经七寸；足三阳从头走足，经长八尺，施针用十四息，气行八尺四寸，过经四寸；足三阴从足走腹，经长六尺五寸，施针用十二息，气行七尺二寸，过经七寸。病重者可倍此数。这种方法，何氏认为可以治疗愈而复发的偏枯久患、荣卫诸疾。

除此之外，阎明广还在《流注指微针赋》的注文中载录了何若愚的"针入贵速，既入徐进；针出贵缓，急则多伤"的进出针手法，"男子左泻右补，女子右泻左补"的捻转补泻手法，逐四时取井荥以泻所胜之邪毒外出的四时刺法以及经虚补络、络虚补经以治疗晕针的方法等等，其中都反映了何若愚的丰富临床经验。

四、强调辨证施治

何若愚强调辨证施治，反对当时针灸医生那种不务古法、只是随症而刺的做法。认为病有久新寒热，属脏属腑；或起于阴，或起于阳；所伤各异，虚实不同；故应细加审详，灵活施治。主张针之与药，二者不可偏废，须视病之内外虚实而用之。若属久病因寒而得，或阴证多寒，或是风寒湿痹脚气之病，或是上实下虚厥逆之疾，男子劳伤，妇人血气乏属等，均可用灸；若近髓之穴，阳证之病，则不宜灸。《流注指微针赋》中说："男女气脉，行分时合度。"阎明广援引《流注指微论》中的论述，指出《难经》所云"一呼脉行三寸，一呼脉行三寸"是指平人脉法而言。

春气生而脉气缓，夏暑热而脉行速，秋气燥而脉行急，冬气寒而脉凝泣；小儿之脉应春，壮年之脉应夏，四十以上如秋，六十以后如冬；病有寒热，脉亦有迟速；均不能与平人脉相合。因此，对于有病之人，当以一息五至为与天同度，不及应春冬，太过应秋夏。应春冬者，宜留针待气至；应秋夏者，呼吸数毕便宜去针。何氏还认为：病有浮沉，刺亦有浅深；刺卫气当卧针而刺，夺血络应先以左手捻按所刺之穴，候指下气散，方可下针。肥人宜深刺，瘦人宜浅刺；秋冬宜深刺，春夏宜浅刺；浅深不得，则有过与不及之伤。这些观点均本自《内经》《难经》，临床上亦颇具参考价值。

五、何氏、阎氏的学术传承与影响

何若愚、阎明广对针灸学术发展的主要贡献是在子午流注针法方面。何若愚强调经络气血的流注开阖，创立了子午流注纳甲法。阎明广则以何若愚所撰的《流注指微针赋》和《流注指微论》为基础，撰成《子午流注针经》一书，全面而深入地讨论了子午流注针法的理论原则和具体方法，从而确立了子午流注针法的理论体系。何若愚和阎明广重视按时开穴的学术思想对后世时间针灸治疗学说的发展产生了巨大影响。

《子午流注针经》所载的按时开穴方法有两种，一种是何若愚的子午流注纳甲法，另一种是《子午流注针经》卷下所载的《六十六穴阴阳二经相合相生养子流注歌》，亦即《子午流注针经》序中所称的"贾氏《井荥六十首》"，后人则称作"养子时刻注穴法"。养子时刻注穴法是把子午流注纳甲法的每日流注开穴分别纳入于相应的时辰之中，因而与子午流注纳甲法的开穴方法十分相似，故都属于广义的纳甲法。但子午流注纳甲法是以日干为主，养子时刻注穴法则是以时干为主，二者在具体取穴原则和流注所开穴位上又有所差异。金代医家窦汉卿《标幽赋》中所说的"一日取六十六穴之法，方见幽微"一句，即是指养子时刻注穴法而言。除此之外，还有另一种子午流注针法"纳子法"，系由明代高武所创，见于《针灸聚英》中。其实这三种方法的开穴理论是完全一致的，都是建立在人体经脉气血按时流注开阖的基础之上，应该说高武创用子午流注纳子法是受到了《子午流注针经》的影响。明代徐凤曾对《子午流注针经》中的子午流注纳甲法进行整理，撰成《子午流注逐日按时定穴歌》，广为流传，而其中流注开穴的基本理论和原则，实际上仍未脱离何氏所述的内容。

子午流注针法注重时间因素对针灸施治的决定性作用，认为按时取穴可以获得更好的疗效，这一理论思想和近代兴起的以生物节律为基础的时间治疗学有着极多的相似之处，其中的科学价值也愈来愈广泛地受到国内外学者的重视。国际时间生物学的奠基人、美国明尼苏达大学的F. Halberg教授甚至称誉子午流注纳甲法为"中国的生物钟"。由于子午流注纳甲法是以十日作为流注开穴的一个循环，F. Halberg教授指出，也许在已经发现的各种节律之外，人体内还存在着十日节律的可能性。

发掘纳甲法的科学内涵，研究不同穴位针灸的时间效应，已经成为现代针灸作用机理研究的一项重要内容。据统计，目前在临床上子午流注针法已广泛用于治疗各类痛证、中风、瘫痪、高血压、冠心病、哮喘、遗尿、失眠等100多种病症；通过有选择地采用各种时间针法，大多数取得了较常规取穴法更好的疗效。而有关的实验研究也证实，子午流注针法的流注开穴确实具有明显的特异性和一定的物质基础。子午流注针法的研究为现代针灸作用机理的研究提供了新的思路和方法，其结果必将会极大地促进针灸学的发展。

【阅读文选】

疾居荣卫，扶救者针。观虚实与肥瘦，辨四时之浅深。取穴之法，但分阴阳而溪谷；迎随逆顺，须晓气血而升沉。

原夫《指微论》中，赜义成赋；知本时之气开，说经络之流注。每披文而参其法，篇篇之誓审寻；覆《经》而察其言，字字之功明谕。疑隐皆知，实虚总附。移疼住痛如有神，针下获安；暴疾沉疴至危笃，刺之勿误。

详夫阴日血引，值阳气流；口温针暖，牢濡深求。诸经十二作数，络脉十五为周；阴俞六十藏主，阳穴七二府收。刺阳经者，可卧针而取；夺血络者，先俾指而柔。呼为迎而吸作补，逆为鬼而从何忧？淹疾延患，着灸之由。躁烦药饵而难拯，必取八会；痛肿奇经而畜邪，歼鹹砭瘰。

况乎甲胆、乙肝，丁心、壬水。生我者号母，我生者名子。春井、夏荥乃邪在，秋经、冬合乃刺矣。犯禁忌而病复，用日衰而难已。孙络在于肉分，血行出于支里。闷昏针运，经虚补络须然；疼实痒虚，泻子随母要指。

详夫先贤迅效，无出于针；今人愈疾，岂离于医？徐文伯泻孕于苑内，斯由甚速；范九思疗咽于江夏，闻见言稀。大抵古今遗迹，后世皆师。王纂针魅而立康，獭从被出；秋夫疗鬼而获效，魂免伤悲。

既而感指幽微，用针直诀。窍齐于筋骨，皮肉刺要；痛察于久新，府藏寒热。接气通经，短长依法；里外之绝，嬴盈必别。勿刺大劳，使人气乱而神隳；慎妄呼吸，防他针昏而闭血。

又以常寻古义，由有藏机；遇高贤真趣，则超然得悟。逢达人示教，则表我扶危。男女气脉，行分时合度；养子时刻，注穴必须依。

今详定疗病之仪，神针法式。广搜《难》《素》之秘密文辞，深考诸家之肘函妙臆。故称泸江流注之指微，以为后学之规则。

《流注指微针赋》

【思考题】

1. 何若愚的针灸学术思想是什么？
2. 何若愚提出的生成数补泻如何运用？
3. 什么是"接气通经"？有何作用？

第十四节　窦　默

窦默（1196—1280 年），字子声，初名杰，字汉卿，河北肥乡人，金元时期针灸学家。窦氏早年备受金元战乱之苦，家破人亡，后依归河南母舅，其间得到"山人"宋子华《流注八穴》的抄本，又有医者王翁以女嫁之，遂学医。1232 年，蒙古军攻河南，窦氏避乱至蔡州（今河南省汝南县），遇到山东名医李浩，授以《铜人》针法。后再逃难至德安府（今湖北省安陆市），从孝感县令谢宪子学习理学。战乱稍平，窦氏返回河北，改名隐晦，教授儒学经术，并与名士姚枢、许衡等交往，由是知名。元世祖忽必烈召见后受到器重，成为元室近臣，受命教皇太子，拟授太子太傅，因坚辞不受改授翰林侍讲学士，后加授昭文馆大学士。死后追赠太师，封魏国公，谥文正公。《元史》有传。

宋代名臣范仲淹曾云："不为良相，便为良医。"（宋·吴曾《能改斋漫录》卷十三）窦默则是中医史上仅有的既是良相又是良医的人物，后人多尊称其为"窦太师"或"窦文正公"。

窦默曾撰有《针经》《指南》二书，但均已不传。1311 年，元代医家窦桂芳将《针经》《指南》二书参合校订后改名为《针经指南》，收入《针灸四书》中，刻梓刊行。《针经指南》不分卷，载有《针经标幽赋》《流注通玄指要赋》《针经直说》《气血问答》《流注八穴》《真言补泻手法》等内容，全书篇幅有限，实际上只是窦氏著作的辑录本。窦氏的有关针灸论述尚散见于元代罗天益的《卫生宝鉴》、元代杜思敬的《洁古云岐针法》、元代王国瑞的《扁鹊神应针灸玉龙经》、明代刘纯的《医经小学》等医学著作中。后世亦颇多托名"窦太师"的著作，但均非窦氏亲撰。其学术贡献如下。

一、强调用针治病

窦默对针法极为推崇，《标幽赋》首句便称："拯救之法，妙用者针。"《通玄指要赋》首段也说："必欲治病，莫如用针。巧运神机之妙，工开圣理之深。外取砭针，能蠲邪而扶正；中含水火，善回阳而倒阴。"强调用针治病是窦氏最基本的学术观点。

《内经》中载录的治病方法甚多，但论述的主要内容却是毫针刺法。《内经》把毫针刺法理论化和体系化，系统而全面地阐述了毫针刺法的理论、原则和具体方法。正如元代医家滑寿《十四经发挥》序中所说："观《内经》所载服饵之法才一二，为灸者四三，其他则明针刺，无虑十八九。"在继承《内经》刺法的基础上，窦默则对毫针的意义做了进一步的发挥，他在《标幽赋》中说："观乎九针之法，毫针最微；七星上应，众穴主持。本形金也，有蠲邪扶正之道；短长水也，有决疑开滞之机。定刺象木，或斜或正；口藏比火，进阳补羸。循机扪塞以象土，实应五行而可知。然是一寸六分，包含妙理；虽细拟于毫发，同贯多岐。可平五脏之寒热，能调六府之虚实。"毫针兼具五行之性，因此可以运行经络气血、调整脏腑阴阳，这是窦氏对毫针作用的独到阐释。

窦默以针法著名，当时的名医罗天益便曾向他学习针法。窦氏关于毫针刺法中治神、得气、补泻、施治原则、操作手法、临症取穴等内容的阐述，都对后世产生了深远影响。

二、重视"治神"

窦默根据《灵枢·本神》中"凡刺之法，先必本于神"的论述，提出了"本神"的概念。《标幽赋》中说："凡刺者，使本神朝而后入；既刺也，使本神定而气随。神不朝而勿刺，神已定而可施。"所谓"本神"，实即指神，亦即医生和病人的精神状态。"本神朝"和"本神定"则是指针刺时医生和病人都必须精神集中和神志安定。这段赋文强调了治理医生和患者的神气活动是针刺施术的必要条件。

"治神"本是《内经》刺法的基本操作原则。《灵枢·官能》中说："用针之要，无忘其神。"《灵枢·九针十二原》中说："持针之道，坚者为宝。正指直刺，无针左右。神在秋毫，属意病者。审视血脉者，刺之无殆。方刺之时，必在悬阳，及与两卫。神属勿去，知病存亡。"《灵枢·终始》中说："深居静处，占神往来。闭户塞牖，魂魄不散。专意一神，精气不分。毋闻人声，以收其精。必一其神，令志在针。浅而留之，微而浮之；以移其神，气至乃休。"《素问·宝命全形论》中说："凡刺之真，必先治神。五脏已定，九候已备，后乃存针。众脉不见，众凶弗闻；外内相得，无以形先。可玩往来，乃施于人。"《素问·宝命全形论》中又说："深浅在志，远近若一。如临深渊，手如握虎，神无营于众物。"这些论述都指出了治理神气的重要性。医生在针刺时必须聚精会神、专心致志，患者在针刺时必须思想集中、神志安定，针刺"治神"的理念明显带有传统中医的整体思维特征，充分反映了《内经》刺法以气为核心的疾病治疗观。

窦氏对"治神"的重视，突出体现了他对《内经》刺法内涵的深刻把握。

三、阐释"得气"

"得气"又称"气至",是指针刺时在患者穴位中出现的气聚现象。《灵枢·九针十二原》中说:"刺之而气不至,无问其数。刺之而气至,乃去之,勿复针。针各有所宜,各不同形,各任其所为。刺之要,气至而有效。效之信,若风之吹云,明乎若见苍天。刺之道毕矣。"这段文字明确指出了得气与针刺疗效有着极为密切的联系。

气是一种无形的物质存在,带有模糊的不确定的性质。穴位中气机的变化是十分微妙的。《灵枢·九针十二原》中说:"粗守关,上守机。机之动,不离其空。空中之机,清静而微。其来不可逢,其往不可追。"因此,能否明了针下气机的动静是辨别医生优劣的标准,只有高明的医生才能正确感应到"得气"或"气至"的存在,从而能够补虚泻实,把握治疗时机。

窦氏认为,可以根据十二经脉中的气血多少判断气至的快慢。《标幽赋》中说:"先详多少之宜,次察应至之气。"即针刺气血盛的经脉,往往易于得气;针刺气血少的经脉,得气往往较慢。而得气与否亦与针刺疗效密切相关,《标幽赋》中说:"气速至而效速,气迟至而不治。"

对于得气后医生的针下感应,窦氏也给予了形象化的描述,《标幽赋》中说:"轻、滑、慢而未来,沈、涩、紧而已至。既至也,量寒热而留疾。未至者,据虚实而候气。气之至也,若鱼吞钩饵之浮沉;气未至也,似闲处幽堂之深邃。"针刺是医生施行的主动治疗手段,整个针刺过程也是医生具体操作的全过程。怎样"得气"?是否"得气"?"得气"后如何施行针刺补泻手法?这些针刺内容都取决于医生自身对患者穴位中气机变化的实际体察。窦氏对得气后医生指下感应的生动描述,极具临床指导意义。

四、归纳手指补泻十四法

手法操作是传统针灸疗法的一项基本内容。窦默在《标幽赋》中指出:"原夫补泻之法,非呼吸而在手指。"认为施行针刺补泻不但要配合呼吸,更在于手法的灵活应用。窦氏在《素问·离合真邪论》"必先扪而循之,切而散之,推而按之,弹而努之,抓而下之,通而取之,外引其门,以闭其神"论述的基础上,结合《难经·七十八难》"知为针者信其左,不知为针者信其右。当刺之时,先以左手压按所针荥俞之处,弹而努之,爪而下之,其气之来如动脉之状,顺针而刺之。得气,因推而内之,是谓补;动而伸之,是谓泻"对左右手配合手法的阐发,将针刺单式手法归纳成"手指补泻十四法",即动、退、搓、进、盘、摇、弹、捻、循、扪、摄、按、爪、切十四种(见《针经指南·真言补泻手法》手指补泻)。另外,在《标幽赋》中窦氏也对手指补泻手法的应用做了具体的描述,《标幽赋》中说:"循、扪、弹、怒,留、吸、母以坚长;爪、下、伸、提,疾、呼、子而嘘短。动、退、空、歇,迎、夺、右而泻凉;推、内、进、搓,随、济、左而补暖。"

窦氏归纳的"手指补泻十四法"对后世影响深远。明代高武的《针灸聚英》评议说:"按此十四法,所谓进、退、动、摇、弹、扪、摄、循、切、按、爪,皆《素问》针法;搓、捻,非《素问》法也。"明代徐凤《针灸大全》所载的《金针赋》中提出了"针刺十四法":"爪而切之,下针之法;摇而退之,出针之法;动而进之,催针之法;循而摄之,行气之法;搓则去病,弹则补虚,肚腹盘旋,扪为穴闭。重沉豆许曰'按',轻浮豆许曰'提'。一十四法,针要所备。"明代汪机的《针灸问对》则以切、摇、退、动、进、循、摄、努、搓、弹、盘、扪、按、提为"十四法"。明代杨继洲的《针灸大成》不用"十四法"之名,而将针刺单式手法分为爪切、指持、口温、进针、指循、爪摄、针退、指搓、指捻、指留、针摇、指拨的"十二字分次第手法"和揣、爪、搓、弹、摇、扪、循、捻的"下手八法"。

当代医家对针刺单式手法的分类亦颇有差异，例如陆瘦燕认为手法可概括为：①进针前的爪、切法，进针后的循、按法，出针时的摄、扪法。②施加于针柄的弹、刮法。③持针操作的动、摇、搓、盘、飞、弩等法。张缙进一步发展为 6 类 24 种，即应用在穴位、经脉上的有揣、爪、循、摄法；左右转动的有摇、盘、搓、捻法；上下动作的有进、退、提、插法；施加于针柄的有刮、弹、飞、摩法；施加于针身的有动、推、颤、弩法；进、出针后，在穴位上操作的有按、扪、搜、拔法。而朱琏则将手法简化为进、退、捻、留、捣 5 种。

在窦氏归纳的"手指补泻十四法"的基础上，后人对针刺单式手法的分类各有阐发，反映了对手法应用的不同理解和认识。

五、倡用"流注八穴"

流注八穴又称"交经八穴"，现称八脉交会穴，是指十二经脉上有八个穴位与奇经八脉脉气相通，即小肠经后溪通于督脉，肺经列缺通于任脉，脾经公孙通于冲脉，胆经足临泣通于带脉，心包经内关通于阴维，三焦经外关通于阳维，肾经照海通于阴跷，膀胱经申脉通于阳跷。此八穴联系了奇经八脉和十二经脉，可以主治全身的诸多病证。

窦默对流注八穴推崇备至。他在《流注八穴序》中说："予少时尝得其本于山人宋子华，子华以此术行于河淮间四十一年。起危笃患，随手应者，岂胜数哉！予嗜此术，亦何啻伯伦之嗜酒也！"明代刘纯的《医经小学》引录了窦氏《针经》所载的《八脉交会八穴歌》："公孙冲脉胃心胸，内关阴维下总同；临泣胆经连带脉，阳维目锐外关逢；后溪督脉内眦颈，申脉阳跷络亦通；列缺任脉行肺系，阴跷照海膈喉咙。"亦即八脉交会穴两两相合，公孙、内关相合于心、胸、胃，足临泣、外关相合于目锐眦、耳后、颊、颈、肩，后溪、申脉相合于目内眦、颈项、耳、肩胛，列缺、照海相合于肺系、咽喉、胸膈，临床上须上下相应，配合应用。窦默指出："先刺主证之穴，随病左右上下所在取之，仍循扪导引，按法祛除。如病未已，必求合穴；未已，则求之须要停针待气，使上下相接，快然失其所苦，而后出针。"《标幽赋》中说："阳跷、阳维并督脉，主肩背、腰腿在表之病；阴跷、阴维、任、带、冲，去心腹、胁肋在里之疑。"《标幽赋》中又说："八脉始终连八会，本是纪纲。"均是对八脉交会穴的临床应用做出的纲领性概括。

窦默提出的"流注八穴"丰富了特定穴的理论，后世多有所发挥。《针经指南》列出了流注八穴的主治病证 213 证，明代徐凤的《针灸大全》增为 234 证，明代杨继洲的《针灸大成》则扩充为 244 证。八脉交会穴的上下配穴被后人称为"担截取穴"，取上下相配双穴为担，只取上下一穴为截。元代王国瑞、明代徐凤更将八脉交会穴配以日时干支，演变为按时推算选穴的灵龟八法和飞腾八法。

窦默对穴位如何准确定位亦有论述。《标幽赋》中说："足见取穴之法，必有分寸，先审自意，次观肉分；或伸屈而得之，或平直而安定。"这是说首先要熟悉穴位的位置，心中有数，然后再应用于临床，确定病人的取穴体位。《标幽赋》中又说："取五穴用一穴而必端，取三经用一经而可正。"这里指出了要根据相邻经脉之间、相邻穴位之间的位置关系来正确定穴。《标幽赋》中还说："在阳部筋骨之侧，陷下为真；在阴分郄腘之间，动脉相应。"这段文字则阐述了穴位各自有着不同的解剖位置，因此要按照穴位的所在部位灵活取穴。穴位的产生和发展经历了一个与经络学说的形成和发展完全不同的历史过程。古人所认识的穴位是一个相对模糊的概念，一直缺乏对穴位解剖结构的具体而细致的描述，这样穴位的定位只能是相对精确，并且应该以简便为首要原则。窦默有关穴位定位的论述体现了窦氏的丰富临床经验，切合实用，对于今天的针灸临床仍有着重要的参考价值。

六、阐述针刺对气血的作用

窦默认为针刺的作用是运行气血、平衡阴阳、调整脏腑虚实，因此刺法必须以经络为本。他在《针经指南·气血问答》中说："脉者，陌也。魂魄之生，气血之府也。天地之祖，万物之宗。"气血在经络中的正常流注是维持人体健康的必要条件，而经络气血运行不畅则是疾病发生的根本原因，这样对经络气血的把握便成为针灸临床的关键。《标幽赋》中说："不穷经络阴阳，多逢刺禁；既论脏腑虚实，须向经寻。"《通玄指要赋》中也说："原夫络别支殊，经交错综。或沟、池、溪、谷以歧异，或山、海、丘、陵而隙共。斯流派以难揆，在条纲而有统。理繁而昧，纵补泻以何功？法捷而明，曰迎随而得用。"十二经脉中的气血有着浅深多少的不同，全面领会，提纲挈领，自然会在补泻之中产生功用。《标幽赋》中举例说："明标与本，论刺深刺浅之经；住痛移疼，取相交相贯之径。"对照《灵枢·经脉》中"经脉者，所以能决死生，处百病，调虚实，不可不通"的有关论述，窦氏重视经络气血的理念无疑与《内经》一脉相承，也为后世充分认识针刺疏通经络、调理气血的作用提供了思想上的指导。

窦默重视针刺时左手和右手的配合，并且在《标幽赋》中提出了一种"左手重而多按，欲令气散，右手轻而徐入，不痛之因"的无痛进针术。亦即用左手指甲重切穴位之上，然后右手持针，沿左手指甲徐徐刺入。临床实践证明，这种方法行之有效，进针时病人很少感觉疼痛，尤其适合于初学者使用。爪切手法具有宣散气血的作用，《针经指南·真言补泻手法》手指补泻中说："爪者，凡下针用手指作力置针，有准也。""切者，凡欲下针，必先用大指甲左右于穴切之，令气血宣散，然后下针，是不伤荣卫故也。"押手、刺手并用，是传统毫针刺法手法操作的一个基本要点，窦氏叙述的左、右手并用的无痛进针术，至今仍有着现实指导意义。

七、创变式补泻手法

窦默强调补泻手法，他在《针经指南·真言补泻手法》一节中详细论述了"补法""泻法""呼吸补泻""寒热补泻""生成数法""手指补泻""迎随补泻"等各种补泻手法的操作和应用。例如："补法：左手揩穴，右手置针于穴上，令病人咳嗽一声，针入透于腠理，复令病人吹气一口，随吹针至分寸，待针沉紧时，转针头向病所，以手循扪，觉气至，却回针头向下，觉针沉紧，令病人吸气一口，随吸出针。急闭其穴。""泻法：左手揩穴，右手置针于穴上，令病人咳嗽一声，针入于腠理，复令病人吸气一口，随吸气入针至分寸，觉针沉紧，转针头向病所，觉气至，便转针头向下，以手循扪，觉针沉紧，令病人吹气一口，随吹气徐出其针，不闭其穴，命之曰'泻'。"窦氏对补泻手法的论述，既本诸于《内经》《难经》，又有他本人的经验和发挥，因而多为后世所效法，例如明代徐凤《针灸大全》所载《金针赋》中的复式补泻手法"烧山火"和"透天凉"，便是在窦氏"寒热补泻""生成数法"的论述基础上演变而成。

八、窦氏的学术传承与影响

窦默是针灸大家，他强调用针治病，重视治神、得气和针刺补泻，归纳手指补泻十四法，推崇八脉交会穴的应用，对后世针灸学术的发展产生了很大影响。元明以后的针灸医家如王国瑞、徐凤、高武、杨继洲等人无不以窦氏针法为宗，而窦默撰写的《标幽赋》和《通玄指要赋》至今仍是针灸学的经典文献。窦默的针灸学术思想无疑在针灸发展史上占有重要地位。

【阅读文选】

望闻问切，推明得病之原；补泻迎随，揭示用针之要。予于是学，始迄于今。虽常覃恩以研精，竟未钩玄而索隐。哦经传之暇日，承外舅之训言。云及世纷，孰非兵扰。其人也，神无依而心无定；或病之，精必夺而气必衰。兼方国因乱而隔殊，药物绝商而那得？设方有效，历市无求；不若砭功，立排疾势。既以受教，遂敏求师。前后仅十七年，无一二真个辈。后避屯于蔡邑，方获诀于李君。斯人以针道救疾也，除疼痛于目前，愈瘵疾于指下。信所谓"伏如横弩，应若发机"；万举万全，百发百中者也。加以好生之念，素无窃利之心。尝谓予曰："天宝不付于非仁，圣道须传于贤者。"仆不自揆，遂伸有求之恳，获垂无吝之诚。授穴之所秘者，四十有三；疗疾而弗瘳者，万千无一。遂铭诸心而著之髓，务拯其困而扶其危。而后除疼痛迅若手拈，破结聚涣如冰释。夫针也者，果神矣哉！然念兹穴俞而或忘，借其声律则易记。辄裁八韵，赋就一篇。讵敢匿于己私，庶共传于同志。岁次壬辰重九前二日谨题。

《通玄指要赋》题辞

【思考题】

1. 窦汉卿的学术思想是什么？
2. 窦汉卿对得气是如何认识的？
3. 窦汉卿如何论述流注八穴的临床运用？

第十五节　王好古

王好古（1200—1264 年），字进之，又字信之，号海藏老人，元代医家，赵州（今属河北省赵县）人。王氏博通经史，举进士不第，遂潜心于医学，广览医籍，曾任赵州医学教授，兼提举管内医学。少时曾与李杲（东垣）同受业于张元素（洁古），元素殁，复师从李杲，尽传其学。王氏精通《内经》，深研仲景，深得洁古、东垣之传，将伤寒学说与脾胃内伤学说有机结合，创立阴证学说，丰富和发展了中医学理论，对后世医家产生了深远的影响，成为易水学派又一名家。其著作有《阴证略例》《医垒元戎》《汤液本草》《此事难知》等。

王好古创立的阴证学说使阴证的辨证论治从伤寒外感阴证，发展到内伤杂病阴证，大大扩充了阴证的范围，从而把伤寒学说与脾胃内伤学说有机结合起来。阴证学说既是对仲景学说的发展，又补充了东垣脾胃内伤详论"热中证"之未备。其主张温补脾肾，对明清温补学派医家深有影响。

王氏注重研究本草，并强调从"汤液"入手，其编著的《汤液本草》一书，上溯《神农本草经》及《内经》《伤寒论》等经典奥旨，广收陶弘景、张洁古、李东垣等诸家之说，在系统总结金元以前药学经验的基础上，通过对药性理论的探讨，将药物功效与药物的性味、形色、质地和脏腑经络及四时等相互联系起来，形成了更为完善的药学理论，从而将以往凭经验用药上升到理论指导下的用药，促进了中药学的发展。

王好古的著作中涉及的针灸内容有数十条之多，书中提到的穴位有脐中（神阙）、气海、关元、期门及各经的五输穴、原穴等；刺灸方法有针刺、灸法、熨法、刺血法等。尤其是在《此事难知》中，比较系统地记载了他运用五输穴方面的成就，如五输穴和原穴的使用、伤寒热病针灸法及阴证灸法等。

一、原穴"拔源"说

王氏在《此事难知·卷下拔源例》中说："假令针本经病了，又于本经原穴亦针一针。如补肝经，亦于肝原穴上补一针；如泻肝经来，亦于肝经原穴上泻一针。如余经有补、泻，针毕仿此例，亦补泻各经原穴。"并举例："心痛，脉沉，肾原穴；脉弦，肝原穴；涩脉，肺原穴；缓脉，脾原穴。身之前，足阳明原穴；身之后，足太阳原穴；身之侧，足少阳原穴。"此段原文，其主症为心痛，当脉沉时，取肾之原穴；脉弦时，取肝之原穴；涩脉时，可取肺之原穴；脉缓时，取脾之原穴。身之前的症状，可取足阳明经原穴；身之后的症状，取足太阳原穴；身之侧的症状，可取足少阳经原穴。此例突出体现了王好古辨证取"原"的思想，既有脉诊，又有辨证，同时也根据经脉循行部位来取原穴。

王好古秉承《灵枢·九针十二原》"五脏有疾，当取之十二原"的学术思想，在张元素治疗脏腑病证取原穴的基础上，提出原穴拔病之源的辨证取穴原则。王氏认为刺灸原穴，可以和调内外，宣上导下，通达一身元气，对本脏腑、本经脉的急、慢、虚、实证均有较好的调治作用，如辨证准确、补泻适宜，对于治疗疾病及巩固治疗效果均有积极作用。原穴"拔源"说是对《内经》原穴应用的发挥。

二、完善五输穴理论

在《此事难知》中，王好古比较系统地记载了运用五输穴的经验与方法。

1. 辨证辨经选用五输穴　关于五输穴的临床意义，在《难经·六十八难》载："井主心下满，荥主身热，输主体重节痛，经主喘咳寒热，合主逆气而泄，此五脏六腑井荥输经合所主病也。"《难经》这段话是对井、荥、输、经、合五类腧穴主治特点的概括，含有各经井穴皆可主治心下满、各经荥穴皆可主治身热等意义。后世医家多依此从广义上理解五输穴的功效，验之临床有时不免牵强。对此，王氏根据《内经》《难经》，提出各经五输穴的功效与各经的生理病理特点有关，不可一概而论。他认为必须先根据患者的临床表现，判断病在何脏何腑，明确何脉所属，然后再根据患者的症状，决定使用哪个五输穴。假令病在胆，且见"心下满"，则取胆经井穴窍阴；若病在胆，又病"身热"，则取胆经荥穴侠溪，以此类推。这样便使各经五输穴的使用与各经的病证有机地结合在一起，做到辨证选用五输穴。

根据四时选取五输穴的方法，《难经·七十四难》载"春刺井者，邪在肝；夏刺荥者，邪在心；季夏刺输者，邪在脾；秋刺经者，邪在肺；冬刺合者，邪在肾"。此法明确规定了四季适用的五输穴的种类和脏腑，虽有一定依据，但有与具体病证所属脏腑经脉分离的缺陷。对此，王氏提出应首先辨明脏腑，再根据季节选用病变脏腑所属经脉的相应五输穴。如病在肝，即选用肝经五输穴，春季刺该经井穴大敦，夏季刺荥穴行间，秋季刺经穴中封，冬季刺合穴曲泉。这样既兼顾了季节和五输穴的关系，又避免了上述不足，充分体现了辨证论治选用五输穴的思想。

2. 根据五脏配属选用五输穴　在《内经》《难经》中详细记载了人体五脏与五色、五臭、五味、五声、五液之间的关系，这也是中医学辨治疾病整体观的体现。王好古根据《内经》《难经》的记载，结合自己的临床经验，运用五行学说，对五输穴的运用进行演绎、归纳，做出了规律性的总结。如《此事难知·天元图》举例说："假令病者闻香臭二者，心主五臭也，入脾为香臭……心者，荥火也，当于受病之方内泻荥火，是脾经泻大都是也。"苦味在五行属火，在五脏属心，因此可知"所病"之脏为心，当于心经中选取五输穴；又因"脾主味"，故其"所主"之脏为脾，其选穴是根据"所病"之脏和"所主"之脏的关系来确定（表6-3）。

表6-3　五输穴与五脏所主对应关系

病名	肝主色	心主臭	脾主味	肺主声	肾主液
肝病	青—井木大敦	臊—合水曲泉	酸—经金中封	呼—输土太冲	泣—荥火行间
心病	赤—荥火少府	焦—井木少冲	苦—合水少海	言—经金灵道	汗—输土神门
脾病	黄—输土太白	香—荥火大都	甘—井木隐白	歌—合水阴陵泉	涎—经金商丘
肺病	白—经金经渠	腥—输土太渊	辛—荥火鱼际	哭—井木少商	涕—合水尺泽
肾病	黑—合水阴谷	腐—经金复溜	咸—输土太溪	呻—荥火然谷	液—井木涌泉

其方法是按五行相生的顺序，运用五行学说的规律取穴。凡"所主"之脏同"所病"之脏者取井穴，"所主"之脏生"所病"之脏者取荥穴，"所主"之脏克"所病"之脏者取输穴，"所病"之脏克"所主"之脏者取经穴，"所病"之脏生"所主"之脏者取合穴。这一规律提示后学，临床某一特定症状的出现，往往是相关脏腑相互作用的结果，并将影响到经气的运行。故临床选穴时必须考虑经气的"井""荥""输""经""合"的流注规律。

3. 依传变规律配五输穴　王好古论述了多种五行生克关系配穴法：如《此事难知·配合例》中记载了防传变的五输配穴法："假令见肝病，欲实其脾者，先于足太阴经中补土字一针、又补火字一针，后于足厥阴肝经内泻木字一针，又泻火字一针。"文中脾经"土字一针"和"火字一针"，指的是太白（土）和大都（火）；肝经泻"木字一针""火字一针"，指的是大敦（木）和行间（火）。分析此例，具体应指实证而言，因为先补的是受克经（传变之经）的本穴和母穴，后泻的是克经（病经）的本穴和子穴。又因为木气之实，金气之虚，所以补土生金，伐木泻实，又有防木气克土气之意。即先确定患者病变脏腑，再根据五行乘侮关系确定可能被传变之脏，选穴时取病经之穴用泻法，传变之经用补法。

再如，《此事难知·母子例》载："假令见肝病满闷，淋溲，便难，转筋，又见心病烦心，心痛，掌中热而哕，当于足厥阴肝经内木、火二字各一针。"此其木，指肝经木穴大敦；此其火，指肝经火穴行间。本例即采用针刺先病的母脏之本穴和子穴来治疗。王氏又在《此事难知·兄妹例》中提到："假令见足厥阴肝之经太过，又兼见胆之经太过，是为兄妹。当泻肝经内木、火二字各一针。"此处的肝经内木、火，指肝经木穴大敦与火穴行间；此处的胆经木、火，指胆经的木穴足临泣与火穴阳辅。此例为表里关系的传变，导致表里同病，此时可泻表里两经的本穴和子穴。

4. 根据邪属阴阳选用五输穴　《此事难知·阴阳例》载："阴阳者，子午也，谓荥合、水火之称，名曰阴阳也，十二经皆有之，或感得父气，或感得母气而病焉。"本段文字记述了阴阳配穴法，这是根据外邪的阴阳属性选用五输穴的方法。王好古以脉象来判断患者感邪之气的阴阳属性，若脉象表浅，洪大有力，为阳热亢盛，属阳中之阳，可泻本经之火穴（经穴），补本经之水穴（荥穴）；若脉象浮而迟细无力，为寒邪外束，属阴中之阳，当泻本经水穴（荥穴），补本经火穴。书中举例："假令胆病善洁，面青，善怒，脉得浮之实大，沉之损小，是感得父气，为阳中之阳，当于本经中泻火补水；却得浮之损小，沉之实大，是感母气，为阴中之阳，当于本经中泻水补火。"本法重点在外邪的属性，阳邪泻火穴，阴邪泻水穴，且水火补泻相反。因为补火穴可温经散寒，泻火穴可清泄邪热；补水穴可清热益阴，泻水穴可驱散寒邪。简明扼要，寓意深刻。

三、重视针药并用

"针""刺"二字，屡见王好古的医书中，如《医垒元戎·卷第四·阳明证》中记载："有热入血室谵语，阳明病下血谵语者，热入血室，但头汗出，刺期门。又妇人中风，经水适来，谵语，为热入血室，小柴胡汤，刺期门穴；有肝乘脾谵语，伤寒腹满谵语，寸口脉浮而紧，此肝乘脾也，名曰横，刺期门穴。"这是将《伤寒论》"热入血室"的神昏谵语可刺理论的应用，为历代医家所认同。

王好古主张"药石以攻邪，邪去正复"（《阴证略例·活人阴证例》），提倡针药并用。在《医垒元戎·卷第五·舌胎滑例》中云："舌上胎滑，此丹田有热也……脏结如结胸状，饮食如故，时时下利，脉浮，关脉小沉细紧，名曰脏结，舌上胎滑者难治，可刺关元穴。"接下来又说："脏结无阳证，不往来寒热，一云寒而不热，其人反静，舌上胎滑者难治也，可刺关元穴，服小柴胡汤佳。"上文在"脏结""不可汗，不可下，不可吐"时，其阳证及危症皆适用针刺治疗。

此外，刘完素创"八关大刺"以清泻火热，王好古也踵而效之，在《此事难知·接经补遗》一文中载："百节酸痛，实无所知，三棱针绝骨出血……大烦热不止，昼夜无力，刺十指间出血，谓八阳大节。眼发睛欲出，亦须大刺。"这是对《内经》及刘完素"八关大刺"思想的发挥。

王氏认为针刺的适应证：①热证，如妇人热入血室，以发热恶寒、胸腹满、神昏谵语为主症，宜针。②实证，如脏结为主症时，宜用关元等穴针刺，效佳。③危重症、疑难症，如在"药以攻邪"难获效时，可针药并用，如"刺关元穴，服小柴胡汤"。

四、创阴证学说

王好古其独到之处是创立了阴证学说。在病机上，王氏列举有阴盛格阳、内阴外阳、阴证似阳、下虚戴阳、阴阳易等，其本质在于"大抵阴毒本因肾气虚寒，或因冷物伤脾，外伤风寒，内即伏阴，外又感寒，或先外寒而内伏阴，内外皆阴，则阳气不守"。这些病机的分析是王氏的创新。

他在临证实践中还扩大了六经病的治疗范围，打破了伤寒与杂病的界限，把六经辨证的原则用于杂病，又把杂病方药用于六经诸证，将伤寒与杂病的治疗统一起来，体现了辨证论治的灵活性。

在阴证的治疗中，王氏多用灸法，在其代表著作《阴证略例·三阴论》中载："若阴气毒盛，阳气暴厥，则为阴毒……当急救，可灸脐下，服以辛热之药，令阳气复而大汗解矣！"又说"阴毒，若能速灸脐轮下，六日看过见喜深，灸脐下六穴（即神阙、阴交、气海、石门、关元、中极）""阴毒已深……但于脐中用葱熨法，或灼艾三五百壮已来，手足不温者，不可治也"。在《阴证略论·阴毒三候》中载："阴毒渐深候……其候沉重，四肢逆冷，腹痛转甚，或咽喉不利，可心下胀满，结硬燥渴，虚汗不止，或时狂言，爪甲面色青黑，六脉沉细，一息七至以来。有此证者，速灸关元或气海二穴三二百壮，以手足和暖为效，仍服金液丹之类，随证选用。"

五、王氏的学术传承与影响

王好古的针灸学说，突出反映了在他对经络腧穴特别是原穴和五输穴理论的创造性见解。他提出原穴应"拔源"，选用时需先辨明脏腑，再依据具体病情施行补或泻相应手法；对五输穴的选用，也应辨明脏腑，并可根据五脏与色、臭、味、声、液的关系灵活选用；另外，还根据脏腑的生克关系以及外邪的阴阳属性，提出了诸多五输穴配穴方法，极大完善了五输穴理论。在针灸临床方面，王氏注重针药结合，在阴证治疗时重用灸法。其对针灸治疗各种病证的论述，经反复验证，可重复性颇高。

王好古丰富和发展了《内经》《难经》的针灸学理论，为针灸医学的传承做出了贡献，对后世医家产生了深远的影响。

【阅读文选】

太阴、少阴、厥阴，皆属阴证也。太阴者，脾也；少阴者，肾也；厥阴者，肝也。何谓太阴证？太阴脾之经，主胸膈膜胀。《甲乙经》云：邪生于阳者，得之风雨寒暑；邪中于阴者，得之饮食居处，阴阳喜怒。又曰：贼风虚邪者阳受之；饮食不节、起居不时者阴受之。阳受之则入腑，阴受之则入脏。入六腑则身热不得卧，为喘呼；入五脏则瞋满闭塞，下为飧泄，久为肠澼。

何谓少阴证？少阴肾之经，主脉微细，心烦但欲寐，或自利而渴。经云：一二日少阴病者，何也？谓初中病时，腠理寒，使入阴经，不经三阳也。伤寒虽是三阴三阳，大抵发于阳则太阳也，发于阴则少阴也，此二经为表里，其受病最为多。阳明、太阴受病颇稀。至于少阳、厥阴，肝胆之经，又加少焉。凡病一日至十二三日，太阳证不罢者，但治太阳。有初得病便见少阴证者，直攻少阴，亦不必先自巨阳次传而至。盖寒气入太阳，即发热而恶寒；入阴经，只恶寒而不发热也。三阴中寒，微则理中汤，稍厥或中寒下利，即干姜甘草汤。手足指头微冷寒谓之清，此未消吃四逆，盖疾轻故也，只可服理中干姜之类。大段重者用四逆汤，无脉者用通脉四逆汤也。

何谓厥阴？厥阴肝之经，主消渴，气上冲心，心中疼热，饥不欲食，食则吐蛔，下之则利不止也。若阴气独盛，阳气暴绝，则为阴毒，其证四肢逆冷，脐腹筑痛，身如被杖，脉沉疾，或吐利，当急救，可灸脐下，服以辛热之药，令阳气复而大汗解矣！古人云：辛甘发散为阳，谓桂枝、甘草、干姜、附子之类，能复其阳气也。微则用辛甘，甚则用辛苦热。阴极发躁，阴证似阳也。学者当以脉别之。

三阴论（《阴证略例》）

【思考题】

1. 王好古的针灸学术思想是什么？
2. 如何理解"原穴拔源"？
3. 王好古是怎样运用五输穴的？

第十六节　罗天益

罗天益（1220—1290 年），字谦甫，元代著名医学家。真定（今河北省正定县）人，曾任太医、太医院判。罗天益学医于李东垣，居东垣门下十余年，尽得其传，为东垣的高足弟子。他继承了先生的脾胃学说，并发展为灸法温补脾胃说。罗天益在全面继承东垣医术的基础上，对《内经》进行了系统研究，历时 3 年编成《内经类编》，为明清两代研究《内经》开辟了新途径，遗憾的是本书散佚。

罗天益长期担任太医，与当时的针灸大师窦汉卿、忽吉甫交往密切。1253 年初（癸丑年），罗、窦二人随驾出征，罗天益虚心向窦汉卿讨教针灸，窦汉卿谈了一个著名的观点：凡用针者，气不至而不效，灸之亦不发（灸疮），因本气空虚不能化脓。后来罗天益与忽吉甫交流时，忽吉甫也赞同这一观点。

罗天益在《内经》思想与东垣学说指导下，旁采诸家经验，尤其汲取了易水学派鼻祖张洁古、云岐子父子的中医针灸医术，结合个人心得编成《卫生宝鉴》。全书共 24 卷，另有补遗 1 卷，内容包括中医医论、临床各科疾病的治疗、常用药物的性味功能、验方验案等，是一部重要的临床著作。其中有大量针灸内容，如灸法补脾腧穴阐述及验案、针灸放血阐述及验案、云岐子中风大接经针法及验案、小儿惊痫灸法治验等。其学术思想和主要贡献如下。

一、灸法温补脾胃说

李东垣创立《脾胃论》，认为脾胃为元气之本，元气为健康之本，脾胃虚则元气衰，元气衰则百病由生。在脾胃病的治疗上，东垣除采用补中益气汤等甘温药物之外，也重视针灸补脾，但针灸处方多为单方独穴，鲜有配伍。罗天益在继承东垣脾胃学说的基础上，大倡灸法补脾，《卫生宝鉴》中记载的16则灸法医案中，有12例是补脾的，而且补脾灸方严谨而灵活，从而完善了脾胃病的治疗方法，发展了东垣的脾胃论。

1. 补脾基本灸方：中脘、气海、足三里　中脘、气海、足三里三穴合用，能温养脾胃、强壮补虚、升提中气、调和阴阳。

罗天益在《卫生宝鉴》中认为中脘穴能"引清气上行，肥腠理"，"温脾胃之气，进美饮食"。中脘为胃之募穴、六腑之会穴，灸中脘能温补脾胃、升提清气、开胃进食。脾胃学说强调"升"的一面，中脘位置在上，主升清阳之气，为方中主穴。

罗天益在《卫生宝鉴·阴阳皆虚灸之所宜》中说："灸气海百壮，生化元气，滋养百脉，充实肌肉。"气海穴为元气之海，有大补元气、化生气血、固表抗邪的作用。气海位置在中主和，为方中辅穴。

罗天益在《卫生宝鉴》中指出，灸足三里"引阳气下交阴分，亦助胃气"，"引导热气下行"。足三里为胃之合穴、下合穴，"合治内府"，有补益脾胃、引阳交阴、引热下行的作用。足三里在下主降，为方中辅穴。

2. 适应证：脾胃内伤证

（1）脾胃虚寒　《卫生宝鉴·胃脘当心而痛治验》载，崔云卿心下痞闷，腹痛肠鸣，饮食减少，呕吐酸水，冷汗时出，手足稍冷，面色青黄而不泽，脉弦细而微。罗天益灸中脘、气海、足三里三穴，配扶阳助胃汤治疗而愈。

（2）脾虚发热　《卫生宝鉴·虚中有热治验》载，周卿子肌肉消瘦，四肢困倦，不思饮食，肠鸣便溏，嗜卧，盗汗，脉浮数无力。罗天益灸上述三穴，配甘温之剂而愈。

此证乃脾气虚而发热，虽盗汗、消瘦而又不思饮食、四肢倦怠、嗜卧便溏，脉虽数而浮且无力，属气虚而发热，故以"甘温除大热"而愈。

3. 加减变化

（1）轻症取中脘　如"䐜胀"证。《卫生宝鉴·胀治验》载，范郎中夫人因劳逸饮食失节，加之忧思气结，病心腹胀满，且食则呕，暮不能食，脉弦而细。罗天益仅灸中脘一穴，并以木香顺气汤助之而愈。根据《内经》"浊气在上，则生䐜胀"的理论，灸中脘能升提清气以降浊气，故收捷效。

（2）"阴阳两虚"证　三穴合用加阳辅。《卫生宝鉴·阴阳两虚灸之所宜》载，王千户因劳役过度，饮食失节，疟痢并作，月余不愈，饮食全减，形容羸瘦，心腹痞满，吐逆不止，身体沉重，手足厥逆，时发麻痹，脉弦细而微如蛛丝。罗天益认为本证即《内经》所谓"阴阳皆不足"证。患者真气衰弱，形气不足，病气亦不足，阴阳皆不足也。根据《内经》"阴阳俱虚，针之不为，灸之所宜"的理论，灸中脘等三穴大补脾胃之元气，加灸阳辅穴"接续阳气"、散足胫寒湿，配以甘温药物（附子理中汤）月余治愈。

（3）"䐜寒"证　去中脘加三阴交、阳辅。《卫生宝鉴·䐜寒治验》载，一将军六十有八，病自利，完谷不化，脐腹冷痛，足䐜寒，不知痛痒，脉细微。罗天益认为属脾阳不足、寒湿内盛证，"法当急退寒湿之邪，峻补其阳，非灸不能病已"。因以足胻寒痹为主症，故去中脘，加三阴交、阳辅引阳气下行，散足胻之寒湿，配以加减白通汤治愈。

二、针刺放血泄邪说

《卫生宝鉴》所载的以针刺为主的 9 则医案中，8 例属于阳热病变。罗天益根据《内经》"血实者宜决之"的理论，对 6 例阳热病变采用三棱针、砭刺、燔针、锐针在病处施术，放血排脓，开泄邪气，疗效显著。

1. "高巅之上，射而取之" 《卫生宝鉴·风痰治验》载，参政杨公七旬有二，宿有风疾，于元戊辰春，"忽病头旋眼黑，目不见物，心神烦乱，兀兀欲吐，复不吐，心中如懊恼之状，头偏痛，微肿而赤色，腮颊亦赤色，足胻冷"。罗天益诊为"风痰内作，上热下寒"。由于杨公年高，不宜用寒凉药，以防损脾，根据《内经》"高巅之上，射而取之"理论，罗天益"以三棱针（于头部）约二十余刺之，其血紫黑，如露珠之状，少顷，头目便觉清利，诸证悉减"，然后服天麻半夏汤治风痰，数剂而安。

2. "血实者宜决之" 《卫生宝鉴·北方脚气治验》载，中书粘合公，年四旬有余，躯体魁梧，"脚气忽作，遍身肢体渐肿，其痛手不能近，足胫尤甚，履不任穿"。罗氏根据《内经》"诸痛为实，血实者宜决之"的理论，"以三棱针数刺其肿上，血突出高二尺余，渐渐如线流于地，约半升许，其色紫黑，顷时肿消痛减"，继之以当归拈痛汤服 2 日而愈。

除采用三棱针外，罗天益还采用砭刺治疗咽喉肿痛，如《卫生宝鉴·病有远近治有缓急》载，一患者七旬，饮酒过量，咽嗌肿痛，耳前后赤肿，脉浮数，按之沉细而弦。罗氏"遂砭刺肿上，紫黑血出，顷时肿热大消"。对于脓已成之疮疽，则以燔针开泄脓液，如《卫生宝鉴·凡治病必察其下》载，一年逾六旬者冬至后数日，疽发于背，肿痛难忍，疡医谓脓已成，可开发，"遂以燔针开之，脓泄痛减"。《卫生宝鉴·疠风刺法并治验》还提到用锐针开泄邪气的方法，一患者患疠风，罗氏认为"治之当刺其肿上，以锐针针其处，按出其恶气，脓尽乃止"。总之，无论是用三棱针，还是砭刺、锐针、燔针，都体现了罗天益阳热病宜用针刺放血泄邪的学术观点。

三、针灸药兼施说

罗天益《卫生宝鉴》所载针灸医案中，大多数是灸药并用的，也有一部分是针药并用或针灸药并用的。罗天益根据针刺、灸法、药物的专长，结合疾病的特点，配合并用，提高临床疗效。

1. 灸药并用 《卫生宝鉴》所载的 16 则灸法医案，有 12 例是补脾的，而这 12 例补脾医案，绝大多数是灸法与补脾药物合用的，如崔云卿之"胃脘当心而痛"，灸中脘三穴，服扶阳助胃汤而愈；又如周卿子之"虚中有热"，灸中脘三穴，服甘温之剂而愈。

2. 针药并用 《卫生宝鉴》记载的医案中，多数是针刺与药物配合运用。如《卫生宝鉴·风痰治验》之参政杨公头旋眼黑，心烦欲呕，头偏痛微肿而赤，足胻冷，罗氏认为属风痰内作、上热下寒，以三棱针头面肿处放血以泄上热（又可避免年高不胜寒凉之剂），服天麻半夏汤治疗风痰，数日而安。又如《卫生宝鉴·北方脚气治验》，以三棱针数刺其肿上，配合当归拈痛汤饮服，数日而愈。

3. 针灸药并用 《卫生宝鉴·上热下寒治验》载，中书右丞姚公茂六旬有七，"头面赤肿而痛，耳前后肿尤甚，胸中烦闷，咽嗌不利，身半以下皆寒，足胫尤甚"，"饮食减少，精神困倦而体弱"，"脉浮数，按之弦细"。罗天益诊断为"上热下寒"证，用针刺头面肿处放血以泄在上之热；灸气海、足三里补下焦之阳，引导热气下行，以祛在下之寒；服既济解毒汤助针刺泄上部之热。针灸药合用，治愈上热下寒证。

四、临床治验

1. 中风灸法　《卫生宝鉴·中风灸法》曰："风中脉则口眼㖞斜，中腑则肢体废，中脏则性命危。凡治风莫如续命汤之类，然此可扶持性命，要收全功，必须火艾为良。"罗天益主张灸听会、颊车、地仓等穴治疗"风中脉"口眼㖞斜；灸百会、发际（耳前）、肩髃、曲池、风市、足三里、绝骨防治"风中腑"手足不遂等疾，他指出："凡觉手足麻痹或疼痛，良久乃已，此将中腑之候，宜灸此七穴，病在左则灸右，病在右则灸左。"对于"风中脏，气塞涎上，不语，昏危者"，罗天益提出灸百会、大椎、风池、肩井、曲池、足三里、间使七穴"下火立效"，并认为"此法能灸卒死"。罗氏还认为灸百会等七穴有预防"风中脏"的作用，"凡觉心中愦乱，神思不怡，或手足麻痹，此将中脏之候也。不问是风与气，可连灸此七穴，但依次第自急灸之，可灸各五七壮；日后别灸之，至随年壮止"。

2. 灸治惊痫　《卫生宝鉴·惊痫治验》载，魏敬甫之子四岁，一长老摩顶授记，众僧念咒，因而大恐，遂发惊搐，痰涎壅盛，目多白睛，项背强急，喉中有声，一时许方醒，之后每见僧人则发，诊其脉沉弦而急。罗天益为之灸天柱、申脉、照海穴各二七壮，服沉香天麻汤而愈。取天柱乃宗《内经》之旨，《灵枢·寒热病》曰："暴挛痫眩，足不任身，取天柱。"取阳跷申脉、阴跷照海，乃洁古老人之经验。

3. 葱熨法治验　《卫生宝鉴·葱熨法治验》载，真定一秀士，年三十一，肌体本弱，左胁下有积气，不敢食冷物，得寒则痛，或呕吐清水，眩晕欲倒，服辛热之剂则病退。后因劳役及食冷物，其病大作，腹痛不止，冷汗自出，四肢厥冷。罗天益欲予药之，药不得入，见药则呕。遂以熟艾约半斤，白纸一张，铺于腹上，纸上摊艾令匀。又以憨葱数支，削成两半，铺于熟艾上数层，再用白纸一张覆之，以慢火熨斗熨之，冷则易之，初熨时则暖而痛减，大暖则痛止。至夜得睡，翌日再予对证药服之，良愈。葱熨法温阳散寒、暖脾止痛、温胃止呕，故对脾胃阳虚、中焦虚寒之腹痛、呕吐、肢冷诸症效如桴鼓。

4. 疝气治验　《卫生宝鉴·疝气治验》载，赵运使夫人，年五十八岁，病脐腹冷痛，相引胁下痛不可忍，烦闷不安，反复发作。罗天益诊为寒疝，灸中庭穴二七壮至三七壮，予当归四逆汤，良愈。中庭穴为任脉气所发，灸之能于阴中求阳、壮阳散寒、温经止痛，故配以助阳退阴的当归四逆汤，治寒疝捷效。

5. 代灸涂脐膏　古代灸法多为化脓灸，其烧灼之痛令人望而生畏。罗天益通过精心研究，制成"代灸涂脐膏"。方用附子、马蔺子、蛇床子、木香、肉桂、吴茱萸各等分研为细末，配以面粉，其比例为1∶1，加入生姜汁和煨成膏，摊于三寸方圆的纸上，敷贴于脐下关元、气海，自晓至晚，其火力可代灸百壮，用治烦满囊缩、脐痛等病症（《卫生宝鉴·补遗》）。罗天益创制的"代灸涂脐膏"对中医针灸界具有划时代的影响，现代的"代温灸膏"、贴脐治痔疮的医疗产品，均是受到罗天益影响的成果。

五、罗氏的学术传承与影响

罗天益虽非以中医内科见长，但他在针灸学术上的造诣颇为深厚。其原因一是他的中医经典功底扎实，深得《内经》《难经》针法之精华；二是他继承了东垣先生的针法以及脾胃学派开山鼻祖张洁古、云岐子父子的针灸医术；三是他经常与当时的针灸大师窦汉卿、忽吉甫切磋医术，交流心得，深得针灸名家之真传。

罗天益的灸法温补脾胃说，在继承东垣补脾穴法基础上有所创新，完善了脾胃病的治疗方法，发展了东垣的脾胃论。罗氏的针刺放血泄邪说，突出了针法善治阳热病证的主治特点。罗天益擅长用药，善于针灸，能根据针灸药各自的专长兼施并用，大大提高了临床疗效。他的针灸临床实践，从中医内科方药大家的角度展示了针灸的无穷魅力，这无论是对于中医师还是针灸师，都有着十分重要的启迪作用，对后世医家产生了深远的影响。

【阅读文选】

建康道按察副使奥屯周卿子，年二十有三，至元戊寅三月间，病发热，肌肉消瘦，四肢困倦，嗜卧盗汗，大便溏多，肠鸣不思饮食，舌不知味，懒言语，时来时去，约半载余，请予治之。诊其脉浮数，按之无力，正应王叔和浮脉歌云：脏中积冷荣中热，欲得生精要补虚。先灸中脘，乃胃之经也，使引清气上行，肥腠理。又灸气海，乃生发元气，滋荣百脉，长养肌肉。又灸三里，为胃之合穴，亦助胃气，撤上热，使下于阴分。以甘寒之剂泻热，其佐以甘温，养其中气，又食粳米、羊肉之类，固其胃气。戒于慎言语，节饮食，惩忿窒欲，病气日减，数月，气得平复。

虚中有热治验（《卫生宝鉴·卷五》）

中书右丞姚公茂，六旬有七，宿有时毒。至元戊辰春，因酒病发，头面赤肿而痛，耳前后肿尤甚，胸中烦闷，咽嗌不利，身半以下皆寒，足胫尤甚，由是以床相接作炕，身半以上卧于床，身半以下卧于炕，饮食减少，精神困倦而体弱。命予治之。诊得脉浮数，按之弦细，上热下寒明矣。《内经》云：热胜则肿。又曰：春气者病在头。《难经》云：蓄则肿热，砭射之也，盖取其易散故也。遂于肿上约五十余刺，其血紫黑如露珠之状，顷时肿痛消散；又于气海中火艾炷灸百壮，乃助下焦阳虚，退其阴寒；次于三里两穴，各灸三七壮，治足胻冷，亦引导热气下行故也。遂处一方，名曰既济解毒汤，以热者寒之，然病有高下，治有远近，无越其制度。以黄芩、黄连苦寒酒制炒，亦为因用，以泻其上热，以为君；桔梗、甘草辛甘温上升，佐诸苦药以治其热，柴胡、升麻苦平，味之薄者阳中之阳，散发上热以为臣；连翘苦辛平，以散结消肿，当归辛温和血止痛，酒煨大黄苦寒，引苦性上行至巅，驱热而下以为使。投剂之后，肿消痛减，大便利，再服减大黄。慎言语，节饮食，不旬日良愈。

上热下寒治验（《卫生宝鉴·卷二十三》）

【思考题】

1. 罗天益的针灸学术思想有哪些？简述其灸法温补脾胃说。

2. 罗天益对针灸学术发展有什么贡献？

3. 你是如何认识针灸药兼施的？

第十七节　王国瑞

王国瑞，约生活于 13 世纪末到 14 世纪初，婺源兰溪（今属浙江省）人，元代针灸医家。王国瑞幼从父学，得父术并传其子廷玉、其孙宗泽，世受其业，成为元明之际的针灸世家。著有《扁鹊神应针灸玉龙经》（又称《针灸玉龙经》），据其弟子周仲良《后序》称"其所以托名扁鹊者，重其道而神其书也。名曰玉龙者，盖以玉为天地之精，龙之神变极灵，此书之妙用，亦犹是也"。其中"神应"之义，据《宋史》"许希传"记载，仁宗听从许希的建议筑扁鹊庙，封扁鹊为"神应候",许希著《神应针灸要诀》行于世,可见"神应"之名仍指扁鹊。

《扁鹊神应针灸玉龙经》是在临床实践基础上形成的针灸专著,专论针灸之法,多以歌赋形式总结理论与实践经验,通俗易懂,载有《玉龙歌》《天星十一穴歌》《针灸歌》等,《四库全书总目提要·扁鹊神应针灸玉龙经》评价说:"其中名目颇涉鄙俚,文义亦多浅近,而剖析简要,循览易明。"

该书首载120穴《玉龙歌》,以证统穴,总结了大量的临床经验,明代高武将其收辑于《针灸聚英》,并改写成《玉龙赋》;次为注解《标幽赋》,为现存该赋的最早注本;再次为《天星十一穴歌》,明代徐凤《针灸大全》将其增补为《马丹阳天星十二穴并治杂病歌》,总结了四肢部位要穴的临床应用;再次为《六十六穴治证》及《流注序》,是以《河图》"五门十变"之说为基础的子午流注思想的载述;其后为《十二经原穴》与《夫妻配合原穴》《六脉次第》《磐石金直刺秘传》《窦汉卿针灸歌》《灸法杂抄切要》《飞腾八法》等,是一本理论与临床、普及与提高相结合的针灸专著。

王氏注重四肢穴应用,大力倡导窦汉卿的针灸学术,飞腾八法、补泻手法、配穴施治各呈特色。在明代影响颇广,《针灸聚英》《针灸大成》及《针方六集》等多有引述。至清代,为《四库全书》所收载,具有很高的史实性、学术性和可读性。

一、倡用"穴法相应三十七穴"

王氏父子虽非出自窦氏亲授,但对窦氏学术极为推崇并进行传播,从《玉龙经·注解标幽赋》的内容中可见其受窦氏著作的影响。其《针灸歌》的"又歌"全是对窦氏赋文的改写,即选择窦氏的赋文一二语,阐发为一首歌,如"头项强,承浆可保","风伤项急,始求于风府"(《通玄指要赋》),合成一歌为:"项强兼头四顾难,牙痛并作不能宽;先向承浆明补泻,后针风府即时安。"再如,"人中除脊膂之强痛","腰脚疼,在委中而已矣"(《通玄指要赋》),合成一歌为:"脊膂强痛泻人中,挫闪腰疼亦可针;委中也是腰疼穴,任君取用两相通。"

王氏从有类似治疗作用的腧穴中,提炼出37组配穴(即"穴法相应三十七穴")用于临床,如"承浆应风府"前后相应,用于治疗头项强痛;"哑门应人中",用于音哑、失语、癫狂。再如"肾俞应委中"远近相应,用于腰腿痛;"足三里应膏肓",用于虚弱羸瘦之证。局部穴位组合"攒竹应太阳",可治头项强痛;"尺泽应曲池",用于上肢不遂、肘臂挛痛。应穴的提出,是王国瑞对窦氏用穴经验的发展,体现了腧穴的近治、远治及前后配穴的治疗作用。

"穴法相应三十七穴"的治疗范围十分广泛,对临床常见的病症均有论及,反映了当时临床实际和常用穴位的具体应用。王国瑞以单独的章节列出,足见其对应穴的重视,这也是王氏学术经验的精华所在。王氏认为在用主穴后,必用其应穴,主应配穴包括局部与远道、阴经穴与阳经穴、经穴与奇穴相配。

局部与远道相配可激发经气,使经脉之气上下疏通,调整虚实,达到"泻其有余,补其不足"(《灵枢·刺节真邪》)的目的,"穴法相应三十七穴"中以此类配穴最为多见。以患病局部穴为主穴,如咳嗽:风门应列缺;耳聋:听会应合谷;脚疾:足三里应膏肓;或远道穴为主穴,如上焦热,心虚胆寒:少冲应上星;虚烦:通里应心俞;三焦邪气壅上焦:关冲应支沟。局部应远道还有昆仑应命门,翳风应合谷,鸠尾应神门,中渚应人中(水沟),肩井应足三里,肩井应支沟,风池应合谷,膏肓应足三里,迎香应上星,肾俞应委中,阳陵泉应支沟。也有两组应穴均为远道穴,即人中(水沟)应委中,申脉应合谷。

在同一部位,选阴经穴和阳经穴相应,以调节阴阳气机,增强治疗效果,如照海应昆仑,昆仑应行间，尺泽应曲池，神门应后溪，太冲应昆仑，中极应白环俞，承浆应风府。也可选阴阳部位的穴位相应，如天枢应脾俞，治疗脾虚泻泄；哑门应人中（水沟），治疗音哑、失语。

"穴法相应三十七穴"，多是一穴应一穴，也有一穴应二穴。在《玉龙歌》中，有将类似作用的腧穴编在同一首歌里，如地仓与颊车同用，治疗口眼㖞斜；神庭与印堂同用，治疗头风眼花等，均含有应合的意义。也有歌里是单穴主治，在注中注明应穴，如痴呆症取神门，注中提出应穴是后溪；眼痛取太阳，注中的应穴是睛明等。从总体看，所说应穴实际已不止37组。王氏从窦氏赋中用穴编成歌者有32首之多，这不是简单的改编，而是有所发展，将其组合应用或加入新的主治等。特别是《通玄指要赋》的43穴，大部被采用，未载于其中的仅有手三里、太白、然谷、阴谷、头临泣、行间六穴。

王国瑞善于用奇穴治病，"穴法相应"中载有9组经穴和奇穴相应的配方。如盗汗：百劳应肺俞；眉目间痛：攒竹应太阳；肩肿痛：肩髃应髋骨；目热：内迎香应合谷；时疫疟疾：后溪应百劳；疟疾：间使应百劳；目病隐涩：太阳应合谷、睛明；腿痛：髋骨应风市，髋骨应曲池。奇穴对某些病症有特殊的疗效，在临床上不可忽视。

《玉龙歌》中所用的奇穴，除了窦氏《通玄指要赋》中提到的髋骨、吕细二穴外，还有印堂、中魁、太阳、内迎香、大小骨空、二白、胛缝、阖（阑）门及不定穴，"奇穴"这一名称也是首见于此，"翻呕不禁兼吐食，中魁奇穴试看看"。目前很多奇穴已被列为经穴，《玉龙歌》中的"百劳"，实际即大椎，"顶门"即囟会，"鱼尾"即瞳子髎，均归属经穴。

二、十二经夫妇相合逐日按时取原说

王国瑞将十二经原穴结合夫妇相配的理论，按干支的变化，演绎成十二经夫妇原穴相合的逐日按时选穴法，是子午流注针法的另一支派。

十二经原穴见《备急千金要方·卷二十九·手足三阴三阳穴流注法》，其中阴经原穴实为络穴，认为"阳主变化，阴主专静而莫自制。是以阳腑示原，阴脏隐秘"。夫妇相配承窦汉卿《针经指南·夫妇配合》说："大言阴与阳，小言夫与妇。"阴经原穴为妇，阳经原穴为夫。

足少阳胆经	属甲（木）	夫	取丘墟	甲己相合
足太阴脾经	属己（土）	妻	取公孙	
手阳明大肠经	属庚（金）	夫	取合谷	乙庚相合
足厥阴肝经	属乙（木）	妻	取中都	
手太阳小肠经	属丙（火）	夫	取腕骨	丙辛相合
手太阴肺经	属辛（金）	妻	取列缺	
足太阳膀胱经	属壬（水）	夫	取京骨	丁壬相合
手少阴心经	属丁（火）	妻	取通里	
足阳明胃经	属戊（土）	夫	取冲阳	戊癸相合
足少阴肾经	属癸（水）	妻	取水泉	
手少阳三焦经	寄于戊（土）	兄	取阳池	戊己相合
手厥阴心包经	寄于己（土）	妹	取内关	

十二经夫妇相配之说，与子午流注相类，不同的是子午流注按时选五输穴，而王氏按时选穴为原穴和络穴。王氏将三焦配属戊土，心包配属己土。究其原因，是因三焦主气，包络主血，脾胃为后天生化气血之根本，故前者寄于戊土，后者寄于己土，而别列为偶，并将这种关系，结合逐日临时干支，运用如下（表6-4）。

表6-4 十二经夫妇相合逐日按时取原穴表

时\日	子	丑	寅	卯	辰	巳	午	未	申	酉	戌	亥
甲	阳池 内关	腕骨 列缺	丘墟 公孙	冲阳 水泉	腕骨 列缺	阳池 内关	冲阳 水泉	合谷 中都	合谷 中都	京骨 通里	京骨 通里	丘墟 公孙
乙	丘墟 公孙	中都 合谷	腕骨 列缺	通里 京骨	冲阳 水泉	公孙 丘墟	合谷 中都	列缺 腕骨	京骨 通里	水泉 冲阳	阳池 内关	内关 阳池
丙	腕骨 列缺	中都 合谷	冲阳 水泉	内关 阳池	合谷 中都	通里 京骨	京骨 通里	公孙 丘墟	丘墟 公孙	列缺 腕骨	阳池 内关	水泉 冲阳
丁	冲阳 水泉	公孙 丘墟	合谷 中都	列缺 腕骨	京骨 通里	水泉 冲阳	丘墟 公孙	中都 合谷	阳池 内关	内关 阳池	腕骨 列缺	通里 京骨
戊	合谷 中都	内关 阳池	京骨 通里	公孙 丘墟	丘墟 公孙	列缺 腕骨	腕骨 列缺	水泉 冲阳	阳池 内关	中都 合谷	冲阳 水泉	通里 京骨
己	京骨 通里	水泉 冲阳	丘墟 公孙	中都 合谷	腕骨 列缺	通里 京骨	阳池 内关	内关 阳池	冲阳 水泉	公孙 丘墟	合谷 中都	列缺 腕骨
庚	丘墟 公孙	列缺 腕骨	腕骨 列缺	水泉 冲阳	冲阳 水泉	中都 合谷	阳池 内关	通里 京骨	合谷 中都	公孙 丘墟	京骨 通里	内关 阳池
辛	腕骨 列缺	通里 京骨	冲阳 水泉	公孙 丘墟	阳池 内关	内关 阳池	合谷 中都	列缺 腕骨	京骨 通里	水泉 冲阳	丘墟 公孙	中都 合谷
壬	冲阳 水泉	中都 合谷	合谷 中都	通里 京骨	阳池 内关	公孙 丘墟	京骨 通里	列缺 腕骨	丘墟 公孙	内关 阳池	腕骨 列缺	水泉 冲阳
癸	合谷 中都	列缺 腕骨	阳池 内关	内关 阳池	京骨 通里	水泉 冲阳	丘墟 公孙	中都 合谷	腕骨 列缺	通里 京骨	冲阳 水泉	公孙 丘墟
壬子	京骨 通里	列缺 腕骨	丘墟 公孙	内关 阳池	腕骨 列缺	水泉 冲阳	冲阳 水泉	中都 合谷	合谷 中都	通里 京骨	阳池 内关	公孙 丘墟
癸丑	京骨 通里	水泉 冲阳	丘墟 公孙	中都 合谷	腕骨 列缺	通里 京骨	冲阳 水泉	公孙 丘墟	合谷 中都	列缺 腕骨	阳池 内关	内关 阳池

上表壬子、癸丑二日，王氏认为是六十甲子"终始之地"。因为天干终于壬癸，地支始于子丑，是阴阳进退、终始变化的枢纽，故不同于其他天干日。施用时可根据各天干日临时查阅所开夫妇经穴，相配针刺。但阳日阳时以阴经（妇）穴为主，阳经（夫）穴为配；阳日阴时以阳经（夫）穴为主，阴经（妇）穴为配；阴日阴时以阳经（夫）穴为主，阴经（妇）穴为配；阴日阳时以阴经（妇）穴为主，阳经（夫）穴为配。先针主穴，后针配穴。

三、创飞腾八法

飞腾八法是把古代哲学的九宫八卦学说与奇经八脉的理论相结合，按时针刺八脉交会穴的方法，其中日时干支与数字的关系是"甲己、子午九，乙庚、丑未八，丙辛、寅申七，丁壬、卯酉六，戊癸、辰戌五，已亥属之四"（《扁鹊神应针灸玉龙经》）。

又把八脉交会穴分别配属九宫、八卦数，即公孙配乾、数6，内关配艮、数8，后溪配巽、数4，外关配震、数3，列缺配离、数9，申脉配坤、数2，照海配兑、数7，临泣配坎、数1。另有5数居八卦之中，男寄于坤卦、配申脉，女寄于艮卦、配内关。

开穴时把临时日、时干支数相加后除以九，取余数合卦定穴。如甲子日、丙寅时，按歌诀数列成算式为（9＋9＋7＋7）÷9＝32÷9＝3……5。以5数合卦，为中央，男寄于坤卦，取申脉；女寄于艮卦，取内关。

"飞腾八法"的名称首见于《扁鹊神应针灸玉龙经》（简称《玉龙经》），后见于明代徐凤的《针灸大全》，但开穴方法与王氏不同。而《针灸大全》中的"灵龟八法"却与此"飞腾八法"相近。看来徐凤的"灵龟八法"是在王氏的"飞腾八法"基础上演变而成的。

四、倡用透刺法

《玉龙歌》里的透穴刺法是王国瑞的又一特色，在针刺时，受穴位局部解剖的制约，有的需要沿皮下浅刺，有的要筋骨间横透。如治头痛丝竹空透率谷，"头风头痛最难医，丝竹金针亦可施，更要沿皮透率谷，一针两穴世间稀"（《玉龙歌》）；眉目间痛刺攒竹穴，"沿皮向鱼腰"，这是沿皮下浅透。治小儿惊风，刺印堂"沿皮先透左攒竹，补泻后转归原穴，透右攒竹"，属多向刺。治头风痰饮，针刺风池穴，"横针一寸，入风府"说的是横透。横透还有内关透外关、间使透支沟、阳陵透阴陵，多用在四肢部腧穴。

与现代临床上地仓透颊车的说法不同，王氏提出颊车"沿皮向下透地仓一寸半"。头维"沿皮向下透至悬厘"，也与今人向上方透刺不同。四肢末端穴，王氏多用"针一分，沿皮向后三分"的透刺法，如二间、少商、少冲、大敦等均如此。有的穴透得较深，如复溜"沿皮向骨下一寸半"，指沿胫骨后方浅透；中都"沿皮向上一寸"，指沿胫骨面浅透。但对有些穴的深透须慎重，如液门"沿皮向后透入阳池"，中渚"沿皮向后透腕骨"，其间隔较远，容易损伤筋脉。

透穴的应用，既要注意安全，又要取得适当的感应，从不同的角度进针扩大其针刺范围。对于直刺可取得良好感应的穴位，则不用沿皮透刺。透刺以不同的角度、方向，由本经透向他经，引导经气，直接刺向要透之穴，加强了针刺效应，至今仍在针灸临床中应用。《玉龙歌》注中还记载了能深刺穴位的针刺深度，如环跳深达三寸半、肩髃深达两寸半、关元深达两寸等。这些深度在以往的著作中都是没有的，这些记载值得后人参考。

五、王氏的针灸特色

王国瑞在临床中重视辨证论治，或补泻兼施，或先补后泻，或先泻后补，或多泻少补，或多补少泻，皆法随病施，灵活多变。如《玉龙歌》中，治疗"偏正头风"，取穴丝竹，"痛则泻，眩晕则补"；治疗"不闻香臭"，迎香穴"泻多补少"；又如治疗白带，取穴中极，"有子，先泻后补，血气攻心，先补后泻"。亦有处方由相同的腧穴组成，因症状不同而补泻有别。如《磐石金直刺秘传》中，"伤寒有阴有阳，用意参详，不问阴阳，七日过经不汗：合谷（补）复溜（泻）""伤寒……虚汗不止……复溜（补）合谷（泻）"，合谷、复溜补泻的不同，治疗无汗证和汗出，此法为后世所习用。某些穴位，须因病施用补泻，如上星，鼻渊则补，不闻香臭则泻；行间，疼痛泻之，痒麻补；后溪，热多泻，寒多则补，体现了王国瑞的辨证施术思想。

病证的虚实是针刺补泻的依据，王氏同穴补泻和异穴补泻灵活运用。同穴补泻即对某一腧穴施用先补后泻、先泻后补的手法，如风池先补后泻、迎香泻多补少、风市多补少泻等；异穴补泻即在一组配穴中施用不同的补泻手法，如腰脊强痛，人中（水沟）少泻无补，委中见血即愈（大泻）；头风痰饮，风池先补后泻，合谷看虚实补泻。

王氏对某些病症采用针加灸的方法治之，有同穴针灸兼施，有异穴分别灸刺。如《玉龙经·磐石金直刺秘传》中有："眼目暴赤肿痛，眼窠红：太阳（出血），大小骨空（灸）"；"耳聋气闭，肾家虚败，邪气攻上：肾俞（灸），听会（泻）"；"尸厥，中极（补），关元（灸）"；"黄疸四肢无力，中脘（灸），三里（泻）"等，这是在一组针灸处方中，视穴位的不同而分别针灸。又如《磐石金直刺秘传》中："风毒瘾疹，遍身瘙痒，抓破成疮：曲池（灸，针泻），绝骨（灸，针泻），委中（出血）"；"中风后头痛如破：百会（灸，次用三棱针四旁刺之出血），合谷（泻）"；"伤寒，寒战不已：曲池（补），关元（灸，针补）"等。这些在同一穴位针灸兼施的治法，在古今针灸文献中比较少见，是王氏独特的学术思想。《针灸大成》杨氏医案中亦常用此法。

六、王氏的学术传承与影响

《四库全书总目提要·扁鹊神应针灸玉龙经》称："非精于其技者亦不能言之切，当若是也。"认为其内容来源于实践经验，必须是精通于针灸技能的人才能有这些切身的体会，其中治疗方法的应用尤为精细。周仲良在后序中称"愚自早岁蒙亲授以来，游艺于七闽、两浙之间者几四十年。遇病辄医，医必见效"。可见其师承王国瑞获得很多宝贵的临床技能。

王国瑞的学术思想传承了何若愚、窦汉卿一派重视腧穴与气血流注盛衰时间的理论，并有新的发展。《玉龙经》是王国瑞总结前人，特别是金元针灸大家窦汉卿的针灸理论与经验基础上，结合个人临证心得编撰而成。由于其保存了宝贵的金元医家的针方及针法文献，具有很高的学术价值。同时该书也反映出王氏本人重视穴法、刺法的总结和应用，为腧穴的配伍、针灸配穴处方的发展奠定了基础。其中按时取穴在金元子午流注针法的基础上结合窦汉卿的"流注八穴"，发展为"飞腾八法"，在时间医学中独树一帜，对后世医家产生了深远的影响，如明代徐凤的"灵龟八法"，就是在王氏"飞腾八法"基础上形成的。

【阅读文选】

穴法浅深随指中，砭炳尤加显妙功。劝君要治诸般病，何不专心记玉龙。圣人授此玉龙歌，补泻分明切莫差。祖师定穴通神妙，说与良医慎重加。承浆应风府，风池应合谷，迎香应上星，翳风应合谷，听会应合谷，哑门应人中，攒竹应太阳，太阴应合谷、睛明，内迎香应合谷，人中应委中，肾俞应委中，髋骨应风市，足三里应膏肓，肩井应足三里，阳陵泉应支沟，昆仑应命门，昆仑应行间，申脉应合谷，太冲应昆仑，髋骨应曲池，肩井应支沟，尺泽应曲池，肩髃应髋骨，间使应百劳，关冲应支沟，中渚应人中，少冲应上星，后溪应百劳，神门应后溪，通里应心俞，百劳应肺俞，膏肓应足三里，风门应列缺，照海应昆仑，鸠尾应神门，中极应白环俞，天枢应脾俞。

穴法歌（《扁鹊神应针灸玉龙经·穴法相应三十七穴》）

【思考题】

1. 王国瑞的学术思想有哪些？
2. 王国瑞按时取穴的特点是什么？
3. 简述王国瑞对针灸学术发展的贡献。

第十八节　朱震亨

朱震亨（1281—1358年），字彦修，婺州义乌（今浙江省义乌市）人。元代著名医学家，金元四大家之一。世居丹溪，故又称"丹溪翁""朱丹溪"。朱氏30岁始读《素问》，从学于罗知悌，并受到刘完素、张从正和李杲等人的学术影响，根据江南土地卑湿的条件，反对滥用《局方》辛燥之剂，进一步发展刘完素的火热论，提出"阳常有余，阴常不足"，主张保存阴精，勿动相火，善用滋阴降火法，后人称为"滋阴派"，他的学说对杂病证治和温病学派的发展有一定的影响。

朱氏著有《格致余论》1卷、《局方发挥》1卷、《金匮钩玄》3卷、《本草衍义补遗》1卷、《脉因证治》2卷、《丹溪心法》3卷、《丹溪手镜》3卷、《丹溪治法心要》8卷、《活法机要》1卷等。在《丹溪心法》《丹溪手镜》中均载有针灸学的内容。如《丹溪手镜·周身经穴》将经穴按分部排列，对人体腧穴的位置、所属经脉等用脚注、图示等方法予以表达，简明扼要，便于记忆。在《丹溪心法》中，朱氏补充了十二经脉病候，提出"合生见证"说，主张辨证分经治疗，他认为针刺泻而无补，艾灸可以补火泻火，在针灸理论与临床上有颇深的造诣。其学术贡献如下。

一、"手足阴阳经合生见证"说

"合生见证"是指多条经脉的病证出现的同一症状，或者说，同一症状可能与几条经脉有关。在《丹溪心法·十二经见证》中，朱氏立专篇论述"手足阴阳经合生见证"，认为十二经脉均有自己独特的证候表现，而同一证候，又往往可以由几条经脉同时受病而出现，说明经脉之间具有相互影响的关系。

朱氏以《灵枢·经脉》篇十二经脉病候为基础，根据前人的理论及其临床经验，对十二经脉的病证做了大量的增补，既充实了经络理论，又丰富了经络的临床运用。如足太阳膀胱经见证，增入"便脓血""小腹胀痛、按之欲小便不得""肌肉痿"等；足厥阴肝经见证，增入"暴痒""头痛""耳无闻""颊肿""目赤肿痛""眩冒""转筋""善恐""骂詈"等。

在丰富十二经病证的基础上，朱氏提出了"合生见证"，共计33条（表6-5）。其中多数合生见证出现在关系密切的经脉上，由数条经脉循行通过某一部位所致。如"鼻鼽衄，手足阳明、太阳"，手阳明大肠经、足阳明胃经、足太阳膀胱经都通过鼻窍周围，三经受病后都可以出现"鼻鼽衄"，故"鼻鼽衄"为其合生见证。治疗时不仅可取阳明经在鼻部的局部穴，而且可在远端取昆仑穴，如《针灸大成》中昆仑可主治"鼽衄"。

表6-5　手足阴阳经合生见证表

症状	所属经脉	症状	所属经脉
头顶痛	足太阳、手少阳	胁痛	手少阴、足少阳
黄疸	足太阴、少阴	胸中痛	手少阴、足少阳
面赤	手少阴、厥阴，手足阳明	善呕苦汁	足少阳、足阳明
目黄	手阳明、少阴、太阳、厥阴，足太阳	逆，少气咳嗽，喘渴上气	手太阳、足少阳
耳聋	手太阳、阳明、少阳、太阳，足少阴	喘	手阳明、足少阴，手太阴
喉痹	手、足阳明，手少阳	臂外痛	手太阳、少阳
鼻鼽衄	手足阳明、太阳	掌中热	手太阳、阳明、厥阴
目䀮䀮无所见	足少阴、厥阴	肘挛急	手厥阴、太阴
目瞳人痛	足厥阴	肠满胀	足阳明、太阴
面尘	足厥阴、少阴	心痛	手少阴、厥阴，足少阴
咽肿	足少阴、厥阴	痔	足太阳、手、足太阴
嗌干	手太阴，足少阴、厥阴，手少阴、太阳	热，凄然振寒	足阳明、少阳
哕	手少阳、足太阴	如人将捕	足少阴、厥阴
膈咽不通，不食	足阳明、太阴	疟	足太阴、足三阳
胸满	手太阴、足厥阴，手厥阴	汗出	手太阴、少阴，足阳明、少阳
胸支满	手厥阴、少阴	身体重	手太阴、足少阴
腋肿	手厥阴、足少阳		

有些合生见证与相应脏腑的功能失调有关，如"少气、咳嗽、喘渴上气，手太阴、足少阴"，肺主气，肾主纳气，肺肾功能失调，皆可出现少气、咳喘，故咳喘诸证为肺肾的合生见证。还有一些合生见证与经脉循行、脏腑功能都有关系，如"心痛，手少阴、厥阴，足少阴"，手少阴心经起于心中，手厥阴心包经起于胸中，足少阴肾经络心，从经脉循行而论，心痛可为三经的合生见证；从脏腑功能而论，心、心包受邪后可出现心痛，肾脏受邪，水气凌心，也可导致心痛、心悸，故心痛又为心、心包、肾的合生见证。合生见证的提出，把同一症状分属于相应的经脉、脏腑，于同中求异，是中医学较早的鉴别诊断方法，进一步完善了经络诊断学内容，为指导临床辨证分经治疗提供了依据。

二、热者灸之

朱丹溪的针灸医案在江瓘《名医类案》、魏之琇《续名医类案》以及《局方发挥》《格致余论》《丹溪心法》等文献中均有记载，其用灸取效的案例占十之八九，灸法可用于治疗多方面的病证。如《丹溪心法》载中风灸风池、百会，咳嗽灸天突、肺俞，泄泻灸百会，腰痛灸肾俞、昆仑，疝痛灸大敦，痈疽、乳痈、乳房肿硬灸其患部等；《脉因证治》载衄血灸大椎、哑门；《续名医类案》称丹溪灸肺俞、大椎、合谷、水分治愈一例水肿；《丹溪手镜》记载隔甘遂、大头蒜等灸，治小便淋闭等。

在灸法的运用中，朱氏倡导"热者灸之"。他继承《灵枢·背腧》灸分补泻思想，提出"灸法有补泻火。若补火，艾焫至肉；若泻火，不要至肉便扫除之，用口吹风主散"。他赞同灸法有攻泻的特点，可用于治疗实热证，故倡导热证施灸，并对其作用加以阐释"热者灸之，引郁热之气外发，火就发意也"，"火以畅达，拔引热毒，此从治之意"。除了实热证外，他认为虚热也可用灸："大病虚脱，本是阴虚，用艾灸丹田者，所以补阳，阳生阴长故也。"所以，朱氏认为灸法有补泻两种作用，可以治疗虚热证，也可治疗实热证。

对于实热证，艾灸有"泄引热下""散火祛痰""拔引热毒"的作用，如《丹溪心法》载："有脚气冲心者，宜四物汤加炒黄柏，再宜涌泉穴用附子末津唾调敷上，以艾灸，泄引热下。"又如《脉因证治》载"两手大热为骨厥，如在火中，可灸涌泉五壮，立愈"。《续名医类案》载丹溪治一鼻流臭涕、脉弦小、右寸滑、左寸涩的"痰郁火热"证，灸上星、三里、合谷等，加服清热祛痰之剂而愈；另一例鼻流黄水脑痛证，灸囟会、通天各七壮，去臭肉一块而安。

对于虚热证，艾灸有"补阳生阴""助元气"的作用。朱氏认为艾灸可以"补阳，阳生阴长"，治疗阴虚有热证，如《名医类案》载一壮年咳嗽咯血、发热肌瘦，丹溪为灸肺俞五次而愈；认为"虚者灸之使火气以助元气也"，灸丹田，可治虚脱证。

三、针法浑是泻而无补

朱氏在《丹溪心法·拾遗杂论九十九》中说："针法浑是泻而无补，妙在押死其血气则不痛，故下针随处皆可。"从这一学说出发，朱氏重视针刺泻实的作用，精于刺络放血以泻实。如《丹溪心法》中用三棱针刺委中出血治疠风、瘀血腰痛。《脉因证治》中用三棱针刺气冲出血治吐血，刺少商出血治喉痹。《格致余论·痛风论》载一痛风病案，"刺委中出黑血近三合而安"。除三棱针放血泻实外，毫针与火针的用法也多与攻邪有关。如《脉因证治》载五种心痛的针刺取穴，均以攻邪行滞为主。《丹溪手镜》还提到治瘰疬用火针刺其核上，以起到攻破去瘀的目的。

朱氏强调针刺泻实的观点在汪机《针灸问对》、徐春甫《古今医统》、杨继洲《针灸大成》等著作中都有引述。汪机在《针灸问对》中不仅引述朱氏的这一观点，并在其用针的医案中，大多为攻破、开泄之法以泻实。如治咽喉肿用三棱针，《外科理例》载："一人咽喉肿秘，牙关紧闭，针不能入。先刺少商二穴出黑血，口即开；更针患处；饮清咽利膈散一剂而愈。"

四、朱氏的学术传承与影响

朱丹溪不仅在中医内科等方面有卓越建树，对针灸理论也有独到的见解，在针灸临床上积累了不少经验。戴良在《丹溪翁传》中称"四方以病来迎者，遂辐辏于道，翁咸往赴之。其所治病凡几，病之状何如，施何良方，饮何药而愈，自前至今，验者何人，何县里主名，得诸见闻，斑斑可纪"，可见其医术之精湛，临证验案之丰富。朱氏在经络学说、针法灸法方面的独特见解，为后世医家提供了宝贵的治疗思路。

"热者灸之"被后世医家沿用，明代龚居中《红炉点雪》提出"实病得火而解者，犹火能消物，有实则泻之之义也"，"痰病得火而解者，以热则气行，津液流通故也"。他认为痨证主要由"火炎痰聚"所致，以痰火立论，推崇灸法治痨。魏稼教授于1980年第11期《中医杂志》发表"热证可灸论"一文，从热证忌灸与可灸正反两方面对灸法进行全面深入的探讨，提出"热证可灸说"，在学术界引起很大反响，并在临床中运用灸法治疗疮疡疖肿之阳证、急性扁桃体炎、热哮、热痢等病证均获佳效。周楣声教授在《灸绳》中进一步阐述"热证可灸"的观点，认为"表热可灸，发汗宜谋"；"里热可灸，引导称优"；"虚热用灸，元气周流"；"实热用灸，郁结能瘳"。这些理论的提出，是对朱氏热证可灸思想的发挥。

【阅读文选】

人受天地之气以生，天之阳气为气，地之阴气为血。故气常有余，血常不足。何以言之？天地为万物父母。天，大也，为阳，而运于地之外；地，居天之中为阴，天之大气举之。日，实也，亦属阳，而运于月之外；月，缺也，属阴，禀日之光以为明者也。人身之阴气，其消长视月之盈缺，故人之生也，男子十六岁而精通，女子十四岁而经行。是有形之后，犹有待于乳哺水谷以养，阴气始成而可与阳气为配，以能成人，而为人之父母。古人必近三十、二十而后嫁娶，可见阴气之难于成，而古人之善于摄养也。《礼记》注曰：惟五十然后养阴者有以加。《内经》曰：年至四十阴气自半而起居衰矣。又曰：男子六十四岁而精绝，女子四十九岁而经断。夫以阴气之成，止供得三十年之视听言动，已先亏矣。人之情欲无涯，此难成易亏之阴气，若之何而可以供给也？经曰：阳者，天气也，主外；阴者地气也，主内。故阳道实，阴道虚。又曰：至阴虚，天气绝；至阳盛，地气不足。观虚与盛之所在，非吾之过论。

阳有余阴不足论（《格致余论》）

【思考题】

1. 朱丹溪对针灸学的主要贡献有哪些？
2. 朱丹溪认为热证可灸的机理是什么？
3. 谈谈对"针法浑是泻而无补"说的看法。

第十九节　滑　寿

滑寿（1304—1386年），字伯仁，晚号撄宁生，元末明初著名医家，祖籍许州襄城（今河南省许昌县）人，出生在仪真（今江苏省仪征市），大多数时间居住在浙江余姚。滑寿一生淡泊名利，以行医济世为乐。本姓刘，因从医而改名易姓，在淮南叫滑寿，在吴中（今江苏）叫伯仁氏，在鄞城（今浙江宁波）叫樱宁生。樱宁者，道家所追求的修养境界，所谓心神宁静，不为外界所扰，可见这种境界是其人生的追求。

滑寿由儒而及医，曾从京口（今江苏省镇江市）名医王居中习经典医籍，又学针法于东平高洞阳，精研《内经》《难经》，临证"参会张仲景、刘守真、李明之三家而会通之，所治疾无不中"（《明史·滑寿传》），著有《难经本义》《十四经发挥》《读素问抄》《诊家枢要》《麻疹全书》等，其针灸学术内容见于《十四经发挥》和《难经本义》。

《十四经发挥》全书3卷，上卷"手足阴阳流注篇"与中卷"十四经脉气所发篇"正文录自《金兰循经》，滑氏补注、改编；下卷为"奇经八脉篇"，录自《圣济总录·奇经八脉》。其中附图16幅，即十四经加正背面骨度分寸图各1幅。再加上经穴歌及每穴所在部位的说明，图文并茂，一目了然。

一、发挥"十四经"理论

滑寿在元太医院针灸科教授忽泰必烈所撰《金兰循经取穴图解》（又称《金兰循经》）一书的基础上，将腧穴的归经、排列次序与经络循行的方向、路线紧密联系，对十四经穴进行补注、改编，并完全按照《灵枢·经脉》中经脉流注次序及方向排列，加强了腧穴与经络之间的联系，突出经络学说的重要性，对后世针灸腧穴发展产生了深远的影响。

滑氏在《十四经发挥·凡例》中说："十二经所列次第，以流注之序为之先后，附以任督二奇者，以其有专穴也，总之为十四经云。"滑氏强调"十四经"在针灸学中的地位，并通过对十四经的整理，使十四经理论得到发挥与完善。高武在《针灸聚英·集用书目》中说："《金兰循经》首绘脏腑前后二图，中述手足三阴、三阳走属，继取十四经络流注，各为注释，列图于后，传之北方……自滑氏注《十四经发挥》，而人始嫌其简略矣。"

二、补注十四经穴

《十四经发挥·卷中》详述十四经循行路线及病候，循经考穴，一一注明腧穴的部位，共载穴657个（其中双穴303个，单穴51个）。所注腧穴主要依据《圣济总录》，但对于腧穴的排列顺序及部分腧穴的定位，滑氏提出了新的见解。在滑寿之前，《铜人腧穴针灸图经》十二经穴均自下而上一个方向排列；《圣济总录》据《灵枢·经脉》将其中手三阴、足三阳经穴改作自上而下排列，但各经腧穴仍保持由上而下或由下而上的单向排列；《十四经发挥》依据经脉体表的循行路线将腧穴的排列做了重大变动，将各经的腧穴排列次序及起止穴完全按照经脉循行的顺序重新排列，其中变动较大的有足阳明经在头面部及足太阳经在腰背部的某些穴位，这些变动使同一经腧穴连线出现了逆向折返点，加强了腧穴与经络的密切联系（表6-6）。

表6-6　经穴排列顺序举例

经脉	圣济总录	十四经发挥
足阳明经	头维、下关、颊车、承泣、四白、巨髎、地仓、大迎、人迎	承泣、四白、巨髎、地仓、大迎、颊车、下关、头维、人迎
足太阳经	睛明、攒竹……会阳、附分……秩边、承扶……通谷、至阴	睛明、攒竹……会阳、承扶……委中、附分……秩边、合阳、通谷、至阴

此外，书中还增附十四经穴歌，便于记诵，如"手太阴肺经歌：手太阴肺十一穴，中府云门

天府列。侠白尺泽孔最寸，列缺经渠太渊涉，鱼际少商如韭叶"等。

三、滑氏的学术传承与影响

滑氏也是一位临床大家，江瓘《名医类案》中收载其医案 47 则，活人无数，时人称为神医。《绍兴府志》称寿之能决死生，与朱丹溪齐名。《难经本义》刘仁本序称其"愈疴起痼，活人众多"；宋濂序称："江南诸医，未能或之先也。"清代张廷玉撰《明史》，其 299 卷《方伎传》谓"江浙间无不知有樱宁生者"，可见滑氏医术之盛名。

滑寿的临床特点是针药并用，明代李梴《医学入门》"历代医家姓氏·滑寿"一节及《十四经发挥》张钟毓为其写的"传后叙"云：滑氏针药兼精，尤擅长治妇人、伤寒、暑证、杂病。张氏列举其治验数十例，其中一案称："一妇病寒疝，自脐上下至心，皆胀满攻痛，而胁痛尤甚，呕吐烦满，不进饮食，两手（脉）沉结不调，寿曰：此由寒在下焦，急宜攻其下，无攻其上，为灸章门、气海、中脘，内服延胡索、官桂、胡椒，佐以茴木诸香，茯苓青皮等而愈。"滑氏认为此病"寒在下焦"，取章门等穴运用灸法，温阳散寒，并配以温中理气之药，内外合治，立竿见影。

滑寿的针灸学说，主要体现在他考订校勘经穴、确立十四经学说、密切经与穴的关系几个方面，对后世经络腧穴学影响较大。吕复序曰："许昌滑君伯仁甫，尝著《十四经发挥》专疏手足三阴三阳及任督也。观其图章训释，纲举目张，诚足为学者出入之向方，实医门司南也。"明代高武在《针灸聚英》中几乎引录了《十四经发挥》一书的全文；杨珣的《针灸集书》在滑伯仁补注十四经的基础上更详注腧穴部分；清初严振又在《针灸集书》的基础上，编成《循经考穴编》，成为滑伯仁的"循经考穴"之法的总结之作。近代针灸学家承淡安先生评价曰："针灸得盛于元代，此滑寿之功也。"此书流传到日本之后，对日本的针灸医学也产生一定的影响。承淡安先生正是在日本觅得该书的古本，详为校注辑成《校注十四经发挥》。新刊《十四经络发挥》盛应阳序称"为之图，为之注，为之歌，以发挥之，周悉详尽，曲畅旁通，后之医者可披卷而得焉，伯仁氏之用心亦深矣哉"。现代经络腧穴学完全接受《十四经发挥》的经络腧穴排列顺序，沿用至今。

【阅读文选】

人为血气之属，饮食起居，节宜微爽，不能无疾。疾之感人，或内或外，或小或大，为是动，为所生病，咸不出五脏六腑，手足阴阳。圣智者兴，思有以治之，于是而入者，于是而出之也。上古治病，汤、液、醪、醴为甚少，其有疾，率取夫空穴经隧之所统系，视夫邪之所中，为阴、为阳，而灸刺之，而驱去其所苦。观《内经》所载服饵之法才一二，为灸者四三，其他则明针刺，无虑十八九，针之功，其大矣。厥后方药之说肆行，针道遂寝不讲，灸法亦仅而获存。针道微而经络为之不明；经络不明，则不知邪之所在，求法之动中机会，必捷如响，亦难矣。若昔轩辕氏、岐伯氏斤斤问答，明经络之始末，相孔穴之分寸，探幽摘邃，布在方册，亦欲使天下之为治者。视天下之疾，有以究其七情六淫之所自，及有以察夫某为某经之陷下也；某为某经之虚若实，可补泻也；某为某经之表里，可汗可下也。针之，灸之，药之，饵之，无施不可，俾免夫颦蹙呻吟，抑已备矣。远古之书，渊乎深哉！于初学或未易也，乃以《灵枢经》本输篇、《素问》骨空等论，裒而集之。得经十二，任、督脉之行腹背者二，其隧穴之周于身者，六百五十有七，考其阴阳之所以往来，推其骨空之所以驻会，图章训释，缀以韵语，厘为三卷，目之曰《十四经发挥》。庶几乎发前人之万一，且以示初学者，于是而出入之向方也。乌乎，考图以穷其源，因文以求其义，尚不戾前人之心，后之君子，察其勤而正其不逮，是所望也。

自序（《十四经发挥》）

【思考题】

1. 滑寿对针灸学的贡献有哪些？
2. 十四经理论的意义是什么？

第七章

明代医家

明代科学技术的发展，从理论观点、方法、技术等方面对医学都有较大影响，元代王帧创木活字，明弘治年间（1488～1505年）铜活字技术流行于江苏一带，万历年间（1573～1620年）又出现了套版印刷，为医学著作出版、流传和医学知识普及创造了条件。冶铁术的进步促进了针具的制造、发展，《外科正宗》记载"以钢铁选善火候铁工"造出了"圆梗扁身，剑脊锋尖，两边芒刺，用之藏手不觉"的锬针，不仅使得其质量大为提高，同时也提高了治疗效果。

明代实行"八股取士"的科举制度，朱元璋把朱熹的《四书集注》定为科举考试标准，使程朱理学在当时占有重要的地位；官方尊崇儒学，倡导孝悌，而医学被视为履行孝悌的重要手段，"不为良相，便为良医"是众多知识分子推崇的理念，在儒家传统思想的影响下，大批科举失意的知识分子，借"儒医相通"的有利条件，弃儒从医，涌入医学领域。由儒入医，改善了医生的文化素质和知识结构，也使针灸学进入快速的发展轨道，明代是针灸学发展的活跃时期。针灸学术在明代的主要成就如下。

1. 对前代的针灸文献进行了广泛的收集整理，如《普济方》针灸门（1406年），徐凤的《针灸大全》（15世纪），高武的《针灸聚英发挥》（1529年），杨继洲在《卫生针灸玄机秘要》的基础上编成的《针灸大成》（1601年），吴崐的《针方六集》（1618年），张介宾的《类经图翼》（1624年），都是汇总历代针灸文献的著作。其中《针灸大成》总结了明代以前针灸诸家的主要学术成就，并记载了杨氏的家传秘笈和针灸医案等，是继《内经》《甲乙经》之后对针灸学术的又一次系统总结。杨氏的31个医案体现了其辨证施针、针灸药结合的精湛医术，书中记载杨氏用"睛中"穴治疗白内障时，先用羊眼反复练习金针拨障术，待技术练熟后方可用之于人，"凡学针人眼者，先试针内障羊眼，能针内障羊眼复明，方针人眼，不可造次"，杨氏开创了针刺动物实验的先河。

2. 针刺手法的研究，在单式手法的基础上形成了20多种复式手法，并且围绕手法等问题展开了学术争鸣，汪机的《针灸问对》（1530年）就是争鸣的代表著作，其溯针灸之源，释《内经》《难经》针法之要，敢于质疑，师古而不泥古的治学态度值得借鉴。

3. 灸法从艾炷的烧灼灸法向用艾卷的温和灸法发展，在明代初期朱权的《寿域神方》中记述了最早的艾卷灸法，其后在1539年，明德堂刊的《神农皇帝真传针灸图》一书里，记载掺入药物的艾卷灸法"火雷针"。艾卷灸解决了烧灼灸法的疼痛感。

4. 对于历代不属于经穴的针灸部位进行了整理，形成"奇穴"类，顺应了临床及学术发展的需要。本章介绍的医家中既有像杨继洲、高武、徐凤、凌云等以针灸擅长的针灸家；也有薛己、陈实功等以外科见长的医家。而吴崐、张介宾、李时珍等更是超越时代，是对中医药的传承、发展做出历史性贡献的杰出大家。

本章介绍 18 位医家的针灸学说和临床经验特色，较具代表性的如杨继洲的"针、灸、药并重"说；高武的"十二经是动所生病补泻迎随"说；陈实功的"灸治痈疽"说；李梴的"炼脐"说；凌云的"沿皮透刺"说；汪机、龚居中等医家的"热病可灸"说等。这些学说基本代表了明代医家的针灸学术思想。通过学习，有助于研究明代针灸学术发展水平和特点，以提高针灸理论水平和临床技能。

第一节　楼　英

楼英（1320—1389 年），又名公爽，字全善，号全斋，萧山楼塔（今浙江省杭州市萧山区）人，明初医家。楼英出生于医药世家，其曾祖父楼文隽、祖父楼寿高、父亲楼友贤均为名医。楼英四岁时母亲便教他识字，七岁时又承母训诵读《内经》，十一岁读小学，十二岁讲论《四书》，十三岁其母生病，楼英精心侍奉，汤药必亲自煎尝，故以孝闻乡里。楼氏自幼学习儒家经典，对《周易》尤有心得，雄才善辩。后来在其父"贫欲资身，莫如为师，贱欲救世，莫如为医"的启发下，研习医术，与其姻表兄金华的戴元礼一起，一度拜朱丹溪为师，潜心钻研，上自《灵枢》《素问》，下至历代圣贤书传、诸家名方，昼读夜思，废寝忘食，凡三十余载，孜孜以活人救命为务。洪武初年，遨游金陵（今南京市），明太祖朱元璋闻名召见，受命太医院供职。之后楼英以年老为辞，还乡归隐故里。

楼英晚年居住元度岩，为人治病很有效验。在长期的研究和实践中，他悟出病态千变万化，不出阴阳五行。鉴于当时医学书籍分类欠当，历 30 年，掇拾经传方书，总结了明以前的医学经验，撰成《医学纲目》，于嘉靖四十四年（1565 年），由曹灼予以刊行。全书共 40 卷，分 11 部，以阴阳脏腑分病为纲。其中针灸学说主要集中在《医学纲目》卷之七"刺灸通论、刺虚实、刺寒热治寒热"，卷之八"穴法上、穴法下"，卷之九"刺禁、灸禁"。书中在论述各种病证时，先归纳总结前人各有关论述及方药治则，再附以历代各种针灸治验，叙己之法度主张。其书"理考错简，释正文义，诸家得失，曲畅旁通，精粗相因，巨细毕举，同病异法，了如指掌"，可谓全而善矣。

楼英另著有《仙岩文集》2 卷、《运气类注》4 卷（与《医学纲目》卷四十《内经运气类注》同，或即此卷的单行本）、《参同契药物火候图说》2 卷。

一、候气、补泻说

候"邪气、谷气"之辨：楼氏提出"候气有二：一曰邪气，二曰谷气。凡刺气至则候邪气尽，尽则谷气至，至则止针矣。所谓邪气者，曰紧而疾，曰补而未实，泻而未虚也。所谓谷气者，曰徐而和，曰补而已实，泻而已虚也"（《医学纲目·卷之十三·目疾门》）；阐发了《内经》中的"邪气""谷气"说，并进一步细辨"谷气至也徐而和，邪气至也紧而疾"，有"如巨川之水，不可遏也"。通过辨释体会，从而达到"补而已实，泻而已虚"的目的。验之临床，凡下针候谷气者，令患者于所针之部，感有舒适及病痛有为所失的欣快感，即《内经》"若得若失"也。

楼氏对针刺补泻法的应用，如《医学纲目·卷十·卒心痛》记载："卒心痛，不可忍，上脘，八分，先补后泻，觉针下气行如滚（热）鸡子入腹为度。次取后穴：气海、涌泉。无积者，刺之如食顷而已；有积者，先饮药利之，刺之立已。如不已，再刺后穴：间使、支沟、三里。"对突发的上腹部痛的针灸治疗过程，描写得如此细致入微，先取何穴，用何手法补泻，针下得气感传状况，后取何穴，如何配合药物治疗，最后用何穴收功，古籍较为罕见，有临床指导意义。

再如，楼氏对腰痛外治法的表述，"闪着腰痛，气海，肥人一寸（当指针刺深度），瘦人五分，三补三泻，令人觉脐上下痛，停针候二十五息，左手重按其穴，右手进针三息，又停二十五息，依前进针，令人觉外肾热气入小腹，出针，神效"（《医学纲目·卷二十八·腰痛》）。可见，楼氏临床特别注重把握针下的得气感传，上述治心痛"觉针下气行如滚鸡子入腹"，然后在施术过程中及时调整操作及取穴，显然针对性、应变性较强。

此外，楼氏书中对呼吸补泻、迎随补泻等法均有论述。

二、施灸与刺血法

楼氏不仅对针灸理论有较高造诣，而且临床善用灸法与刺营出血法治病。在清代魏之琇《续名医类案》中就记载了他的临床验例，如治一目珠痛者，用药失效，乃灸厥阴、少阳而痛止；又治一例目痛且黑睛有黑翳患者，也是用药无功，改用上法加药治而安。这两个案例均是用灸，其施术部位只提到经脉，而未涉及具体穴位，所谓厥阴、少阳，当属肝、胆、三焦诸经，三经分布均与目有密切联系，突出了经络理论在临床中的应用，与"宁失其穴，毋失其经"（《扁鹊神应针灸玉龙经》）之说不谋而合。

再如他用针刺放血治病，《续名医类案》记载一例女性患者，头痛久不愈，"因视其手足血络皆紫黑，乃用三棱针尽刺出其血如墨数盏，再视其受病之经而刺灸之，亦效"。这也进一步验证了刺营放血治病的临床效验。众所周知，凡病后在体表出现有"血络紫黑"现象，再在其上放血治疗，往往在放出紫黑色血之后，可获满意疗效。

三、夺命穴说

夺命穴，乃经外奇穴，见楼氏《医学纲目》和明代刘纯《医经小学》。夺命穴在"曲泽上一尺，针入三分，主治气昏晕。直两乳头，以篾量过，当两臑脉络上，灸之。臑脉络，俗呼之虾蟆穴也，主治紫白癜风"（《医学纲目》）。后来李梴在《医学入门》中也提到："针晕者，神气虚也，不可起针，以针补之，急用袖掩病人口鼻回气，内与热汤饮之即苏，良久再针。甚者针手膊上侧筋骨陷中，即虾蟆肉上惺惺穴，或三里，即苏。若起针坏人。"

夺命穴救治晕针，今不多见，但可肯定有应用意义，值得注意。

四、楼氏的学术传承与影响

楼氏记载的夺命穴，近现代出版的《针灸孔穴及其疗法便览》一书中即提到："夺命，奇穴，尺泽与肩髃穴之中点，外五分，灸三至七壮，主治腹膜炎、丹毒、失神；亦治上膊痛。"此穴对日本也有一定影响，如承淡安翻译的日本代田文志《针灸真髓》记载："夺命一穴，奇穴，在上臂外侧，肩髃曲池中央。"并指出此穴治丹毒甚效，可用灸法："患丹毒时，绷紧处即是穴位，灸三十壮至五十壮，灸时，丹毒立即变色，皮肤亦变色，极有效。"说明楼氏的学说影响深远，其针灸临床有许多值得效法之处。

楼氏书中有专论针灸篇章，表明他对针灸学的重视。他的学说颇有创意，值得深入探讨与发扬。

【阅读文选】

医之为学，其道博，其义深，其书浩瀚，其要不过阴阳五行而已。盖天以阴阳五行化生万物，其禀于人身者，阴阳之气以为血气表里上下之体，五行之气以为五脏六腑之质，由是人身具足而有生焉。然阴阳错综，五行迭运，不能无浓薄多少之殊。故禀阴阳五行之气浓者，血气脏腑壮而无病，薄者血气脏腑怯而有病，阳多者火多，性急而形瘦，阴多者湿多，性缓而形肥，阳少者气虚表虚上虚而易于外感，阴少者血虚里虚下虚而易于内伤。况乎人以易感易伤之躯，徇情纵欲，不适寒温，由是正损邪客，而阴阳脏腑愈虚愈实，或寒或热，而百病出焉。故诊病者，必先分别血气表里上下脏腑之分野，以知受病之所在，次察所病虚实寒热之邪以治之，务在阴阳不偏倾，脏腑不胜负，补泻随宜，适其病所，使之痊安而已。

然其道自轩、岐而下，仲景详外感于表里阴阳，丹溪独内伤于血气虚实，东垣扶护中气，河间推陈致新，钱氏分明五脏，戴人熟施三法，凡历代方书甚众，皆各有所长耳。故后世用历代之方治病，或效或不效者，由病名同治法异，或中其长，或不中其长故也。姑举一病言之，设恶热病，热病之名同也，其治之法异，四君治血实之热也，四物治血虚之热也，白虎治气实之热也，补中治气虚之热也，麻黄治表热也，承气治里热也，四逆治假热也，柴胡治真热也，泻青、导赤、泻白、滋肾、泻黄，治五脏热而各异也，各能洞烛脉证，而中其肯綮则皆效。其或实用虚法，虚用实法，表用里法，里用表法，真用假法，假用真法，则死生反掌之间，尚何责其效乎。昧者不悟是理，泛用古今之方，妄试疑似之病，每致夭横者不少矣。若是者，虚窃济生之名，实所以害人之生，乱医之真，孔子以乡愿乱德为德之贼，斯则医之贼也，暗损阴骘，神明不佑，可不谨哉。

英爱自髫年，潜心斯道，上自《内经》，下至历代圣贤书传及诸家名方，昼读夜思，废餐忘寝者三十余载，始悟千变万化之病态，皆不出乎阴阳五行。盖血气也，表里也，上下也，虚实也，寒热也，皆一阴阳也。五脏也，六腑也，十二经也，五运六气也，皆一五行也。鳞集于鱼，辐辏于毂，医之能事毕矣。是以不揣芜陋，掇拾经传方书，一以阴阳脏腑分病析法而类聚之。分病为门，门各定阴阳脏腑之部于其卷首，而大纲着矣。析法为标，标各撮阴阳脏腑之要于其条上，而众目彰矣。病有同其门者，立枝门以附之；法有同其标者，立细标以次之。凡经有衍文错简脱简者，一以理考而释正之。传失经旨，众论矛盾者，各以经推而辨明之。庶几诸家之同异得失，得以曲畅旁通，精粗相因，巨细毕举，同病异法，如指诸掌，名之曰《医学纲目》。藏之巾笥，以便考求，使夫临病之际，自然法度有归，不致误投汤剂，而害生乱医，获罪神明者矣。虽于轩岐心法之妙，不敢同年而语，然亦天地生物之心一助云耳。（萧山仙居岩楼英全善撰）

自序（《医学纲目》）

【思考题】

1. 楼英的针灸学术思想是什么？
2. 如何理解楼英的"候气"说？
3. 楼英总结的针灸补泻方法有哪些？

第二节　刘　纯

刘纯（1358—1418 年），字宗厚，明代吴陵（今江苏省姜堰市、如皋市一带）人，著名医学家。其父淑渊为朱丹溪之高足。刘纯早年居淮南，继承家学，从其父及冯庭干等人学医，其学术思想多承丹溪。明洪武初（1368 年）迁关中，在长安居住约 20 年，以医为业。后随军医疗迁至凉州，于洪武二十八年（1395 年）定居甘州，从事著述。著有《医经小学》6 卷、《伤寒治例》

1 卷、《玉机微义》50 卷、《杂病治例》1 卷等，均由后人刊刻出版。刘纯在陕西、甘肃行医约 40 年，医术精深，著作渊博，被誉之为"神方妙术"，是丹溪学派在西北地区具有代表性的医家。

《医经小学》为综合性医书，广辑明以前，特别是金元医书之精粹，集其精要，以韵语形式编纂而成，以便记诵。全书分脉诀、经络、病机、治法、运气等六个部分。卷三为经络，主要论述经络及经穴；卷五为治法，其中有针法与禁忌。此外，《玉机微义》载有灸法，《杂病治例》《伤寒治例》各证下都载有针灸法。

一、"平针法"说

刘纯在《医经小学·卷五·针法》中说："先说平针法，含针口内温。"提出"平针法"是分三部进退针、无明显补泻形式、以得气为度的手法。歌曰："按揉令气散，陷穴故较深。持针安穴上，令他嗽一声。随嗽归天部，停针再至人。再停归地部，待气候针沉。气若不来至，指甲切其经。次提针向病，针退天地人。"具体的操作步骤如下：

1. 扪穴 在针刺之前，首先在施针部位进行按揉，"先以揉按，令其气散。次揪穴定，力重些最好"。其目的一方面减少进针时患者的疼痛，"以手指加力，按所针之穴，使邪气泄而易散，病人不知其针"，"病人亦不知其痛"；另一方面能够准确定穴，"其穴端正，使针易入不差"。

2. 进针 分天、人、地三部进针，首先捻转进入天部，"右手持针，安于穴上，随令患者嗽一声，左右用针，转入天部，皮肤之间也"；接下来捻转进入人部，"少时左右进至人部，肌肉之间也"；最后进入地部，"再少时，进至地部，筋骨之间也"。

3. 得气 本法关键的步骤是在针入地部之时进行候气以得气，"待气候针沉"。刘氏在按语中特别引用《内经》所说"针法手如握虎，如待贵人"，强调候气为先，得气为要。如果不得气，需用循切等方法催气，"气若不来至，指甲切其经"。得气之后，还要"提针向病"，运用行气的方法使得气至病所。

4. 退针 分地、人、天三部依次退针，"针退天地人"。

从刘氏平针法的操作步骤来看，进退针虽分三部，但无徐疾快慢之别；有捻转法的运用，并无左右轻重不同，是一种非补非泻，重在得气、行气的平和针法，与《灵枢》"导气法"相似。《灵枢·五乱》说："徐入徐出，谓之导气，补泻无形，谓之同精，是非有余不足也。"刘氏平针法中可见《灵枢》导气法"补泻无形"的精神，并结合了实践经验，以简洁明了的操作步骤将其具体化，大大增加了临床实用性和可操作性。刘氏还同时指出平针法三部进退针所适宜的腧穴为："凡穴当一寸许，如此作三次进之。"适应证为"大抵疼痛实泻，麻痹虚补"，治疗疼痛、麻痹等虚实不太显著或虚实兼有病证。《杂病治例》记载治疗风证、发热证时，均提出"针以导气"。

二、补泻法

刘氏参考前人针刺补泻手法，分天、地、人三部操作，融合迎随、呼吸、捻转、开阖等单式补泻，以歌诀的形式总结出简明实用的复式补泻手法，《医经小学·卷五》说："补必随经刺，令他吹气频。随吹随左转，逐归天地人。待气停针久，三弹更熨温。出针口吸气，急急闭其门。泻欲迎经取，吸则内其针。吸时须右转，依次进天人。转针仍复吸，依法要停针。出针吹出气，摇动大其门。"

刘纯医术精湛，临床实践经验丰富，在针灸应用方面有独到的见解。他强调出针时宜缓，避免猛出针而引起出血。《医经小学·卷五》说："凡出针不可猛出，必须作二三次，须徐徐转而出之，则无血，若猛出者必见血也。"同时，对于发热证则主张泻血以泄热，在《杂病治例》中治疗发热时说："如热无度不可止，陷谷出血。"此说仍传承丹溪"针泻"之意，对于实证、热证多用泻法。

如果出现晕针，刘氏用"夺命"穴救治，穴位在肩髃与尺泽穴连线的中点。他说："有晕针者，夺命穴救之，男左女右，取左不回，却再取右，女亦然。此穴正在手膊上侧，筋骨陷中，即是虾蟆儿上边也，从肩至肘，正在当中。"夺命，乃夺回生命、起死回生之意，此穴为治疗晕针的经验穴。

三、刘氏的学术传承与影响

刘纯在对针灸文献的整理上，一方面对前人所集文献每以按语形式，或发挥其理，或考正辨误；另一方面编以歌赋，简明实用，便于记诵。徐凤《针灸大全》中收录了《医经小学》的针灸内容；高武将《杂病治例》《伤寒治例》《玉机微义》中的大量针灸处方，整理后辑入《针灸聚英》。

经徐凤、高武的引录，刘纯整理的针灸文献对明代及明以后的针灸学产生了较大的影响。其中刘氏"平针法"可见于《针灸聚英·卷三·下针法》和杨继洲《针灸大成·卷三·针法歌》。现代临床最为常用的平补平泻法，尽管名称见于《神应经》《针灸大成》，但实际意义并不相同。李鼎教授在《针灸学释难》"'平补平泻'有哪几种解释"一文中指出，近人所称"平补平泻"是一种不分补泻的以得气为度的刺法，有人认为相当于古代所称"平针法"，皆注重手法的平和，并以得气为度。可见，"平针法"对现代"平补平泻法"的产生是有一定影响的。杨士奇在《医经小学》序中评价："撮其切要，缀为韵语、类粹，以便初学……医学之指南，而端本之书也……此书非刘氏莫之为，非陈公亦莫之传，学医之幸，生民之幸也。"

【阅读文选】

医，意也，临病立意以施治也。其书《内经》载运气病源，靡不悉备。候天地之变，究疾病之机，尽调治之理，此神圣爱人之仁，拯赢救枉，济物之至道也。医道斯立，秦越人演其精义述《难经》，张仲景论伤寒用药定方，晋王叔和集次及撰《脉经》，以示后学，意亦至哉。经去圣远，遗文错简，后学专方而惑意。幸唐太仆令王冰重整其义，启大法之幽玄，释神运之奥妙，析理于至真之中，俾学者遇证审脉，用药去病，根本无贬损，医之道明矣。而其为法，制胜伐其势，资化助其生。扶危定乱之功，本诸经论，知气识病，治理得焉。嗟乎！学必本于经，病必明于论，治必究于方，而能变通而无滞，斯能尽夫立医之意矣。昔丹溪朱先生以医鸣江东，家君亲从之游，领其心授。纯生晚学陋，承亲之训有年矣。其于经论习而玩之，颇尝得其指归。不自揆度，窃以先生之旨，辑其医之可法，本诸经论之精微，节目更为定次，歌语引例具图，以便记习。至于脉诀之未备者，亦为增正，名曰《医经小学》。盖欲初学者得以因流寻源，而不蹈夫他歧之惑。有志于古神圣爱人济物之道者，无消愚以管窥而蠡测。或有未至，矜其志而加正焉，则不唯医道之幸，亦斯民之幸也。洪武二十一年冬十一月朔旦吴陵刘纯序。

序（《医经小学》）

【思考题】

1. 刘纯"平针法"包括哪些步骤？
2. 刘纯在针灸方面的学术贡献是什么？

第三节　徐　凤

徐凤，字延瑞，江右弋阳古塘（今江西省弋阳县古塘）人，撰有《针灸大全》，生平不详。按《针灸大全》卷三载有"泉石"老人的《金针赋》，《金针赋》序文中称，该赋撰于明代正统己未（1439年），而成书于明代嘉靖八年（1529年）的《针灸聚英》中已大量引录了《针灸大全》的文字，则《针灸大全》的成书年代当在明代正统至嘉靖年间（1439～1529年）。据此推论，徐凤约生活于14世纪下半叶至15世纪上半叶，是明代针灸医家。

《针灸大全》又名《针灸捷要》《徐氏针灸》。全书6卷。卷一为针灸歌赋，载有《周身经穴赋》《十二经脉歌》《孙思邈先生针十三鬼穴歌》《长桑君天星秘诀歌》《马丹阳天星十二穴并治杂病歌》《四总穴歌》《流注指微赋》《通玄指要赋》《灵光赋》《席弘赋》等内容。卷二载录了窦默的《标幽赋》，并加注释。卷三载录了《梓岐风谷飞经撮要金针赋》，其后论述了子午流注纳甲法的开穴方法。卷四载录了《窦文真公八法流注》，列出了八法治证234种，并载有按时取穴的灵龟八法和飞腾八法。卷五论述全身腧穴的定位。卷六主要载录灸法，包括取四花穴、膏肓穴，骑马灸以及《论艾炷大小》《论壮数多少》等内容，并对一穴多名做了详细介绍。《针灸大全》的内容多被其后的《针灸聚英》《针灸大成》等针灸著作所转载。

一、尊崇窦默针法

徐凤对窦默针法极为尊崇，《针灸大全》卷二全文载录了窦默的《标幽赋》，并详加注释；《针灸大全》卷四又专论窦默提出的"流注八穴"。以窦默针法为宗，是徐凤的主要针灸学术思想。

窦默的《标幽赋》是一篇针灸名赋，历代注家颇多，如元代的王国瑞、明代的杨继洲和吴崑、清代的李学川等，但只有徐凤所注最切合窦氏原意。例如，《标幽赋》中说："春夏瘦而刺浅，秋冬肥而刺深。"徐凤注解说："《经》云：病有沉浮，刺有浅深；各至其理，无过其道。过之则内伤，不及则外壅，外壅则邪从之。浅深不得，反为大贼，内伤五脏，后生大病。故曰：春病在毫毛腠理，夏病在皮肤。故春夏之人，阳气轻浮，肌肉瘦薄，血气未盛，宜刺之浅。秋病在肌肉血脉，冬病在筋骨。秋冬则阳气收藏，肌肉肥厚，血气充满，刺之宜深。"徐凤引用《素问·刺要论》和《灵枢·终始》的原文，为赋文所述提供了理论根据。杨继洲则将徐凤此注全文抄录。而吴崑注云："春夏气浮于表，故云'瘦'；秋冬气沉于里，故云'肥'。"按春夏阳气浮浅，故宜浅刺；秋冬阳气深沉，故宜深刺。而瘦人肉薄，自宜浅刺；肥人肉厚，自宜深刺。吴崑则称春夏气浮于表为"瘦"，称秋冬气沉于里为"肥"，释义无据。

又如，《标幽赋》中说："凡刺者，使本神朝而后入；既刺也，使本神定而气随。神不朝而勿刺，神已定而可施。"王国瑞注云："神者，脉也。脉息见于穴下，气至可刺之；脉息不至则不均，不全则不定，穴下气分，不可刺也。至慎！至慎！"王氏释"神"为脉，明显不确。吴崑注云："本神，主宰本经元神也。前云'气至'，此云'神朝'，旨哉言矣！《难经》所谓'知为针者信其左'，乃本神朝穴也。自非神良，恶能道此？"吴氏望文生义，释"本神"为主管本经的本原之神，又以穴位处出现的搏动感释"本神"，亦与赋文原意不合。徐凤则注解说："凡用针者，必使患者精神已朝，而后方可入针。既刺之，必使患者精神才定，而后施针行气。若气不朝，其针为轻滑，不知疼痛，如插豆腐者，莫与进之，必死之候。如神气既至，针自紧涩，可与依法察虚实而施之。"徐凤以"患者精神"释"神"，切合临床实际，正是窦氏赋文原意。杨继洲亦将徐凤此注全文抄录。

徐凤学有渊源，因此号称"医林状元"的明代著名医家龚廷贤在《徐氏针灸》序中称赞他能"得窦太师之真传"。

二、重视针刺手法

《针灸大全》卷三载有传自"泉石"老人的《梓岐凤谷飞经撮要金针赋》，简称《金针赋》。"名其金，称其贵也，贵能劫疾于倾刻之间"，因此以"金针"为名。全赋分九段，共1721字，赋前有徐凤按语和"泉石"老人自序。赋中"首论头病取足，左病取右，男女早晚之气，手足经络顺逆之理；次论补泻下针，调气、出针之法；末论治病驱运气血，通接至微之妙"，并具体介绍了针刺十四法、三才分部法、调气法、烧山火、透天凉、阳中隐阴、阴中隐阳、子午捣臼、进气、留气、抽添、青龙摆尾、白虎摇头、苍龟探穴、赤凤迎源等针法。这是一篇专论针刺手法的针灸歌赋，对后世颇有影响。

徐凤按语中称："此《金针赋》，乃先师秘传之要法。得之者，每每私藏而不以示人，必待价之金乃可得也。予今以活人为心，更不珍藏，载于卷中，与同志之士共知。学者慎勿轻视！若能熟读详味，久当见之，则用针之法尽于此矣！"可见，《金针赋》中所载各种针刺手法均为徐氏师门秘传手法，徐凤对此甚为推重。

气是构成人体和维持生命活动的基本物质。人体之气处在不断的运动变化之中，气的运动变化也就是人体的生命活动，而气的运动失调则是疾病发生的根本原因。因此，治疗疾病即是调整失常的气机，使之回复平衡与协调。毫针刺法的意义正在于可以通过针刺而调整人体气机。在得气之后，或泻其气，引导邪气外出；或补其气，引导正气行至病所；或调其气，平衡紊乱的气机。主动而具体的针刺手法操作构成了毫针刺法的主要内容。

徐凤重视针刺手法，他无私地将师传用针之法公之于世，《金针赋》也因此成为针灸文献的经典名篇。

三、阐发子午流注

徐凤推崇按时取穴，倡用子午流注针法。他撰有《论子午流注之法》一文，对子午流注的要领做了深入的阐述。他说："夫子午流注者，刚柔相配，阴阳相合，气血循环，时穴开阖也。何以子午言之？曰：子时一刻，乃一阳之生；至午时一刻，乃一阴之生。故以子午分之，而得乎中也。流者，往也；注者，住也。"

所谓"得乎中"，即易学中所反复强调的"尚中"思想。徐凤认为子午流注之法，"虽《针灸四书》所载，尤且不全。还原化本之理，气血所纳之穴，俱隐而不具"。因此对《子午流注针经》中所载的子午流注纳甲法进行了修改。他以《难经·六十四难》所述统一了何若愚纳甲法中五输穴配属五行的不同；扩大了何若愚纳甲法中返本还原的阴经开穴；把何若愚纳甲法中三焦经、心包经五输穴在癸日的开穴作为纳穴，按照原来所开时辰的天干，分别配属于其他十经之后，并用五行生克关系进行解释，使原来何若愚纳甲法在阳干合处或阴干合处时分别注于三焦经或心包经的全部五输穴减少为一个纳穴。这些修改体现了徐凤"子午相生、阴阳相济"的指导思想，更加突出了阴阳五行学说在子午流注纳甲法的核心作用，使得徐凤纳甲法的理论体系在从易学象数派的角度看来更为完整。徐凤还撰有十首《子午流注逐日按时定穴歌》，以歌诀的形式叙述了徐凤纳甲法的逐日按时开穴，由于其颇便记诵，流传甚广。现在临床上所常用的纳甲法，即是徐凤所述的内容。

在徐凤的修改之下，子午流注纳甲法的内容得到了新的充实和发展。人与天地相参、阴阳五行、脏腑经络、气血流注、候气逢时等理论学说的有机结合，循环往复、周而复始的流注开穴特点，十二经脉66个五输穴的均衡排列方式，子午流注纳甲法因此具有了系统的理想配置和近乎完美的外在表现形式，充分显示了传统中医理论中的系统观念和强调事物间相互联系的整体思维特点，从而被认为是传统时间针法的缩影。

四、倡用灵龟、飞腾针法

飞腾八法最早为元代医家王国瑞所创，见于《扁鹊神应针灸玉龙经》中。该法是以八脉交会八穴与九宫八卦相配，结合日时干支来推算开穴。先将所求日时的干支代数加在一起，得出四个数字的和数，然后用九除，得出其余数（如正好除尽则是九），再根据这个余数去推算它所代表的穴位。即：1属坎卦为足临泣，2属坤卦为申脉，3属震卦为外关，4属巽卦为后溪，5为中宫（男寄于坤，为申脉；女寄于艮，为内关），6属乾卦为公孙，7属兑卦为照海，8属艮卦为内关，9属离卦为列缺。

徐凤所倡用的灵龟八法与王国瑞的飞腾八法十分相似，亦是着重于按九宫数纳卦开穴，但具体推算方法以及八穴与九宫八卦的配合又有所差异。灵龟八法采用了阳日用九除、阴日用六除的公式，以此求出日时干支代数和数的余数（如正好除尽则分别是九或者是六），然后再根据这个余数去查找它所对应的穴位。即：1属坎卦为申脉，2和5属坤卦为照海，3属震卦为外关，4属巽卦为足临泣，6属乾卦为公孙，7属兑卦为后溪，8属艮卦为内关，9属离卦为列缺。

至于徐凤所称的飞腾八法，则与王国瑞的飞腾八法完全不同。开穴方法十分简单，只是按时干纳卦取穴。即：甲时、壬时属乾卦为公孙，乙时、癸时属坤卦为申脉，丙时属艮卦为内关，丁时属兑卦为照海，戊时属坎卦为足临泣，己时属离卦为列缺，庚时属震卦为外关，辛时属巽卦为后溪。

徐凤在《针灸大全》卷四中说："愚谓奇经八脉之法各不相同。前灵龟八法，有阳九阴六、十干十变开阖之理，用之得时，无不捷效。后飞腾八法，亦明师所授，故不敢弃，亦载于此，以示后之学人。"徐凤所倡用的灵龟八法和飞腾八法，现在仍在临床上广泛应用。

五、徐氏的学术传承与影响

徐凤善用八脉交会穴，拓展了窦默倡导的流注八穴的临床应用范围。窦默《针经指南》中的"流注八穴"列出了213个主治病证，而徐凤《针灸大全》卷四的"八法主治病证"中则增为234证。窦默将八脉交会穴分为四组，两两相配，每穴有20~30个主治病证。若为该穴的主治病证，则该穴为主，相配另一穴为合，每证只取八脉交会穴中的两穴，此即为"主合相配"。而徐凤则将八穴分别论述，每穴分别主治20~30个病证，不同的病证配以不同的应穴，此应穴可以是八脉交会穴，更多的是分布于全身的其他穴位。例如公孙二穴主治"九种心疼，一切冷气"，配以大陵二穴、中脘一穴、隐白二穴；又如公孙二穴主治"痰膈涎闷，胸中隐痛"，配以劳宫二穴、膻中一穴、间使二穴。此即为"主应相配"。徐凤在"八法主治病证"中说："以上八脉主治诸证，用之无不捷效，但临时看证，先取主治之穴，次取随证各穴而应之。或行针，或着艾，在乎用之者之能以临时机变，活法施之，不可独拘于针也。"强调辨证取穴，灵活施治，徐凤提出的主应相配的取穴思路，无疑较窦默所述更为全面，而或针或灸的治疗方法，也更具有临床指导意义。

徐凤重视灸法，《针灸大全》卷六即专论灸法，载有《点穴论》《论艾炷大小》《论壮数多少》《论点艾火》《论避忌》《论治灸疮》《定取四花六穴之穴》《〈千金方〉论取膏肓穴法》《取肾俞穴法》《取骑竹马灸法》《灸心气穴法》等内容。徐凤认为，灸法点穴应该体位端正，"凡点穴法，皆要平正四体，无使歪斜，灸时恐穴不正，徒坏好肉耳。若坐点则坐灸，卧点则卧灸，立点则立灸。反此一动，则不得真穴矣"（《点穴论》）。施行灸法应先阳后阴，先上后下，先少后多。艾炷欲大，小弱者则小作之，"使火气不能远达，病未能愈，则是炷欲大，惟头与四肢欲小耳，但去风邪而已"（《论艾炷大小》）。至于壮数多少，徐凤指出，前人所谓灸五百壮、千壮，"岂可一日而尽，必待三、五、七日，以至三年、五年，以尽其数乃可得也"（《论壮数多少》）。徐凤还详细讨论了取四花穴、膏肓俞穴、肾俞穴、骑马灸、心气穴的具体方法。徐凤有关灸法的论述，体现了他丰富的临床经验，至今仍有着重要参考价值。

徐凤是明代针灸史上的代表人物。他推崇窦默针法，对《标幽赋》详加注释，增加了窦默"流注八穴"的主治病证，并提出"主应相配"的取穴方法，拓展了八脉交会穴的临床应用。徐凤把师门秘传的《金针赋》公之于世，极大地促进了针刺手法的发展。特别是徐凤修改了《子午流注针经》中的子午流注纳甲法，创立了灵龟八法和新的飞腾八法，从而进一步完善了传统时间针法的应用体系。徐凤对针灸学的发展有重大的贡献。

【阅读文选】

夫子午流注者，刚柔相配，阴阳相合，气血循环，时穴开阖也。何以子午言之？曰：子时一刻，乃一阳之生；至午时一刻，乃一阴之生；故以子午分之，而得乎中也。流者，往也；注者，住也。天干有十，经有十二，甲胆、乙肝、丙小肠、丁心、戊胃、己脾、庚大肠、辛肺、壬膀胱、癸肾，余两经者，乃三焦、包络也。三焦乃阳气之父，包络乃阴血之母。此二经虽寄于壬癸，亦分派于十干。且每经之中，有井荥俞经合，以配金水木火土。是故阴井木而阳井金，阴荥火而阳荥水，阴俞土而阳俞木，阴经金而阳经火，阴合水而阳合土也。经中必有返本还原者，乃十二经出入之门户也。阳经有原，遇俞穴并过之；阴经无原，以俞穴即代之。是以甲出丘墟乙太冲之例。又按《千金》云：六阴经亦有原穴，乙中都、丁通里、己公孙、辛列缺、癸水泉、包络内关也。故阳日气先行而血后随也，阴日血先行而气后随也。得时为之开，失时为之阖。阳干注腑，甲丙戊庚壬而重见者，气纳于三焦；阴干注脏，乙丁己辛癸而重见者，血纳包络。如甲日甲戌时，以开胆井，至戊寅时，正当胃俞，而又并过胆原，重见甲申时，气纳三焦荥穴，属水，甲属木，是以水生木，谓甲合还元化本。又如乙酉时，以开肝井，至己丑时，当脾之俞，并过肝原，重见乙未时，血纳包络荥穴，属火，乙属木，是以木生火，谓乙合还元化本。此俱以子午相生，阴阳相济也。阳日无阴时，阴日无阳时。故甲与己合，乙与庚合，丙与辛合，丁与壬合，戊与癸也。何以甲与己合？曰：中央戊己属土，畏东方甲乙之木所克，戊乃阳为兄，己属阴为妹，戊兄遂将己妹嫁与木家，与甲为妻，庶得阴阳和合而不相伤。所以甲与己合，余皆然。子午之法，尽于此也。

论子午流注之法（《针灸大全》）

【思考题】

1. 徐凤对子午流注针法有什么贡献？
2. 徐凤在八脉交会穴的应用上有哪些特点？
3. 学习徐凤的学术思想与临床实践之后，你有什么体会或受到哪些启示？

第四节 方 贤

方贤，约生于 15 世纪，浙江吴兴人，明代医学家。方贤为明代宫廷御医，曾任太医院院使、院判等职。方贤在前任太医院院使董宿汇集诸家医方而成的《试效神圣保命方》的基础上，与御医杨文翰重加订正，分门别类，删繁补阙，编成《奇效良方》，于成化六年（1470 年）刊行问世，并于成化九年（1473 年）重新刊印。

《奇效良方》全名为《太医院经验奇效良方大全》，全书 69 卷，分 64 门，收方 7000 有余，分门别类，甚为实用。因作者董、方、杨都是太医院院使或御医，有条件"翻阅载籍"，故本书收集了自宋至明初医方的精华，综合了中医内外科、儿妇科以及杂病的医疗经验。将太医院方汇编成册，付梓出版，使明代太医院方得以流传到民间。其中卷五十五为"针灸门"，共有 38 篇，主要论述了用针之法及针灸注意事项。除"针灸门"专论针灸之外，其他各卷亦有关于针灸治疗的记载。

方氏在"针灸门"的第一篇就引用窦汉卿《通玄指要赋》中"必欲治病，莫如用针。巧运神机之妙，攻开圣理之深。外取砭针，能蠲邪而扶正，中含水火，善回阳以倒阴"，可以看出他对窦氏针灸学术的推崇。该书对后世有较大的影响，如明代《针灸大成》中，虽未提及《奇效良方》书名，但书中许多篇幅却可看到《奇效良方》的影子，如《奇效良方》"行针法"就全文转载在《针灸大成》中，只不过易名为"行针总要歌"；又如在《针灸大成》中的"运气法"，实为《奇效良方》"进气法"的内容。此外，《针灸大成》中"阳中隐阴""提针法""苍龙""赤凤"诸法，从内容来看，亦是取自《奇效良方》，而不是《金针赋》；从《针灸大成》的"经外奇穴"门，也可看出《奇效良方》对《针灸大成》之影响。足见《奇效良方》对《针灸大成》，进而对后世针刺手法产生的影响。

一、设"奇穴"篇

《黄帝内经》是现存文献中最早记载奇穴的典籍。《灵枢·刺节真邪》称之为"奇输"，《素问》里以折草法取背部的腧穴，这些穴即是奇穴。在春秋战国时期奇穴已广泛应用于临床，但大多未予以命名。隋唐时期，一部分奇穴在原有定位、主治的基础上又被赋予穴名，同时也出现一批有定名、定位、主治的内容完整的新的奇穴。在孙思邈的《备急千金要方》及《千金翼方》中就记载奇穴有 187 个，但均散见于各病证的治疗中。元代王国瑞《玉龙歌》中首次出现"奇穴"这一名称，"翻胃不禁兼吐食，中魁奇穴试看看"。直到方贤《奇效良方》"针灸门"中，专设"奇穴"篇，收载了 26 个奇穴（内迎香、鼻准、耳尖、聚泉、左金津右玉液、海泉、鱼腰、太阳、大骨空、中魁、八邪、八风、十宣、五虎、肘尖、肩柱骨、二白、独阴、内踝尖、外踝尖、囊底、鬼眼、体骨、四缝、中泉、四开），开创了奇穴集类之肇始，确立了奇穴的学术地位。现在的腧穴分类有经穴、奇穴和阿是穴三类。

二、重视针刺手法

《奇效良方》"针灸门"的 38 篇中有 22 篇都是论述毫针刺法的。书中不但提出了单式手法，而且记载了很多复式手法。其"指法一十四条"继承窦汉卿的"手指补泻"十四法，但又有些不同。《奇效良方》将其"循法"易为"掐法"，"掐者，凡下针于所部分经络，用手上下掐抹之，使气往来，推之则行，引之则止"，与窦氏"循法"基本相同；所载"努法"是窦氏十四法所无；又把"盘法"另外单独列出，称"盘针法，且如针中脘、关元之穴，先刺入二寸五分，退出一寸，只留一寸五分在内，盘之，且如要取上焦胸中之病，用针头迎向上，刺入二分，补之，使气攻上，若脐下有病，退出二分"。同时《奇效良方》更加详尽地论述"赤凤摇头""苍龙摆尾""龙虎交战""龙虎升腾""子午捣臼""阳中隐阴""阴中隐阳""烧山火""透天凉""留气法""进气法""提针法"等复式针刺手法。后人提起复式针刺手法往往以《金针赋》为学术来源，殊不知同时代的《奇效良方》记载的针刺手法比《金针赋》的论述更加详尽，更具操作性。

三、强调治神

历代的医疗实践证明，针刺过程中的治神是提高针刺疗效的重要因素之一，治神在针刺治疗上有重要的地位。《灵枢·本神》说："凡刺之法，必先本于神。"方贤在《奇效良方》中非常强调这种思想。他认为患者要在气血平定时方可针刺，如遇风、寒、暑、湿、阴、燥等邪气时，需调理后才可针刺，"凡用针刺，遇夏月烦躁，令病人于风凉处，先服宣通气血之药，然后刺之"，"若病人乘马而来，必气血乱而困于身，候气定，然后刺之"。只有在病人精神安定的情况下，针下的气行现象才容易出现。在针刺时，"医与病者，各自正己之神"。病者要对治疗有信心，"发其信心，所刺之处"，"从今针后，再不敢犯也"。而医者须"临病之处，目无邪视，心无邪念"，对待病人要"志诚信意，如待宾客"。他还强调在留针候气时"令病人忘忧绝虑，勿暴喜怒动其心"。针刺之后，病人也要注意神定，凡病人针毕数日"切忌暴喜，喜则伤神，神既有伤，旧疾不除，新病又生矣"，"勿令暴怒，怒则伤肝，其魂无定，血无所归，何疾不生"。由此可见，方氏强调针刺要"气血定""正己之神"等，治神要贯穿整个针灸治疗过程中，从针刺前的"神定"到针刺后的"调神"，对针灸临床都有很大的意义。

四、方氏的学术传承与影响

从"分寸寻来审用之""求穴看纹还有理""寸寸人身皆是穴，但开筋骨莫胡疑"（《奇效良方·行针法》)中，看出方贤定位取穴以解剖部位为准，准确的定穴是临床取得疗效的基础。为达到"气至病所"，历代医家探索了各种操作方法。方贤主张针刺应"气至病所"，并提出了具体的方法，如"指法一十四条"中努法"如气不至，令病人闭气一口，着力努之，外以泻针引之，则气至矣"。"针解法"指出"凡刺手足，欲使气上行，以指下抑之；使气下行，以指上抑之，用针头按住少时，其气自然行也"。此法是将辅助手法的按法和按针法结合起来，是一种独特的行气之法，与《金针赋》所说"按之在前，使气在后；按之在后，使气在前，运气走至疼痛之所"有相通之处。

方贤把奇穴列为专类，完善了腧穴的分类，对腧穴学术的发展做出了贡献。杨继洲《针灸大成》专列"经外奇穴"门，载穴 35 个；张介宾《类经图翼》也列"奇俞类集"篇，载穴 84 个；清代廖润鸿《针灸集成》汇集奇穴 144 穴；清代官修《医宗金鉴》承袭了《类经图翼》的内容，未予增删，使奇穴成为腧穴中的一类。

20 世纪 50 年代池清澄《针灸孔穴及其疗法便览》载入奇穴 324 个；《针灸经外奇穴治疗诀》载奇穴 207 个；1963 年出版的《针灸经外奇穴图谱》收载 588 个奇穴，10 年后出版的续集又收集了 1007 个奇穴；1998 年实施的《腧穴国际标准化方案》按照奇穴选入要求，选入了 48 穴，对补充和完善经络腧穴理论，促进针灸学术发展起到了重要的作用。

【阅读文选】

黄帝金针法最奇，短长肥瘦在临时。但将他手横纹指，分寸寻来审用之。身体心胸或者短，
身体心胸或者长。求穴看纹还有理，医工此理要推详。定穴行针须细认，瘦肥短小岂同群。
肥人针入三分半，瘦体须当用二分。不肥不瘦不相同，如此之人但着中。只在二三分内取，
用之无失且收功。大饥大饱宜避忌，大风大雨亦须容。饥伤荣气饱伤腑，更看人神俱避之。
妙针之法世间稀，多少医工不得知。寸寸人身皆是穴，但开筋骨莫胡疑。有筋有骨旁针去，
无骨无筋须透之。见病行针宜仔细，必明升降阖开时。邪入五经随日过，崇侵六脉浪翻基。
乌乌稷稷空中堕，静意冥冥起发机。未补真阳九气足，次泻余邪九度嘘。同身遂穴歌中取，
捷法昭然迳不迷。百会三阳顶之中，五会天满字相同。前顶之上寸五取，百病能祛理中风。
灸后火燥冲双目，四畔刺血令宣通。井泉要求原针穴，针刺无如灸自功。前顶寸五三阳前，
甄权曾云一寸言。棱针出血头风愈，盐油楷根疾自痊。囟会顶前寸五深，八岁儿童不可针。
囟门未合那堪灸，二者须当记在心。上星会前一寸出，神庭星前发际寻。诸风灸庭为最妙，
庭星宜灸不宜针。印堂穴并两眉攒，素髎面正鼻柱端。动脉之中定禁火，若捻此穴鼻鼾酸。
水沟鼻下名人中，兑端张口上唇宫。龈交二断中间取，承浆下唇腕内踪。炷艾分半悬浆灸，
大则阳明脉不隆。廉泉脘上定结喉，一名舌本立重楼。同身捷法须当记，他日声名播九州。

行针法（《奇效良方》）

【思考题】

1. 方贤对针灸学术发展有哪些贡献？
2. 简述《奇效良方》对《针灸大成》的影响。

第五节　汪　机

汪机（1463—1539 年），字省之，别号石山，明代医学家，安徽祁门人。汪氏居县城内之石
山坞（又称南山朴墅），因而号"石山居士"，世称汪石山。汪氏早年随父行医，私淑朱丹溪学
说，《明史·方伎传》称其"精通医术，治病多奇中"，他在针灸学术上也很有建树，著有《石
山医案》《读素问抄》《针灸问对》《外科理例》《运气易览》《痘治理辨》《推求师意》《脉诀刊
误补注》《本草会编》《伤寒选录》《医学原理》等。其针灸学说特点主要反映在《针灸问对》
和《外科理例》两书中。

《针灸问对》成书于 1530 年，全书分上、中、下 3 卷，采用问答形式，提出 84 个问题自问
自答。论题颇为广泛，包括针灸理论、经络、穴位、九针、手法和各种病证之针灸治疗、各种针
刺法、不同体质的针刺注意点与禁忌以及对前人记述的评论等。上、中卷论述脏腑经络、荣卫气
血、针刺原理及方法；下卷专论灸法适应证，并附载经络、腧穴、十二经见证等歌括，内容多取
自《素问》《灵枢》及当时通行的针灸医籍。

《外科理例》成书于 1531 年，全书共 7 卷，附方 1 卷，主要论述痈、疽、疮、疡等外科疾病
的治疗，其中很多病证的治疗使用了针灸方法，他根据《内经》"膏粱之变，足生大疗"之说，
认为外科病虽然多数表现在外，而根本在内，并专立《疮生原于脏腑》一节加以说明。他认为在
外科病初期，应以内消法为主，一旦成脓，则应及时开破，使用针灸之法较多。该书体现了他用
针灸治疗外科疾病的特色与成就。

一、"《素》《难》所论，刺法之正"

在《针灸问对》中，汪氏引录了《内经》《难经》及其注文，叙述针灸施治的原则、方法、宜忌等内容，或对经文进行阐发，或本诸经旨对诸家之说进行评议。汪氏认为："《素》《难》所论，刺法之正也。"为使轩、岐、仓、扁针焫之说得以兴盛，因而"取《灵枢》《素》《难》及诸家针灸之书，穷搜博览，遇有论及针灸者，日逐笔录，积之盈箧。不忍废弃，因复序次其说，设为问难以著明之"。

他对"迎随"的论述就是典型的例证。《内经》解释为："邪之将发也，先迎而亟夺之，无令邪布，故曰：卒然逢之，早遏其路。又曰：方其来也，必按而止也，皆迎而夺之，不使其传经而走络也。"《难经》释之为"迎而夺之者，泻其子也；随而济之者，补其母也"。汪氏认为，《素》《难》所论迎随之所以不同，是因为"《素问》通各经受病言，《难经》主一经受病言，病之合于《素问》者，宜依《素问》各经补泻之法治之，病之合于《难经》者，宜从《难经》子母迎随之法治之，各适其宜，庶合经意"，圆满解释了经旨的含义。

二、"审其病之在经在络"说

汪氏据《内经》所论，在《针灸问对》中强调针灸治疗要重视诊察，提出"《素》《难》所论针灸，必须察脉以审其病之在经在络，又须候气以察其邪之已至未来"。他认为"切脉观色，医之大要"，而"今之针士置而弗论，此刺法所以不若古"，"世之专针科者，既不识脉，又不察形，但问何病，便针何穴，以致误针成病疾者有矣"。因而他强调针灸医生必须首先诊察病证，不要妄行针刺，以免"绝气危生"。他认为十二经脉伏行于分肉之间，深而不见，但从气口可知其虚实，临床应"察脉盛衰，以知病在何经，乃可随病以施针刺也"。又云："凡病皆当辨别邪正内外虚实，然后施针补泻，庶不致误。"如此，"五脏已定，九候已备，后乃存针"，方能取得满意的疗效。如果针士不详细诊视病者，"则经脉之虚实，补泻之多寡，病证之死生，懵然皆无所知矣，于此而妄施针灸，宁免粗工之诮哉"。由此告诫后世针士，临证当以诊脉为首务，主张脉证合参，辨证施治。

在外科病的诊察上，汪氏提出"背上九处不可病痈"，此九处为玉枕、项节、崇骨、五脏、肺俞及肝俞、膈俞、肾俞、后心鸠尾、鸠尾骨穴，多与经络所过、腧穴所在有关。在《外科理例·辨脏腑内疮十三》中记载募穴出现隐痛，可作为诊断相应的五脏六腑之痈的主要依据。在症状的认识上，也以经络循行特点进行分析。如肺痈主肢满，其原因是"其脉支别者，从肺系横出腋下，故喘而两肢满"（《肺肝肾痈证十一》）。在治疗上，将外科病的发病部位与经络循行联系起来，以确定腧穴的选取。如在《论灸刺分经络五十》中谈到疮疡"从背出者，当从太阳五穴，选用至阴、通谷、束骨、昆仑、委中。从鬓出者，当从少阳五穴，选用窍阴、侠溪、临泣、阳辅、阳陵泉。从髭出者，当从阳明五穴，选用厉兑、内庭、陷谷、冲阳、解溪。从脑出者，则以绝骨一穴"。背、鬓、髭分别为足太阳、足少阳、足阳明经脉所循，故在这些经脉上选穴。汪氏对此总结为："痈疽初发，必先当头灸之，以开其户，次看所发分野属何经脉，即内用所属经脉之药，引经以发其表，外用所属经脉之腧穴针灸，以泄其邪，内外交治，邪无容矣。"

另外，汪氏还主张针刺时应区别气分病和血分病，指出"病在气分，游行不定，病在血分，沉着不移"。施治时，"在气分者，上有病，下取之，下有病，上取之，在左取右，在右取左。在血分者，随其血之所在，应病取之。苟或血病泻气，气病泻血，是谓诛罚无过"（《针灸问对》）。这里提出一个针灸取穴的大法，对于气分病可以远取为主，对于血分病则可以近取为主。

三、"针砭……何得为补"说

汪氏宗丹溪之学，认为针法浑是泻而无补。①从针具来说，他根据《内经》"阳形不足者，温之以气；阴精不足者，补之以味"之说，认为只有有气有味之物，才能起到补益的作用，而"针乃砭石所制，既无气，又无味，破皮损肉，发窍于身，气皆从窍出矣，何得为补"？所以，汪氏引"经曰：气血阴阳俱不足，勿取以针，和以甘药是也"之说为证，说明针无补之功，对于阴阳俱虚者，只能应用甘药补之。②从针刺的作用而言，汪氏认为经典著作中所言之补，是祛邪扶正的作用，故他说"经中须有补法，即张子和所谓祛邪实所以扶正，去旧实所以生新之意也"。"夫泻，固泻其盛也；于补亦云，宣不行之气，移未复之脉，曰宣曰移，非泻而何"？他主张疾病初起，元气未伤而邪气轻浅，可用针刺除之；若病邪较甚、元气已伤者，则绝非针所能治。受这一思想的影响，汪氏在《外科理例》中反复强调，对痈、疽、疮、疡之脓成作痛者，应用针攻破去脓，开泄去滞，以祛邪扶正，而对于病邪大甚、元气已伤之虚证，决不用针。他分析了九针的功用，指出九针所主，大多系外邪侵入为病，用针施泻，正中病情，故说"九针之用，无非泻法"。

至于针刺的补泻手法，虽然在《针灸问对》中收集和介绍了不少针刺手法，但他对其中多数持否定态度，如他介绍"三才法"之后说："《赋》言内针作三次进，出针作三次退，与经文徐而疾、疾而徐之意，大不相合，且针出内而分三才，肉厚穴分用之无碍，肉薄去处法将何施？"他认为这些补泻手法"证之于经，则有悖于经，质之于理，则有违于理"。汪氏的这一看法虽有偏激之处，但其攻邪思想是值得重视的。

四、"治病无定穴"说

汪氏在《针灸问对》中反对机械运用"某穴主某病"之说，提出"治病无定穴"论，认为"邪客于人，与正周流上下，或在气分，或在血分，无有定处"，故其治无定穴。诊治时须"审经与络，分血与气，病随经所在，穴随经而取"，即究其病因，察其传变，审经络，分气血，方得随机应变之理。不可"执中无权"，拘于"某穴主某病之说"。对于某穴针几分、留几呼、灸几壮的说法，汪氏也认为"古人治法，惟视病之浮沉，而为刺之浅深，岂以定穴分寸为拘哉"？应该以气至为主，而不能以呼之多少为候，"若依留呼之说，气至则可，气若不至，亦依呼数而去针，徒使破皮损肉，有何益于病哉"？至于灸壮之大小多少，他指出"当视其穴俞肉之厚薄，病之轻重，而为灸之"，不要拘守规定的壮数。汪氏主张根据病人的具体情况决定针灸的方法，是很有见地的。

他的"治病无定穴"论，就是要求根据病情表现使用相应的治法，"夫病变无穷，灸刺之法亦无穷"。"治病无定穴"论，并非不要穴位，而是更强调掌握穴位的准确性与运用穴位的灵活性。在《外科理例》中，大量医案是随病所在而针灸的。如"一儿周岁，患丹毒，延及遍身如血染，用磁锋击刺，遍身出黑血，以神功散涂之，服大连翘饮而愈"。其环跳穴处疼痛一证，就有四种不同治法，一是环跳穴处患附骨疽，用针刺出脓的办法治疗；二是环跳穴处患附骨疽，用豆豉饼灸患处治疗；三是因痢骤涩，环跳穴作痛，用刺委中出黑血治疗；四是环跳穴痛，但脓未成，则不用针灸而用内托黄芪酒煎汤治疗。可见，"治病无定穴"论，即固定的穴位，机变的用法，包括了一穴多治、多病一穴的辨证思想。故汪氏又说："夫圣人之于针，非经络孔穴，无以教后学，后学非经络孔穴，无以传之师。苟不知通变，徒执孔穴，所谓按图索骥，安能尽其法哉。故曰：'粗守形，上守神，粗守关，上守机，机之动，不离其空中'，此之谓也。"

汪氏的临床经验十分丰富，在他的著作中收集了许多医案，他尤其擅长用砭灸法治疗外科疾病，如痈疽"已成脓者，唯砭石铍锋之所取也"，"以调其络脉，使复其形而不肿，缪刺者，不分隧穴而刺之"。灸法的使用，他强调用于沉寒痼冷、阳绝、阳陷等疾病。

在《外科理例》的医案中也多有记载，如"一人年逾四十发背，心脉洪数，势危剧……骑竹马灸，灸其穴，是心脉所游之地，急用隔蒜灸，以泻心火，拔其毒，再用托里消毒而愈"。心脉洪数，属心火炽盛，用骑竹马隔蒜灸以拔毒泻火，对热证用灸是一个发展。又如"一人年逾五十，患已五日，嫩肿大痛，赤晕尺余，重如负石，势炽……遂先砭赤处，出黑血碗许，肿痛、背重皆去，更敷神效散及服仙方活命饮二剂，创口及砭处出黑水而消"。这又是先用砭法出血，以顿挫病势，然后施以药物治疗而获效的案例。

五、汪氏的学术传承与影响

汪机溯针灸之源，释《素问》《难经》针灸法之要，对元明时期流行的针刺手法、"子午流注法"等持不同见解，他的著作中有《内经》等古代医著及医家有关针灸之论述，也有汪机个人的见解与评论。他那种不为习俗所惑、敢于置疑、守经而灵活的治学态度值得我们借鉴。汪氏注重经络辨证取穴、因病施治，至今在临床上仍有很大的意义，而汪机反对"无病而灸"的观点有失偏颇，认为"无病而灸，何益于事"？受灸处"肌肉为之坚硬"，"气血到此则涩滞不能行矣"。观点虽偏，但他观察到"一医为针临泣，将欲接气过其病所，才至灸瘢，止而不行"的现象，与现代经络研究发现的循经现象的可阻滞性一致，在当时的历史条件下，观察到瘢痕对经气传导的影响，实为可贵。

汪机强调治病以调补气血为主，尤重理气。在外科治疗强调"外科必本于内，知乎内以求外"，以补元气为主，以消为贵，以托为畏；在继承朱丹溪学术思想的同时，发展了朱氏养阴理论，强调阳气的重要作用，提出"补气即是补阴"和"气虚则诸病由生"，给后学很多启示。

【阅读文选】

客有过余者，坐间语及针灸，盛称姑苏之凌汉章、六合之李千户者，皆能驰名两京，延誉数郡，舍此他无闻焉。余曰：休歙有商于彼者，亦尝从之游而授其业矣。因得闻其详焉。语凌则曰，熟于穴法，凡所点穴，不必揣按，虽隔衣针亦每中其穴也。语李则曰，用意精专，凡所用穴，必须折量，以墨点记，方敢始下针也。余尝论之，凌则尚乎简略，李则尚乎谨密。取穴之法，简略者终不及谨密者之的确也。但《素》《难》所论针灸，必须察脉以审其病之在经在络，又须候气以察其邪之已至未来。不知二家之术，亦皆本于《素》《难》否乎？客曰：皆非吾之所知也。余因有感，乃取《灵枢》《素》《难》及诸家针灸之书，穷搜博览，遇有论及针灸者，日逐笔录，积之盈筐，不忍废弃。因复序次其说，设为问难以著明之，遂用装潢成帙，名曰《针灸问对》。以便老景之检阅焉，庶或亦有补于针灸之万一也。后之精于此者，尚惟改而正之，幸甚！

序（《针灸问对》）

【思考题】

1. 汪机的主要著作、学术思想是什么？
2. 汪机针灸治疗外科病的特色是什么？
3. 汪机对针灸学术发展有哪些贡献？

第六节 万 全

万全（1499—1582年），字全仁，号密斋，湖北罗田人，明代著名医学家。万氏三世业医，祖、父均为儿科医生。祖父万杏坡，豫章（今江西省南昌市）人，为万氏家传幼科第一世，早卒。父亲万筐（号菊轩），明代成化庚子（1480年）因兵荒而迁居湖北罗田大河岸。数年后，医名大噪，树立了"万氏小儿科"的声望，为二世。至万全更以儿科驰名，为三世。

万全自幼习儒，曾师从同邑大儒胡柳溪、张玉泉攻读经史律历之学。19岁入邑痒为诸生，28岁补廪儒生。在此期间边修习举子业，边继承家学，攻岐黄之术。常代父出诊，或为学中师友治病，渐有医名。曾参加过几次乡试，未中。30岁时其父卒世，遂弃举从医。临证之余，勤于著述，今所传世的著作大部分是他晚年完成的。主要著作有《养生四要》《保命歌括》《伤寒摘锦》《广嗣纪要》《万氏女科》《片玉心书》《育婴秘诀》《幼科发挥》《片玉痘疹》《痘疹心法》等。其中已刻版收入《四库全书》的书目有10种，共108卷，辑成《万密斋医学全书》，书中基础理论与临床经验融会贯通，总结了100多首家传验方，其中的儿科祖传十三方"屡试屡验"。

万全为明代儿科大家，对儿科的理论及临床有独到的发挥。他根据小儿生理病理特点，提出了"三有余、四不足"之说，即肝常有余、心常有余、阳常有余，脾常不足、肺常不足、肾常虚、阴常不足。在治疗上，他主张急则治标、缓则治本，如治惊风，先以雄黄解毒丸去痰热，后用凉惊丸退火，再用保命丹、安神丸调之。其所用方药多为祖传或自创，剂型多为丸散，用量轻而效力专，简便实用，效验价廉，便于小儿服用，对儿科学的发展做出了贡献。

万全对养生学和妇婴保健医学也颇有研究，在《养生四要》中提出了著名的养生四法，即寡欲、慎动、法时、却疾，并且身体力行，注重日常生活中的养生保健。所撰《妇人科》和《广嗣纪要》详细论述了经、带、胎、产妇人杂病辨证施治及优生优育等内容，强调妇科诸病重在调理脾胃，讲究"对证施治，以平为期"，调经注重情志、体质与痰湿，尤重于理气血、补心脾。万全还倡导应用推拿、针灸、熨脐、药物沐浴等外治法。在儿科疾病的治疗时，善于配合灸法。

一、惊风配灸疗扶娇弱之体说

小儿惊风分急、慢两种，急惊风由外感六淫、内积痰热，或突然受到惊恐等引起。慢惊风由体质虚弱，或病久正虚、脾阳受伤所致。万氏根据自己和祖传经验，结合前人论述，对小儿惊风提出了不少新见解。如在其《幼科发挥》中，提出急惊风有三因：有感受风寒湿热发热而失治者，为外因；有内伤饮食发热而失治者，为内因；有由惊恐客忤中恶得之者，为不内外因。在急惊风的分类上，万氏分为急惊风证，包括脐风发搐、丹瘤发搐、疟疾发搐等；急惊风变证，指由惊风反复发作可形成痫证；急惊风类证，分别列出天钓似痫、痉病似天痫等9种疑似证与急惊风证进行鉴别；急惊风后遗症，有惊风后形成瘫痪、惊风后失音不能言等。

万全治小儿惊风多配用灸法，如"小儿惊风，目斜视而不转睛者，灸风池穴，目左斜，灸右穴；右斜，灸左穴"。他曾详细介绍一例病案："一小儿周岁，因长老摩顶受记，僧人念咒，恐惧发搐，痰涎有声，目多白睛，强项背，一时许方醒。安后见皂衣人即发，多服犀、珠、脑、镇坠之药，已四年余，此症尚在，又添行步动作、神思如痴，诊其脉沉弦而急。《针经》云：心脉洪大，病痛筋柔，病久气弱，多服镇坠寒凉之剂，复损其气，故动作如痴。先灸两蹻各二壮，然后服药。后肝脉小急，盖小儿神气尚弱，因而被惊，神思无依，又动于肝，肝主筋，故瘛疭筋挛。

立方名沉香天麻汤。"至于具体灸穴，万全强调："按《针经》云，癫痫瘛疭，不知所苦，两，男阳女阴。洁古云：昼发灸阳中脉穴（疑为申脉穴），夜发灸阴照海穴，各二七壮。"

万全临证处处考虑小儿的生理病理特点，详细入微，如对小儿的抽搐惊风证，万全反对用推法，认为小儿体质娇弱，不耐推力。他指出："经曰无刺大虚人。推掐之法，壮实者可用之。如怯弱者，其气不行，推则有汗，反伤元气也。"即使采用推法，也仅能急则治标，暂缓症状，还需药灸扶补，如"一儿四岁，病惊已绝，予用针刺其涌泉一穴而醒，自此惊已不发。予谓其父曰：此惊虽未发，未服豁痰之药，若不早治，恐发痫也。父母不信，未及半年，儿似痰迷，饮食便溺，皆不知也，时复昏倒，果然成痫病。其父来诉曰：不信先生之言，诚有今日之痫，愿乞医治，不敢忘报。予乃问其子：尔病发时能自知乎？子曰：欲昏则发。乃作钱氏安神丸加胆草服之。教其父曰：尔子痫将发时，急掐两手合谷穴。如此调理，一月而安"。

万氏治惊风，在魏之琇《续名医类案》中曾载有医案，如"一小儿，二岁，发搐已死……面色未脱，手足未冷，乃气结痰壅而闷绝，非真死也，取艾作小炷，灸两中冲穴，火方及肉而醒，大哭，父母皆喜"。又"治一小儿发搐，五日不醒，药石难入，针其三里、合谷、人中而醒"。

二、治瘫痪、龟背、诸疮配灸说

万氏治瘫，往往用灸，如"更灸曲池、三里、绝骨、肩髃各二七壮。若口眼逆向一边者，灸颊车穴，左灸右，右灸左，即止"。曲池、足三里诸穴属阳明经脉，阳明为多气多血之经，灸之能行气活血，疏通经络，促进瘫痪肢体康复。

小儿龟背以脊柱弯曲隆起，状如龟背故名。多由先天发育不良，后天调养失宜，肾精亏虚，气血不足，不能充养督脉，骨骼痿弱所致。万全治小儿龟背以背俞穴为主，他认为：龟背者，坐卧伛偻，状如龟背，由客风吹脊入于骨髓，此证多成痼疾。间有灸肺俞二穴，第三椎骨节下两旁各寸半，膈俞第七椎骨下两旁各寸半，如此而收功，然未尽见愈者，以枳壳丸主之；并总结出龟背诗（五言）："龟背为恶症，肾风入骨髓，内服枳壳丸，灸法宜相继。"

万全认为小儿初生遍身生虫疮及流水疮、风疮、痘风疮等，皆胎毒也，"切勿搽药，恐逼毒入腹，宜服胡麻丸。俱是风热，宜灸风池、曲池、血海、足三里穴，各灸三壮"。如治"一儿五岁，每至春时，则遍身生脓疱疮，此胎毒也"。万全未用搽药，恐砒硫之毒，乘虚入腹，以胡麻服之而愈，更灸风池、血海、曲池、三里，自此再不发矣。胡麻丸方：胡麻仁（炒）、苦参、甘菊花、大力子（炒）、石菖蒲、何首乌、威灵仙、蔓荆子、乌梢蛇（酒浸去皮骨，取肉焙干），各等份，上药研末，酒为丸，麻子大，竹叶汤下。

总之，万全在治疗儿科病证时，善于配合用灸。当然，其治疗验案中也散在记载有一些针刺方面的内容，主要多用于外科急症，如治丹毒"俱先服防风升麻汤，以解其毒。次用蜞针法，以去其毒血，如无蜞针，用砭针法，然后用救急法"。

此外，《续名医类案》中还有万氏针药合用治疝医案："朱氏子病卵肿，逾年不消，成疝矣……用川楝肉……更灸脐旁穴而肿消矣。"

万全治疗小儿急症分内、外两种治法。在内治法中，万全注重辨证论治，所用方药简便对症，外治法中如见小便闭、脱肛等症用熨脐法；见锁肚（大便三五日不通）用香油或蜜导法；见二便闭、血眼等症用敷（脐）贴（目）法；如见重腭、木舌等症时用针刺放血术；见急惊风、哮喘、疝气、疮毒等证时用灸法；见赤游丹毒时用砭针法；见抽搐或昏迷不醒时用针灸或指掐人中急救。

三、万氏的学术传承与影响

万全师承家学，遥承钱乙，荟萃众长，对我国儿科学术发展有重大的影响，较全面地论述了小儿的生理、病理特点，五脏辨证及小儿常见疾病的辨治方法。万全提出的小儿"不足有余"论，从小儿生理特点出发，进一步明确、完善了钱乙所论小儿"易虚易实，易寒易热"的病理特征，丰富了中医儿科学的理论体系，为临床辨证论治充实了依据，至今仍指导着临床。万全用药讲究柔润，轻巧灵动，重视调理脾胃功能。此外，万全对妇科、养生均有独特的见解，对我们今天研究妇科疾病及养生有极大的参考价值。

万全在世时，其著作已开始流传。前期的儿科及痘疹传抄本曾被人剽窃，带到江西颐州、浙江湖州、河北长芦等地刊刻传播；《痘疹世医心法》二修本经郧阳巡抚、黄州知府一刊再刊，流传甚广；《育婴秘诀》刊出不过数年，便已流传于荆、襄、闽、洛、吴、越之间，可见其影响之大。万全去世后，比他稍晚的万历间名医如王肯堂、张景岳、孙一奎等人的著作中，就引用了万氏书中的内容。明清以降，多次刊行万氏著作的单行本及其"全书"，除在国内广为流传外，还传到日本、朝鲜等地。可见万全的学术思想对后世医家产生了深远的影响。

【阅读文选】

五脏之中肝有余，脾常不足，肾常虚，心热为火同肝论，娇肺遭伤不易愈。人皆曰：肝常有余，脾常不足。予亦曰：心常有余，肺常不足。有余为实，不足为虚。《内经》曰：邪气盛则实，真气夺则虚。此所谓有余不足者，非经云虚实之谓也。盖肝之有余者，肝属木，旺于春。春乃少阳之气，万物之所资以发生者也。儿之初生曰芽儿者，谓如草木之芽，受气初生，其气方盛，亦少阳之气，方长而未已，故曰肝有余。有余者，乃阳自然有余也。脾常不足者，脾司土气。儿之初生，所饮食者乳耳，水谷未入，脾未用事，其气尚弱，故曰不足。不足者，乃谷气之自然不足也。心亦曰有余者，心属火，旺于夏，所谓壮火之气也。肾主虚者，此父母有生之后，禀气不足之谓也。肺亦不足者，肺为娇脏，难调而易伤也。脾肺皆属太阴，天地之寒热伤人也，感则肺先受之，水谷之寒热伤人也，感则脾先受之，故曰脾肺皆不足。

五脏证治总论（《万密斋医学全书·育婴家秘·卷之一》）

【思考题】

1. 万全的学术思想是什么？
2. 万全是如何阐述小儿生理病理特点的？
3. 万全治疗小儿病有什么特点？

第七节　高　武

高武（15—16世纪），号梅孤，明代针灸学家，四明（今浙江省宁波市鄞州区）人。《鄞县志》记载："好读书，天文、律吕、兵法、骑射，无不闲习。"嘉靖时"考武举，晚乃专精于医，治人立起，曾慨近时针灸多误，手铸铜人三，男、妇、童子各一，以试其穴，推之人身，所验不爽毫发"。他著有《针灸聚英》《针灸素难要旨》。

《针灸素难要旨》又名《针灸节要》，刊行于嘉靖丁酉年（1537年），全书共3卷，节选《素问》《灵枢》《难经》中有关针灸的经文，重加编次而成。因历来节录《内经》而成书者，往往详于脏腑病机、脉要诊候，而独略于经脉刺灸，故高氏在书中除对经文进行收集注释外，还对十二经脉、奇经八脉、十五络脉等经脉和刺灸法"节要立题分类，以便记诵"。此书探源明理，对针灸学术思想进行了系统介绍。

《针灸聚英》又名《针灸聚英发挥》，成书于嘉靖己丑年（1529年），全书共4卷，收集前人针灸精粹，以体现聚英之意，对前人叙之不全、未能尽意者，高氏"间或发挥一二"，从《内经》《难经》的源，论述后世的流，以达到知源明流的目的，对后世针灸学术影响颇大。

一、"溯源""穷流""知变"说

高氏宗《内经》《难经》，旁究诸家，对针灸理论及针灸手法进行了深入研究，认为"《素》《难》为医之鼻祖……不溯其源，则昧夫古人立法之善，故尝集节要一书矣。不穷其流，则不知后世变法之弊"，"《素》《难》者，垂之万世而无弊"，医者应"以《素》《难》之旨，夫然后前人之法"，如"不学古医，不变今俗，而欲收十全之功者，未之有也"。他对前人的论著，除了以自己的见解分析正误之外，还用《素问》《难经》作为论证的依据，凡是与《素问》《难经》相违背的，认为均不可信。如对《金针赋》中"男子之气，早在上而晚在下""女子之气，早在下而晚在上"的观点就持反对态度。他在《针灸聚英·男女气血》中说："针灸当随经络气至十二时候，如寅肺卯大肠经之类，男女所同。男女气血上下之分，固非《素》《难》意，亦不必然也。"还有《金针赋》的治病八法，高氏在《针灸聚英》中认为"此八法巧立名色，非《素》《难》意也"。而对《神应经》人身左右补泻也有不同的看法，他认为"已非《素问》意矣……谬之甚也"等。

高氏在《针灸聚英》中，广取前人之长，引用各类文献达16部之多，在书中引叙了《伤寒论》《医经小学》《玉机微义》《卫生宝鉴》以及刘河间、李东垣、张从正、朱丹溪等名家的看法和论述，使文出有据，言之有理。但他对前人的东西并不盲目搬用，而是结合自己的临床经验和学术见解予以阐发与评注。如在取肾俞穴时，《千金方》注云，以平脐为标准来量取腧穴位置，但高氏认为："肥人腹垂则脐低，瘦人腹平则脐平，今不论胖瘦，均以杖量之，未有准也。"他注重骨骼标志，提出"先将瘦人量取穴，后再依法量肥人"之说。又如前人取四花穴，以口、脚的部位长短为准来取量，高氏认为这种方法是"为粗工告也"，而"今只依揣摸脊骨膈俞、胆俞为正"，强调应以骨骼标志为标准，这对取穴的准确性与规范化起到了很大的作用。再如，悬钟穴在"足外踝上三寸动脉中"，高氏用"前寻摸绝骨间尖如前离三分，高一寸许是阳辅穴，后寻摸绝骨间尖筋骨缝中是悬钟穴"，这里的"绝骨"是指腓骨。这种根据骨骼标志来定位的，前人少有。

他对《素问》以来的著作中提出的禁针禁灸穴也发表了自己的看法："一穴而有宜针、禁针、宜灸、禁灸者，看病势轻重缓急，病轻势缓者，当别用一主治穴以代之；若病势重急，倘非此穴不可疗，当用此一穴。若诸书皆禁针灸，则断不可用矣。"对于刺浅刺深，高氏认为当"以《素问》十二经浅深刺法为主，诸书相参互用之，不可偏废也。经曰：春夏刺浅，秋冬刺深；肥人刺深，瘦人刺浅。故在春夏与瘦人，当从浅刺；秋冬与肥人，当从深刺。又曰：陷下则灸之。陷下不甚者，灸当从少；陷下甚者，灸当从多。又寒凉之月，火气衰，灸当从多；温暑之月，火气旺，灸当从少。又肌肉浅薄髎穴，刺浅艾少；肌肉深厚髎穴，刺深艾多。又春与夏不同，秋与冬不同，肥瘦有适中者，有过肥而臃肿者，有太瘦而骨立者，以意消息，不可执一论也"。对艾壮多寡，亦说"皆视其病之轻重而用之，不可泥一说"。可见，高氏对经典著作的看法既有原则性，又有灵活性。

二、"十二经是动所生病补泻迎随"说

高氏对创立于金元、盛行于明代的子午流注（纳甲法）也很重视，在《针灸聚英》中将子午流注列为专节介绍，并收录阎明广《子午流注针经》中所列两种开穴法、徐凤《针灸大全》中"逐日按时定穴诀"，以示三说并存。但他却不拘泥于时说，认为子午流注（纳甲法）深奥难懂，方法机械，加以师传不同、方法各异，使后人学习和理解都有困难，用穴"妄言今日某日，某时其穴开，凡百病皆针灸此开穴；明日某日，某时其穴开，凡百病针灸明日开穴，误人多矣"。他指出按时用穴，往往延误病情，故而认为"皆为旁溪曲径"，而非正宗，主张予以废弃。高氏认为必须"使人知某病宜针灸某经某穴，当用某日某时开方针"，即先知病，后定经穴，最后决定选用该经该穴的开穴时辰进行针灸，就是近人所称"定时用穴"法。

他根据对临床的认识，创立了"十二经是动所生病补泻迎随"说（或称"十二经病井荥俞经合补虚泻实"法）。他根据《灵枢·经脉》中所载十二经脉的"是动病""所生病"及"寸口""人迎"脉诊法为依据，确认经脉证候、脉象之后，辨别十二经脉的虚实，再结合《难经·六十九难》中"虚者补其母，实者泻其子"的原则及迎随补泻的原则，依十二经气血流注，寅时从中焦注手太阴肺经，丑时至足厥阴肝经，复注于手太阴经的顺序，当流注时辰到达，经气旺盛时，取子穴用泻法；流注时辰已过，经气虚衰时，取母穴用补法。如"手太阴肺经属辛金，起中府，终少商，多气少血，寅时注此。是动病，肺胀满，膨膨而喘咳，缺盆中痛，甚则交两手而瞀，是谓臂厥。所生病，咳嗽上气，喘喝烦心，胸满，臑臂内前廉痛，掌中热。气盛有余，则肩背痛风寒，汗出中风，小便数而欠，寸口大三倍于人迎。虚则肩背痛寒，少气不足以息，溺色变，卒遗失无度，寸口反小于人迎也。补，用卯时太渊，泻，用寅时尺泽"（《针灸聚英·十二经病井荥俞经合补虚泻实》）。这种按时按经选穴补泻的方法，丰富了按时选穴理论。但近人所用"子午流注纳支法"，不受十二经脉是动所生病病候的限制，仅取其流注时辰与子母补泻用穴的方法，是对高氏之法的灵活运用。

三、高氏的学术传承与影响

高氏非常重视"东垣针法"，认为"东垣针法深得《素问》之旨"。他在《针灸聚英》中多处提到东垣针法，对此倍加称颂："东垣针法，悉本《素》《难》。近世医者，止读《玉龙》《金针》《标幽》等歌赋，而于先生之所以垂教者，废而不讲，宜其针之不古，若而病之不易瘳也。兹故表而出之，引申触类，应用不穷矣。"高氏在《东垣针法》中始终贯穿李氏"胃气为本"的学术思想，注重补益脾胃升发之气的处方特点，如在胃之合穴足三里的应用上，《东垣针法》曰"胃病者，胃脘当心而痛，上支两胁，膈咽不通，饮食不下，取三里以补之"，"脾胃虚弱，感湿成痿，汗大泄，妨食，三里、气冲以三棱针出血"，若因"饮食失节及劳役形质，阴火乘于坤土之中，至谷气、营气、清气、胃气、元气不得上升……皆先由喜怒悲忧恐为五贼所伤，而后胃气不行，劳役饮食不节，继之则元气乃伤，当从胃俞合三里穴中推而扬之，以伸元气"。又曰"气在于肠胃者，取足太阴、阳明，不下者，取之三里"，"气逆为霍乱者，取三里"，这些都体现出李东垣"胃气为本"的学术观点。

高武注重《内》《难》经旨，更注重理论指导实践，如对乳痈的发生，他认为是肝气抑郁，阳明血沸，毒热化脓；或乳婴口气焮热，热气所吹而致病。在治法上强调乳痈初起要按摩揉运，次令吮净乳汁，再配合艾灸，可消散瘀结肿胀，防止乳痈发生。高氏能借鉴前人医理，来阐发自己的见解，注重临床实践。这种综合性治疗对临床具有指导意义。

【阅读文选】

手太阴肺经属辛金，起中府，终少商。多气少血，寅时注此。是动病，肺胀，膨膨而喘咳，缺盆中痛，甚则交两手而瞀，是谓臂厥。所生病，咳嗽上气，喘喝烦心，胸满，臑臂内前廉痛，掌中热。气盛有余，则肩背痛风寒，汗出中风，小便数而欠，寸口大三倍于人迎；虚则肩背痛寒，少气不足以息，溺色变，卒遗失无度，寸口反小于人迎也。补，用卯时，太渊；泻，用寅时，尺泽。

手阳明大肠经为庚金，起商阳，终迎香。气血俱多，卯时注此。是动病，齿痛颊肿，是主津。所生病，目黄口干，鼽衄喉痹，肩前臑痛，大指次指不用。气有余，则当脉所过者热肿，人迎大三倍于寸口；虚则寒栗不复，人迎反小于寸口也。补，用辰时，曲池；泻，用卯时，二间。

足阳明胃经属戊土，起承泣，终厉兑。气血俱多，辰时气血注此。是动病，洒洒然振寒，善伸数欠，颜黑，病至恶人与火，闻木音则惕然而惊，心动欲独闭户牖而处，甚则欲上高而歌，弃衣而走，贲响腹胀，是谓骭厥。主血。所生病，狂疟温淫，汗出鼽衄，口㖞唇胗，喉痹，大腹水肿，膝膑肿痛，循胸乳气街股伏兔骭外廉足跗上皆痛，中指不用。气盛则身以前皆热，其有余于胃，则消谷善饥，溺色黄，人迎大三倍于寸口；气不足，则身以前皆寒栗，胃中寒则胀满，人迎反小于寸口也。补，用巳时，解溪；泻，用辰时，厉兑。

足太阴脾经属己土，起隐白，终周荣。多气少血，巳时气血注此。是动病，舌本强，食则呕，胃脘痛，腹胀善噫，得后出与气，则快然如衰，身体皆重。是主脾。所生病，舌本痛，体不能动摇，食不下，烦心，心下急痛，寒疟，溏瘕泄，水闭，黄疸，不能卧，强立。膝股内肿厥，足大趾不用。盛者，寸口大三倍于人迎；虚者，寸口小三倍于人迎也。补，用午时，大都；泻，用巳时，商丘。

手少阴心经属丁火，起极泉，终少冲。多血少气，午时注此。是动病，嗌干心痛，渴而欲饮，是为臂厥。主心。所生病，目黄胁痛，臑臂内后廉痛厥，掌中热。盛者，寸口大再倍于人迎；虚者，寸口反小于人迎也。补，用未时，少冲；泻，用午时，灵道。

手太阳小肠经属丙火，起少泽，终听宫。多血少气，未时注此。是动病，嗌痛颔肿，不可回顾，肩似拔，臑似折。是主液。所生病，耳聋目黄，颊肿，颈颔肩臑肘臂外后廉痛。盛者，人迎大再倍于寸口；虚者，人迎反小于寸口也。补，用申时，后溪；泻，用未时，小海。

足太阳膀胱经属壬水，起睛明，终至阴。多血少气，申时注此。是动病，头痛，目似脱，项似拔，脊痛，腰似折，髀不可以曲，腘如结，腨似裂，是为踝厥。是主筋。所生病，痔疟狂癫，头囟项痛，目黄泪出，鼽衄，项背腰尻腘腨脚皆痛，小指不用。盛者，人迎大再倍于气口；虚者，人迎反小于气口也。

补，用酉时，至阴；泻，用申时，束骨。

足少阴肾经属癸水，起涌泉，终俞府。多血少气，酉时注此。是动病，饥不欲食，面黑如炭色，咳唾则有血，喝喝而喘，坐而欲起。目䀮䀮然如无所见，心如悬饥状，气不足则善恐，心惕然如人将捕之，是谓骨厥。是主肾。所生病，口热舌干咽肿，上气嗌干及痛，烦心心痛，黄疸肠澼，脊股内后廉痛，痿厥，嗜卧，足下热而痛。盛者，寸口大再倍于人迎；虚者，寸口反小于人迎也。补，用戌时，复溜；泻，用酉时，涌泉。

手厥阴心包络经，配肾，起天池，终中冲。多血少气，戌时注此。是动病，手心热，臂肘挛痛，腋肿，甚则胸胁支满，心中澹澹大动，面赤目黄，喜笑不休，是主心包络。所生病，烦心心痛，掌中热。盛者，寸口大三倍于人迎；虚者，寸口反小于人迎。补，用亥时，中冲；泻，用戌时，大陵。

手少阳三焦经，起关冲，终丝竹。多气少血，亥时注此。是动病，耳聋浑浑焞焞，咽肿喉痹。是主气。所生病，汗出，目锐眦痛，颊痛，耳后肩臑肘臂外皆痛，小指次指不用。盛者，人迎大一倍于寸口；虚者，人迎反小于气口也。补，用子时，中渚；泻，用亥时，天井。

足少阳胆经，属甲木，起瞳子髎，终窍阴。多气少血，子时注此。是动病，口苦善太息，心胁痛，不能转侧，甚则面微有尘，体无膏泽，足外反热，是为阳厥。是主骨。所生病，头角颔痛，目锐眦痛，缺盆中肿痛，腋下肿，马刀夹瘿，汗出振寒，疟，胸中胁肋髀膝外，至胫绝骨外踝前及诸节皆痛，小指次指不用。盛者，人迎大三倍于寸口；虚者，人迎反小于寸口也。补，用丑时，侠溪；泻，用子时，阳辅。

足厥阴肝经，属乙木，起大敦，终期门。多血少气，丑时注此。是动病，腰痛不可俯仰，丈夫㿗疝，妇人小腹肿，甚则嗌干，面尘脱色。是主肝。所生病，胸满呕逆，洞泄，狐疝，遗溺癃闭。盛者，寸口大一倍于人迎；虚者，寸口反小于人迎也。补，用寅时，曲泉；泻，用丑时，行间。

十二经病井荥俞经合补虚泻实（《针灸聚英》卷二）

【思考题】

1. 高武的学术思想是什么？

2. 如何理解"十二经是动所生病补泻迎随"说？

3. 高武对针灸学术发展有哪些贡献？

第八节　薛　己

薛己（1488—1558 年），字新甫，号立斋，又名薛铠子，明代著名医家，吴郡（江苏省苏州市）人，对中医内、外、儿、五官、疡疮、针灸诸科均有较高造诣。沈启原在为其《外科枢要》写的序中称："先生神于医而以疡擅名，所为诸疡书甚具。"现存《薛立斋医案全集》中包括《疡疮机要》《外科心法》《外科发挥》等。此外，薛氏还补校了元代胡光庆的《痈疽神秘灸法》一书（见《医籍考》），可见他精于外科。明代正德年间（1506—1521 年）被征为太医院医士，后为御医、太医院院判、院使。《苏州府志》载薛氏"性颖异，过目辄成诵，尤殚精方书，于医术无所不通"。其著作有自著、校释、辑注 24 种，有大量临床验案记录，其中砭灸案例近百，尤以治外科病为多；对砭灸治儿科、五官科等疾病积累了较多经验，从其《保婴撮要》一书中可见一斑；善于将针砭灸药结合应用，也是针灸药相须派的代表人物之一。其学术思想如下。

一、针砭出血说

薛氏对针砭出血的治疗工具、刺激部位、出血量、血的颜色与性质、作用与适应证等均有较多论述。

1. 出血工具　薛氏书中包括锭针与碎磁（瓷）片两种。锭针即《内经》九针中的针，后世张子和多用。其碎磁片实类同远古时代的"砭石"，《保婴撮要·卷十一》提到其制法与操作："砭法……用细磁击碎，取有锋芒者，以箸头劈开夹之，用线缚定。两指轻撮箸头，稍令磁芒对聚血处，再用箸一根，频击刺出毒血。"

2. 刺激部位　一是偶然用到经穴，除《外科心法》称一喉痹刺少商出血外，薛氏极少用到十四经穴与经外奇穴。二是多在患部（阿是）及其周围施术，如《外科发挥》提到治"咽喉肿痛，急针患处出毒血"；又治痈疽"针疮四畔去恶血"。三是砭刺皮色紫或络脉青筋显露处，如该书卷八记载"一男子患疗疮，下肢居多，焮痛，日晡尤甚，腿腕筋紫而胀，就于紫处刺去瘀血……而安"。四是刺激部位十分广泛，如《外科心法·卷六》载一小儿患丹毒，"延及全身如血染，予用磁锋击刺，遍身出黑血"。五是有时病变范围太大，难以遍刺时，用吮吸法。《保婴撮要》记载一小儿患丹毒，"赤晕儿遍全身，难以悉砭，令人吮四肢胸背数处，使毒血各凝聚而砭之"。吮吸法现今少用，多以拔罐刺络代之。

3. 出血量、血的颜色与性质　书中记载根据病情需要，确定出血多少。如前述刺少商乃以"手勒去黑血"，显然出血量较少；而《外科心法》记载一例背疽患者，刺出"黑血一盏"，出血量较多；还有刺出血三盏者，如《外科枢要》记载一例"头面黯肿如斗，两耳厚寸余"，"急砭两颊，出黑血三盏许"；对极少数病例，其出血量则多得惊人，如《外科枢要》治一背疽，"赤晕尺余，背如负石，砭出紫血碗许"，与张子和之出血盈升、盈斗者几可配匹。

出血的颜色，从上述文献中可见按血色深浅，有紫血、黑血之分，并指出"翌日复砭，不复黑矣"；又似表明已达治疗目的，符合《内经》"血变而止"的要求。出血性质，薛氏书中也反复出现"毒血""恶血""瘀血"的记载，均指对人体有害之血而言。

薛氏认为针砭有解毒、拔毒、泄脓、行瘀等作用，他引前人"凡疮，若不针烙，毒结无从而解，脓瘀无从而泄"之说，提出"紧要之地，若一有脓，宜急针之，使毒外发，不致内溃"，似乎尚有防毒扩散内陷的釜底抽薪作用。

4. 针砭出血的适应证　薛氏依据《灵枢·血气形志》"病生于肉"所说，曾用以治愈过许多丹毒、喉痹、舌肿痛、头面肿、疔疮、腰疽、疬疡、发背、附骨疽等属于"表里俱实""血热""血瘀""脉数实"的患者。对虚寒证是否适用此法，则提出先补后砭刺的治疗方法，如《疬疡机要·卷上》载一患者，因"心虚"之故，先以药补之，使"元气渐复"，方行砭刺。其次是有些不宜砭刺的病证，则改用他法治疗，如《外科枢要·卷上》记载一名患小指者，"或用针刺出血"，致掌指更肿甚，再遍刺出血，则"肿延臂腕如大瓠"，手指肿数倍，认为"真气虚，邪气盛"，改用药加灸治而"肿热渐消"。

薛氏主张适应证明确之后，要当机立断，急砭出血。如治丹毒，若不急砭则延误时机，可导致"毒气入腹"的严重后果。在《外科心法·卷三》中记载一例背疽患者，因有瘀血，"令砭去，不从"，结果造成"其血复凝"，病情加重，此时只好砭刺出血而愈。在《外科发挥》中记载一例咽喉肿痛患者，"予欲针之以泄其毒，彼畏针，只服药"，但在进药不能下咽的情况下，不得不接受针患处出血而愈。以上案例说明抓紧时机及早治疗是防止疾病恶化而取得速效的关键。

二、灸法说

薛氏重视灸法，从灸材的选用，到灸的部位、壮数、大小、时间等均有独到之处，并自成体系。

1. 灸用材料　除一般艾叶艾炷外，有时用桑枝灸，如《外科心法·卷三》称："……髀患毒已半月，余头甚多，状如粟米，内痛如刺，饮食不思，怯甚，脉歇。至此元气虚，疽蓄于内也。非灸不可，遂灸二十余壮……疮势渐起，内痛顿去，胃脉渐至，但疮色尚紫，瘀肉不溃，此阳气尚虚也。燃桑柴灸之，以补接阳气，解散其毒，仍与前药……色赤稠脓，瘀肉渐腐，取去，两月余而愈。"说明桑枝灸有补阳、解毒、祛瘀之功。

2. 隔药灸　薛氏临床采用以下五种隔药灸法。

（1）隔蒜灸　用大蒜头去皮，切成三文钱厚，安疮头上，上置艾炷灸之，三炷换蒜片。如疮大头多，则将蒜捣烂摊患处，艾铺其上燃烧，蒜败再换。据称能治一切疮毒，尤以剧痛、焮痛或不痛而麻木者更宜。如《外科发挥·卷一》说："一男子内股患毒，肿硬痛甚，不作脓，隔蒜灸五十余壮，势退七八。以仙方活命饮三剂而脓成。用十宣散六剂，脓溃而愈。"大蒜有拔毒消肿之功，配以灸，则如陈自明所说"假火势以行药力"，收效尤佳。

（2）隔豉饼灸　以豆豉为末，唾津调作饼如钱大，如疮大则以漱口水作饼，厚三文，置患处，上安艾炷灸之，干则易，治肿硬不溃或溃而不敛之证。如《外科发挥·卷七》载："一男子腿患痛不作脓，灸以豆豉饼，乃饮托里药三十剂而溃。"又说："一男子脓溃不敛，内有一核，以十全大补汤……更以豆豉饼灸之，核消敛。"豆豉甘涩、苦寒，能杀毒，内用发散，外用收敛，唾液亦有解毒疗疮作用。

（3）隔附子饼灸　以炮附子末加唾津作饼如三钱厚，安疮上，置艾灸之，干则易。治虚而疮陷证。《外科发挥·卷三》载："一妇人腿痛，久而不愈，疮口紫陷，脓水清稀，予以为虚，彼不信。乃服攻里之剂，虚证蜂起。复求治，令灸以附子饼，服十全大补汤而愈。"附子辛温大热，有"补虚散壅"之功，可治虚寒痛。

（4）隔香附饼灸　以香附末酒调作饼，上置艾灸。《外科发挥·卷五》说："一老人伤寒表邪未尽，股肉患肿发热，以人参败毒散二剂热止，灸以香附饼，又以小柴胡汤……数剂而消。"

（5）隔木香饼灸　木香为末，制法用法同香附饼，治"乳中结核酸痛"，并举一案例："一妇人久郁，右乳内结之核，年余不消。朝寒暮热，饮食不甘，此乳岩也。乃七情所伤肝经，血气枯槁之证，与益气养荣汤……更以木香饼灸之……一年余而消。"宋代《太平惠民和剂局方》有用木香等为末调敷痈疽记载，与薛氏用法稍异。

3."著肉灸"　又称"明灸"，即直接将艾炷点燃置于体表施灸，用于施隔物灸而患者仍无感知者。《外科精要·卷上》说："……患背疽，色黯坚硬，重如负石，神思昏愦可畏……病因元气虚寒，积毒炽盛所致。遂以杵蒜摊患处，用手（指）大艾炷灸二十余壮尚不知，乃摊蒜铺艾灸亦不知。乃著肉灸良久方知，再灸方痛，内服参附大补之剂而愈。"

4. 灸的部位　大多也是用阿是及患部周围，极少用到远距离穴位与十四经穴，仅个别病例用到经外奇穴。特别是书中述及的"骑竹马灸"法，取穴方法特别，其法令患者骑竹杠上，杠由二人抬起，使足离地；再用竹篾量取患者肘横纹至中指端长度，置背后，沿着尻部循督脉向上比量，在其尽处两旁各开一寸（以患者中指中节横纹作一寸）是穴，两穴"各灸五七壮，云治一切疮疡，使心火流通而毒散"。《外科心法·卷三》记载一个案例："……年逾四十患发背，心脉洪数，势危剧。经云：心脉洪数乃心火炽甚，诸痛属于心。心主血，心气滞则血不行，故生痈也。骑竹马灸穴，是心脉所由之地，急火之以泻心火，隔蒜灸以拔其毒，再以托里消毒散，果愈。"此穴约当膀胱经膈俞穴附近，膈俞乃血之会，心又主血，故用以理血分泻心火。

5. 艾炷大小、壮数　其艾炷大小往往用豆大、粟大形容，多者甚至铺艾施灸，有艾叶用至半斤者。至于壮数，则20壮至100余壮。按薛氏经验，凡疮小而疮头少者，艾炷小而壮数也少，反之则大而多。此外，还有一个重要原则，即"痛者灸至不痛，不痛者灸至痛为止"。此说为针灸医家所认同。究其原因，徐用诚《玉机微义》的诠释可资参考，"灸而不痛，先及其溃，所以不痛，后及良肉，所以痛也"，"灸而痛者，先及其未溃所以痛，而次及将溃所以不痛也"。薛氏认为对肿硬或肿不起、不作脓、疮头如黍头者灸尤宜多，还有"灸至腐肉动为效"之说，均是掌握灸量的经验之谈。

6. 作用与适应证　薛氏认为，灸治有补阳、解毒、拔毒、作脓、散瘀、消肿止痛、扶正祛邪、敛疮去腐生新、防内陷等作用。他用灸治疗的外科病证有疔、脱疽、多骨疽、髋疽、背疽、腰疽、大疽、囊痈、脑疽、鬓疽、溃疡、臀痈、悬痈、乳痈、流注、漏疮、破伤风、虫蛇咬伤、杨梅疮、瘰疬等，几乎都有案例证实。他除了强调灸能补阳，治疗阳虚阴盛的虚寒证外，有时对阳盛阴虚的热证也用灸。如《外科枢要·卷三》"脱疽"记载三例验案，一例为"足三阴虚而火内动"，另一例则是"三阳经热毒壅滞"，还有一例为"三阳经湿热下注"，均用隔蒜灸配以药治而愈。显然薛氏对"热证忌灸说"持否定观点。

薛氏临床注重针砭灸药合用，以收相辅相成之效。如《保婴撮要》载治一小儿头面肿用砭法出血后，即用"清热解毒汤"等收功。还有《外科发挥》载治疥疮于患处刺去瘀血后，再配以四物汤加芩连四剂而安。

有时则是灸药合用，如治股毒，薛氏用灸加仙方活命饮、十宣散而愈；治腿痈不作脓，用灸加托里药而溃；又治一腿痈脓清稀，用灸加十全大补汤而愈；治发背用骑竹马灸加托里消毒散而愈，发挥了相得益彰之效。

薛氏还用自身对照法论证了灸治外科病的独特功效。如《保婴撮要·卷十二》载治疗一小儿唇疔，服药不应，加灸后获得了显效；又《外科发挥·卷三》载治趾疔，患者"不从灸，专服药"，终致不救，故指出"专假药力则缓不及事，不若灸之为良"。薛氏治外科病，并非全部均是针、砭、灸、药合用，如《外科心法·卷六》就记述了蝎螫、蛇咬、蜈蚣咬、狂犬伤等专用灸法取效的案例。

三、薛氏的学术传承与影响

薛己在继承《灵枢》《素问》以及葛洪、刘涓子、巢元方、胡元庆的有关砭刺泄脓、灸治痈疽理论的基础上，结合自己的医疗实践，形成他的观点与认识。他的学说多来自实践，具有较高的实用性，丰富与发展了砭灸治疗外科病证的理论，对后世也产生了深远影响。例如在他之后百余年的著名外科医家陈实功编著的《外科正宗》以及到清代顾世澄的《疡医大全》均受其影响，以其用香附饼灸为例，陈氏则用熨斗熨烫其上以治"瘰疬肿核及风寒流注于经络结成肿痛"，顾氏乃以蒲公英酒煎汁调敷治痈疽，均与受薛氏理论的启示有关。

薛氏的针灸医案不下百例，突出地表现在灸、砭两个方面。薛氏用灸几乎遍及绝大部分外科疾患，如疔疮、脱疽、多骨疽、背疽、天疽、乳痈、流注、杨梅疮、瘰疬等均有治验纪实。砭石是石器时代所用医疗工具，薛氏所用则是破碎的瓷片。按《灵枢·血气形态》篇"病生于肉"所说，薛氏曾用砭法治愈许多丹毒、喉痹、舌肿痛、疮疥、头面肿、疔疮、腰疽、发背、附骨疽等属于"表里俱实""血热""血瘀""脉数实"等患者。针灸抗炎经反复临床验证确有良效，现代实验研究证明针灸对细胞免疫、体液免疫均有良好的调整作用，这就初步揭示了针灸消炎、抗感染的作用原理，为针灸抗炎研究展现了广阔的发展前景。

【阅读文选】

愚谓疮疡之症，有诸中必形诸外，在外者引而拔之，在内者疏而下之。苟或毒气郁结，瘀血凝滞，轻者药可解散，重者药无全功，是以灼艾之功为大。凡灸法，未溃则拔引郁毒，已溃则补接阳气。每治四肢患疮，气血无亏者，只以前法灸之皆愈。若中气虚弱，不灸而服败毒之药，复伤中气，未有不败者也。其头项患者，亦宜灸之，但艾炷宜小，而少其壮数为善。

论隔蒜灸得效第五（《外科精要》卷上）

【思考题】

1. 薛氏刺血的特色是什么？
2. 简述薛己用灸的特色。
3. 简述薛己用隔物灸法的特点。

第九节　李　梴

李梴，生活于16世纪，字健斋，南丰（今江西省南丰县）人，明代著名儒医，曾行医于江西、福建两省，医术精湛，医德高尚。明代隆庆五年（1571年），李氏开始编撰《医学入门》，刊于明万历三年（1575年）。全书共8卷，卷首有正背面孔穴图各一帧，书中对针灸学术有颇多独特见解，特别是其"杂病穴法歌"及专论刺法补泻的"南丰李氏补泻"，流传甚广，影响颇大。

李氏博学多思，精于理论，擅长临床，除精通方药以外，对针灸颇有研究，尤其在针灸的选穴、取穴、手法等方面有很深的造诣。他反对"满身针"的现象，提出针刺必明穴法；他极重视手法，专论了针刺补泻的操作手法；他还精研针灸的时间特性，发展了子午流注开穴理论。其学术贡献如下。

一、穴法说

李氏深感取穴的重要，在《医学入门·内集·卷一·针灸》"神针大要有四"中提出"周身三百六十穴，统于手足六十六穴，六十六穴又统于八穴"，主张临床宜重点应用这些穴位。他在《医学入门·内集·卷一·针灸》中重点讨论了五输穴与八脉交会穴，并附"杂病穴法"介绍他的临床经验。

李氏的穴法理论很重视经络学说的指导作用，所谓"各经之病而取各经之穴者，最为要诀"；但又认为可"不拘于流注"，用"因其病之所在而针之"的近部选穴法，这在"杂病穴法"中有较多反映。他主张取穴即取经络之气，以未病部位为主，其具体应用为"左取右，右取左，手取足，足取头，头取手足三阳，胸腹取手足三阴，以不病者为主，病者为应"，"先下主针后下应针，主针气已行，而针应针"。上述提法，本于《灵枢》标本根结理论的上病下取、下病上取之法；而其"先下主针，后下应针"及"主针气已行，而针应针"的刺法，同《内经》的交经缪刺法之仅取健侧、不取患侧有明显不同。究其原因，主要在于先针健侧以激发经气，后刺患侧，其气血运行之力最足，正合李氏所谓"通而取之"。

李氏的穴法思想，还反映在用穴精简上，他说"百病一针为率，多则四针，满身针者可恶"（《医学入门·内集·卷一·针灸》），列出"治病要穴"与"治病奇穴"二节。前者列举临床常用经穴90多个，后者列举常用经外奇穴10余个，并对这些常用穴位的主要作用及主治病证，一一做了载述，精简扼要，重点突出，体现了"尚精简"的学术思想。

二、"迎随""飞经走气"说

李氏重视手法，在《医学入门·内集·卷一·针灸》"神针大要有四"中论述了"迎随"与"飞经走气"手法，认为这是"神针"的两大纲要。

李氏认为"迎随"是针刺手法中的第一纲要，指出"迎随一差，气血错乱"。所谓"迎随"，李氏认为应泛指逆顺的关系，顺者为随、为补，逆者为迎、为泻，并根据针刺捻转的左右，手足的上下、左右，经脉，呼吸，男女，午前午后，数序的奇偶等阴阳属性，结合经脉循行与针刺方向的顺逆，创立了"多元阴阳迎随补泻法"，是继何若愚之后对迎随补泻的又一阐发。

李氏将捻针左转、手、左侧、阳经、呼气、男性、午前、奇数归属于阳；捻针右转、足、右侧、阴经、吸气、女性、午后、偶数归属于阴。以病者固有的手、足经脉左右侧的阴阳综合属性，与医者操作时捻针左右、呼气吸气的阴阳属性为依据，凡阳与阳相顺为随为补，阳与阴相逆为迎为泻；阴与阴相顺为随、为补，阴与阳相逆为迎、为泻。手三阴与足三阳远心而行，针向内下为顺随、为补，手三阳、足三阴向心而行，针向外上为顺随、为补；反之为迎逆、为泻，按此原则演绎成一种复式补泻法（表7-1）。此法与《灵枢·终始》"阴盛而阳虚，先补其阳，后泻其阴而和之；阴虚而阳盛，先补其阴，后泻其阳而和之"的理论相应。

表7-1 李氏多元阴阳迎随补泻表

病者固有条件			医者操作条件					
			补（随）法			泻（迎）法		
肢别	经别	属性	捻转	呼吸	针向	捻转	呼吸	针向
左手	阳经	阳中之阳（+）	大指向前食指向后（左转）	呼	外上	大指向后食指向前（右转）	吸	内下
	阴经	阳中之阴（-）	大指向后食指向前（右转）	吸	内下	大指向前食指向后（左转）	呼	外上
右手	阳经	阴中之阳（-）	大指向后食指向前（右转）	吸	外上	大指向前食指向后（左转）	呼	内下
	阴经	阳中之阴（+）	大指向前食指向后（左转）	呼	内下	大指向后食指向前（右转）	吸	外上
左足	阳经	阴中之阳（-）	大指向后食指向前（右转）	吸	内下	大指向前食指向后（左转）	呼	外上
	阴经	阳中之阳（+）	大指向后食指向前（左转）	呼	外上	大指向前食指向后（右转）	吸	内下
右足	阳经	阴中之阳（+）	大指向前食指向后（左转）	呼	内下	大指向后食指向前（右转）	吸	外上
	阴经	阴中之阳（-）	大指向前食指向后（右转）	吸	外上	大指向后食指向前（左转）	呼	内下

附注：1. 男子午前属阳，左转呼之为补，右转吸之为泻，午后属阴，操作相反。女子午前属阴，右转吸之为补，左转呼之为泻，午后属阳，操作相反。

2. 九为奇数属阳，补时用九数，六为偶数属阴，泻时用六数，子后属阳，宜用九数；午后属阴，宜用六数。

3. 医生均以右手施术，呼吸指病人在转针时而言。

李氏还认为"飞经走气"亦不外乎子午迎随。意即"飞经走气"各法，其总的原则也离不开阴阳（子午）与逆顺（迎随）两大因素。以此为根据，李氏师承庐陵欧阳氏的经验，对窦默手指补泻十四法与烧山火、透天凉、龙虎交战、阳中隐阴、阴中隐阳、进气法、留气法、子午捣臼法、青龙摆尾法、白虎摇头法、赤凤迎源法、苍龟探穴法等做了诠释，别具一格，自称可作"初学开关救危之用"，颇有参考价值。

三、"宁守子午，舍尔灵龟"说

李氏指出："燕避戊巳，蝠伏庚申，物性且然，况人身一小天地乎。"认为时间是临床选穴不可忽视的因素，所以他认为"缓病必俟开阖"，提出子午流注"按日起时，循经寻穴，时上有穴，穴上有时，分明落实，不必数上衍数"，主张"宁守子午，而舍尔灵龟也"，以子午流注的开穴方法来取代灵龟、飞腾八法。

从这一观点出发，他将子午流注的开穴规律从徐凤"逐日按时定穴诀"中一时一穴的一元开穴说，演绎成一时开六穴的多元开穴说。其法以徐氏歌诀中的逐日按时开穴为基础，加上相合的夫妻经与相生的母经和子经的相应五输穴，六穴同用，大大丰富了子午流注的开穴内容。如甲日甲戌时，徐氏歌诀中应开胆经的井穴窍阴，李氏将其演绎成同时开相合夫妻经脾经（甲己相合）的井穴隐白，我生的阴阳子经——小肠经（丙火，木生火）的井穴少泽、心经（丁火）的井穴少冲，生我的阴阳母经——膀胱经（壬水，水生木）的井穴至阴、肾经（癸水）的井穴涌泉，余类推，发展了子午流注开穴学说。

四、"炼脐"法

李梴根据当时民间所传，在《医学入门·卷一》中记载了"炼脐"法，用麝香、丁香、青盐、夜明砂、乳香、木香、茴香、没药、虎骨、蛇骨、龙骨、朱砂、雄黄、白附子、人参、附子、胡椒、五灵脂、槐皮、艾叶等为末填脐中，上盖槐皮，置艾绒施灸五六十壮，使遍身出汗。如不汗，三五日后再灸一百二十壮。李氏称此方不但可治劳疾还可延年益寿，"凡一年四季，各熏一次，元气坚固，百病不生"，"凡用此灸，则百病顿除，益气延年"，"人常依法熏蒸，则荣卫调和，安魂定魄，寒暑不侵，身体可健，其中有神妙也"。这是他重视温灸以保元气的体现。

李氏认为灸法有温、清、补、泻之功，"药之不及，针之不到，必须灸之"，"虚者灸之，使火气以助元阳也；实者灸之，使实邪随火气而发散也；寒者灸之，使其气之复温也；热者灸之，引郁热之气外发，火就燥之义也"（《医学入门·内集·卷一·针灸》）。李氏在《医学入门·急救诸方》记载了用灯火灸治疗绞肠痧之阴痧，再以刺井穴放血的方法治疗阳痧："即腹痛难忍，但阴痧腹痛而手足冷，看其身上红点，以油灯心点火燎之即愈。阳痧腹痛而手足暖，以针刺其食指背近爪甲半分许，即动爪甲，而指背皮肉动处血出即安。"在《医学入门·痈疽总录》中李氏又说："外治初起灸最妙……古法，隔蒜灸法，豆豉法，惟外伤成疮者不宜。自内发者，痛则灸至不痛，不痛则灸至痛时方住，早觉早灸为佳。一日三日，十灸十活；三日四日，十灸七活；五日六日，十灸四活；过七日，则不可灸矣。"这里李氏沿用了刘涓子的痈疽发病初期尽早灸治、七日后不宜用灸的灸治观点。

五、李氏的学术传承与影响

明代之前，就有在脐部施治的记载，如"凡中暍死……屈带草，绕暍人脐，使三两人溺其中，令温……"（《金匮要略》），即利用人尿的温热作用于脐部来治疗疾病。晋代葛洪《肘后备急方》有"以盐纳脐中，灸二七壮"治疗霍乱及"救卒中恶死，灸脐中百壮"等记载。唐代孙思邈《备急千金要方》《千金翼方》中有用盐填脐，加灸治疗霍乱、腹鸣、泻痢等病证；用苍耳子烧灰敷脐治疗脐部流水不止；杏仁捣泥与猪髓混合敷脐治疗小儿脐部红肿等。宋代的《太平圣惠方》《圣济总录》《严氏济生方》中有药物填脐的方剂。明代李时珍《本草纲目》记载了用五倍子研末敷脐治疗盗汗、自汗；用黑牵牛子末敷脐治疗小儿夜啼等。张景岳在《类经图翼》中记载了用炒盐满脐加姜片盖定，灸治妇人血冷不受胎，多灸脐部延年的方法。明代脐疗发展逐步成熟，"炼脐"法得到了广泛的应用，对后世的发展产生了较大影响。

清代中医外治大师吴师机在《理瀹骈文》中提出"中焦之病，以药切粗末炒香，布包，敷脐上为第一捷法"，并在理论上详细探讨了脐疗的原理，临床应用更加成熟，指出"外治之理，即内治之理；外治之药，亦即内治之药，所异者法耳"。书中所记载的"太乙真人熏脐法"，药物组成达 17 味，通治劳伤、失血、男女科病证，体现了"炼脐"法的良好效果；还有济众熏脐法等脐疗方法，使"炼脐"法治病范围更广，用药、剂型更加丰富，操作、用法、用量更加规范。民间医药学家赵学敏在《串雅内编》《串雅外编》中也载有"炼脐"以"种子"的方法及以绿豆、胡椒、麝香、枣胶敷脐治疗痢疾等治疗经验。楼英《医学纲目》"治恶寒"篇中有"代灸膏"专治老人衰弱、元气虚冷、脏腑虚滑、腰脚冷痛沉重、饭量减少、手足逆冷不能忍受，方用"大附子（炮）一个，吴茱萸、桂皮、木香、蛇床子各半两，马蔺草一两，研为细末，每次取半匙药，加半匙白面，半盏生姜汁，共煎成膏"，摊在纸上，睡前贴在肚脐上，覆上一层油纸，再用绵衣系紧，至天亮时除去，每天晚上贴一次。《针灸大成》记载用生五灵脂、生青盐、乳香、没药、夜明砂、地鼠粪、干葱头、木通、麝香共为末，敷脐施灸的治疗方法。近现代"炼脐"法广泛应用于内科、外科、妇产科、儿科、男科，对支气管哮喘、小儿单纯性腹泻和消化不良、腹胀气、麻痹性肠梗阻、肝硬化腹水、功能性尿潴留、遗尿、心源性水肿以及失眠等诸多疾病都有很好的疗效。

　　李梴的《医学入门》一书，是在纂辑各家医书的基础上，分类编写而成的，除引录各家之说外，又附以己见，所持之论均有所本，又有所发展。其针灸学术思想，源于何若愚及席弘针派，在何若愚的针向迎随补泻之上，创多元阴阳迎随补泻法；并以徐氏歌诀中的逐日按时开穴为基础加以补充，大大丰富了子午流注的开穴内容。李梴博采众长，又积极思考并通过临床实践加以改进，逐步形成其独特的理论观点。由于其理论和方法多经实践验证，其书以歌赋形式表达，通俗易懂，便于记忆，流传较广，对后世有一定影响，其学说如今仍值得重视。

【阅读文选】

　　杂病随证选杂穴，仍兼原合与八法；经络原会别论详，脏腑俞募当谨始；根结标本理玄微，四关三部识其处。伤寒一日刺风府，阴阳分经次第取。汗吐下法非有他，合谷内关阴交杵。一切风寒暑湿邪，头痛发热外关起。头面耳目口鼻病，曲池合谷为之主。偏正头疼左右针，列缺太渊不用补。头风目眩项捩强，申脉金门手三里。赤眼迎香出血奇，临泣太冲合谷似。耳聋临泣与金门，合谷针后听人语。鼻塞鼻痔及鼻渊，合谷太冲随手努。口噤㖞斜流涎多，地仓颊车仍可举。口舌生疮舌下窍，三棱刺血非粗卤。舌裂出血寻内关，太冲阴交走上部。舌上生苔合谷当，手三里治舌风舞。牙风面肿颊车神，合谷临泣泻不数。二陵二跷与二交，头顶手足互相与。两井两商二三间，手上诸风得其所。手指连肩相引疼，合谷太冲能救苦。手三里治肩连脐，脊间心后称中渚。冷嗽只宜补合谷，三阴交泻即时住。霍乱中脘可入深，三里内庭泻几许。心痛翻胃刺劳宫，寒者少泽细手指。心痛手战少海求，若要除根阴市睹；太渊列缺穴相连，能祛气痛刺两乳。胁痛只须阳陵泉，肿痛公孙内关尔。疟疾《素问》分各经，危氏刺指舌红紫。痢疾合谷三里宜，甚者必须兼中膂。心腹痞满阴陵泉，针到承山饮食美。泄泻吐腹诸般疾，三里内庭功无比。水肿水分与复溜，胀满中脘三里揣。腰痛环跳委中神，若连背痛昆仑武。腰连脚痛腕骨升，三里降下随拜跪。腰连脚痛怎生医？环跳行间与风市。脚膝诸痛羡行间，三里申脉金门侈。脚若转筋眼发花，然谷承山法自古。两足难移先悬钟，条口后针能步履。两足酸麻补太溪，仆参内庭盘跟楚。脚连胁腋痛难当，环跳阳陵泉内杵。冷风湿痹针环跳，阳陵三里烧针尾。七疝大敦与太冲，五淋血海通男妇。大便虚秘补支沟，泻足三里效可拟。热秘气秘先长强，大敦阳陵堪调护。小便不通阴陵泉，三里泻下溺如注。内伤食积针三里，璇玑相应块亦消。脾病气血先合谷，后刺三阴针用烧。

一切内伤内关穴，痰火积块退烦潮。吐血尺泽功无比，衄血上星与禾髎。喘急列缺足三里，呕噎阴交不可饶。劳宫能治五般痛，更刺涌泉疾若挑。神门专治心疾呆，人中间使祛颠妖。尸厥百会一穴美，更针隐白效昭昭。妇人通经泻合谷，三里至阴催孕妊。死胎阴交不可缓，胞衣照海内关寻。小儿惊风少商穴，人中涌泉泻莫深。痈疽初起审其穴，只刺阳经不刺阴。伤寒流注分手足，太冲内庭可浮沉。熟此笭蹄手要活，得后方可度金针；又有一言真秘诀，上补下泻值千金。

杂病穴法（《医学入门·内集·卷一·针灸》）

【思考题】

1. 李梴的针灸学术思想是什么？
2. 李梴的穴法论对当今针灸临床有何启示？
3. 李梴的针灸临床特点有哪些？

第十节　李时珍

李时珍（1518—1593 年），字东璧，号濒湖，明代杰出的医学家、药物学家，蕲州（今湖北省蕲春县）人。父亲李言闻是当地名医，受封为太医院吏目。时珍 14 岁中秀才后，继承家学，潜心学医与研究中药，尤其重视本草，富有实践精神，肯于向劳动人民学习，参考历代有关医药及学术书籍 800 余种，结合自己的经验和调查研究，历时 27 年，编成《本草纲目》，收载药物1892 种，新增 374 种，凡 16 部、52 卷，约 190 万字，是我国明代以前药物学的总结性巨著。不仅为中国药物学的发展做出了重大贡献，而且对世界医药学、植物学、动物学、矿物学、化学的发展也产生了深远的影响。该书自 1596 年刊行后，不久传至国外，相继出现朝、日、拉丁、英、德、法等多种文字译本。《本草纲目》中也有不少针灸学内容。

李时珍还撰有《濒湖脉学》《奇经八脉考》等著作。《奇经八脉考》是考订任、督、冲、带、阳维、阳跷、阴维、阴跷八脉的专著，至今仍受推崇。鲜为人知的是他对针灸医学也有相当多的研究，有不可磨灭的贡献。

一、砭石、煨针说

《本草纲目·卷十》"金石部"专辟"砭石"一节，李氏根据考证认为砭石"即石砮之属为之"，指出砭石与古代石制箭镞的原材料同为较好石料，"砭石如玉，可以为针，盖古者以石为针，季世以针代石，今人以瓷针刺病，亦砭之遗意也"，认为后世金属针乃由石器时代的石针发展而来。

《本草纲目·卷六》较详细地介绍了煨针，认为其来自四川或重庆地区，实即火针，其操作方法为"麻油满盏，以灯草二七茎点灯。将针频涂麻油，灯上烧令通赤用之……点穴墨记要明白，差则无功"，对烧灼针体发红程度提出了"通赤"的要求。他提到煨针主治风寒筋急挛引、痹痛或瘫痪不仁等，病证不同，操作也不同："针下疾出，急按针孔，则疼止……癥块结积冷痛者，针下慢出，仍转动……痈疽发背有脓无头者，针令脓溃，勿按孔穴。"

更可贵的是，他还特别指出"煨针"有"从治""正治"之说。所谓"从治"（又称反治），即"热因热用"，治痈疽热证；所谓"正治"即"寒因热用"，治筋急而寒者。进一步充实与发展了中医治则理论，其临床价值则需科学论证。

二、灸材与神针、神灯说

李氏论及施灸原材料颇多，其所谓"神针""神灯"实亦涉及灸材，故一并叙述。"灸必用艾"几成千古定论，然《本草纲目》中的灸材，除艾叶以外，尚有硫黄、桃木、桑木、灯心草、各种中药等。

1. 艾叶　李氏指出艾以产于蕲州者为良，并考证了艾的别名为何称"冰台"，"博物志言：削冰令圆，举而向日，以艾承其影，则得火，故名冰台"，乃从远古施灸取火法而来。其适应病证，李氏认为"灸百病，诸风冷疾"，说明其适应证很广，但又有一定适应范围。书中还介绍了一些用灸验方，如痔病灸疮上七壮；虫蛇咬伤，灸局部数壮；小儿脐风，隔蒜灸脐中，使闻蒜气，或灸人中、承浆；癞淋，灸脐七壮等。这些来自民间的验方、草根疗法，至今仍有实用价值。

2. 硫黄　李氏认为，在艾叶中掺入硫黄施灸，可治疗外科疮疡，与宋代《太平圣惠方》用硫黄治久瘘，直接将硫黄置疮口燃烧三五遍，治疗脓水外溢的操作方法不同。

3. 桃木　李氏称之为"神针火"，实际并非用金属针，而是"取桃枝削为木针，如鸡子大，长五六寸，干之。用时以棉纸三五层衬于患处。将针蘸麻油点着，吹灭，乘热针之"，可治"心腹冷痛，风寒湿痹，附骨阴疽。凡在筋骨隐痛者，针之火气直达病所，甚效"。

4. 桑木　"桑柴火"一节谓"用桑枝燃烧吹灭，日灸二次"，认为能"拔引毒气而祛逐风寒，所以能去腐生新"，治"痈疽之已溃未溃者"，但具体操作未予详述。

5. 灯心草　"灯火"一节称：用"灯心蘸麻油点灯"以燎、焠、熏、照穴位，如初生儿胃寒气欲绝，燎脐下；小儿惊搐焠"头额太阳络脉盛处"；腹痛手足冷，焠身上红点；小儿惊、反张，焠石门、两眉际上下；眼翻不下，焠脐之上下；不省人事，焠手足心；手握拳不开，目上窜，焠顶心、手心；撮口吐白沫，焠口之上下与手足心；虫咬伤，熏之使出水；痔用灯火焠患处；治杨梅疮用神灯熏法，或用"神灯照法"，即用银砆片脑等药末入纸内浸油，点灯照疮，日三次，谓"七日效"。

6. 中药灸　如"雷火神针"用乳香、山甲、雄黄、乌头……为末，入其中，卷成纸捻如指大，点燃吹灭，隔纸十层，趁热针患处。

书中还介绍了古代有施灸忌用"八木"之说；用毛茛草捣烂贴寸口令起泡治疟疾，名天灸、白灸；对灸用原材料提出了不同观点；特别是书中介绍的不少疾病治疗方法，至今仍值得借鉴应用。

三、发挥奇经八脉理论

《奇经八脉考》书中指出奇经与十二正经的关系，"正经犹沟渠，奇经犹湖泽。正经之脉隆盛，则溢于奇经。故秦越人比之天雨降下，沟渠溢满，霶霈妄行，流于湖泽，此灵素未发之旨也"，以自然界的沟渠河流比喻气血在经脉中的运行通路，通俗生动形象地指明了两者既有区别，又有联系，发展了《内经》理论。

1. 补充奇经循行　李氏对足阳明与任、督脉的关系做了说明，"督脉经素髎、水沟，会于足阳明，至兑端，入龈交，与任脉、足阳明交会而终"（《奇经八脉考》），指出水谷入胃，化为气血精微，由阳明经进入任督经络循环，说明任督脉气以足阳明的气血为本。

李氏对冲脉与足阳明、少阴的关系，提出"冲脉……起于少腹之内、胞中，其浮而外者，起于气冲，并足阳明、少阴之间，循腹上行至横骨，挟脐左右各五分，上行历大赫、气穴、幽门至胸中而散"（《奇经八脉考》）。

对带脉的认识，提出"章门，足厥阴、少阳之会，在季肋端，肘尖处是穴"（《奇经八脉考》），二脉会于睛明，二维脉会于居髎、臂臑、臑会等，指出了奇经与正经之间的交会与联络，为临床辨证选穴提供了依据。

2. 阐发奇经病机 李氏对脉主目开合进行了阐述："《灵枢》有云：足太阳之筋为目上纲，足阳明之筋为目下纲。寒则筋急目不合，热则筋纵目不开。王叔和《脉经》云：脾之候在睑，睑动则知脾有消化也，脾病则睑涩，嗜卧矣。数说皆论目闭、目不瞑，虽不言及二，盖亦不离乎阴阳营卫虚实之理，可互考者也。"

对阳维主寒热，李氏解释说"阳维之脉与手足互相维，而足太阳与少阳则始终相联附者。寒热之证，唯二经有之，故阳维为病苦寒热"。李氏的注释为奇经辨证奠定了基础。

3. 补充奇经交会穴 奇经八脉除任、督有专穴外，其余六脉只有与十二正经的交会穴，元代滑伯仁考证奇经八脉的专穴及交会穴有141个，其中督脉有单穴27个，任脉有单穴24穴，其余双穴90个。经李时珍考证，订为158穴，如督脉增补了屏翳、中枢、会阳（双），冲脉增补了气冲，带脉补入章门、五枢，阳跷补入睛明、风池，阴跷增加照海，阳维补入臂臑、臑会、目窗、承灵、臑俞等。对各脉腧穴及交会穴的增减与《甲乙经》记载对比如下。

（1）《奇经八脉考》记载督脉腧穴及交会穴31个。即会阴、会阳（双）、长强、腰俞、阳关、命门、悬枢、脊中、中枢、筋缩、至阳、灵台、神道、身柱、陶道、大椎、哑门、风府、脑户、强间、后顶、百会、前顶、囟会、上星、神庭、素髎、水沟、兑端、龈交。督脉本身实有28穴。会阴是交会穴，属任脉；会阳后属足太阳经，为双穴。另外，据《甲乙经》记载风门为"督脉、足太阳之会"，应补入交会穴风门。

（2）《奇经八脉考》记载任脉腧穴、交会穴27个。计有会阴、曲骨、中极、关元、石门、气海、阴交、神阙、水分、下脘、建里、中脘、上脘、巨阙、鸠尾、中庭、膻中、玉堂、紫宫、华盖、璇玑、天突、廉泉、承浆、下龈交、承泣（双）。任脉本身穴24个，"下龈交"是濒湖增补，《素问·气府论》曾将"龈交"列入任脉，王冰注称"督脉、任脉之会"。濒湖增补"下龈交"意在下齿缝中，其位置与承浆内外相对。承泣穴属足阳明胃经，为双穴。

（3）《奇经八脉考》记载冲脉交会穴24个。计有气冲、横骨、大赫、气穴、四满、中注、肓俞、商曲、石关、阴都、通谷、幽门。据《灵枢·动输》记载："冲脉者，十二经之海也，与少阴之大络起于肾下，出于气街……"又《素问·举痛论》说："冲脉起于关元，随腹直上。"指冲脉内部起源于肾下胞中，其相应穴位为关元，从气冲部出来分行上下。气冲即气街，属足阳明胃经，《甲乙经》不列入冲脉交会穴。而会阴为"任脉别络，挟督脉、冲脉之会"，"阴交，在脐下一寸，任脉、气冲之会，"《外台秘要》作"任脉、冲脉、少阴之会"。据此，对《奇经八脉考》所记24个交会穴中，气冲可不算，另应补入会阴、阴交二穴。

（4）《奇经八脉考》记载带脉交会穴8个。分别为章门、带脉、五枢、维道。章门穴，《甲乙经》认为是足"厥阴、少阳之会"，不属带脉交会穴。带脉、五枢、维道三穴，同属足少阳胆经，据《素问·气府论》王冰注，三穴同是"足少阳、带脉二经之会"，《甲乙经》只载维道为"足少阳、带脉之会"，似有遗漏。据此，可认为带脉交会穴两侧共6个，章门不在内。

（5）李氏记载阳脉交会穴22个。计有申脉、仆参、附阳、臑俞、巨骨、肩髃、地仓、巨髎、承泣、睛明、风池。风池穴属足少阳胆经，《甲乙经》说为"足少阳、阳维之会"，未说与阳跷会，但《难经》说阳跷"入风池"。又《灵枢·寒热病》说："足太阳有通项入于脑者，正属目本，名曰眼系。头目苦痛取之，在项中两筋间，入脑，乃别阴跷、阳跷。阴阳相交，阳入阴，阴出阳，交于目锐眦。"据此，跷脉在项中两筋间风府穴处入脑，可知跷脉与督脉在风府交会。另据《甲乙经》记载，居髎穴为"阳跷、足少阳之会"，故阳跷脉应补入风府、居髎2个交会穴。

李氏记载阴跷脉有然谷、照海、交信、睛明8个交会穴。据《甲乙经》载，照海为"阴跷所生"，交信为"阴跷之郄"，睛明为"手足太阳、足阳明之会"。《素问·骨空论》王冰注："手足太阳、足阳明、阴跷、阳跷五脉之会。"而然谷未见有交会穴的记载，故阴跷的交会穴两侧应是6个。

（6）李氏记载阳维脉交会穴32个。计有金门、阳交、居髎、臂臑、臑会、天髎、肩井、臑俞、风池、脑空、承灵、正营、目窗、临泣、阳白、本神。其中居髎属足少阳胆经，《甲乙经》为阳跷、足少阳之会，应归入阴跷，此列入阳维交会穴有误。臂臑应属手阳明大肠经，位当三角肌下端，《甲乙经》说其"在肘上七寸，胁肉端，手阳明络之会"，不是阳维交会穴，濒湖似将"络"字释作"维"，故列作阳维交会穴，根据不足。臑会属手少阳三焦经，位当肩髎直下，三角肌后下缘，约平臂臑。《甲乙经》说"在臂前廉，去肩头三寸，手阳明之络"，意指与手阳明臂臑相络；《素问·气穴论》王冰称"手阳明、少阳二络气之会"，均未说阳维之会。此据，在以上32穴中应除去居髎、臂臑、臑会（左右计6穴），应补入项后的哑门、风府穴，二穴均为"督脉、阳维之会"。

李氏记载阴维脉交会穴14个，有筑宾、府舍、大横、腹哀、期门、天突、廉泉，因天突、廉泉是单穴，所以实际只有12穴。据《甲乙经》载，冲门为"足太阴、厥阴之会"，《外台秘要》作"足太阴、阴维之会"，据此应增冲门穴。

四、李氏的学术传承与影响

《本草纲目》"百病主治"中记载了许多病证的药物敷贴方法，敷贴穴位有神阙、涌泉、劳宫、印堂等。撷要列表如下（表7-2）。

表7-2 《本草纲目》药物敷贴主治简表

病症名	选用药物	敷贴部位与穴位
口㖞	大蒜膏	合谷
	巴豆	手掌心
泄泻	猪苓、地龙、针砂、葱汁	脐
小儿泄泻	蓖麻九个，或巴豆纸	囟
	巴豆纸剪成花	眉心
	大蒜	脐
	赤小豆、酒调	足心
痢	木鳖子六个研，安一半于热面饼孔中	趁热贴脐上
	芥子，生姜捣膏	封脐
	黄丹同蒜捣	封脐、足心
	田螺入麝香或蓖麻加硫黄针砂，官桂，枯矾	脐
脚气	蓖麻仁同苏合香丸	足心
	荆叶烧烟熏	涌泉
癃淋	莴苣、蚯蚓、茴香、大蒜、盐栀子、甘遂、葱、豉、苎根、白矾、田螺	脐

穴位敷贴深受欢迎，对后世影响较大，清代吴师机在《理瀹骈文》中记载了很多敷贴内容；赵学敏在《串雅外编》中专立"贴法门"，弘扬这一方法。现代临床用药物贴穴治疗溃疡性结肠

炎、慢性结肠炎、支气管哮喘、便秘等取得了很好的疗效，有广泛的发展前景。虽然具体用药选穴与李氏书中不尽相同，但其间有清晰的传承轨迹。这种无创痛而又简、便、廉、验的疗法，已发展成为针灸学中的一门分支边缘学科。至于《奇经八脉考》，虽对后世影响不小，但其中也有许多值得研究之处，具体如下。

1. 对冲脉循行的认识　李氏认为"足阳明去腹中行二寸，少阴去腹中行五分，冲脉行于二经之间也"。这种既非并足少阴，又非并足阳明的说法，源自虞庶。虞庶认为："《素问》曰并少阴之经，《难经》却言并阳明之经。况少阴之经，挟脐左右各五分；阳明之经，挟脐左右各二寸，气冲又是阳明脉气所发。如此推之，则冲脉自气冲起，在阳明、少阴二经之内，挟脐上行，其理明矣。"

《素问·气府论》载："冲脉气所发者二十二穴：侠鸠尾外各半寸，至脐寸一；侠脐下傍各五分，至横骨寸一。"《甲乙经·卷三》更明确指出："腹自幽门侠巨阙两旁各半寸，循冲脉下行至横骨凡二十二穴。"由此可知，冲脉所发，自幽门至横骨基本上每隔一寸一穴，左右共22穴，因其均属于肾经，所以说冲脉"并少阴之经"，可见李时珍的说法是不符合经旨的。

2. 对维脉循行的认识　李氏认为阴维"上至顶前而终"，阳维"上至本神而止"。据《奇经八脉考》记载，此说似源自南宋张紫阳的《八脉经》。该书记载"阴维脉在顶前一寸三分，阳维脉在顶后一寸三分"，以"顶前""顶后"分阴维、阳维。

据《甲乙经》记载，哑门、风府为"督脉、阳维之会"。《医宗金鉴·刺灸心法要诀》等书均说：阴维会于颈前任脉天突、廉泉穴，与阳维会于项后的督脉风府、哑门穴相对。从而说明阴维联络各阴经，会任脉于颈前；阳维联络各阳经，会督脉于项后。而《奇经八脉考》所记载的阳维脉是"上循耳后，会手足少阳于风池，上脑空、承灵、正营、目窗、临泣，下额与手足少阳、阳明五脉会于阳白，循头，入目，上至本神而止"，未记载与督脉的联系，可见与经旨也是不符的。对阴维脉，与其说是"顶前而终"，倒不如说是"颈前而终"更为准确。

3. 督脉别络　《奇经八脉考》记载督脉："自长强走任脉者，由少腹直上，贯脐中央，上贯心，入喉，上颐，环唇，上系两目之下中央。"此文见于《素问·骨空论》："……其少腹直上者，贯脐中央，上贯心，入喉，上颐，环唇，上系两目之下中央。"但本文是描述任脉的通路，李氏列为督脉别络，欠妥。

对督脉分支的描述，"少阴上股内廉，由会阳贯脊，会于长强穴"段与《内经》《甲乙经》记载也不符合。《素问·骨空论》说"少阴上股内廉，贯脊，属肾"，即指足少阴经从下而上，经大腿内侧后，与督脉会于长强，贯脊内，属于肾。

4. 阳跷脉　《奇经八脉考》"入风池而终"一句，也缺乏依据。《甲乙经》说风池为"足少阳、阳维之会"，未说与阳跷会，但《难经》说阳跷"入风池"。又《灵枢·寒热病》说："足太阳有通项入于脑者，正属目本，名曰眼系。头目苦痛取之，在项中两筋间，入脑，乃别阴跷、阳跷。阴阳相交，阳入阴，阴出阳，交于目锐眦。"因此，跷脉在项中两筋间风府穴处入脑，而非终于风池。

奇经八脉，《内》《难》倡论于先，时珍阐发于后，虽然代有论述，但用之于临床却被人忽视，时珍深考其义，其功甚伟。李氏倡导的焠针（即火针），近年来也屡见临床报道。从《中国针灸》发表各地运用的临床与实验报告看，此法对治疗慢性软组织损伤、膝关节副韧带损伤、卵巢囊肿等有独特疗效，显然也是继承李氏学说并使之发扬光大的范例。

李氏的学说源于他对古文献收集与深入民间的采访，其中有些内容给后世留下了诸多谜团与思考。如施灸为何不宜用"八木"？"八木"是否绝对禁忌？古代许多灸用材料在主治作用方面各有何特异性？为何至今临床医生仍将用艾施灸作为首选的最主要材料？究竟什么是用灸的最佳材料？这些均有待探索与求证。

【阅读文选】

奇经八脉者：阴维也，阳维也，阴跷也，阳跷也，冲也，任也，督也，带也。阳维起于诸阳之会，由外踝而上行于卫分；阴维起于诸阴之交，由内踝而上行于营分，所以为一身之纲维也。阳跷起于跟中，循外踝上行于身之左右；阴跷起于跟中，循内踝上行于身之左右，所以使机关之跷捷也。督脉起于会阴，循背而行于身之后，为阳脉之总督，故曰"阳脉之海"；任脉起于会阴，循腹而行于身之前，为阴脉之承任，故曰"阴脉之海"；冲脉起于会阴，夹脐而行，直冲于上，为诸脉之冲要，故曰"十二经脉之海"；带脉则横围于腰，状如束带，所以总约诸脉者也。是故阳维主一身之表，阴维主一身之里，以乾坤言也。阳跷主一身左右之阳，阴跷主一身左右之阴，以东西言也。督主身后之阳，任、冲主身前之阴，以南北言也。带脉横束诸脉，以六合言也。是故医而知乎八脉，则十二经、十五络之大旨得矣；仙而知乎八脉，则虎龙升降，玄牝幽微之窍妙得矣。

八脉（《奇经八脉考》）

【思考题】

1. 简述李时珍的生平与著作。
2. 李时珍对灸材有什么认识？
3. 李时珍对奇经八脉有哪些见解？

第十一节　杨继洲

明代针灸学家杨继洲（1522—1620年），字济时，浙江衢州府（今浙江省衢州市衢江区六都）人，境内有三衢山，因称其地为"三衢"。《卫生针灸玄机秘要·王国光叙》称他"幼业举子，博学绩文，一再厄于有司，遂弃其业，业医"。嘉靖年间，杨氏经选试至北京，任职太医院。他的医案记载有他1555~1580年间的交游和医事活动：1555年（乙卯），他到建宁（福建建甄）为滕柯山之母治病，其地靠近衢州，这是他在家乡行医时的事；1558年（戊午）春，给京官（鸿胪）吕小山治病，鸿胪寺是专司典礼仪式的衙门，证明杨氏在太医院供职；1569年（己巳），为蔡氏女治病，后许配其子杨桢为妇；1527年（壬甲），他给王国光治病，王后来给他写《玄机秘要》序文；1579年（己卯），去过磁州，经汤阴拜谒扁鹊墓；1580年（庚辰），回南方经过扬州；1601年去山西给赵文炳看病。这一阶段共40多年，时经嘉靖、隆庆、万历三朝，其间曾任明世宗侍医、楚王府良医、太医院医官等，他的行医生涯到过江苏、河南、河北、山西、山东、福建等许多地方。杨氏不仅擅长针灸，对内、外、妇、儿各科都有一定的造诣，针药兼精，医术高明。

杨氏学医有其家世渊源，"祖父官太医，授有真秘"（王国光序），祖传医籍甚多。杨氏在考举失利后，改习医药，博览群书，"凡针药调摄之法，分图析类"，编成《卫生针灸玄机秘要》3卷。1601年（万历辛丑），山西监察御史赵文炳患痿痹，多方治疗，"日试丸剂，莫能奏功"之后，请杨氏治疗，"三针而愈"。杨氏出示所编的《玄机秘要》，赵知他"术之有所本"，原准备付刻，又感"诸家未备"，就再"广求群书"，委交靳贤选集校正，编辑成为《针灸大成》10

卷，说明《针灸大成》是以《玄机秘要》为基础经扩充而成。

1601 年赵文炳在平阳府首刻《针灸大成》，清顺治年间，李月桂出任平阳府时，他耳闻郡中有一部《针灸大成》，未"传遍海内"，其旧版残缺，1657 年李月桂据祖本再刻，并做了大量的校勘工作，这就是顺治李本。到 1680 年，李月桂在任西督粮道时，据自己校勘之本再刊于江西，这就是康熙李本。此次重刻李氏完全比照其顺治重修本行款重刻，刻、校俱精，堪称善本。乾隆初年章廷珪任平阳知府。1737 年章廷珪效仿李月桂也"捐俸"刻书。新中国成立后，1955 年人民卫生出版社集清初重修本、递修本而成的互拼本影印出版。1963 年出版校勘本，将传统的纵排法改为横排，并采用了新式标点。张缙等教授对该书进行了系统的校勘、注释、语译，编成《针灸大成校释》，1984 年由人民卫生出版社出版。

《针灸大成》是在中国针坛影响最大的一部学术名著，明代刊刻 1 次，清代刊刻 28 次，民国初年到新中国成立前刊行 14 次，400 年来多次印刷，版本不下 80 种，翻刻次数之多、影响之大，都是罕见的。

一、杨氏十二字分次第手法

杨氏根据自己的经验，结合《内》《难》有关内容，在窦汉卿《针经指南》十四法的基础上，将针刺的步骤归结为"十二字分次第手法"，即爪切、持针、口温、进针、指循、爪摄、退针、搓针、捻针、留针、摇针及拔针。十二法中，除"口温"法外，其余诸法迄今仍有实用价值。清代的政府教科书《医宗金鉴·刺灸心法要诀》中的"行针次第手法歌"基本上是参考杨继洲的"十二法"。

1. **爪切** 用左手大指爪甲重切欲针之穴，宣散气血，免伤荣卫。
2. **指持** 右手持针于穴上着力旋插直至腠理，持针要有力，如握虎擒龙之势。
3. **口温** 用口内温针提高针体温度以便得气，现已废用。
4. **进针** 医患均应神气定，息数匀，将针刺入穴位。
5. **指循** 下针后如气不至，以示指、中指、无名指头沿经向心叩击，激发经气。
6. **爪摄** 如经气不行时，以示指、中指、无名指爪甲沿经向心循按，激发经气。
7. **针退** 分天地人三部，向外退针。
8. **指搓** 一个方向单向捻针，如搓线之状，勿转太紧以免肌肉缠针。
9. **指捻** 得气后，大指向前或向后捻针，使气上下运行。
10. **指留** 出针至天部时，在距皮肤豆许处，少许留针，再出针。
11. **针摇** 出针时，摇大针孔，泻除邪气。
12. **针拔** 在留针之后，待针下气散，针已轻滑，即可拔针。

在十二法中，有八法与窦氏十四法中有关内容大致相同，这八法是爪切、进针、指循、爪摄、针退、指搓、指捻、针摇。内容也有补充，如爪切法，将爪、切二法合为一法；进针法，补充了须审穴在何部分，在阳部必取筋骨之间，陷下为真；在阴部，郄腘之内，动脉相应，以爪重切经络，少待方可下手等内容；针退法，增添了分三部，一部一部将针缓缓而退等内容；针摇法，补充了分三部，每部摇二次，如摇人头之状等内容。

窦氏十四法中的动、盘、弹、扪、按五法未被收录，增加了指持、口温、指留、针拔四法。"十二字分次第手法"是针刺的基本流程，经过杨继洲的整理，具有较强的可操作性，既符合《内》《难》经旨，又切合临床实际。

二、杨氏"下手八法"

杨继洲总结的"下手八法"是揣、爪、搓、弹、摇、扪、循、摄八种单式手法，主要是为了更好、更便于调节经气，现称为"辅助手法"。"下手八法"体现了"知为针者信其左"（《难经·七十八难》）的学术思想，其中左手的有四种。其中揣法为杨氏所增补，是对窦氏十四法中切法的深化，其他七法是十四法中的重点。

揣、爪、循、摄结合应用，是连续激发经气的有效方法，用于通经过关，效果甚好，"必以循摄爪切，无不应矣，此通仙之妙"（《金针赋》）。临床操作时，先用揣法找准欲刺的穴位，然后用爪甲掐穴，宣散气血，标定穴位；再迅速进针，继之在欲使经气传导的经上循（指头）摄（指甲）叩击，激发经气向所引导的方向传导。但要注意每部手法的强度要适宜，间隔的时间要恰当。揣法是激发的关键，一定要把穴定准。

"下手八法"中的揣法"揣而寻之"，"其肉厚薄，或伸或屈，或平或直，以法取之，按而正之，以大指爪切掐其穴，于中庶得进退，方有准也"。揣穴时还须注意"刺荣无伤卫"，"乃掐按其穴，令气散，以针而刺"；"刺卫无伤荣"，"乃撮起其穴，以针卧而刺之"。爪法包括了窦氏十四法中爪法和切法的动作。循法增添了"以手指于穴上四旁循之"的操作内容。捻法补充了"治上大指向外捻，治下大指向内捻，外捻者令气向上而治病，内捻者令气向下而治病"，"如出针，内捻者令气行至病所，外捻者令邪气至针下而出"等操作内容。搓法、弹法、捻法和扪法与窦氏的操作基本相同。

杨氏认为"用针之法，候气为先"，他进一步把得气理论与手法操作紧密结合，论述激发针感、控制针感传导方向，对提高疗效有重要意义，指出："病远道者，必先使气直到病所。"再如循法是在"凡下针，若气不至"的情况下，"用指于所属部分经络之路上下左右循之"，以促使气至。他说"气之未至，或进或退，或按或提，导之引之，候气至穴而方行补泻"（《标幽赋》注）。"爪摄"的作用是"用大指甲切之，其气自通行也"。又如"转针头向病所，令取真气以至病所"。此外，《针灸大成》中的"留气法""提气法""中气法""五脏交经""通关交经""膈角交经""关节交经"等莫不涉及激发针感与控制针感问题，对前人的论述均有补充和阐发。

三、杨氏"补针之要法"与"泻针之要法"

《针灸大成·经络迎随设为问答》集中阐述了杨氏补泻手法要点。其要领归纳如下。

1. 进退针法　无论补泻，均随咳进针；补法按天、人、地三部徐进，泻法按地、人、天三部徐退。

2. 呼吸法　补法呼进吸出，泻法吸进呼出。

3. 捻撅法　左捻为补，右捻为泻；撅为提插，补法紧按慢提，泻法紧提慢按。补法捻九撅九，泻法捻六撅六。

4. 担截法　截乃推进一豆之按法为补；担乃退针一豆之提法为泻。

5. 开阖法　补法出针后急扪其穴，泻法不闭其穴。

6. 针向法　无论补泻，均在人部转针头向病所。

7. 九六数和生成数　补用九阳数或生数，泻用六阴数或成数。

8. 冷热感　补者针下热，泻者针下冷。

杨氏创造性地将补泻手法分为大补大泻和平补平泻两个层次，《针灸大成·经络迎随设为问答》说："有平补平泻，谓阴阳不平而后平也。阳下之曰补，阴上之曰泻，但得内外之气调则已。

有大补大泻，惟其阴阳俱有盛衰，内针于天、地部内，俱补俱泻，必使经气内外相通，上下相接，盛气乃衰。""平补平泻"意即小补、小泻。补就是要引阳气深入，泻则是引阴外出，以期达到内外之气调和的目的。"大补大泻"，则须分天、地两部，或天、人、地三部，对每部分别进行"紧按慢提"的补法或"紧提慢按"的泻法，以使内外之气相通。平补平泻与大补大泻的区分主要在于是否分层操作，分层次进行的（如烧山火、透天凉等）属于大补、大泻，不分层进行的补泻法则属于平补、平泻。

这一分法说明补法不单纯是轻刺激，泻法也不单纯是重刺激，而是补法有属于轻的"平补"，又有属于重的"大补"；泻法也有轻的"平泻"，又有重的"大泻"。此外，还有不补不泻的中间方法，杨氏说："若夫不虚不实，出针入针之法则亦不疾不徐，配乎其中可也。"这一方法近人多把它称作"平补平泻"，与杨氏所称的平补平泻意义有别。

四、徐疾"两解"说

《灵枢·九针十二原》提出"徐而疾则实，疾而徐则虚"。《灵枢·小针解》解释："徐而疾则实者，徐内针而疾出针；疾而徐则虚者，谓疾内针而徐出针。"指徐进针而疾出针为补，疾进针而徐出针为泻。杨氏认为这是"持针出入之法"。但《素问·针解》却说"徐出针而疾按之"为补，"疾出针而徐按之"为泻，杨氏认为："此经有两解：所谓徐而疾者，一作徐内而疾出；一作徐出针而疾按之。所谓疾而徐者，一作疾内而徐出；一作疾出针而徐按之。盖徐疾二字，一解作缓急之义，一解作久速之义。"即一指进出针的快慢，一指针在体内存留时间的长短，将两说并存，解释两种说法的侧重点不同。

补泻手法进出针的过程以徐缓为主，徐进针引气深入为补，徐出针引气外出为泻。近人运用的凉、热补泻法，通过反复、徐缓进针能出现皮肤热感；反复、徐缓退针则能出现皮肤凉感。疾徐作为补泻的要领，在《灵枢·九针十二原》中说："刺之微，在速迟。"速迟就是疾徐。在后世补泻法中演变为分层次进行补泻：补法的行针采用先浅层、再中层、最后深层，分别施行补法操作，为徐进；随后一次退到浅部，为疾出。泻法的操作是一次进针到深层，为疾进；先在深层、再中层、最后在浅层，分别施行泻法操作，为徐出。这是"持针出入之法"在分层补泻中的应用，这里的徐疾与"紧按慢提""紧提慢按"的提插（按）补泻属不同的概念，提插或称"出纳"是指行针时的上下动作，在分层补泻法中将分层的徐疾和提插的紧慢组合在一起应用，是理论和应用上的统一。

五、杨氏用灸经验

杨氏认为施灸必须要掌握周身腧穴，熟悉所交会贯通的经脉，取穴不在多，贵在精，提出"不得其要，虽取穴之多，亦无以济人；苟得其要，则虽会通之简，亦足以成功。惟在善灸者加之意焉耳"（《针灸大成·头不可多灸策》）。他根据其临床经验及腧穴所在部位肌肤的厚薄，总结出井穴、面部穴和督脉经穴不宜多灸，腹、背、四肢部穴则宜多灸，"盖人之肌肤，有厚薄，有浅深，而火不可以概施，则随时变化而不泥于成数者，固圣人望人之心也。今以灸法言之，有手太阴少商焉，灸不可过多，多则不免有肌肉单薄之忌。有足厥阴之章门焉，灸不可不及，不及则不免有气血壅滞之嫌。至于任之承浆也，督之脊中也，手之少冲，足之涌泉也，是皆犹之少商焉，而灸之过多则致伤矣。脊背之膏肓也，腹中之中脘也，足之三里、手之曲池也，是皆犹之章门焉，而灸之愈多愈善意矣"（《针灸大成·头不可多灸策》）。还总结了不同病证的治疗选穴，"灸风而取诸风池、百会；灸劳而取诸膏肓、百劳；灸气而取诸气海，灸水而取诸水分。欲去腹中之病而灸三里；欲治头目之疾而灸合谷；欲愈腰腿则取环跳、风市；欲拯手臂则取肩髃、曲池"（《针灸大成·头不可多灸策》）。这种以肌肉厚薄和不同病证定艾灸壮数多少是合理的，是对孙思邈灸之生熟原则的具体运用和发展。

艾灸虽有常规的量，但杨氏认为也有权变，在他的医案中记载了重灸气海治疗痢疾的案例，《杨氏医案》："甲戌夏，员外熊可山公，患痢兼吐血不止，身热咳嗽，绕脐一块痛至死，脉气将危绝。众医云：不可治矣。工部正郎隗月潭公素善，迎予视其脉虽危绝，面胸尚暖，脐中一块高起如拳大，是日不宜针刺，不得已，急针气海，更灸至五十壮而苏，其块即散，痛即止。后治痢，痢愈，治嗽血，以次调理得痊。次年升职方，公问其故。予曰：病有标本，治有缓急，若拘于日忌，而不针气海，则块何由而散，块既消散，则气得以疏通，而痛止脉复矣，正所谓急则治标之意也。公体虽安，饮食后不可多怒气，以保和其本；否则正气乖而肝气盛，致脾土受克，可计日而复矣。"这也是杨氏认为善灸者要勤于思考，准确把握病情，灵活施治的亲身体会。

六、杨氏选穴特点

杨氏提出用穴要"以奇辅正"，是指在临床治疗中，奇穴对经穴主治证的配合与补充作用，"奇穴者，则又旁通于正穴之外，以随时疗症者也"，"奇也者，所以翊夫正以旁通于不测者也"（《针灸大成·穴有奇正策》）。他的奇穴辅翊经穴说，是临床上不可缺少的内容。他在《针灸大成》中写道："至于定穴，则自正穴之外，又益之以奇穴焉。非故为此纷纷也，民之受疾不同，故所施术或异。而要之非得已也，势也！"这是临床的实际需要，并不是随意地为了标新立异而设立奇穴，是适应学术发展的规律的。杨氏在《针灸大成·胜玉歌》中提到膝眼，在他的医案中用到"块中"（局部穴）、"食仓"（中脘旁1.5寸），还有用印堂治惊风，在《治症总要》中用太阳、印堂，其他如大小骨空用于治疗目疾、金津玉液用于舌咽病证、中魁用于呕吐，均为临床所常用。杨氏在《针灸大成·穴有奇正策》中列举了一些常用奇穴，并说："苟能即此以审慎之，而临证定穴之余，有不各得其当者乎？"这种审慎地选取奇穴以配合经穴，使"各得其当"的做法，是值得临床取法的。

在治病选穴定位时，还要随证变通。杨氏提出"变通随乎症，不随乎法；定穴主乎心，不主乎奇正之陈迹"，说明选用经穴或奇穴不能拘泥于固定的方法，要像兵法一样，运用之妙，在于一心。随证候的不同而定合适的方法，可说是对《灵枢》"随变而调气"的发挥。如治疗腹痛，《针灸大成·治症总要》载："腹内疼痛：内关、三里、中脘。"这是一组很常用的针灸配穴。内关主心胸而及胃，能宽胸、止呕而和胃；足三里主理胃肠而运中焦，二穴一上一下，调和胸腹之气；近取中脘，用以和中。三穴先后应用有序，组合得当，为历来临床所取法。这是以治胃为主。对于肠腹痛，杨氏另立"关元、水分、天枢"一组穴。关元、水分主理小肠以利水湿，天枢运大肠以和腑气。这是以治肠为主。对小腹胀满证，杨氏又立"内庭、三里、三阴交"一组穴。内庭、足三里主清理胃肠，配三阴交以利下焦湿热。其小腹冷痛、小便不利、大便虚结者，则可另取照海、大敦、气海等穴。可见杨氏对腹痛用穴，随证而有所变通。

《针灸大成》临床选穴配穴有以下特点：①内容丰富，全书对辨证用穴、按时用穴、历代各家用穴、杨氏家传用穴，几乎应有尽有，搜罗无遗，包括了各科300多种病证的1000多个处方。②不少病证，有两组处方，即一个主方，一个备用方，《针灸大成·治症总要》以问答形式论述了151条各种病证的"前穴未效，复刺后穴"，是其他著作所未见的。③对井穴运用别具见地，如《卷五·十二经井穴图》，不仅有12幅井穴图，还叙述了井穴主治的许多病证，并指出用缪刺法、行六阴之数等。④充实了八脉八穴理论，如《卷五·八脉图并治症穴》图文并茂，不仅有窦汉卿、高武的治症，还增加了配穴及"杨氏治症"36 项。

七、透穴的应用

杨氏对透穴也有发展，元代王国瑞《扁鹊神应针灸玉龙经》有"偏正头风痛难医，丝竹金针亦可施，沿皮向后透率谷，一针两穴世间稀"的记载，杨氏做了较多发挥。如：治偏正头风有痰者，"风池刺一寸半，透风府穴，此必横刺方透也"。偏正头风无痰者，"合谷穴针至劳宫"。口眼㖞斜，地仓"针向颊车，颊车之针，向透地仓"。两眼红肿者，"鱼尾针透鱼腰（瞳子髎）"。两腿疼，膝红肿，"膝关……横针透膝眼"。腿足红肿，"外昆（仑）针透内吕（细）"。脾家之证有寒热，"间使透针支沟"。手臂红肿连腕疼，"液门沿皮针向后，透阳池"。寒痰咳嗽，"列缺刺透太渊"。还有横斜刺法，如头维透额角，睛明向鼻中，少泽沿皮向后，风门沿皮向外，复溜沿皮向骨下，百劳、身柱、至阳针俱沿皮等。此法在万历间问世的《循经考穴编》中又有补充，如增补了 13 个一针二穴法和 113 个穴的横斜刺法，对完善透穴针法理论做出了较大的贡献。

八、杨氏的学术传承与影响

杨氏在《针灸大成·诸家得失策》中指出针灸药各有所长，"其致病也，既有不同，而其治之，亦不容一律"；并指出"疾在肠胃，非药饵不能以济；在血脉，非针刺不能以及；在腠理，非熨焫不能以达"（《针灸大成·经络迎随设为问答》）。他认为针刺长于行气，灸焫长于散郁，针刺长于治外，汤药长于治内。所以将当时医术不高、难以"寿民"的原因归结为医生不能很好地认识掌握针灸、药物的作用，合理使用这些治疗技术，"诸家之术惟以药，而于针灸则并而弃之"（《针灸大成·诸家得失策》）。同时他还说明针灸的优点在于可以随身携带，使用方便，又避免了药物真伪、短缺等不利临床使用的因素，强调要重视针灸在临床的作用，"夫治病之法，有针灸，有药饵，然药饵或出于幽远之方，时有缺少，而又有新陈之不等，真伪之不同，其何以奏肤功，起沉疴也？惟精于针，可以随身带用，以备缓急"（《针灸大成·通玄指要赋注释》）。

杨氏针灸药并重的思想，还可从他的案例中体现出来，有的专用药治，有的专用针灸，有的针药并施。如李鄬麓公胃旁痞块、蔡都尉长子碧川公患痰火之证、王西翁乃爱患颈项核肿痛、虞绍东翁患膈气之疾、李义河翁患腿痛等，均是药未奏效而改用针灸治愈的，说明针灸是提高临床疗效的重要手段。

杨氏是一位理论与实践并重的针灸大师，对刺法、灸法、用穴、用药均有深刻、独到的认识。他全面阐述了针灸补泻的原则，创造性地阐发了《内经》"迎而夺之""随而济之"的内涵，认为迎随是"针下予夺之机"，它包含了徐疾、提插、捻转、呼吸等手法的内容，发展了《难经》关于"所谓迎随者，知荣卫之流行，经脉之往来也，随其逆顺而取之，故曰迎随"的论述，使之有理论原则可依，有具体操作可凭。从而将手法的理论与临床有机结合，对今天理解迎随有指导意义。

杨氏对针灸医学造诣不凡，其书中的论述大多见解客观，主张正确，理论精辟。如针灸药并重、针法、灸法、穴法说等至今仍为学者推崇，对针刺得气、透针法、晕针等问题也有不少独特发挥，这些都是他声名赫赫、历数百年而不衰的原因所在，从而将针法的研究推向鼎盛阶段。

著名针灸学家王雪苔教授认为"《针灸大成》卷六、卷七之十四经经穴，题曰杨氏集，而其内容则与吴文炳《神医秘诀遵经奥旨针灸大成》及吴思学《医家赤帜益辨全书》如出一辙，是杨氏集自吴氏著作"；"《针灸大成》卷九《治症总要》并非杨继洲自己的经验总结，而是从元代以前的《针灸集成》中选录的"；"靳贤集的针道源流，举出古医书名 26 部，但有些书靳贤既未看到，也未转引，如《明堂针灸图》《存真图》《膏肓灸法》《金兰循经》等。这一篇的书目提要，多数是从高武著作中抄来的，其中《素问》《难经》两则，又是高武从《九灵山房集》中转抄吕复的。该篇缺文缺字较多。读《针灸大成》者置此一部，固可扩充眼界；而如欲深入钻研，则非直接参阅其原来集用诸书不可"。

针灸理论与文献研究大家李鼎教授认为《针灸大成》的主要内容来自杨氏，"此书的特点是内容丰富，对于明代的针灸文献，真可说是'集其大成'，四明陈氏的《小儿按摩》得以保留"；"如果说，明代是我国历史上针灸学术最昌盛的时期，那么《针灸大成》就是这一时期的总结性著作，而杨氏以其家学渊源、长期从事针灸并任职太医院多年，自然是这方面的代表人物"。

【阅读文选】

肺之主大肠客：太阴多气而少血，心胸气胀掌发热，喘咳缺盆痛莫禁，咽肿喉干身汗越，肩内前廉两乳疼，痰结膈中气如缺，所生病者何穴求，太渊、偏历与君说。可刺手太阴肺经原。原者，太渊穴，肺脉所过为原，掌后内侧横纹头，动脉相应寸口是，复刺手阳明大肠络。络者，偏历穴，去腕三寸，别走太阴。

大肠主肺之客：阳明大肠夹鼻孔，面痛齿疼腮颊肿，生疾目黄口亦干，鼻流清涕及血涌，喉痹肩前痛莫当，大指次指为一统，合谷、列缺取为奇，二穴针之居病总。可刺手阳明大肠原。原者，合谷穴，大肠脉所过为原，歧骨间，复刺手太阴肺经络。络者，列缺穴，去腕侧上寸半，交叉盐指尽是，别走阳明。

脾主胃客：脾经为病舌本强，呕吐胃翻疼腹脏，阴气上冲噫难瘳，体重脾摇心事妄，疟生振栗兼体羸，秘结疸黄手执杖，股膝内肿厥而疼，太白、丰隆取为尚。可刺足太阴脾经原。原者，太白穴，脾脉所过为原，足大趾内踝前核骨下隐中，复刺足阳明胃经络。络者，丰隆穴，去踝八寸，别走太阴。

胃主脾客：腹膜心闷意凄怆，恶人恶火恶灯光，耳闻响动心中惕，鼻衄唇㖞疟又伤，弃衣骤步身中热，痰多足痛与疮疡，气蛊胸腿疼难止，冲阳、公孙一刺康。可刺足阳明胃经原。原者，冲阳穴，胃脉所过为原，足跗上五寸，骨间动脉，复刺足太阴脾经络。络者，公孙穴，去足大趾本节后一寸，内踝前，别走阳明。

真心主小肠客：少阴心痛并干嗌，渴欲饮兮为臂厥，生病目黄口亦干，胁臂疼兮掌发热，若人欲治勿差求，专在医人心审察，惊悸呕血及怔忡，神门、支正何堪缺。可刺手少阴心经原。原者，神门穴，心脉所过为原，手掌后锐骨端陷中，复刺手太阳小肠络。络者，支正穴，腕上五寸，别走少阴。

小肠主真心客：小肠之病岂为良，颊肿肩疼两臂旁，项颈强疼难转侧，嗌颔肿痛甚非常，肩似拔兮臑似折，生病耳聋及目黄，臑肘臂外后廉痛，腕骨、通里取为详。可刺手太阳小肠原。原者，腕骨穴，小肠脉所过为原，手外侧腕前起骨下陷中，复刺手少阴心经络。络者，通里穴，去腕一寸，别走太阳。

肾之主膀胱客：脸黑嗜卧不欲粮，目不明兮发热狂，腰痛足疼步难履，若人捕获难躲藏，心胆战兢气不足，更兼胸结与身黄，若欲除之无更法，太溪、飞扬取最良。可刺足少阴肾经原。原者，太溪穴，肾脉所过为原，内踝下后跟骨上动脉陷中，屈五指乃得穴，复刺足太阳膀胱络。络者，飞扬穴，外踝上七寸，别走少阴。

膀胱主肾之客：膀胱颈病目中疼，项腰足腿痛难行，痢疟狂颠心胆热，背弓反手额眉棱，鼻衄目黄筋骨缩，脱肛痔漏腹心膨，若要除之无别法，京骨、大钟任显能。可刺足太阳膀胱原。原者，京骨穴，膀胱脉所过为原，足小趾大骨下赤白肉际陷中，复刺足少阴肾经络。络者，大钟穴，当踝后绕跟，别走太阳。

三焦主包络客：三焦为病耳中聋，喉痹咽干目肿红，耳后肘疼并出汗，脊间心后痛相从，肩背风生连膊肘，大便坚闭及遗癃，前病治之何穴愈，阳池、内关法理同。可刺手少阳三焦经原。原者，阳池穴，三焦脉所过为原，手表腕上横断处陷中，复刺手厥阴心包经络。络者，内关穴，去掌二寸两筋间，别走少阳。

包络主三焦客：包络为病手挛急，臂不能伸痛如屈，胸膺胁满腋肿平，心中淡淡面色赤，目黄善笑不肯休，心烦心痛掌热极，良医达士细推详，大陵、外关病消释。可刺手厥阴心包经原。原者，大陵穴，包络脉所过为原，掌后横纹中，复刺手少阳三焦经络。络者，外关穴，去腕二寸，别走厥阴。

肝主胆客：气少血多肝之经，丈夫癞疝苦腰疼，妇人腹膨小腹肿，甚则嗌干面脱尘。所生病者胸满呕，腹中泄泻痛无停，癃闭遗溺疝瘕痛，太、光二穴即安宁。可刺足厥阴肝经原。原者，太冲穴，肝脉所过为原，足大趾节后二寸，动脉陷是，复刺足少阳胆经络。络者，光明穴，去外踝五寸，别走厥阴。

胆主肝客：胆经之穴何病主？胸胁肋疼足不举，面体不泽头目疼，缺盆腋肿汗如雨，颈项瘿瘤坚似铁，疟生寒热连骨髓，以上病症欲除之，须向丘墟、蠡沟取。可刺足少阳胆经原。原者，丘墟穴，胆脉所过为原，足外踝下从前陷中，去临泣三寸，复刺足厥阴肝经络。络者，蠡沟穴，去内踝五寸，别走少阳。

十二经治症主客原络（《针灸大成》）

【思考题】

1. 杨继洲对针灸学术的贡献有哪些？

2. 杨继洲的针法技术有哪些？杨继洲对针刺中的"候气"与"得气"是如何论述的？杨继洲的针刺补泻手法综合了哪些方面的内容？

3. 杨继洲对"善灸者"的要求包括哪些方面？

4. 杨继洲临床选穴有什么特点？

5. 《针灸大成》中哪些内容是杨继洲的学术理论与经验？

第十二节　王肯堂

王肯堂（1552—1613年），字宇泰，亦字损中，别号损庵，又称念西居士、郁冈斋主，明代医学家，金坛（今江苏省金坛市）人，出生于官宦之家。其父王樵，字明远，明嘉靖进士，历任刑部员外郎、右都御史等职，卒赠太子少保，谥恭简，《明史》中有载。王肯堂自幼随父攻读文史经典，后因其母罹患危疾，延请多方名医，理法皆殊，终百治乏效而致身故，伤痛之余遂立志习医。《杂病证治准绳·自序》中记载了王肯堂从医始末："嘉靖丙寅母病阽危，常润名医延致殆偏，言人人殊，罕得要领，心甚陋之，于是锐志学医。"

四年后，其妹罹患乳痈，医言其疾不可为也，王肯堂目睹其危笃病况，亲自为她医治，后病起沉疴。《郁冈斋笔尘》中记载了此事："余自庚午（1570年）始究心于医，会亡妹病，旁观而技痒，几欲出手拯之，家人皆弗信……邑之人传亡妹疾不可为矣！俄而起，且归马氏，人始传王生技能起死人。"至此其医绩"渐为人知，延诊求方，户屦恒满"。但其父王樵望其举子业，倡政事，"为妨其废举业，常严戒之"，嘱其攻习儒、理之学，以求功名，于医术"遂不复穷究"。明代万历十七年（1589 年）王肯堂中进士，选庶吉士，又授翰林院检讨，后为备员史馆。任职期间，曾向朝廷进呈抗倭疏议，未予采纳，并因此降职受贬。

万历二十年（1592 年）称疾还乡，专事医业。还乡后更加刻苦研修，精通临床各科，志在济世活人，同时博览群经医籍，著书立说，其撰论结合个人诊疗心得。生平著述宏富，多达十余种，如《证治准绳》《古今医统正脉全书》《郁冈斋笔尘》《肯堂医论》《医镜》《医辨》《灵兰要览》《医学穷源集》等。其中他所编撰的《古今医统正脉全书》和《证治准绳》两套医学丛书更属宏编巨著。《证治准绳》（又作《六科证治准绳》），凡 44 卷，历时 11 年完成，该书博涉古今，论述翔实，内容丰富，包括《杂病证治准绳》《杂病证治类方》《伤寒证治准绳》《疡医证治准绳》《幼科证治准绳》《女科证治准绳》6 部，涵盖了临床各科，《四库提要》评价："其书采撷繁富，而参验脉证，辨别异同，条理分明，具有端委。故博而不杂，详而有要，于寒温攻补无所偏主……世相竞传，为医家之圭臬。"

一、分经辨证治眼病说

1. 分经辨证定治则　王氏通过对眼珠内血脉的观察，论述目与脏腑的联系，"目形类丸，瞳神居中而前，如日月之丽东南而晚西北也，内有大络六，谓心、肺、脾、肝、肾、命门各主其一。中络八，谓胆、胃、大小肠、三焦、膀胱各主其一，外有旁支细络，莫知其数，皆悬贯于脑下，连脏腑，通畅血气往来以滋于目。故凡病发则形色丝络显见，而可验内之何脏受病也"（《证治准绳·杂病·七窍门》），明确了脏腑与眼的联系，通过观察外眼部不同部位经脉的改变，推断脏腑气血阴阳的变化，为眼科经络辨证奠定了基础。

王氏认为攀睛是邪客于阳跷脉所致，"《缪刺论》曰：邪客于足阳跷之脉，令人目痛，从内眦始。启玄子王冰注曰：以其脉起于足，上行至头，而属目内眦，故病令人目痛从内眦始也。《针经》曰：阴跷脉入鼽，属目内眦，合于太阳阳跷而上行，故阳跷受邪者内眦即赤，生脉如缕，缕根生瘀肉，瘀肉生黄赤脂，脂横侵黑睛，渐蚀神水，此阳跷为病之次第也。或兼锐眦而病者，以其合于太阳故也。锐眦者手太阳小肠之脉也。锐眦之病必轻于内眦者，盖枝蔓所传者少，而正受者必多也。俗呼为攀睛，即其病也"。

王氏依据白睛血络的变异情况及其分布部位判断归属何经病变，治疗眼科疾患，在《证治准绳·杂病·七窍门·眼目集》总论中，引用《内经》"诊目痛，赤脉从上下者，太阳病；从下上者，阳明病；从外走内者，少阳病"，同时依据各经气血盛衰的特点，施以不同治法。他明确指出太阳阳明之经宜刺络出血；少阳一经血少气多，不宜出血，"无使太过不及，以养血脉而已"。"圣人虽言目得血而能视，然亦有太过不及也。太过则目壅塞而发痛，不及则目耗竭而失明"。"目之内眦，太阳经之所起，血多气少；目之锐眦，少阳经也，血少气多；目之上纲，太阳经也，亦血多气少；目之下纲，阳明经也，血气俱多"。"故血太过者，太阳阳明之实也。血不及者，厥阴之虚也。故出血者，宜太阳阳明，盖此二经血多故也。少阳一经不宜出血，血少故也。刺太阳阳明出血则目愈明，刺少阳出血，则目愈昏"。

2. 辨证施治　在眼病的治疗上，王氏主张用开导法，他说"夫目之有血，为养目之源，充和则发生长养之功全而目不病，亏滞则病生矣"，故对不同证候的眼病，据其病因辨证取穴以疏导之，"人之六气不和，水火乖违，淫亢承之，血之旺衰不一，气之升降不齐，营卫失调而为人害也。盖由阴虚火盛，炎炽错乱，不遵经络而来，郁滞不能通畅，不得已而开涩导瘀以泻其余，使无胀溃损珠之患，与战理同。其所有六，谓迎香、内眦、上星、耳际、左右太阳穴也。内眦正队之冲锋也，其功虽迟，渐收而平顺；两太阳击其左右翼也，其功次之；上星穴绝其饷道也；内迎香抵贼之巢穴也，成功虽速，乘险而征；耳际击其游骑耳，道远功卑，智者不取。此实拯危之良术，挫敌之要机，与其闭门捕贼，不若开门逐之为良法也"。

治疗火热性眼病，宜选阳经之海督脉的穴位，用泻法，刺额前五穴，"至于暴赤肿痛，皆宜以针刺前五穴，出血而已"，"治火之法……在针则神庭、上星、囟会、前顶、百会泻之。翳者可使立退，痛者可使立已，昧者可使立明，肿者可使立消。惟小儿不可刺囟会，为肉分浅薄，恐伤其骨"。

治疗鹘眼凝睛证，认为"乃三焦关格，阳邪实盛亢极之害。风热壅阻，诸络涩滞，目欲爆出矣，大宜于内迎香、太阳、两睥、上星等处要隘之所，并举而劫治之"。对内障病"有翳在黑睛内遮瞳子"的，认为是足厥阴、足太阳、手少阴三经脏腑中虚，邪乘虚入，经中郁结，从目系入黑睛内为翳所致，"故治法以针言之，则当取三经之穴，如天柱、风府、太冲、通里等穴是也"。

热痛暴发或久病郁甚、目疾出血者，采用三棱针点刺放血；对于年高久病者，则不宜耗气伤血，故选择毫针补泻，"目疾出血最急，于初起热痛暴发，或久病郁甚，非三棱针宣泄不可，然年高之人，及久病虚损并气郁者，宜从毫针补泻之则可"。

二、疮疡"自内而出者宜灸"说

在《证治准绳·疡医》中，提出"疮疡自外而入者不宜灸，自内而出者宜灸"，灸治的程度须达到"痛者灸至不痛；不痛，灸至痛时方住"。"外入者，托之而不内；内出者，接之而令外。故《经》云：陷者灸之。灸而不痛，痛而后止其灸。灸而不痛者，先及其溃，所以不痛，而后及良肉，所以痛也。灸而痛，不痛而后止其灸，灸而痛者，先及其未溃所以痛，而次及将溃所以不痛也"。

书中还专门设有灸治一节，转载了《刘涓子鬼遗方》的隔蒜灸、隔蒜膏灸、隔独蒜灸、隔豆豉饼灸、骑竹马灸等治疗疮疡的方法："如初觉发背，欲结未结，赤热肿痛，先以湿纸覆其上，立视候之，其纸先干处，即是结痈头也。取大蒜切成片，如当三钱厚薄，安于头上，用大艾炷灸三壮，即换一蒜片，痛者灸至不痛，不痛灸至痛时方住，最要早觉早灸为上。"对不同疮疡，给予不同的灸法治疗，"（发背）若有十数头，作一处生者，即用大蒜研成膏，作薄饼铺头上，聚艾于蒜饼上烧之，亦能活人。若背上初发，赤肿一片，中间有一片黄粟米头子，便用独蒜，切去两头，取中间半寸厚薄，正安与疮上，着艾灸十四壮，多至四十九壮"。更说骑竹马灸法："治一切疮疡，无有不愈。"

三、逐月养胎针灸禁忌法

晋代王叔和提出妊娠十月的脉养理论，并强调孕妇的针灸禁忌，"妇人怀胎一月之时，足厥阴脉养，二月足少阳脉养，三月手少阴脉养，四月手少阳脉养，五月足太阴脉养，六月足阳明脉养，七月手太阴脉养，八月手阳明脉养，九月足少阴脉养，十月足太阳脉养，诸阴阳各养三十日……怀娠者不可灸刺其经，必堕胎"。

王肯堂在《证治准绳·女科》中，补充完善"逐月养胎针灸禁忌法"。妊娠一月，足厥阴脉养，不可针灸其经。如大敦、行间、太冲、中封、足五里等穴是也。足厥阴内属于肝，肝主筋及血，一月之时，血行痞涩，不为力事，寝必安静，无令恐畏。

妊娠二月，足少阳脉养，不可针灸其经。如胆窍、丘墟、付阳、绝骨、外立、阳陵泉等穴是也。足少阳内属于胆，胆主精，二月之时，儿精成于胞里，当慎护惊动也。

妊娠三月，手心主脉养，不可针灸其经。如中冲、劳宫、大陵、内关、间使、郄门、曲泽等穴是也。手心主内属于心，无悲哀思虑惊动。

妊娠四月，手少阳脉养，不可针灸其经。如关冲、阳池、内关、三阳、天井、曲垣等穴是也。手少阳内输三焦，四月之时，儿六腑顺成，当静形体，和心志，节饮食。

妊娠五月，足太阴脉养，不可针灸其经，如隐白、大都、公孙、商丘、三阴交、漏谷、阴陵泉等穴是也。足太阴内输于脾，五月之时，儿四肢皆成，无大饥，无甚饱，无食干燥，无自炙热，无大劳倦。

妊娠六月，足阳明脉养，不可针灸其经。如厉兑、丰隆、阴市、上下廉、三里等穴是也。足阳明内属于胃，主其口目，六月之时，儿口目皆成，调五味，食甘美，无太饱。

妊娠七月，手太阴脉养，不可针灸其经。如少商、鱼际、列缺、尺泽、天府等穴是也。手太阴内属于肺，主皮毛，七月之时，儿皮毛已成，无大言，无号哭，无薄衣，无洗浴，无寒饮。

妊娠八月，手阳明脉养，不可针灸其经。如商阳、二间、合谷、上下廉、三里、曲池、肩并、肩等穴是也。手阳明内属于大肠，主九窍，八月之时，儿九窍皆成，无食燥物，无辄失食，无忍大起。

妊娠九月，足少阴脉养，不可针灸其经。如涌泉、然谷、太溪、交信、筑宾、伏溜等穴是也。足少阴内属于肾，肾主续缕，九月之时，儿脉续缕皆成，无处湿冷，无着炙衣。

四、王氏的学术传承与影响

王肯堂的著作记载了火针治疗痈疽，"痈者，初生红肿，突起无头，便用火针针之即散，不散针侵根脚。疽者，初生白粒如粟米大，便觉痒痛，触着其痛应心，此疽始发之兆也，急用火针于白粒上针开"。

在《证治准绳·疡医》中，还用"针烙"法治疗疮疡，"凡用针烙，先察痈疽之浅深，及脓未成已成"，"高阜而浅者，用铍针开之。疽始生白粒，便可消退，渐长如蜂巢者，寻初起白粒上烙，及四围烙四五处，如牛项之皮者，疽顶平而浅者，皆宜用火针烙之"。

针烙治疮疡，乃源于南北朝医家刘涓子，在《刘涓子鬼遗方》中亦提到此法的应用，如今虽然这种皮肤感染性疾病已经甚为罕见，但用针灸抗炎抗感染则为后世医家临床与实验所证实，故对今后继续探讨仍具启示意义。

外科应用敷贴法较为广泛，不论是疽初、中、后期，均可使用。王氏认为"疮疡肿初生，似有头而未起，即当贴温热药，引出其热毒；若疮肿初生，即高起四畔焮赤，宜捣生寒药敷贴，折伏其热势，驱逐其邪毒"。"凡敷贴之法，欲消散肿毒，疏通血脉，如肿皮厚者，以软帛或绵纸，涂药敷贴；如肿皮薄者，用疏纱或薄纸，涂药敷贴至脓溃之后，即贴温肌生肉膏药，逐臭腐、排恶汁、去死肌、生新肉，全藉温肌膏剂之力，切勿用寒凉药水调贴，以致血滞而难愈合"。

《证治准绳》总结了明代以前历代医家的诊疗经验，并结合其本人的学术见解和诊疗经验编撰而成。与前代医学丛书相比其"证治"尤为鲜明，内容切合临床。王肯堂告诫医者"不能死守旬而求活人"，临证应审证求因，治病求本，灵活运用各种方法，不拘泥于现成的方药和方法，并且自制很多方药、膏剂，被后世医家称为"医界灵秀"。

王肯堂是我国晚明时期的一位重要医家，在其所撰的《证治准绳》中，其针灸学说比较突出地表现在运用经络理论对眼科疾病的诊断和治疗上。明代不少医家陷于门户之见，或尚温补，或崇寒凉，徒事寒凉水火之争，而王氏博采兼收众家之说，于寒温攻补无所偏主，倡导折中医风，对后世学术发展产生了深远的影响。其临证虽以方药为主，但在其代表著作《证治准绳》中，涉及针灸理论和运用理论指导临床实践的记载有多处，尤其运用经络学说诊治目疾方面，至今对眼科针灸临床有指导意义。

王肯堂不但医术高明，而且医德高尚，他强调"欲济世而习医则是，欲谋利而习医则非。我若有疾，望医之救我者何如？我之父母孙小有疾，望医之相救者何如？易地而观，则利心自淡矣。利心淡，仁心现。仁心现，斯畏心生"，为从医者制定了行医守则。

【阅读文选】

应乎八卦，脉络经纬于脑，贯通脏腑，达血气往来，以滋于目。廓如城郭，然各有行路往来，而匡廓卫御之意也。乾居西北，络通大肠之腑，脏属肺，肺与大肠相为阴阳，上运清纯，下输糟粕，为传送之官，故曰传道廓。坎正北方，络通膀胱之腑，脏属于肾，肾与膀胱相为阴阳，主水之化源以输津液，故曰津液廓。艮位东北，络通上焦之腑，脏配命门，命门与上焦相为阴阳，会合诸阴，分输百脉，故曰会阴廓。震正东方，络通胆腑，脏属于肝，肝胆相为阴阳，皆主清净，不受浊秽，故曰清净廓。巽位东南，络通中焦之腑，脏属肝络，肝与中焦相为阴阳，肝络通血以滋养，中焦分气以化生，故曰养化廓。离正南方，络通小肠之腑，脏属于心，心与小肠相为脏腑，为谓阳受盛之胞，故曰胞阳廓。坤位西南，络通胃之腑，脏属于脾，脾胃相为脏腑，主纳水谷以养生，故曰水谷廓。兑正西方，络通下焦之腑，脏配肾络，肾与下焦相为脏腑，关主阴精化生之源，故曰关泉廓。脏腑相配，《内经》已有定法，而三焦分发配肝肾者，此目之精法也。盖目专窍于肝，而主于肾，故有二络之分发焉。左目属阳，阳道顺行，故廓之经位法象亦以顺行。右目属阴，阴道逆行，故廓之经位法象亦以逆行。察乎二目两之分，则昭然可见阴阳顺逆之道矣。

八廓（《证治准绳·杂病·七窍门》）

【思考题】

1. 王肯堂的著述有哪些？
2. 王肯堂认为何种疮疡宜灸？何种不宜灸？
3. 王肯堂针对眼病的治疗有哪些特点？

第十三节　吴　崑

吴崑（1552—1620 年），字山甫，号鹤皋山人，因其洞参岐黄奥旨，人称"参黄子"，明代著名医家，安徽歙县人。吴崑生于儒门世家，家藏方书颇多。他天禀聪慧，幼受庭训，稍长习儒，熟读六籍文章；自小酷爱医书，每于敬业之余，以《素问》《灵枢》《脉经》《甲乙经》及仲景、河间、东垣、丹溪之书而习之；越十年，因举子不授，受乡老"古人不得志于时，多为医以济世"的启示，乃弃举子业，专攻医学，师从本邑余午亮先生，三年尽得其传；之后游学于江、浙、燕、赵、荆襄等地，求师访友，医术日精；回故里后，先后在宛陵（今安徽省宣城市）、和阳（今安徽省和县）等地悬壶，"所至声名籍籍，活人无论数计"，成为精审脉法、通晓针灸方药的一代宗师。他著有《医方考》《脉语》《素问吴注》《针方六集》等。

《针方六集》刊于1618 年，共6 卷，卷一《神照集》，论述脏腑功能、经脉流注、考正经穴奇穴，并附图30 幅；卷二《开蒙集》，注释《标幽赋》，论述八法五门、子午流注、十二经补母泻子法等；卷三《尊经集》，选录《内经》针灸要旨148 条，阐发经义，参以个人心得；卷四

《旁通集》，论针药之理，修《金针赋》，通过"以药明针"的比较方法，论述针灸基本理论 45 条，化裁《金针赋》要义 34 条，扬弃结合，褒贬分明；卷五《纷署集》，按头、背、面、颈、胸、手、足之顺序分述各穴主治；卷六《兼罗集》，载《玉龙歌》等针灸歌赋 13 首，以及崔氏灸痨四花穴法、《千金》论膏肓俞穴法、隔蒜灸痈毒法等。六集珠联璧合，主次分明，各有侧重，从理论到临床，反映出吴崑对针灸学术的见解，具体如下。

一、"针药二途，理无二致"说

针灸与药物是中医治疗的重要手段。但由于种种原因，人们往往重方药而轻针灸。吴崑在深入研究《内经》的基础上，对针灸与药物两种疗法进行比较，在《针方六集·旁通集》中阐发了"针药二途，理无二致"的学说。吴氏认为药物有气有味，有厚有薄，有升有降；而针刺有浮有沉，有疾有徐，有动有静，有进有退，此异途而同理。药有入肝、入心、入脾、入肺、入肾之殊，有为木、为火、为土、为金、为水之异；而针有刺皮、刺脉、刺肉、刺筋、刺骨之殊，有取井、取荥、取输、取经、取合之异，此异途而同理。因此，"针药二途，理无二致"。用不同针刺手法可达到药物阴阳升降作用的效果，取井荥输经合、刺皮脉肉筋骨与药物酸苦甘辛咸分别治疗五脏疾病的道理是相通的。

吴崑把针刺手法与方药作用形象地进行了分析。他说："动退空歇迎夺右，皆泻也，犹方之青龙、白虎、陷胸、承气，有泻而无补也。推纳进搓随济左，皆补也，犹方之益气、养荣、八珍、十全，有补而无泻也。"

吴崑还从审气、保元、方药配伍、炮炙与穴位配合、取法与刺法、用药剂型与用针刺法、用方大小与刺穴多少等方面进行比较，说明针药同理。用药必须审气，辛热、辛温、辛凉，气之殊也；用针亦必须审气，经气、邪气、谷气，气之殊也。"病态千端，候气施治"，"药家必审而用之"；"针家必审而用之"；"用药以元气为重，不可损伤"，"用针亦以元神为重，不可轻坏"；"方必君臣佐使，药必精良炮炙"；"穴有阴阳配合，则君臣佐使也，穴得其正，则精良也，刺合于法，则炮炙也"；"药有轻剂、重剂、平剂、调剂，因病而为之轻重也；针有巨刺、缪刺、微刺、分刺，亦因病而为之浅深也"；"药有小方（一药主一病）不足以去病，故立重方。重方者，二方、三方合而一之也，此犹合纵连横，用众之兵也。针有特刺（一穴主一病）不足以去病，故主群刺。群刺者，原、别（络）、根、结，合而刺之也"。用药中病即止，不可过剂；用针中病即止，亦不可过法，"盖药之过剂，针之过法，皆足以损人也"。用药有禁忌，"必远酒远色，去劳去怒，去厚味"；用针亦有禁忌，"已刺者必勿醉，勿劳勿怒，勿饥勿饱"。

虽然针药治病同理，但二者各有长短。对此，吴崑也予以客观、公正的评价。他说："败血积于肠胃，留于血室，血病于内者，必攻而去之，药之所长，针不得而先之也。败血畜于经隧，结于诸络，血病于外者，必刺而去之，针之所长，药不得而先之也。"在《针方六集·旁通集》"针药短长"中，吴崑还进一步指出："有穷年积岁，饮药无功者，一遇针家施治，危者立安，卧者立起，是药之多，不如针之寡也。然针不难泻实，而难补虚，一遇尪羸，非饮之甘药不可。是针之补，不如药之长也。"吴崑这种实事求是的科学态度，对扬长避短、合理施用针药，具有一定的指导作用。

二、针药兼施说

既然针灸与方药治病机理相同，那么在临证时，就可以根据疾病的具体情况，结合针药之长短，当针则针，当药则药，当针药配合则针药兼施，辨证论治。吴崑在《针方六集》卷二的

"八法针方"、卷四的"揲八法"中，总结出针药兼施的规则。

对于冲脉、足太阴脾经、阴维脉、足阳明胃经和手厥阴心包经的病证，宜刺公孙、内关二穴，使经气通行，三焦快然，疾去内和，并可配用泻心、凉膈、大小陷胸、调胃承气诸方治疗。

对于带脉、足少阳胆经、阳维脉和手少阳三焦经的病证，宜刺足临泣、外关二穴，使表里皆和，营卫流畅，并可配用三化、双解、大小柴胡、通圣、温胆诸方治疗。

对于督脉、足太阳膀胱经、阳脉和手太阳小肠经的病证，宜刺后溪、申脉二穴，使经气通行，上下交通，并可配用麻黄、桂枝、葛根、青龙诸方治疗。

对于任脉、手太阴肺经、阴跷脉和足少阴肾经的病证，宜刺列缺、照海二穴，使经气通行，四脉通调，并可配用三黄、二母、二冬、犀薄甘桔诸方治疗。

三、"五门主治"说

《灵枢·九针十二原》说："所出为井，所溜为荥，所注为输，所行为经，所入为合。"《难经·六十四难》说："阴井木，阳井金；阴荥火，阳荥水；阴俞土，阳俞木；阴经金，阳经火；阴合水，阳合土。"《难经·六十八难》指出："井主心下满，荥主身热，俞主体重节痛，经主喘咳寒热，合主逆气而泄。"吴崑在《内》《难》五输理论的基础上，对王好古的辨证辨经选五输穴说进一步阐发，演绎成五脏六腑十二经脉的五输主病，即按五脏六腑十二经脉分别取五输穴的"五门主治"说。这里的"五门"，指十二经的井荥输经合分别应合木火土金水（阳经则为金水木火土）五行，因其流注气血、开合如门户而名。其具体内容如下。

假令得弦脉，病人善洁，面青，善怒，此胆病也。若心下满当刺足窍阴（井），身热刺侠溪（荥），体重节痛刺足临泣（输），喘咳寒热刺阳辅（经），逆气而泄刺阳陵泉（合），又总取丘墟（原）。假令得弦脉，病人淋溲难，转筋，四肢满闭，脐左有动气，此肝病也。若心下满当刺大敦（井），身热刺行间（荥），体重节痛刺太冲（输），喘咳寒热刺中封（经），逆气而泄刺曲泉（合）。以下脏腑经脉，首先根据脉症辨证，然后按《难经·六十八难》五输主病依次取井、荥、输、经、合穴，阳经又总取原穴。

对五门主治的原理，吴崑还根据五行学说进行了阐发。他说："以上五门主治，古针方也。盖以阳井金，阴井木，所以主治心下满者，金病则膜郁，木病则不得条达，故令心下满也。阳荥水，阴荥火，水病则阴亏，火病则益炽，故令身热。阳俞木，阴俞土，木主筋，筋根于节，土主肉，肉附于体，故令体重节痛。阳经火，阴经金，火乘于金则病喘咳，金火相战，金胜则寒，火胜则热，故主喘嗽寒热。阳合土，阴合水，水败则火失其制，而作气逆；土败则水失其防，而作洞泄，故主气逆而泄。此五门主治之义也。"

四、重视取穴与得气

吴崑非常重视取穴的准确性，如水沟一穴，《内经》无载，《针灸甲乙经》载"水沟在鼻柱下人中"，水沟在人中沟何处，不清楚。之后的《千金》《外台》《铜人腧穴针灸图经》《十四经发挥》《针灸大成》均沿袭《针灸甲乙经》之"鼻柱下人中"。吴崑认为水沟"在鼻柱下三分，口含水凸珠是穴"。口含水闭唇鼓气所"凸珠"处，约相当于人中沟之上1/3与中1/3交界处，与现代临床取穴基本相符。吴崑取穴还注重动静结合，如取腰俞穴："在二十一椎下间，患者昂首伏地，纵四体乃取其穴。"即取本穴先令患者昂首伏地以便明确椎数，次令其纵四体以放松全身肌肉组织。因腰俞穴在背阔肌、肌筋膜等重叠处，务必使之松弛方可便于取准穴位进针施术。

在针灸论治时，吴崑强调四诊合参，注重阴阳寒热虚实辨证。他在《针方六集·旁通集》中指出"病态千端，必先阴阳"，"善针者，必察病人之形气色脉而后下针"，"问形在何经，察其寒热、虚实……在乎阴阳顺逆，补泻而已"，"而施针治"。针刺时，吴崑则紧紧抓住"守机""候气""见气""取气""置气""调气"等环节，施针务求得气。施针首先要"守机""候气"，慎守气至之机，"候气之所在而刺之……病在阳分者，必候其气加在于阳分而刺之；病在阴分者，必候其气加在于阴分而刺之"。说明针刺应掌握病气在阴在阳的时机而进行针刺，这是候气的关键。为了达到候气而刺的目的，还必须掌握"见气""取气""置气""调气"之法。见气指"左手见气来至，乃内针；针入，见气尽，乃出针"。取气言"当补之时，从卫取气"。置气谓"当泻之时，从营置气"。调气即"刺虚者须其实，刺实者须其虚"，调和机体阴阳失衡，达到新的协调状态。吴氏强调行针施术过程中，要运用一切手段以求"得气"，因为"气至而有效"。

五、吴氏的学术传承与影响

吴崑通晓《内经》，精审脉法，考究方药，擅长针灸。他于医理则强调《素问》等经典理论的指导；于针法则突出脉诊，注重四诊合参；于治疗则认为针药同理，主张方药与针灸并重，根据疾病特点与针药之专长择善而从，兼施并用，是历史上精通经典、精审脉法、通晓针灸方药的一代宗师。

【阅读文选】

谓之烧山火者，回阳之针方也。其义何以明之？盖顽麻虚也，冷痹寒也。先浅后深，推而纳之，补之类也。九，阳数也，用九阳而三进三退。针之搓捻者疾也，疾则生热，喻之钻燧，急则生火也。慢提紧按，有鼓橐之象，有如针下生热，则所鼓者，如大块之鼓薰风，四大皆热，故曰烧山火。然此施之气血未败之夫则宜；如尪羸气弱者，不若投以甘剂，继之灼艾，为万全也。

谓之透天凉者，生阴之针方也。其义何以明之？盖肌热，阳胜也。骨蒸，阳邪乘虚至骨而蒸也。先深后浅，引而出之，泻之类也。六，阴数也，用六阴而三出三入，针之搓捻者徐也，徐则生和，喻之扬汤，徐能止沸也，紧提慢按，亦鼓橐之象。有如针下清和，则所鼓者，如大块之鼓清风，四大皆清，故曰透天凉。然必徐徐细细者，欲和而不欲躁急也。此施之外邪致病者尤验，若内生虚热，当必佐以益阴之剂为宜也。

八诀训义十四（《针方六集·卷之四·旁通集》）

【思考题】

1. 简述吴崑《针方六集》的内容。
2. 吴崑是如何认识针灸与方药的作用的？
3. 吴崑的学术思想、临床实践对你有何启示？

第十四节　陈实功

陈实功（1555—1636 年），字毓仁，号若虚，明代著名医学家，崇川（今江苏省南通市）人。他少年颖悟，勤求古训，博览群书，研习儒家经典，崇尚医学，随后又遇异人传授刀针之术，不久名震大江南北，以外科擅长。陈氏积前人之经验与自己多年的临证体会，于明万历四十五年写成《外科正宗》。

《外科正宗》共四卷。卷一总论外科疾患的病源、诊断与治疗；卷二至卷四分论外科常见病的病因病理、证候治法，并附以典型病例。陈氏注重医德，提出了医家"五戒""十要"。他在临床上强调内外治结合，认为"内之证或不及其外，外证则必根于其内"；在治法上，主张内外并重，"消、托、补"三法结合，内服药与外治法兼施。他常用腐蚀药品，或用刀针清除坏死腐肉，放通脓管，强调扩创引流，使毒外出；针灸学术思想及治疗方法贯穿其中，从理论到实践都有独到见识，反映了明代以前我国中医外科学的学术成就，具有较高的学术价值和实用价值。

一、"痈疽灸法"说

1. 痈疽辨证

（1）辨经络　陈氏在《外科正宗·痈疽原委论第一》中提出结合痈疽发病部位进行辨证辨经，"况背乃太阳膀胱、督脉所主，太阳者，六经之首领也；督脉者，十二经络之统脉也。所以疮生于背，毒犯于此，况心乃又属君主之位，岂容毒相犯之。凡发于此者，故多成危险难治之症，医者不可不慎而察之"。又说："对口者，生于项后而对前口者是也，但有偏正之不同。发于正者，属督脉所主；发于偏者，乃太阳膀胱所司。"另有"鼻中出血，乃肺经火旺，逼血妄行而从鼻窍出也"，"牙缝出血，阳明胃经实火上攻而出也"，还有"胃虚火动，腐烂牙龈，以致淡血常常渗流不已"，"夫乳病者，乳房阳明经所司，乳头厥阴肝经所属"，均是根据经脉的循行分布对痈疽进行经络辨证的实例。

《外科正宗·瘿瘤论第二十三》中根据症状辨经所属：筋瘤为肝所主，肉瘤为脾所主，气瘤为肺所主，血瘤为心所主，骨瘤为肾所主。火焰疔"重则寒热交作，头晕眼花，心烦发躁，言语昏愦，此等出于心经之病也"；紫燕疔"重则眼红目昧，指甲纯青，舌强神昏，睡语惊惕，此等出于肝经之病也"；黄鼓疔"重则恶心呕吐，肢体木痛，寒热交作，烦渴干哕，此等出于脾经之病也"；白刃疔"重则腮损咽焦，毛耸肌热，咳吐脓痰，鼻煽气急，此等出于肺经之病也"。

（2）辨病证轻重缓急　陈氏认为属五脏者多凶险，属于六腑者较轻缓。《外科正宗·痈疽原委论第一》曰"发于心上多危险，五脏相干事可明"，"心之已下多成顺，六腑之因亦许评。凡疮生于心之以下者，除肾俞一穴外皆为缓。六腑者，足阳明胃经、手太阳小肠经、足太阳膀胱经、手厥阴心包络经、手少阳三焦经、足少阳胆经，此六经，其名属腑，其形在下，其气主表，其病为痈。故疾发于五脏者为重，生于六腑者为轻，此为表里脏腑轻重之别也"。

2. 论治法　

《外科正宗·痈疽灸法并禁灸疮穴第九》提出痈疽的治法："凡疮初起，惟除项之以上，余皆并用艾火，随疮势之大小，灸艾壮之多少，用蒜切成薄片，安于疮顶上着艾炷蒜上，点火三壮一换蒜片，初灸觉痛，以不痛似痒为止；初灸不痛，以知痛痒为住。如初灸，全然不觉痛痒，宜去蒜，当明灸之。又阴疮日数多者，艾炷不及其事，以蒜捣烂铺于疮上，以艾亦铺蒜上，点火灸之，必知痛甚为效。此为火气方得入里，知痛深处方是好肉。"

《外科正宗·痈疽治法总论第二》曰："痈疽发背怎生医，不论阴阳先灸之，不痛灸至痛，疼灸不疼时……凡疮七日以前，形势未成，元气未弱，不论阴阳、表里、寒热、虚实，俱先当灸。轻者使毒气随火而散，重者拔引郁毒，通彻内外。"《外科正宗·痈疽灸法并禁灸疮穴第九》曰："盖艾火拔引郁毒，透通疮窍，使内毒有路而外发，诚为疮科首节第一法也。贵乎早灸为佳。"首先要灸之有度，正如上面提到"不痛灸至痛，疼灸不疼时"。陈氏认为痈疽痛甚为外邪致局部经络阻塞，气血凝滞，不通而成，用灸法可借火力的温热作用，疏通经络，活血散瘀，使瘀散肿消而痛止；一般在痈疽早期，邪毒炽盛，疮窍闭塞，此时用灸法可拔引郁毒，透通疮窍，使内毒有路而外发；同时要注意把握时机，在痈疽初起，外邪虽盛，正气不虚，借助艾火的作用以御外邪，可使痈疽或消散或透托。

3. 灸材与施灸法　除用艾绒之外，还提出用桑木，"治诸疮毒，坚而不溃，溃而不腐，新肉不生，疼痛不止。用新桑木长七寸，劈指大，一头燃着向患上灸之，火尽再换，每次灸桑木五、六条，肉腐为度"。在具体的灸法运用上，陈实功积累了许多行之有效的外科灸疗方法，具体如下。

（1）灸治小腹痈　小腹痈，乃七情火郁，以致脾虚气滞而成。其患小腹漫肿坚硬，肉色不变。有热渐红者，属阳易治；无热不红者，属阴难治。初起七日以前，用艾当肿顶灸七壮，膏盖，首尾内服壮脾胃、养气血、行经补托之剂，可保终吉。如误用克伐攻利凉药者，败症必出。十全大补汤倍加参、芪、姜、附以救之。肉腐深陷者，玉红膏长肌收敛。又补托不应者，终久纵愈成瘘。

（2）灸治石榴疽　石榴疽者，乃少阳相火与外湿煎搏而成，其患生在肘尖上一寸是也。初起一点黄粟小疱，根便开大，色红坚硬，肿如覆碗，皮破泛出，叠如榴子，令人寒战，犹如重疟。初起即灸九壮，内服蟾酥丸发汗以解蕴毒；灸顶上，蟾酥饼贴之膏盖，焮痛处金黄散敷之，内服菊花清燥汤、琥珀蜡矾丸；烦躁热甚者，护心散、金液戊土丹。九日后，患上作脓稠黄，疼苦稍减，表里症退，饮食微进者，可保无虞，反此为逆。溃后元气虚弱、杂症相兼者，照痈疽调理法治之。

（3）灸治天蛇毒　天蛇毒，一名蛇头疔也，乃心火旺动攻注而成。其患指大肿若蛇头，赤肿焮痛，疼及连心，甚者寒热交作，肿痛延上，肿顶上小艾灸五壮，以雄黄散涂之，内服蟾酥丸发汗解毒，轻者渐消，肿者溃脓，甚则腐烂。破后肿仍不消者，以蟾酥条插入孔内膏盖自效；腐烂者，玉红膏搽之，虚而不敛者兼服补剂。

4. 论灸禁

（1）头不可灸　头乃诸阳之首，纯阳无阴之处，凡生疮肿俱有亢阳热极所致，如再加艾火使毒气炽甚，随后反加大肿，最能引动内痰，发之必死，面生疔毒亦然。

（2）肾俞不可灸　在于两腰脊傍，系内肾命根所系之处，此穴发疮，多因房劳素亏、肾水枯竭而成。若再加艾灸，火烁其源，必致内外干涸，多成黑陷，昏闷而死。

（3）元气虚不可灸　又有患者元气素虚，发疮多不高肿，其人体必倦怠，精神必短而昏，脉必浮散空虚数而不鼓，此内无真气抵挡火气，如灸之，其人必致错愦而死。常谓艾火不亏人，此言误之多矣，医者亦宜详察之。

陈氏用灸与神灯照法治脱疽医案："一客商右足次指生一紫疱，痒痛异常。次日，指甲俱紫欲黑，视之乃肝、肾二经之毒。彼曰：何别也？予曰：甲乃肝之余气，甲紫则肝受毒也；骨乃肾之余，肾伤则骨黑，此理甚明。彼又曰：何以致之？予曰：凡人劳疲筋力伤于肝，误服热药伤于肾。傍者曰：情实有此，因彼久居客旅，交结私妓，情怀最密，极力承奉，且夜并服兴阳细丸，期许常至，立交戏谑，有此二年矣。前言正中其病，此劳力、热药伤肾、伤筋之实也。其病尤险，欲辞不治。彼哀告客途欲得生返，再三求治，予又斟酌，先取妓者顶发十余根，拈线缠扎患指尽处，随将艾炷安于所扎上面紫色处。排匀三处，每灸七壮，各放蟾酥饼膏盖。次后胀痛相忍不舍，解去扎发，过夜一指皆黑，相量筋骨皮肉俱死，仍用利刀顺节取脱患指，乃冰冷恶物；预煎甘草汤浸洗良久，候瘀血稍尽，以止血散掺之，次日灸上紫色不退，恐其上延，又以神灯照法照之，候血散皮绉，旋合蟾酥丸料多加海羊研烂敷之，早晚二次，肿不复作，紫色变红，红色溃脓；外用生肌止痛、活血收敛之药。又熬参术地黄膏朝服接补真元，午服健脾药以回胃气，晚用金液丹以解药毒，如此调理三月而愈。"

二、铍针"开户逐贼"说

陈氏在外治方面主张针刀并用，以使毒外出为要，常用刀针清除顽肉死肌，疏通脓管，使毒外泄，即"开户逐贼"，尤以针法最为重要。如铍针切开排脓，《外科正宗·痈疽治法总论第二》曰："十日之间疮尚坚，必用铍针，当关头点破。凡疮十日以后，自当腐溃为脓；如期不作脓腐，仍尚坚硬者，此属阴阳相半之症。疮根必多深固，若不将针当头点入寸许，开窍发泄，使毒气无从而出，必致内攻也。倘内有脓，又便易出，此为开户逐贼之意也。"

铍针，"古人多用马衔铁为之，此性软不锋利，用之多难入肉，今以钢铁选善火候，铁工造之，长二寸，阔二分半，园梗扁身，剑脊锋尖，两边芒利，用之藏手不觉，入肉深浅自不难也。如脓深欲其口大，直针进而斜针出，划开外肉，口则大矣；喉针长六寸，细柄扁头、锋尖，刺喉脓血者皆善"。

铍针，古代九针之一，后人称剑针、铓针。《灵枢·九针十二原》说："铍针者，末为剑锋，以取大脓。"《灵枢·九针论》说"铍针，取法于剑锋，广二分半，长四寸，主大痈脓，两热争者也"。说明其针形如宝剑，针尖如剑锋，两面有刃，长四寸，宽二分半，主治痈疽脓疡，可以切开排脓放血。陈实功为外科大家，一切外科的痈疽疮疡等治疗离不了铍针，对铍针的运用得心应手，并积累了丰富的临床经验及行之有效的治疗方案。

1. "神妙拔根方"　治脑疽、发背阴证。初起不肿高、不焮热，灸不痛，其病将来难果，必致坏人。十日以前，用铍针当顶插入知痛处方止，遂用蟾酥条插至孔底，每日二条膏盖。三日后，另添插药，其根高肿作疼，外用神灯照法，助阴为阳。插、照七日，其疮裂缝流脓，至十三日，其根自脱。如日多根深蒂固不能脱者，铍针取之，内用玉红膏。不脱者自脱，不敛者自敛，此法百人百活，再无不愈者。

2. "小儿赤游丹针砭法"　歌诀："针砭法来针砭法，铍针头向患中插，箸头复向针上敲，敲出血来以箸刮。"具体方法是："小儿赤游丹毒，红赤焮肿，游走不定，须砭之。用铍针锋尖向患上，以乌木重箸在针上面击之，密砭去血多者为妙；血红者轻，紫者重，黑者死。砭毕温汤洗净，用干精猪肉缝大片，贴砭处一时许，方换如意金黄散，水芭蕉根捣汁调敷。"

此外，陈氏还常以挑治法治疗红丝疗、田螺疱等，《外科正宗·疔疮论第十七》记载："红丝疗起于手掌节间，初起形似小疮，渐发红丝上攻手膊，令人多作寒热，甚则恶心呕吐；迟者红丝至心，常能坏人。用针于红丝尽处挑断出血，寻至初起疮上挑破，俱用蟾酥条插入，膏盖，内服汗药散之自愈。"《外科正宗·田螺疱第一百二十二》曰："田螺疱，多生手足，忽如火燃，随生紫白黄疱，此脾经风湿攻注。不久渐大，胀痛不安，线针挑破，泄去毒水，太乙膏盖。挑破又生者，内服解毒泻脾汤可愈。"在当时外科普遍强调内治、淡化外治的风气中，陈氏坚持"开户逐贼"的主张具有革新意义。

三、火针、灸法应用经验

陈氏治疗痈疽除了善用灸法、铍针之外，还用火针"治疝气"，治"鱼口、便毒、横痃等证用行药不得内消者"。"夫鱼便者，左为鱼口，右为便毒。总皆精血交错，生于两胯合缝之间结肿是也。近之生于小腹之下，阴毛之傍结肿，名曰横痃，又名外疝是也。得之入房忍精，强固不泄，或欲念已萌，停而不遂，以致精血走动凝滞结而为肿。治当散滞行瘀、通利大小二便，九龙丹、山甲内消散是也。七日以后，服之根本坚固，恐其作脓，宜用火针法刺之亦妙；已出脓者，十全大补汤服之。庶易收敛。迟则恐生别症难愈"。其火针法有歌诀："火针之法由来异，胜如服药并奇治，将针一点破皮囊，肿消痛止随游戏。"方法是"用粗线针二条，将竹筋一头劈开，将针离分半许夹在筋头内，以线扎紧，用桐油灯盏内贮之；灯草五根，排入油内，点着用针蘸油烧红，向患顶重手刺入五六分，随出或血或脓，以膏盖贴，即得轻便，以后渐愈。虚者兼服十全大补汤完口"。

"茧唇用灸法"：茧唇乃阳明胃经证也。因食煎炒，过餐炙煿，又兼思虑暴急，痰随火行，留注于唇，初结似豆，渐大若蚕茧，突肿坚硬，甚则作痛；饮食妨碍，或破血流久则变为消渴、消中难治之证。初起及已成无内证者，用麻子大艾炷灸三壮，贴蟾酥饼膏盖，日久渐消。内证作渴者，早服加减八味丸，午服清凉甘露饮，以滋化源。日久流血不止，形体瘦弱，虚热痰生，面色鬶黑，腮颧红现，口干渴甚者，俱为不治之证也。

"偏坠灸法"：偏坠一名木肾。不疼不痒，渐渐而大，最为顽疾，有妨行动，多致不便。陈氏首列歌诀"偏坠灸法最多灵，晴日将来仰卧身，木肾尽头为灸穴，安来七壮自然平"，具体方法是："候取天晴……患者平身仰卧，取木肾子根下硬根尽处，以墨点记，用安豆大艾炷，三年之内灸七壮，年久者灸九壮、十一壮为止。内服木香补肾丸，戒食生冷，兼忌房事百日为妙。"

四、陈氏的学术传承与影响

《外科正宗》集明代以前外科成就之大成，对痈疽等100多种外科病证，从病因、症状、预后、治法及具体方药和手术等方面做了精当的论述，是集理、法、方、药、术为一体的具有实用价值的书，对后世医家影响颇大。300多年来，中医外科仍推崇其"内外并重，使毒外出为第一"的学术思想，王洪绪的温阳通腠、高秉钧的清热解毒，无不从陈氏的学术经验中得到启迪；该书编写体例采用通俗易懂的歌赋，便于记忆，《四库全书总目提要》称赞其"列症最详，论治最精"。

【阅读文选】

督脉经虚从项发，俗名对口故相称。对口者，生于项后而对前口者是也，但有偏正之不同。发于正者，属督脉所主；发于偏者，乃太阳膀胱所司。二者皆起于湿热上攻凝结而成也。督脉者，发疮虽正而反为易治。因督脉起于下，而贯脊行于上，故毒气得之，反能冲突高肿，使邪毒不致下流低陷，乃为外发，故多易治。膀胱者，发疮虽偏，而每为难治，盖膀胱之脉起于巅顶，贯项两旁，顺下而行，乃与疮毒交会下流，故疮多平塌；又太阳膀胱主司寒水，其质多冷多沉，故疮于此多难起发，形色多难红活，坚硬难溃，又易流注两肩、胸、项作肿，十五日外无脓者，必然变黑归阴，故多不治。俗呼以正为垂，以偏为轻，此皆庸说，不得其消息故也。治以黄连消毒饮主之，余皆降火、化痰、解毒、清心、托里为要也。

痈疽原委论第一（《外科正宗·卷一·痈疽门》）

【思考题】

1. 陈实功的痈疽用灸的特色是什么？
2. 陈实功对针灸学术发展有哪些贡献？

第十五节　张介宾

张介宾（1563—1640年），字会卿，号景岳，别号通一子，明代医学家，浙江会稽（今浙江省绍兴市）人。张介宾幼禀明慧，读书不屑章句，于经史百家无不考究，其父寿峰是定西侯客，兼通医理。受家庭影响，他自幼喜爱医学；13 岁时，随父游京师，不仅遍交奇才异能之士，而且又跟随名医金英（梦石）学医，后尽得其传；壮年时，曾游燕冀间，从戎幕府，到过河南、河北、东北等地区，积累了丰富的临床经验；因在官场成就不丰而弃戎就医，至 50 余岁，张氏返回乡里后悉心钻研岐黄之术，尤其对《素问》《灵枢》有深入研究，将《内经》分门别类，详加阐释，历时 30 载著成《类经》，其著作还有《类经图翼》《类经附翼》《景岳全书》《质疑录》等。

《类经》共 32 卷，其中卷七至卷九为"经络类"，卷十九至卷二十二为"针刺类"，还有"会通类"中有专论针灸一节；卷十四"疾病类"中也有十二经病候的记载等。《类经图翼》前一部分是五运六气，后一部分是经络针灸，并附图 79 幅，是张氏针灸学说的重点。《类经附翼》卷四为针灸歌赋。《景岳全书》在"杂证谟"论述各科 70 余类疾病的证治中，有 20 多类涉及针灸疗法。

金元以后，时医多崇尚河间、丹溪之学，而不善辨证，拘守成方，滥用寒凉攻伐；虽薛己等家温补理论已经兴起，然流弊未绝。张介宾学宗《内经》《难经》，博采诸家，既取法李杲、薛己温补脾肾理论，对河间、丹溪之说在批评之余，出于补偏救弊的需要，又提出温补学说。他把道家的精、气、神学说融为一体形成其一家之说。

一、重视经典研究

张氏十分注重经典，尤其注重《内经》的研究，对《内经》进行了校勘、分类、注解、考证等全面而深入的研究，写成《类经》。由于《内经》经文含义较深，文字古奥，解析中言而不能尽其意之处颇多。张氏采用图表形式编撰了《类经图翼》一书，内容丰富，图文并茂，除运气之外，附有经络针灸图表 79 幅，不但数量多，而且构图清晰，线条工整，造型生动逼真。

《类经图翼》广收前人文献，上自《内经》《甲乙经》《神农本草经》《备急千金要方》《外台秘要》，下至《乾坤生意》《捷法》以及针灸歌赋，无所不包。特别是其中的十四经穴主治收集了不少民间针灸验方，如鱼际穴："一传此穴兼经渠、通里，可治汗不出者，便得淋漓；更兼三间、三里，便得汗至遍身。"可见张氏既重经典又不限于经典。

张氏阐释针灸经文，并不限于解释词句，而能注重实践，结合临床进行发挥。如《论疝不当专属肝经病》指出："前阴小腹，乃足三阴、阳明、冲、任、督三脉所系，岂得独以厥阴经为言"，突破了《内经》的界限，扩大了针灸辨证论治范围。

张氏提出取穴用手指同身寸法时要根据病人的形态特点，与骨度分寸法结合使用，《类经图翼·卷三·经络一》中云："同身寸者，谓同于人身之尺寸也。人之长短肥瘦各自不同，而穴之横直尺寸亦不能一，如今以中指同身寸法一概混用，则人瘦而指长，人肥而指短，岂不谬误？故必因其形而取之，方得其当。"

在《类经图翼》卷三中，他对《灵枢》骨度进行了阐述，描绘了"仰人骨度部位图"和"伏人骨度部位图"，对周身骨部名称进行了解释说明，并将《灵枢·骨度》所载骨度按头部、胸腹部、背部、侧部和四肢部加以分类归纳，以便学者掌握。

二、"灸能开郁拔毒、助气回阳"说

张氏学宗东垣、立斋，初期亦尊丹溪之说，后提出"阳非有余""真阴不足""人体虚多实少"等理论，主张补益真阴元阳，慎用寒凉和攻伐之剂，临证常用温补法。《类经图翼·卷十一·

诸证灸法要穴》辑录了明以前几百个灸法验方，涉及内、外、妇、儿各科的几十种病证；《景岳全书·杂证谟》也记载了大量灸方内容，说明他对灸法的重视。

对灸法的作用，张氏在《类经图翼·卷十一·诸证灸法要穴》中说："凡用灸者，所以散寒邪，除阴毒，开郁破滞，助气回阳，火力若到，功非浅鲜。"他认为灸法有三大作用，一是行气活血，亦即疏通经络、宣通血脉、行气散瘀、开郁破滞。他在《景岳全书·卷十一·非风·论寒热证》中说："以艾治者，当随其急处而灸之，盖经脉既虚，须借艾火之温以行其气，气行则血行，故筋可舒而歪可正也。"二是回阳补气作用，亦即祛寒散邪、升阳举陷、温补脾胃。在《景岳全书·卷十一·伤寒厥逆》中，他主张"速灸气海数十壮，以复阳气"，"而治脱肛用百会"，乃"借火力以提下陷之气"。三是散风拔毒，如治疗痈疽，《类经图翼·针灸要览·外科》载："未溃而灸，则能拔散郁毒，不令开大；已溃而灸，则能补接阳气，易于收敛。"《景岳全书》还辑录了薛立斋治痈疽的大量文献，包括不少医案，用以说明灸法有良好的拔毒消肿作用。总之，这些作用都离不开温热、温补、温散、温升等几个方面。

张氏认为艾灸以温补为主，对热证反对用灸法，在《景岳全书·卷十一·诸证灸法要穴》中说："其有脉数躁烦、口干咽痛、面赤火盛、阴虚内热等证，俱不宜灸，反以助火，不当灸而灸之，灾害立至矣。"又《景岳全书·卷十一·非风·灸法》中，他认为"火盛金衰，水亏多燥，脉数发热，咽干面赤，口渴便热等证，则不可妄加艾火，若误用之，必致血愈燥而热愈甚，是反速其危矣"。

景岳注重温补，偏喜用灸，《景岳全书》还对一些灸法验方做了收录。如其"神仙熏照方"，就是把各种药末用棉纸包裹、麻油浸泡，然后点燃以熏照疮毒的特殊灸法，据称为孙道人所传。《景岳全书·卷六十四》中记载："毒邪炽盛，其势猛急而垂危者，则宜用熏照方，更胜于灸也。""神仙熏照方"实际上是一种药条灸，张氏详细介绍了具体的操作方法，《景岳全书·卷六十四》载："神仙熏照方：雄黄、朱砂、血竭、没药各一钱，麝香二分，上五味，研细末，用绵纸卷为粗捻，约长尺许。每捻中入药三分，裹定，以真麻油润透，点灼疮上，须离疮半寸许，自红晕外圈周围徐徐照之，以渐将燃收入疮口上……此药气从火头上出内透疮中，则毒随气散，自不内侵……熏罢随用后敷药。"这种灸治方法的应用，有助于疗效进一步提高。

三、张氏的学术传承与影响

张介宾对经典著作，尤其是《内经》进行了全面而深入的整理研究，其《类经图翼》专论针灸，内容丰富，是研究针灸的重要文献。在学术上他注重温补，推崇灸法，对某些疾病的治疗，他认为灸胜于药。张氏的针灸学术思想对今天的临床仍有指导意义。任应秋教授说"明代医家，根底较深者，首推张介宾"，事实确是如此。由于张氏一方面有多个学科的丰富知识，同时又有丰富的临床经验。他不仅在中医基本理论方面很有研究，而且在临床治疗方面亦颇有造诣，成为明代的医学大家。纵观其论，能看出他的学术思想受《易》《内》二经的影响较深，同时和宋元各家学派关系密切。他认为医学的内容虽极丰富，但从研究理气阴阳入手，就能从根本上掌握中医的理论和辨证施治的医疗原则。这些思想在《类经图翼》中表现得很清楚。

余姚大文学家黄宗羲于《南雷文定前集》卷十为之作传曾说："是以为人治病，沉思病原。单方重剂，莫不应手霍然，一时谒病者，辐辏其门，沿边大帅，皆遣金币致之，其所著《类经》，综合百家，剖析微义，凡数十万言，历四十年而后成，西安叶秉敬，谓之海内奇书"，充分说明张氏学经两富的成就。

【阅读文选】

凡用灸者，所以散寒邪，除阴毒，开郁破滞，助气回阳，火力若到，功非浅鲜。故古人灸法，有二报、三报，以至连年不绝者，前后相催，其效尤速，或自三壮、五壮，以至百壮、千壮者，由渐而增，多多益善也。然灸头面者，艾炷宜小，亦不宜多，灸手足者稍倍之，灸腹背者又倍之。若上下俱灸，必须先上而后下，不可先下后上也。凡用火补者，勿吹其火，必待其从容彻底自灭，灸毕即可用膏贴之，以养火气，若欲报者，直待报毕贴之可也；用火泻者，可吹其火，传其艾，宜于迅速，须待灸疮溃发，然复贴膏，此补泻之法也。其有脉数躁烦、口干咽痛、面赤火盛、阴虚内热等证，俱不宜灸，反以助火，不当灸而灸之，灾害立至矣。图翼四卷，有针灸诸则，所当并察。

诸证灸法要穴（《类经图翼》卷十一）

【思考题】

1. 张介宾在针灸经典研究上的贡献是什么？
2. 如何理解"灸能开郁拔毒、助气回阳"说？

第十六节　龚居中

龚居中，生活在16～17世纪，字应园，别号如虚子、寿世主人，明代医家，豫章云林（今江西省金溪县）人，江西省历史上十大名医之一，生前曾任太医。他一生精研医学，对内、外、妇、儿科均有所长，尤精于诊治肺痨。龚氏著有《红炉点雪》《外科活人定本》《外科百效全书》《女科百效全书》《幼科百效全书》《小儿痘疹医镜》《福寿丹书》等书。其传世医著以《红炉点雪》最负盛名。

《红炉点雪》原名《痰火点雪》，书前面邓志漠题写的序中有"深探隐微，穷尽玄变，一团生气，浮于纸上，所谓红炉飞片雪，龙虎自相随"之赞评，后世认为"红炉飞片雪"一句话较为雅致，遂将"痰火"改为"红炉"。本书是讨论虚损痨瘵的专书，全书共四卷，卷四为灸法及气功法。龚氏在《红炉点雪》中论证了肺痨的多种病因、临床表现以及辨证施治的治疗方案，最后提出了预防保健性"痰火灸法""却病要诀"及"静坐功夫"（气功疗法），体现了他未病先防的思想。龚氏是一位推崇灸法治痨瘵的专家。

一、"痰火灸法"说

龚氏认为痨证主要由"火炎痰聚"所致，以痰火立论，推崇灸法治痨，在卷四有《痰火灸法》一节。考其"痰火"，实指痨瘵，即肺痨，与今天的肺结核病相类。由于当时这种疾病广泛流行，病情酷厉可畏，人多谈痨色变。故书中不直称痨瘵，而名之"痰火"，"痰火者，痨瘵之讳名也"。对于痰之本源，龚氏认为肾中真水真阴，有形有质，亡血夺精，必致真水亏乏，真阴虚损，肾阴既虚，"则相火随炽，壅迫津液为痰"。

龚氏对痨瘵以水亏火炽金伤立论，提出益水清金降火的治疗原则。他极力提倡灸法，认为艾灸的功效是多方面的，《红炉点雪·卷四》说："灸法去病之功，难以枚举，凡寒热虚实，轻重远近，无往不宜……谚云：火有拔山之力，岂虚语哉！若病欲除其根，则一灸胜于药力多矣。"

对于灸法适应证，龚氏认为"肌肉尚未尽脱，元气尚未尽虚，饮食能进"之能承受灸时痛楚的人，可以进行灸疗。病人在灸后调理月余，则病自除而体自充。如果病人身体比较虚弱，呈现元气虚极之象，并且饮食不能进，也不能承受灸疗时的灼热疼痛的病人，"病本自剧，倘灸后病不得起，不惟无益，必反招病家之怨之，至嘱至告"（《红炉点雪·卷四》）。

对艾灸的禁忌和调理，该书记载："灸之后，古人忌猪鱼热麦生酒，动风冷物，鸡肉最毒。而今灸疮不发。用小鸡鱼食之而发者，所谓以毒而攻毒，其理亦通。亦宜少用为佳。"又云："凡灸后切宜避风冷，节饮酒，戒房劳，喜怒忧思悲恐等七情之事，须要除之，可择幽静之居养之为善。"

二、发灸疮说

龚氏不但阐述了艾灸的治疗原则、适应证和禁忌证，而且还论述了促发灸疮的方法。他在《红炉点雪·卷四》中云："凡病之沉痼者，非针灸不解，其病欲除其根，非药力所能除，必借火力以攻拔之。"又云："凡艾灸，须要疮发，所患即愈。不得疮发，其疾不愈。《甲乙经》云：灸疮不发，用故履底灸令热，熨之，三日而发。今有用赤皮葱三五茎，于微火中煨热，熨疮十余遍，其疮三日自发。亦有用麻油涂之而发者，亦有用牙皂角煎汤候冷，频频点之而发者，恐气血衰，有宜服四物汤滋养者，不可一概而论。灸后务令疮发，乃去病也。"

龚氏在《红炉点雪》中提到，但凡要治疗痰火骨蒸痨瘵、梦遗盗汗传尸等证，宜灸四花六穴、膏肓二穴、肾俞二穴、肺俞二穴、足三里二穴、手合谷二穴或膻中穴。其中四花六穴，指患门二穴和四花四穴，相当于心俞、膈俞、胆俞，初灸七壮，累灸至百壮，灸疮愈后，可依前法复灸至百壮。又在《红炉点雪·卷四》中提出"凡灸此穴，亦要灸足三里以泻火气为妙。若妇人患门穴难以量准，不若只取膏肓穴灸之，次灸四花穴，亦效"。不但阐述了施灸的穴位，还表明了艾灸的方法，并说明很多人使用此法无效，其实是取穴失真的缘故，因此在书中记载定四花六穴和各个灸疗要穴的方法。

三、龚氏的学术传承与影响

龚氏认为痰火一病欲除其根，非药力所能除，必借火力以拔之，从实践中总结出凡痰火宜灸的学说。龚氏用灸的独到见解，是长期临床实践的经验总结，对热病用灸有积极的指导意义。如王氏报道用灸法治疗肺结核 53 例，结果显示对肺结核的全期（进展期、好转期、稳定期）均有明显的临床疗效。其治疗方法：取膏肓（双）、三阴交（双）、膻中为主穴；每次治疗每穴灸 9～15 壮，每天治疗 1 次，15 天为 1 疗程；对病程久、病灶难以吸收者，可施瘢痕灸 [王进喜. 灸法治疗肺结核 53 例临床观察. 针灸临床杂志，1994，10（3）：52]。

许多医家用灸法治疗痄腮、痈、疮等热病均取得了良好的疗效。如蔡氏对 80 例褥疮患者用艾条温和灸为主，配合药物局部外涂治疗，经 20 天观察，治愈 70 例，进步 6 例，无效 2 例。该法治疗褥疮有见效快、疗效高、痛苦小、经济方便等优点 [蔡晓刚. 以艾条温和灸为主治疗褥疮. 北京中医药大学学报（中医临床版），1995，（1）：44]。可见龚氏的热证用灸说对扩大灸法的应用范围、提高某些疾病的疗效具有重要意义。

【阅读文选】

窃谓人之一身，隐僻奇异等疾，轩岐议究已备，华佗内照无遗矣。然攻病之法，每以针拔为言，而其药饵之中，殊未言及，何也？盖古人立法，病之轻浅者，则以丸散饮汤调治之。病之沉痼者，非针灸不解。以其针有劫夺之功，第今之针法，得妙者稀，且见效少。若虚怯之体，倏致夭绝者有之，若灸法去病之功，难以枚举。而其寒热虚实，轻重远近，无往不宜。盖寒病得火而散者，犹烈日消冰，有寒随温解之义也；热病得火而解者，犹暑极反凉，犹火郁发之之义也；虚病得火而壮者，犹火迫水而气升，有温补热益之义也；实病得火而解者，犹火能消物，以实则泻之之义也；痰病得火而解者，以热则气行，津液流通故也。所以灸法不虚人者，以一灼谓一壮，以壮人为法也。若年深痼疾，非药力所能除，必借火力以攻拔之。谚云：火有拔山之力，岂虚语哉？若病欲除其根，则一灸胜于药力多矣。但医必择其素熟经络穴道者乃可，不尔，则差之毫厘，谬之千里，非徒无益，而反害之。岂以人命若草菅耶？然火之功用，固有生髪之妙，必其人肌肉尚未尽脱，元气尚未尽虚，饮食能进者，乃能任此痛楚，灸后调理月余，则病自除，而体自充。况假此一灸，使病者有所禁戒警惕，自能如法调理，是以一举有两得之妙。若肌体尪羸，元气虚极，饮食不能进，则亦不能禁此燔灼，病必日剧，倘灸后病。

痰火灸法（《红炉点雪》卷四）

【思考题】

1. 龚居中痰火用灸的依据是什么？
2. 龚居中的灸疗痨瘵的方法对今天治疗肺结核有何意义？

第十七节　龚廷贤

龚廷贤（1538—1635 年），字子才，号云林，别号悟真子，明代医家，江西金溪人，曾任太医院吏目。其父龚信，字瑞芝，号西园，精医术，曾任太医院御医。其弟廷器，子侄懋坚、懋官，均为医官。廷贤幼习举子业，后从父学医，云游南京、河南、北京等地行医，"声名烨烨播京师"；值中原疫病流行，活人无算；著有《寿世保元》《万病回春》《种杏仙方》《云林神彀》《医林状元济世全书》《小儿推拿秘旨》《杂病赋注解》《诊断治要》《救急神方》《神彀金丹》《鳌头复明眼方外科神验全书》《痘疹辨疑全幼录》《鲁府禁方》《本草炮制药性赋定衡》《医学准绳》《秘授眼科百效全书》等，此外还续编了他父亲龚信所著的《古今医鉴》。

龚氏注重临床，其著作中的中医基础理论内容较少，而对各科病证的治疗验方疗法则论述颇多，故有较强的实用性。书中间涉针灸内容，而论述灸法则占十之八九。其学术贡献如下。

一、熏脐、蒸脐、温脐说

脐即神阙穴，是常用的保健强壮穴之一，多用以治卒中、昏厥以及消化、泌尿生殖系统病证。古人列为禁刺穴，故临床均于此穴用灸或药物敷贴治病。龚氏温脐用到了熏、蒸、灸、熨、药物敷贴诸法；选穴有时也扩大到脐四周，如气海、关元等。其法主要有隔药熏灸温脐法、隔药熨热温脐法、烘炒加揉温脐法、膏药温脐法。学说方法各异，主治不同，而温脐则一。

1. 隔药熏灸温脐法　《万病回春·补益》节载"彭祖小接命熏脐秘方"："脐与母气相通……剪脐落地，犹恐脐窍不闭，有伤婴儿之真气，随用艾火熏蒸其脐……壮固根蒂……却除百病……每年中秋日熏蒸一次，却疾延年……用荞麦面水和捏一圈，径过寸余，如脐大者三二寸。内入药末（乳香、没药、煅鼠粪、青盐、两头尖、川续断、麝香共为末），用槐皮一块，去粗皮，止用半分厚覆药之上，如豆大艾炷灸之，百脉和畅……冷汗如雨。久之觉饥，再食再灸，不可令痛……灸至行年岁数为止。有病者连日灸之，无病者三日一次，灸至腹内作声作痛，大便有涎沫等物出为止……凡灸之后，容颜不同，效应可验。"详述了施灸方法、程度与目的、应用药物、灸后反应、作用机理、主治病证等，指出此法主要功能是保健防病（如预防新生儿破伤风等）、延缓衰老、培本延年，乃因灸脐能保护真气、壮固根本、温通经络之故。

龚氏温脐，并非单纯用于防病保健，有时也用于临床治疗，如书中"蒸脐"法治"中寒"，乃用麝香、半夏、皂荚末填脐，上盖姜片，灸二七壮；并灸气海、关元二七壮，使热气通于内而阴退阳复。又治腹中有积、大便结、心腹痛、泄泻肠鸣，用巴豆捣为饼填脐，于其上灸三至百壮，以效为度。有时仅用食物之类涂脐、填脐后施灸。如治阴证四肢厥冷、肾囊缩入（缩阳），用蒜片擦脐后以大艾炷施灸；霍乱用盐纳脐中后灸七壮等。有时并不单用神阙，也用到脐周穴，如上述缩阳证灸脐后，再于脐上下左右各八分、四分处灸五壮，并加灸龟头、马口；又如治阴证于气海、丹田、关元灸二七壮，至手足温暖、脉至汗出为止。

2. 隔药熨热温脐法　治二便不通，先用麝香、硫黄填脐，再将葱白切片盖其上后取热熨斗熨之，使热气入腹以通阳则便通。

3. 烘炒加揉温脐法　治小儿二便不通法，用葱、姜、盐共为末，烘热后贴脐；治中寒"揉脐法"，以吴茱萸、麸皮、盐炒热加揉腹部。

4. 膏药温脐法　用"狗皮膏"贴脐治痢，方用乳香、没药、木鳖子、杏仁、桃柳枝、麝香、黄丹制成膏药；又有"泻痢膏"，则用赤石脂、诃子、罂粟壳、干姜为末，加龙骨、乳香、没药、麝香、黄丹等熬膏贴脐。此借辛香温热走窜药性以代灸。

二、诸病附灸

龚氏对用灸情有独钟，《万病回春·凡例》云："灸法余取素所经验者，附于方末，以便采用。其未试者姑已之。"表明书中收集的灸法，并非仅仅是文献抄录，而是均已验证者。《寿世保元》卷首亦有类似说明；卷末附有灸法专论，对灸法选穴、艾炷大小及壮数、点火法、减轻灸时疼痛法、灸疮、灸后调摄等做了较系统的论述。特别是其中首现"晕灸"概念及预防处理措施，是其独到之处。

龚氏多用艾炷灸，灸的选用部位特殊，如"心痛"灸肘后酸痛处、脐风取腹部青筋头等。举例如下。

翻胃：灸肩井三炷神效；或灸膏肓百壮，膻中七壮，足三里七壮。

咳逆：灸乳根七壮，效如神；或灸气海三五壮，亦效。

青筋：乃一种临床体征。龚氏认为可见于许多病证，如精神恍惚、恶心呕吐、头目昏眩、心腹刺痛及胁肋腰背痛、头痛、面青唇黑、百节酸痛、麻痹不仁、手足厥冷等属于瘀阻经络的患者。他认为对用砭刺阿是加针曲池而愈者，可于"青筋"出血眼上用新黑驴粪涂之再灸一壮，可"永不再发"。

阴证腹痛：于小指外侧上纹头，用小豆大艾炷灸三壮。

痔漏：用"隔矾灸法"，以皂矾一斤，穿山甲一钱，木鳖子二钱半，乳香、没药各钱半为末，冷水调作饼，贴疮上灸三四壮；灸毕再用皂矾、知母、贝母、葱煎水熏洗。

牙痛：诸药不效者，用艾炷如小麦灸"耳当"（耳门穴）立止。

心痛：先温服香油半盏；再用艾入水粉揉烂为炷，于肘后酸痛处，每处灸五壮，痛立止。

脚青疙瘩、肿毒骨痛：用独蒜片放患处灸二壮，再换蒜再灸，至愈。

小儿腹胁癖块：脊侧有血筋（似指血管显露）发动处两穴（称癖根），用铜钱三枚叠穴上，取艾灸孔中七壮，疮发效。

偏坠气痛（疝）：先用蓖麻打烂贴囟门；再令患者两脚合掌，于中趾缝处以小麦大艾炷灸七壮，立效。书中并载一验例。

脐风：脐部现一青筋，静脉显露上行腹中分岔，用灯火烧其青筋头，加灸中脘三壮。

此外，尚有治横生逆产、痈疽、下血无度、破伤风、狂犬伤、疠风、泄泻诸验方。

从上述附方中可见：①龚氏多用艾炷灸，与今之习用艾卷灸者有异。艾炷灸有无特殊功能，值得探讨。②灸的选用部位特殊，用十四经穴较少，如"心痛"灸肘后酸痛处、脐风取腹部青筋头等，应是经验之谈。③必要时配合药物外用或内服。

灸法而外，龚氏并非绝不针刺，如前述治"青筋"用针刺患处出血；治中风不省人事，认为仓促之际可用指掐水沟，或用三棱针刺中指爪甲角、十井穴去恶血，或刺合谷穴等。《万病回春·卷五·口舌门》载一医案称，一人舌痛，用针刺舌尖及两旁出血杯许，三次加药而愈。

三、龚氏的学术传承与影响

龚氏的灸法保健说源于《灵枢》中"灸则强食生肉"和"阴阳皆虚，火自当之"，以及孙思邈"凡入吴蜀游宦，体上常须三两处灸之"的记载，也与王执中提出的"若要安，丹田（即气海、石门、关元）三里常不干"、窦材所说灸脐下可"健体轻身无病患"之说有关。王、窦二氏在其著作中，将单用下肢穴改为脐下穴，并列举验例谓一八旬老人与另一九旬老翁，灸后"精彩腴润"、体格健壮，对龚氏学说形成当有重要影响。特别是较早于龚氏且同属江西"盱江医学流派"的名医李梴在其1575年问世的《医学入门》中载有"炼脐"法，再将选穴由脐下改为脐中，对龚氏影响更大。因李氏注明"炼脐法"乃"盱江吴省斋公赠"，盱江在江西广昌，流经李氏故乡南丰与龚氏故里金溪，三县一江，为学术沟通提供了便捷条件。龚氏的"熏脐""蒸脐"法虽与李氏"炼脐"不尽相同，但基本方法与内容等甚为类似，明显反映了其学术传承轨迹。当时还有张景岳在1615年问世的《类经图翼》中对温脐法也推崇备至，谓一卒中昏厥者，艾灸脐中而苏，并说"灸至二三百壮，不惟愈疾，亦且延年"，也表明龚氏这一学说渊源有自，流布甚广。

龚氏灸法保健说的现实意义：①从理论基础看，中医学认为灸法长于补阳助阳，窦材指出"阳精若壮千年寿"，张景岳也称"阳强则寿，阳衰则夭"。再看其所用腧穴，又与脾肾等重要脏器密切相关，有较强的培补先天之本与后天生化之源的作用，故用灸之所以有预防保健之功应是理由充分。其次，现代实验结论也已揭示了用灸有提高机体免疫力、促进新陈代谢、改善微循环等效能，显然也是有力佐证。②从临床实践依据看，历代验例甚多，言之凿凿，当非子虚乌有。③还有对国外的影响，其法很早传入朝鲜，在1613年问世的《东医宝鉴》中亦载"炼脐"说，并盛称其保健却病之功。传入日本后，在代田文志《针灸临床治疗学》中也有不少灸三里获效的案例，足见龚氏学说理论实践依据充分，应用价值可信，开发前景乐观。

至于龚氏重灸，似与当前用灸出现边缘化趋势有明显反差，以《中国针灸》发表的论文为例，如与用针比较，其用灸比例不足十之二三。究其原因，关键是对灸法的优势认识不足之故，当然也与操作费时费力、烟雾呛人难耐等有关。然而这些问题，应是可以逐步解决的。应当看到，近年用灸有不少可喜成果，灸法的能量正在不断释放，如《中国针灸》载麝绳灸治肢端麻、温通药灸治颈椎病、电热隔药灸对老年性激素影响、熏灸神阙治男性性功能障碍、麦粒肿灸治脾虚泄泻、隔药饼灸治耳鸣、隔蒜与鳖甲灸至阴等矫正臀位妊娠等疗效可观，可看作是对龚氏灸法的继承与发扬。

【阅读文选】

余读父书，往往欲寿一世而未能也。间尝窃取岐、黄、仓、越、刘、张、朱、李诸家之秘旨，经验之良方，汇成五书，曰《古今医鉴》，曰《万病回春》，曰《种杏仙方》，曰《云林神彀》，曰《鲁府禁方》，业已灼灼于世。

虽然医妙无穷，其间标本异治，虚实瞬易，损增互换，歧中之歧，变外之变，胶古不得师，心又不得失，岂五书所能竟哉！近来倦游家居，睹闻觉日益多，练觉日益熟，乃采掇名藩之异授，内府之珍藏，宇内士夫之所家袭，方外异人之所秘传，间亦窃附己意，发诸前人之所未发，参互勘验，百投百效者，分门别类，汇次成编，命曰《寿世保元》，以示大全，于以补诸书之缺。夫人之一身，有元神，有元气，神官于内，气充乎体，少有不保，而百病生矣。余谬为《保元》云者，正欲保其元神，常为一身之主，保其元气，常为一身之辅。而后神固气完，百邪不能奸，百病无由作矣。

如世道之在浇漓者，则用劝世歌砭而规之，使天下后世之人咸跻于仁寿之域，故曰《寿世保元》即调元也。调元者，宰相之事，而窃取为名，高哉噫嘻！余，放民也，遨游湖海，涉迹燕赵梁豫之间，辱王公缙绅，谬为恭敬，盖四十祀于兹。曩鲁藩君候与余为准南八公之交，却其千金之酬，又颜其匾而赠之，命曰："医林状元。"以余俟俩子不获，致青云居。尝空语奇字，扁以荣衔。若谓经术有元，业术亦有元，余幸窥杏林之一斑，或者亦夺方伎之一元乎，然非余意也。书成而付剞劂氏，要亦备养生之短钉云尔，何敢与《青囊》《肘后》争埒，而用文以自点也。

自叙（《寿世保元》）

【思考题】

1. 简述龚廷贤的熏脐、蒸脐、温脐的学术渊源。
2. 龚廷贤的熏脐、蒸脐、温脐说对今天临床有哪些意义？

第十八节　凌　云

明代针灸学家凌云，字汉章，号卧岩，归安双林（今浙江省湖州市双林镇）人，生卒年月不详。依据《明史·方伎传》称"年七十七卒于家"和明孝宗弘治年间（1488—1505 年）曾奉诏进京而授太医院御医等其他资料，可考知凌云生卒之年为 1443—1519 年。

凌氏的针灸原著都已亡佚，如《经学会宗》《子午流注图说》《针灸内篇》和《流注辨惑》等，现存有《经学会宗·图歌篇》残卷、经后世整理编纂的《卧岩凌先生得效应穴针法赋》、抄本《凌云汉章针灸全书》（又称《集英撮要针砭全书》）等。

凌氏针法，据《浙江通志》载，其嫡传弟子聂莹能准确地厚衣取穴，且不介意钱帛，人称"神医"。凌氏后人传承其业的甚多，从明至清代光绪年间，计有十三代，保留了其特色，形成了比较明显的家族针灸派系。《归安县志》及《遂初堂文集》称，其后人中的凌瑄、凌千一、凌声臣、凌贞侯等均名噪一时，留存有《针灸秘要》《针灸集要》等著作。据《清代名医医案精华》载，道光二十九年，凌氏十三代孙凌奂曾在湖州用针治愈了不少霍乱患者，赢得了很高的声誉，可见凌氏针法流传之绵长，影响之深远。

一、沿皮透刺说

凌氏对透刺有突出贡献，元代以前这方面的文献记载较少，元代王国瑞在《玉龙歌》中提到透刺针法"头风偏正最难医，丝竹金针亦可施，更要沿皮透率谷，一针两穴世间稀"。凌氏主张多用透刺，直刺宜浅、横刺可深。其直刺宜浅，横针可深的沿皮透刺法，为凌氏针法之特色，与一般针灸著作中直刺为深刺，斜刺、横刺为浅刺的概念不同。其具体应用不仅限于面部、任脉，还用在四肢、胸背等处。如针支正穴，"针一分，沿皮向前一寸"；针乳根穴，"针一分，沿皮向后寸半"；针中府、云门穴，"针一分，沿皮向外一寸半"；针背俞穴也均用"针一分，向外寸半或平针三分"等。这为后世针刺的发展开拓出了更广阔的天地。

《循经考穴编》反复引"凌氏"之说，经考证该书确实问世于凌云之后不久，因此也能证明凌氏在此领域的成就。如论颊车穴，"凌氏，刺一分，沿皮向下透地仓"；论风池穴，"凌氏，带斜刺一寸，如八字"；论阳陵泉穴，"凌氏，横针一寸五分"；论阳关穴谓："凌氏针法：此与膝关与委中三穴，刺之须使针锋相向为妙"；论丘墟穴，"凌氏云：针带斜或透申脉"等。凌氏已将针刺技术发展到相当高的境界，大大扩充了有关针刺沿皮透刺和针刺方向等理论，对现今临床仍有重要的参考价值。

二、得效应穴说

所谓"得效应穴"，即凌氏在窦汉卿《流注通玄指要赋》所用腧穴的基础上加上的配穴，称为"应穴"。有抄本《卧岩凌先生〈得效应穴针法赋〉》传世，经原江苏省中医学校《针灸学》转载后，流传渐广。此学说受《玉龙经》的启发颇多，因为在《玉龙歌》中提到"穴法相应"有37组穴，此赋则有45组穴，与前相同者12组穴。实际上此学说就是凌氏针灸配穴的经验总结，但并不是完全独创，而是在窦氏用穴的基础上进行组合和扩展的。

凌氏所谓"得效应穴"，一种情况是将《玉龙歌》所载的原来用穴互相组合成一对。如将原治脊臂强痛的水沟与治腰脚疼的委中组合在一起，上下相应，用来治疗腰急性扭伤；将治头晕目眩的风池与治眼痛的合谷组合在一起，远近相应，用来治疗头目疾患；将治风伤项急的风府与治头项强的承浆组合在一起，前后相应，用来治疗颈项落枕；将治腰疼的肾俞与治腰脚疼的委中组合在一起，远近相应，用来治疗腰连腿痛等。还有不同于《玉龙歌》者，如将治两臂难任的肩井与治脊间心后的中渚组合成上下相应的一组；将治头疼不忍的丝竹空与治头晕目眩的风池组合成前后相应的一组；将治肩背病患的手三里与治脊间心后的中渚组合成远道相应的一组；将治头项痛的后溪与治头项强的承浆组成上下相应的一组；将治眵昧冷泪的头临泣与治脑昏目赤的攒竹组合成邻近相应的一组等。

另外一种情况是凌氏自己的经验总结，一般是四肢穴与躯干穴的组合。如治胃翻心痛的劳宫，加应穴章门；治腹胀的内庭，加应穴水分；治心胸痛的大陵，加应穴中脘；治五劳羸瘦的足三里，加应穴膏肓等。还有邻近相应的组合，如治行步难移的太冲，加应穴丘墟；治股膝疼的阴市，加应穴风市；治小腿转筋的承山，加应穴昆仑；治鼻塞的迎香，加应穴上星；治耳闭的听会，加应穴翳风等。另外的如远近相应的组合，治胁下肋边的阳陵泉，加应穴支沟；治心性呆痴的神门，加应穴太冲等。

凌氏的得效应穴说，虽受前人的启发，但不囿于前人，出于窦氏用穴之外者已有24穴。可以说，凌氏这一学说是对其以前针灸配穴的一次高度总结。这些应穴不少已成为临床常用配穴，为针灸临床配穴提供了重要的参考，具有一定的现实意义。

三、重针感，精补泻

众所周知，针感是针刺治疗成败的关键因素。那么什么是针感呢？窦汉卿《标幽赋》提出了"轻滑慢而未来，沉涩紧而已至……气之至也，如鱼吞钩饵之沉浮；气未至也，如闲处幽堂之深邃"的认识，但这一论述只是医者持针指下的感觉，病人受针的感觉古代以来的论述却很少。而我们现在常将针下出现酸麻重胀作为针感（得气）的重要标志，主要是指病人的感受，凌氏在这方面独具慧眼，非常重视。

据汉章后人凌声臣所传的《针灸内篇》记载，凌氏认为"针灸之道，治法有三，风病则痛，寒病则酸，湿病则肿，如酸痛相兼，风寒两有之疾"，"凡针入穴，渐次从容而进，攻病者，知酸知麻知痛，或似酸似麻似痛之不可忍者即止。至面部任脉不现此种情形，又有不二之法，横斜可深，直插宜浅，斜不过一寸，直不过五分。然非目击临应而不能。病者宜知酸、麻、痛则病浅，易治，针入不觉者病深，难疗。用针之法，针入穴少（稍）停，须运动其针"。可见凌氏针法，主张进针宜缓而渐次深入，并务求有似酸似麻的针感。凌氏精于针法，其对针感的重视可能是其中一个重要的因素。这也体现出凌氏高人一筹之处，因为针感对于针刺疗效有决定性的作用。因此，重视针感，特别是患者的感受，对针灸临床提高疗效具有重要的现实意义。

凌氏还精于补泻，多施用捻转法，以左转为补、右转为泻。针刺补泻自《内经》肇始，经金元时期的发展，至明代已鼎盛，流派纷呈而各有所长。《针灸内篇》载："《神应经》补泻与双林派口传正相合，余从先生临证以来，患者遵是法补泻无不效验如神，此乃至秘也。"但凌氏左补右泻的定式，与《神应经》中席弘派针法注重得气而多用搓捻动摇手法，补泻手法以左补右泻为基准，且据肢体左右而施相反的捻转来补泻有所不同，值得商榷。凌氏还主张"用三度停针入穴"的分层施行补泻的方法，如"补者三飞一退，慢提紧按，留针以待针下微暖而退针，急扪其穴；泻者一飞三退，慢按紧提，留针以待针下微凉而退针，摇大其孔，不闭其穴"。此与烧山火和透天凉手法是一致的。不但在补泻方面，凌氏有独特的认识和丰富的经验，他还强调补泻时须多用捻转以达到一定的刺激量，如"转针千遭疾自消"，"重搓数十把针扶，战提摇起向上使，气自流行疾自无"，"收祛邪之功在乎然指"，可见当时凌氏对手法量学已经非常重视。

四、临床治验

1. 辨证精妙，施针如神　《明史·凌云传》中记载凌氏的针灸医案达10则，反映凌氏作为国医的巨大影响。如凌汉章治"里人病嗽，绝食五日，众投以补剂，益盛。凌曰：此寒湿积也。穴在顶，针之必晕厥，逾时始苏。命四人分牵其发，使勿倾侧，乃针，果晕厥。家人皆哭，凌言笑自如，顷之气渐苏，复加补始出针，呕积痰斗许，病即除"。最为神奇的是凌氏竟然还预见到针后该患者必见晕厥，且"复加补"而愈，可谓治效如神，不愧为针灸大家！

又如治"金华富家妇，少寡，得狂疾，至裸形野立"，凌氏认为"少寡欲火炽致发狂，是谓伤心，须正其心"，乃"令二人坚持之，用凉水喷面，针其心，补泻兼施，不逾时，狂病顿除"，同样体现出了凌氏高超的辨证技巧和针刺技术。

2. 明辨虚实，补泻精当　凌氏注重补泻，运用精熟。《明史·凌云传》载："有男子病后舌吐，云兄亦知医，谓云曰：此病后近女色太蚤也。舌者心之苗，肾水竭不能制心火，病在阴虚，其穴在右股太阳，是当以阳攻阴。云曰：然。如其穴针之，舌吐如故。云曰：此知泻而不知补也。补数剂，舌渐复。"本案可看出凌氏技高一筹，其认为病证有虚实，针法有补泻；而欲知针法之补泻，必先知病证之虚实也；只有明辨虚实后施以相应补泻，才能事半功倍。

3. 针刺催产经验　针刺催产，古代验案甚多，凌氏也有验案流传。《高坡异纂》中载："……尝至常熟，偶寓东海汤礼家。早起，闻其邻徐叔元家哭甚哀。往问之，乃其子妇以产难死。叔元以为不祥，将舁付火葬。汉章急止之，命其夫发棺，探胸前尚微温，出针下数穴，良久子下，妇得生。"高武在《针灸聚英》中认为是针刺巨阙。此例针刺催产之案，凌氏针后下胎，有"起死回生"之效。可见凌氏在发挥针刺治疗急症方面也有极高的水平。

4. 针刺治阳痿 清代《锡金织小录》卷八载："凌云，针术甚神，其婿某商于外，好游妓馆。既归，将复他出，来别翁婿。云为诊其脉曰：吾为子针，方得无事。遂针之，婿至旧游地，宿妓馆，阳不能举，大惊。服药终不效，以为将真有大病，遂收其资本而归。叩妇翁复诊，云笑曰：当复为子针之，针毕归而阳复举矣。"此案针毕即起效，足见凌氏针法之神奇，经验之丰富，可惜其没有具体的描述。汪机《针灸问答·自序》载："客有过余者，坐间语及针灸，盛称姑苏之凌汉章、六合之李七户，皆能驰名两京，延誉数郡。"

五、凌氏的学术传承与影响

由于凌氏的完整原著都已亡佚（仅存残卷，如《经学会宗·图歌篇》等），所以凌氏的学术思想和临证经验，只能从其后人著述、正史及诸多稗官野史中窥其一斑。特别是作为《二十四史》之一的《明史》名医传记中，较为罕见地竟载入其 10 则之多的验案，可为明鉴。凌氏最大的贡献就是在前人的基础上大大扩充了有关针刺沿皮透刺、针刺方向的应用。其法在相当多病证的治疗上，都收到了良好的疗效，留下了宝贵的经验。凌氏的学术成就对后世产生了很大的影响，其后人的绵长传承就是最好的证明，至今临床仍然在应用和发展。

【思考题】

1. 凌氏沿皮透刺有哪些内容？
2. 凌氏对针刺方向是如何认识的？
3. 如何理解凌氏的"得效应穴"？

扫一扫，查阅本
章数字资源，含
PPT、音视频、
图片等

清代，中医学理论和实践经过长期的历史检验和积淀，已臻于完善和成熟。无论是总体的理论阐述，还是临床各科的诊治方法，都有了较完备的体系，其疗效在当时的条件下是卓著的，比如郭志邃、王士雄等对温病治疗采用的刮痧、放血等疗法，与世界各国医药状况相比有其独特的先进性。这一时期对针灸学发展有突出贡献的医家众多。

吴师机发展了外治法的理论，指出"膏药贴法与针灸通"说，匠心独运，冶针灸方药于一炉，发展了腧穴敷贴治疗学，尤其在膏药的运用上做出了卓越贡献。《张氏医通》中记载，张璐的白芥子涂法治疗哮喘成为冬病夏治的典范，其方法一直沿用至今，成为目前治未病的有效方法。李学川强调辨证取穴、针药并重，在《针灸逢源》中增加2个经穴，记载的361个穴位，沿用至国家标准GB/T 12346－2006《腧穴名称与定位》的颁布，为针灸在世界的传播提供了依据。

徐灵胎在《医学源流论》中提出针灸失传论，他指出《内经》重取经，今人重取穴，《内经》治病刺营出血量多，今人出血少许即"惶恐失据"；《内经》治病用九种针具，今人一般只用毫针；《内经》针灸诊治病种广泛，今人多只治痿痹等证；《内经》诊治过程重得气与调气，今人往往忽略不计。他的这些见解对后世及现代在针灸适应证的扩大、针具的改进、手法的应用等有重要的意义。

吴亦鼎鉴于当时世医多以汤液为本，疏于灸法，乃汇集各家灸法，编成《神灸经纶》专论灸法，对灸法的发展做出了贡献。

太乙神针是清代出现的一种掺药艾卷灸法，早期记载太乙神针的医书有清代韩贻丰的《太乙神针心法》（1717年），后有范毓䄽的《太乙神针》传本。其用法与雷火神针相同。但在处方中不用毒性较大的药品，药性平和，适应证也比雷火神针广泛。太乙神针的发明极大地拓宽了临床的使用，提高了针灸的疗效。

清代后期，长期的闭关自守、浓厚的遵经风气使这一时期的医学停滞于虽"完美"但不能真正全方位有所突破的状态。以道光皇帝为首的封建统治者，以"针刺火灸，究非奉君之所宜"的荒谬理由，悍然下令禁止太医院用针灸治病。1840年鸦片战争后帝国主义入侵中国，加之当时的统治者极为轻视中医，针灸更是受到了摧残。尽管如此，由于针灸简便廉效的特点已经深入人心，在民间，针灸治疗仍然是人民迫切需要的一种治疗方式。清代医家心怀恻隐之心，在战乱动荡、中医药备受打压的年代，以不屈的精神救死扶伤，服务于民众的健康，为针灸的传承做出了贡献，给后人留下了宝贵的经验。

第一节　郭志邃

郭志邃，字右陶。生活于17世纪中叶，具体生卒年月不详。清代医家，檇李（今浙江省嘉兴县西南）人。郭氏鉴于痧胀发病多、传变快，治不对症，命在须臾，遂搜求前人有关学术经验，总其大纲，撮其要领，于 1675 年撰成《痧胀玉衡》。

该书上卷列痧胀发蒙论、痧胀要语及痧胀脉法；中卷、下卷结合实际治例，叙述多种痧证，末附备用要方。书成后 3 年，郭氏从临床实践中意识到"痧之变幻，更有隐伏于别病中者"（见该书序），又作后卷 1 卷，补充了不少有关痧证的诊治内容，是一部比较系统的痧证专著。

一、治痧分经络

痧证是一种传染性疾病，郭氏认为酸胀痛感是痧证的主要表现之一，其部位与经络密切相关，《玉衡要语·治痧当分经络》："腰背巅顶连风府，胀病难忍，足太阳膀胱经之痧也。两目红赤如桃，唇干鼻燥，腹中绞痛，足阳明胃经之痧也。胁肋肿胀，痛连两耳，足少阳胆经之痧也。腹胀板痛，不能屈伸，四肢无力，泄泻不已，足太阴脾经之痧也。心胸吊痛，身重难移，作肿作胀，足厥阴肝经之痧也。痛连腰肾，小腹胀硬，足少阴肾经之痧也。咳嗽、声哑，气逆发呛，手太阴肺经之痧也。半身疼痛，麻木不仁，左足不能屈伸者，手太阳小肠经之痧也。半身胀痛，俯仰俱废，右足不能屈伸者，手阳明大肠经之痧也。病重沉沉，昏迷不醒，或狂言乱语，不省人事，手少阴心经之痧也。或醒、或寐、或独语一二句，手厥阴心包络之痧也。胸腹热胀，揭去衣被，干燥无极，手少阳三焦之痧也。"

二、刮放治痧法

郭氏强调痧病要及时治疗："独是痧之一症，缓者，或可迟延；急者，命悬顷刻。在病家必当诚心请救；在医者必当急为赴援，非若他症之可以迁延时日，姑且慢为调治也。"总结治痧的三个大法："临危急救，难以屈指。其治之大略，有三法焉：如痧在肌肤者，刮之而愈；痧在血肉者，放之而愈，此二者皆其痧之浅焉者也，虽重亦轻。若夫痧之深而重者，胀塞肠胃，壅阻经络，直攻乎少阴心君，非悬命于斯须，即将危于旦夕，扶之不起，呼之不应，即欲刮之放之，而痧胀之极，已难于刮放矣。呜呼，病濒于死，谁不伤心，痧症至此，信乎非药不能救醒，非药莫能回生，则刮放之外又必用药以济之，然后三法兼备，救生而生全，庶乎斯人之得有其命也。"

治痧三法：刮、放、药。具体地说："肌肤痧，用油盐刮之，则痧毒不内攻。血肉痧，看青紫筋刺之，则痧毒有所泄。肠、胃、脾、肝、肾、三阴经络痧，治之须辨经络脏腑，在气在血，则痧之攻内者，可消、可散、可驱，而绝其病根也。"

治痧的工具，郭氏推崇用银针，他认为："尝览古人遗言：东南卑湿之地，利用砭，所谓针刺出毒血，即用砭之道也。但放痧之人，俱用铁针，轻者一针即愈，重者数次不痊，盖因痧毒入深，一经铁气，恐不能解。余唯以银针刺之，则银性最良，入肉无毒，以之治至深之痧毒，不尤愈于铁针乎？此余所以刺痧筋者，独有取乎银针也。"

郭氏总结出常用放痧部位多在重要经穴部："一在头顶心百会穴；一在印堂；一在两太阳穴；一在喉中两旁；一在舌下两旁；一在双乳；一在两手十指头；一在两臂弯；一在两足十指头；一在两腿弯。"

如刺腿弯痧筋法："腿弯上下，有细筋，深青色，或紫色，或深红色者，（肌肤白嫩者，方有紫红色），即是痧筋，刺之方有紫黑毒血。其腿上大筋不可刺，刺亦无毒血，反令人心烦。腿两边硬筋上筋，不可刺，刺之恐令人筋吊。若臂弯筋色，亦如此辨之。其余非亲见不明白，故不具载。至如头顶心一针，唯取挑破，略见微血，以泄痧毒之气而已，不可直刺。其指尖刺之太近指甲，虽无大害，当知令人头眩。若一应刺法不过针锋微微入肉，不必深入。"

三、治痧验案

《痧胀玉衡·卷上·痧脉要诀》载："一忱云溪年老一子，七岁，发热五日，状类伤寒，昏迷沉重，服伤寒药，病势亦甚，将在临危。其婿吴彩云延余往视，诊其脉，形如雀啄，怪脉已现，不可复救，但细按左关，指下或时厥厥动摇，此暗痧而入不觉也。幸其年幼，可抱而起，视其腿湾，有紫筋三条，刺之，血流如注，不愈，用阿魏丸、大黄丸，清茶微冷饮之，又用荆芥汤，加山楂、葡子、槟榔、细辛，微冷饮之。连服二头服，方知人事，次日脉复如常，痧气退尽，但身热未痊，乃用伤寒阳明胃经药，三剂而愈。"

四、郭氏的学术传承与影响

痧证为感触秽浊不正之气所致，如暑湿、山岚瘴气、沟渠污垢、垃圾腐败、虫蛇死尸等皆可致病。以夏秋季节多见。治痧即抓痧（也称刮痧、撮痧），是以手指或边缘润滑物体或针具在人体体表特定部位施以反复的刮、捏、提、挤、刺、挑等手法，使皮肤出现片状或点片状瘀斑或出血，以达到调整机体功能、祛除疾病的物理性治疗方法。

元代危亦林的《世医得效方》始有"痧"证，至明代张风逵《伤暑全书》载有"绞肠痧"一证，迨至清初，痧病流行渐盛，当时有"满洲痧"与"番痧"等名称。又因南北地域与气候各殊，痧的名称则因地而异。如北方曰"青筋"；闽、广名"瘴气"；江、浙始称"痧"。清代康熙年间，郭右陶著《痧胀玉衡》一书，建立起完整的痧证辨证论治体系，在我国医学史上有重要的地位。随后，清代有王凯《痧症全书》、欧阳调律《治痧要略》、张振鋆《痧喉正义》等专著。

【阅读文选】

尝论一元运化，升而为天，凝而为地，人生其中，道配三才，惟其克佐天地之所不及也。所以大之兵农礼乐，小之屠钓工商，缺一不可。而况炎帝肇创，尝药疗病，尤斯人生死所系者乎。历代相沿，神医迭出，载籍纷纷，惟救疾苦，孰意痧胀一症，时有悬命须臾，兆变顷刻者，竟置不论。如云林龚先生，所志诸书，历有年矣，迄今诵法不衰，时多宗之，然云青筋，所谓痧也。惜自古以来，从未论及，是以其疾往往不治。余窃以为生死甚大，望医如望拯溺，讵可听人之有是疾而不为之生全乎。余高曾以经术起家，箕裘累叶。余少列宫墙，读古惠鲜怀保，慨然有恫恤生民之志，尝愿为愁者解困，危者苏命。因遍阅仲景、东垣、丹溪诸先生论。而帖括所拘，有怀未展。鼎革以后，播迁不一，或羁留武水，或跋涉秦溪。每忆昔年寻章摘句，不过淹蹇一身，毫无裨益于世。既而旅食江淮，浪游吴越，所在时行痧胀，被祸不少。余心恻然，思得一术以济之，窃恐世人犯而不识，多有坐视其死者。故凡遇杏林先辈未尝不造而问焉；见松隐异人，未尝不就而请焉。即册籍所载，鲜不于晤对之间，互相参考，然于痧也，究不得一要旨。以后返棹携李，搜求高曾所遗前贤诸秘草，有其传变难治异症，或定于濂洛大儒，或议诸楚粤高士。虽篇页零星，各有同异，皆透参《灵》《素》《甲乙》诸经，以推展仲景先生之意，惜专籍无传，沉埋日久，而古人精秘尚未出也。余日夕究心，始悟痧胀变端，总其大纲，撮其要领，遂得历历措施，无不响验。余特虑斯疾勿辨，贻祸无穷，故为之推原其始，详究其终，深悯斯疾之为害，不忍不有斯集也。虽然医者治疾，尤百工治事，此握一规，彼挟一矩，有一定之法，无一定之用。故余虽获遗言，尤必酌量于累黍之度，而神明其治法焉。此非昔人无是疾，今人始有是疾也；抑非昔人之病可略，今人之病当独详也。余所以念兹在兹，日孜孜焉从事笔墨间，惟此救人是论。要不外夫推己之心，俾天下咸慰及人之愿斯已耳。昔人有言："道之真，以治身，其绪余，以为天下。"余独不敢云治身，与为天下有二也。盖医之为道，惟视人如己者乃可施。至于风气之强弱，年岁之多寡，精力之浓薄，必须以己为断，然后原疾量药，贯微彻幽，度节气而候温凉，参脉理而合轻重，始乃取应如神，捷于桴鼓。不然卤莽从事，是尤南辕而返北辙也，乌可得哉。

时大清康熙十四年岁次乙卯灯月李郭志邃右陶氏自序于裕贤堂

自序（《痧胀玉衡》）

【思考题】

1. 郭志邃的治痧方法有哪些？
2. 郭志邃的治痧思想在我国中医史上有什么影响？

第二节　张　璐

张璐（1617—1700 年），字路玉，晚号石顽老人，江南长洲（今江苏省苏州市）人，清初医学大家，与喻嘉言、吴谦并称为清代三大家。张氏出身于仕宦之家，自幼习儒，兼攻医学，明亡后弃儒业医，隐居太湖洞庭山中十余年，潜心钻研医术。张氏治学能"博采众长，贯以己意"，"广搜历览，由博返约"，使"千古名贤至论，流叙一堂，八方风气之疾，汇通一脉"，编著了《张氏医通》《伤寒绪论》《伤寒缵论》《本经逢原》《诊宗三昧》等多部著作。

《张氏医通》是以论述内、外、妇、儿等科病辨证论治为主的综合性医书，是张氏学术思想的代表作，该书反映了张氏治学重视经典理论、临证重视辨证论治与方药特点分析。张氏善于旁征博引，由博返约，汇集历代名贤至论而成一家之言。

张氏对伤寒与杂病颇有研究，认为伤寒与杂病是既可分而又不可分，他反对"伤寒以攻邪为务，杂病以调养为先"的世俗之见，认为攻邪、调养在各类病中均有侧重，两法在伤寒与杂病中可以互相应用。张氏论治血证自成系统，认为研究血证不能离开人身之阳气，而应时刻重视气血的关系。张氏治疗杂病，重视辨证，擅长温补。论痰火则先究其因，认为风、食、气三者为甚，治疗宜先标后本，指出"治痰先治火，治火先养阴"。张氏医理精深，师古不泥，见解新颖，圆机活法，为清代的医学大家。其学术贡献如下。

一、金针开内障

金针开内障是指金针拨内障的方法，张氏认为内障诸证其翳皆生于"乌珠"里面，故宜金针拨之。在《张氏医通·卷八·七窍门》"金针开内障论"中，详细论述了金针拨内障的适应证、禁忌证、具体操作方法、操作的注意事项、术后调理、初针术者的实践练习、金针的制造改进等相关内容，并附有张氏及其子张飞畴用金针拨治内障的 7 个验案。

张氏认为金针开内障法适用于内水不亏而翳障光泽莹彻且成熟的内障，如圆翳、冰翳、滑翳、涩翳、散翳、浮翳等，用"金针拨之，俱可复明"。如内障为无水而色不鲜明者、翳障幼嫩不成熟者及死翳、翳障伴目珠软塌者都不适合用金针拨障术。

关于金针拨障的操作方法，张氏认为过去针粗大每至痛极欲晕，主张用毫针，毫针细而尖锐，取穴轻捷，且无痛楚。下针时医者要聚精会神、胆大心细，看准穴道，准确进针，贴着翳内面往下拨之，使翳拨落。张氏还提及金针拨障的注意事项，若在进针时，手法较慢，目珠旋转，针尖划损白珠外膜之络而见出血，以及患者被酒食所伤、目中红丝血缕者，出现这些出血情况，术者不要惊慌而停针，应如法继续针之，即"所谓见血莫惊，休住手是也"。若进针后不慎触着黄仁，导致血灌瞳神者，应该快速出针，并服散血之药，即"所谓见血莫针，住手是也"。如患者为高龄卫气不固之人，针时神膏出者，即与保元汤调补。对于用针不熟者，张氏认为应量针穴与瞳神之间的距离，以墨点在下针的位置上作为标记，避免下针时过浅或过深之惑。

张氏还重视术后调理，金针拨障后，用绵纸包封患目，封后需静坐时许，然后轻扶，高枕仰卧，不必进食，如患者饥饿则少量进食流质，约在一周的时间内用糜粥调养，饮食忌坚硬震牙之物，避免劳动多言，也不可露风受凉而致疼痛目睛复暗。张氏指出在针后数日中，宜服磁朱消翳等药，之后则常服补肾调养气血之剂，以助其光。

张氏强调实践练习的重要性，他说"针瞳神发白，一切内障，在心融手巧，轻重得宜，须口传目见，非笔下可形容也"；又提出"凡初习针时，不得以人目轻试，宜针羊眼，久久成熟，方可治人"。

《张氏医通·卷八·七窍门》记载了制造金针的方法，用上等的赤金，抽成金丝，约三寸长，敲作成针形，不可太细。如觉柔软，再磋令坚，不可锉击，恐脆则有伤，断入目中损伤目睛。因为金银之性，经火则柔，磋击则坚，必须使金针刚柔适当，再用坚细中空的慈竹三寸做针柄，柄中用蜡充满，把针嵌入大半，留出针的尖峰寸余。针根用银镶好，勿使动摇。针锋以银管护之，先用木贼草擦令圆锐，更以羊肝石磨令滑泽，穿肤不疼，则入目不痛。金针造成后，亦宜先针羊眼，试其柔脆，避免在拨障时出现失误。

二、"穴以助药"说

张氏临证常以药物内服，并配合穴位施以灸法、敷贴等外治法以协助药物提高疗效。如治厥证："膏粱本虚之人，用附子一枚，人参三两，酒煎，分三次服，并灸百会四十九壮，气海、丹田三百壮，身温灸止。艾炷只许绿豆大，粗则伤人。"此为阳气衰于下而脾胃本虚的寒厥证，内服参附汤益气回阳救逆，外用小艾炷灸百会等穴相互协同，加强回阳救逆之功。

如舌卷囊缩之属厥阴虚寒者，"急宜四逆汤加吴茱萸、肉桂温之，并灸关元、气海及葱熨法"。此乃肝气垂绝之候，故内服四逆汤加吴茱萸、肉桂回阳救逆，同时隔葱饼灸关元、气海，协同内服药物，加强回阳之功。又，《张氏医通》记载"凡脚气初得脚弱，便速灸之，并服竹沥汤，灸讫可服八风散，无不瘥者，惟急速治之。若人但灸而不服散，服散而不灸，如此者半瘥半死"，均为灸药同用。

"脚气冲心，火气逆上也，金铃子散加茴香、酒黄柏；另以附子末，津调敷涌泉穴"。此为内服药物以理气，外敷涌泉穴以助药力而降逆。"子宫不收者，补中益气加酒炒白芍一钱，肉桂五分，补而举之，或助以外治之法，如蓖麻子贴顶心之类"，此指产后由于元气不足，子宫恢复不良，内服益气扶正之品，外敷药于百会，协助内服药物更好地发挥益气举陷之功。

张氏在继承前人腧穴敷贴治病经验的基础上，创造性地应用白芥子涂法治疗哮喘。《张氏医通》载："冷哮……夏月三伏中，用白芥子涂法，往往获效。方用白芥子净末一两，延胡索一两，甘遂、细辛各半两，共为细末，入麝香半钱，杵匀，姜汁调，涂肺俞、膏肓、百劳穴，涂后麻督疼痛，切勿便去，候三炷香足，方可去之。十日后涂一次，如此三次，病根去矣。"张氏的"白芥子涂法"是冬病夏治的典范，体现了中医治未病的思想，其药物组成和敷贴方法一直沿用至今。经过后世医家们的验证，白芥子涂法不仅作为治疗哮喘的良方而受到医家们的赞赏，更重要的是作为腧穴敷贴疗法的典范而备受世人推崇。

三、隔药灸救急法

张氏用隔药灸救治一些危急重症，取得佳效，发挥了灸法的救急作用。主要有以下应用：

①治"结胸手不可按，大小便秘，屡下不通，急用灸法，以巴豆仁十粒研烂，入黄连末、白面，研匀，作饼填实脐中，用艾炷灸七壮，觉腹不鸣转大便利为效"，此结胸证，出现胸腹胀痛拒按、二便闭结，应为气机阻滞不通的实闭，张氏用隔药饼灸以救治，乃巴豆的泻下通便之力通过艾炷灸的热力渗透到神阙穴，从而发挥灸和药的双重作用，达到泻下通闭之目的。②治"冷闭，用连根葱一二茎，带土生姜一块，淡豆豉二十一粒，盐二匙，同研烂作饼，烘热掩脐中，以帛扎定，良久，于饼上灸之"。此寒邪闭阻之二便不通，用隔葱姜豉盐饼灸神阙穴协同发挥祛寒通闭之功。③治"阴寒阴毒，四肢厥冷，爪甲唇青，六脉欲绝，不知人事，药不得入者……用生姜切片贴上，艾火灸之，并灸关元气海数十壮，脉渐出，微汗可治，否则死"。此阴寒盛、阳气欲脱的危症，用隔姜灸关元和气海，发挥药物和穴位的双重作用以回阳固脱。

张氏以药物在穴位敷贴治疗寒、热闭，获效。如治"热闭，用田螺捣烂，加麝香一分，冰片半分，入脐中，以帛束之，如人行十里即通"，此法用清热开闭药物凉敷神阙穴治热闭，使二便通畅。其治"阴寒阴毒，四肢厥冷，爪甲唇青，六脉欲绝，不知人事，药不得入者，将葱白捣饼，用麝香、半夏、皂荚末，填入脐中，熨之"，此用辛温开窍药，热敷神阙穴回阳救逆。

四、张氏的学术传承与影响

张氏的"金针开内障"说，祈宝玉在"《张氏医通》论'目疾'之初探"一文中，充分肯定是在承袭《证治准绳》，继承前人的基础上又有发挥，并称"金针开内障论"后的7个病例对后学者有很深的启迪；朱伟常等在"谈张璐及其著作《张氏医通》"一文中，评价张氏在中医眼科手术方面对后世治疗白内障技术的改进具有指导意义。中国中医科学院唐由之教授曾用已改进的针拨法为毛泽东主席治白内障已广为人知，其法当受张氏理论的启示。

用灸法救治急症古有记载，如《扁鹊心书》言："真气虚则人病，真气脱则人死，保命之法，灼艾第一。"张璐在古人艾灸救急的基础上，所应用的隔药灸、穴位敷贴、灸药合用等救治危急重症的方法，对当代针灸临床治疗急症仍有指导意义。

【阅读文选】

飞畴治画师吴文玉母，年五十四，失明数年，诸治罔效。余偶见之曰：此内障眼，可以复明，何弃之也？曰：向来力能给药，治而不灵，今纵有仙术可回，力莫支也。予曰：无汝费，但右眼之翳尚嫩，迟半载可拨。遂先与针左眼，针入拨时，其翳下而珠尚不清，封后因与磁朱丸七日，开封视物模糊，又与皂荚丸服而渐明。其后自执鄙见，谓一眼复明，已出望外，若命犯带疾而全疗之，于寿有阻，遂不欲更治右眼，虽是知足，诚亦愚矣。

又治孙鹆年七十，茹素五十余年，内障失明四载，余用金针，先针左眼，进针时外膜有血，针入微有膏出，观者骇然。余于膏血中进针，拨去翳障，次针右眼，出针两眼俱明，遂与封固，用黑豆包系镇眼。因向来肝虚多泪，是夕泪湿豆胀，不敢宽放，致右眼痛而作呕，明晨告予，令稍宽其系，先以乌梅止其呕，用六味丸调服，以补其肝，遂痛止安谷。至七日开封，其右眼因呕而翳复上，侵掩瞳神之半，视物已灼然矣，许其来春复拨，以收十全之功，但针时有神膏漏出，稠而不黏，知寿源城几为惜耳。

医案选（《张氏医通》）

【思考题】

1. 怎样理解张氏的"金针开内障"术？

2. 张氏的"白芥子涂法"有何临床意义？

3. 张氏如何应用灸法治疗急症？

第三节　赵学敏

赵学敏（1719—1805 年），字恕轩，号依吉，钱塘（今浙江省杭州市）人，清代医药学家。其父曾任永春司马，迁龙溪知县。乾隆年间（1736—1795 年）"下沙大疫，其父延医合药，赖以生者数万人"。学敏与弟赵学楷，皆承父命读儒学医。学敏年轻时兴趣广泛，博览群书，对天文、历法、术数、方技、医药、卜算等书籍多有涉猎，尤对医药特别感兴趣，潜心研读，每有心得均笔录成稿。其家有"养素园"，为试验种药之地，以察形性；有"利济堂"，是诊病疗疾之所，兄弟寝食其间，治疗多效。

赵氏在李时珍《本草纲目》的基础上撰《本草纲目拾遗》，又补充收录了散在民间的 716 种药物，为纠正《本草纲目》中的误记和疏漏，还在书首列"正误"篇，指出李时珍书中的几十条错误，为我国中医药学的发展做出了贡献。

赵氏从民间收集了很多单方、奇方、秘方，加之家族中的走方医赵柏云所授之有效方，与自己累积的验方汇编成《串雅内编》《串雅外编》各四卷，于 1759 年刊行。书中记录了走方医常用的内治、外治、杂治、顶药、串药、禁药、奇药、针法、灸法、贴法、熏法、洗法、吸法、取虫等治病手段，又有关于药物伪品、法制、食品、杂品等内容。《串雅》是我国第一部民间走方医的专著，其民间医所用的治方治法具有简、便、廉、验等特点，丰富了中医药学的治疗方法。

一、用针特色

1. 猢狲痨针法　《串雅外编·卷二》称猢狲痨："小儿有此症，求食不止，终夜不睡，用针刺两手面中三指中节能曲处。周岁者用中号针，六七岁用大号针，刺进半分许，遇骨微位即拔出，不可误针筋上。若痔甚无水，刺数日方有白水，不甚者，即有白浆。刺数日，随有血，一指有血，一指不刺，二指有血，停止二指不刺，若六指俱有血，病痊不复刺矣。凡刺，须隔一日……刺后即得睡，减贪馋……如初刺有血，非此症矣。"这里指出本病患者为小儿；对临床表现、针刺部位、使用针具、针刺深度，特别是对刺后穴位流出的液体，做了较详的描绘。其针刺部位当属中指、食指、无名指之中节（即第二节）共六处，与明代杨继洲《针灸大成》中所述"四缝（共八处）"穴之尚有小指一穴者少了二处。关于刺处流出的"白水""白浆"，今人多称为"白色黏液"。赵氏书中指出初刺即出血者非此症（适应证）；先出水、出浆，续刺时出血者，不再针，其原因值得深入研究。

猢狲痨乃对躯体枯瘦如猴如痨的形容，属现今所称的"疳""疳疾""疳积"。此病用刺四缝法治疗，从明代至今仍在广泛使用，疗效颇佳。

2. "针挑"法　与一般刺法不同，此法即用较粗的针具迅速刺入皮内，再扳倒针柄，呈 40°～50°，复进针斜刺至皮下，然后向上向外挑起一至数根纤维并挑断，如此反复数次。《串雅外编》记载的挑刺主要有二：其一是"挑闷疹子，分开顶门内有红筋红瘰，挑破即止"；其二是"喉痹，觅红上红疙瘩，用针挑破即愈"。当是经验之谈。

关于挑刺部位与取穴，按赵氏书中所述，乃寻找皮肤黏膜出现颜色异常的红色疹点、疙瘩或线条状"红筋"等作为施术之处。

二、重视用灸

1. 艾炷灸法　《串雅外编》中论及：①"小儿目视不转睛，指甲黑"，取"左右两脚趾"与"第二脚趾缝头处"，可"十灸十生"。赵氏称此法治小儿危重症，"奇妙不可言"，可谓"神灸"。②"鸡爪风，妇人月家得此，不时发手足及指拘挛，拳缩如鸡爪，颇疼痛，急于左右膝盖骨下两旁，各有小窝共四穴，俗谓鬼眼，各灸三壮，立愈"，似指妇女痫证或"子痫"病，其取穴当指犊鼻穴。③"灸癖……取肩头小垂际骨宛宛中灸之，两火俱下，各三壮；若七壮十壮愈"，其取穴定位待考。此外，书中尚有治"疝气偏坠"法，用类似《神应经》所称的"三角灸"；外科痈疽用"骑竹马灸"等，均属特殊的取穴定位法。

2. 隔物隔药灸法　《串雅外编》记述了如下几种：①隔盐灸，治"干霍乱死""心头微热者，以盐填脐内，纳艾灸，不计数，以醒为度"。②隔附片灸，治"痈疽久漏、疮口冷，脓水不绝，内无恶肉，以大附子水浸透，切大片，厚三分，安疮口，艾隔灸，数日一灸，至五六七次，服内托药，自然长满"。③隔槐树白皮及胡核人粪灸，"破伤风及疯犬伤神效，胡桃核壳半个填稠人粪满，仍用槐白皮衬扣伤处，以艾灸之，遍身臭汗，其人大困即愈。远久者，将仿如前灸之亦愈"。④隔鸡蛋灸，"鸡子灸，凡毒初起红肿无头，鸡子煮熟，对劈去黄，用半个合毒上，以艾灸三壮即散。若红肿根盘大，以鸭蛋如法灸亦可"。⑤隔苦瓠灸，"用秋壶卢，一名苦不老，生在架上而苦者，切片。置疮上，灸二七壮。萧端式病此连年，一灸遂愈"。主治痈疽疮疡。⑥隔碗灸，"治乳肿，碗一个，用灯草四根，十排碗内，头各露寸许，再用纸条一寸五分阔，用水湿了，盖碗内灯草下，纸与碗口齐，将碗覆患处，留灯草头在外。艾一大团放碗底，火灸之，艾尽再添，至碗内流水气，内觉痛止方住，甚者次日再灸一次，必消"。⑦隔荞麦汤调药灸，温剂种子："五灵脂、白芷、青盐各二钱，麝香一分，上为末，以荞麦汤和，搓成条，圈于脐上，以药入其中，用艾灸之。但脐内微温，即愈。"此法治女性不孕症。⑧隔川椒头垢灸，"灸目，正月十六日用川椒末1～2分，入头垢，和为蚕豆大，凹之似窝，置于眼角，别揉熟艾米粒大，纳凹中，每眼灸七壮或九壮，如此俟清明日，照前后灸之，连灸三年，则目加精采至老不昏"，似有明目作用。此外，尚有"灸耳聋"法，用"湿土瓜根削半寸，塞耳内，以艾灸七壮，每旬一灸，乃愈"，亦属隔物灸范围。

3. 药艾条灸　赵氏《串雅外编》中有以下几种：①百发神针："治偏正头风，漏肩，鹤膝，寒湿气，半身不遂，手足瘫痪，痞块腰痛，小肠疝气，痈疽发背，对口发，痰核初起不破烂，俱可用针，按穴针之"，"乳香、没药、生川附子、血竭、川乌、草乌、檀香末、降香末，大贝母、麝香各三钱，母丁香四十九粒，净蕲艾绵一两或二两，作针"。②消癖神火针："蜈蚣一条、木鳖、五灵脂、雄黄、乳香、没药、阿魏、三棱、莪术、甘草、皮硝各一钱，闹羊花、硫黄、山甲、牙皂各二钱，麝香三钱，甘遂五分，艾绒二两，作针。"③阴证散毒针："乳香、没药、羌活、独活、川乌、草乌、白芷、细辛、牙皂、硫黄、山甲、大贝、灵脂、肉桂、雄黄各一钱，蟾酥、麝香各三分，艾绒一两，作针"。

以上三种"针"，实则是用灸而并非用针，三法由《本草纲目》雷火神针衍化而来。到清代，还有太乙神针。其用法，即先于穴上铺纸或布，点燃上述药条后，直接向纸布上按压令火灭，使热向里透，火灭后再燃再按。陈修园书中则称亦可用悬灸法，而不必用隔纸隔布实按法。

4. 非艾材灸　除了主要用艾叶艾绒灸外，赵氏书中还有以下几种灸用材料。

（1）黄蜡灸　"治痈疽等毒，白面，水和成块，照毒根盘大小作圈，厚一指，高寸余，粘肉上，外以绢帛加湿布围住。将黄蜡捏薄片，入面圈内，以熨斗火运逼蜡化，即痛则毒浅；若不觉，至蜡滚沸，逐渐添蜡，俟不可忍，沃冷水候凝，疮勿痛者毒盛，灸未到也，不妨再灸，轻三次，重三四次"。另一种黄蜡灸，治"头风，插耳，黄蜡三两，溶化，以白纸阔五寸，长二寸，在蜡上拖匀，其薪艾揉软薄摊蜡上，卷为筒，插耳内，一头火点燃，烟气透脑，其痛即止。左痛插右，右痛插左，至重不过二次"。黄蜡灸始见《肘后方》《千金方》，与赵氏同时代刊行的《疡医大全》引《秘方集验》亦载此法，更为详尽。

（2）桑木灸　"治痈疽发背不起发，或瘀肉不腐溃，及阴疮瘰疬流注，臁疮，顽疮，恶疮，久不愈，俱用此灸之。未溃则拔毒止痛，已溃则补接阳气，亦取其通关节，去风寒，火性畅达，出郁毒之意。用干桑木劈成细片，扎作小把燃火，吹息患处，每次片时，以瘀肉腐动为度"。《明堂·下经》有灸治疾病忌用松、柏、枳、橘、榆、枣、桑、竹这"八木之火"之说，明代《普济方·针灸门》进一步诠释其缘由，提出用桑木灸可"伤肉、肉枯"。可见赵氏桑木灸不泥古说，与明代薛己用桑枝灸治髀疽是一致的。

（3）麻叶灸　"七月七日采麻花，五月五日采麻叶，捣作炷，灸疮上百壮，次烧胡桃松脂研敷，即愈"。所谓"疮"，当指痈疽疮疡而言。综上可见，灸必用艾，并非唯一选择。

三、擅长敷贴法

《串雅外编》"贴法门"中记载了用中药敷贴体表治病的方法。其敷贴的方法有时用安、放、勒、纳、点等词表述，其敷贴部位多无穴名，只言部位（表8-1）。

表8-1　赵氏敷贴方法表

敷贴物剂量、加工、配伍等	敷贴部位（或穴位）与反应	操作表述	主治病症
巴豆半粒，饭粘四五粒	眉心中间待起疱去之	捣为饼如黄豆大外贴	小儿熏舌（雀舌）
绿豆、胡椒各七粒，麝香一厘，胶枣一枚，共捣烂为丸	脐上	贴一丸	痢疾
地黄膏：用生地一两，寒水石五钱，黄连一两，为末，生地汁调饼	太阳	贴	眼肿
女神丹：用巴豆三钱去壳，蓖麻七粒去壳，射香少许，研成一饼	脐上	贴	难产
截疟丹：用斑蝥、巴豆肉、朱砂各一钱，麝香二分，雄黄钱半，蟾酥五分，巴枣三个，捣丸如绿豆大	眉心	贴	疟疾
红芥子姜汁浸一宿，酒一杯，麝香一钱，阿魏三钱，捣烂如膏	患处	摊布上贴	痞块
吴茱黄一两为末，面半两水调糊或用米醋调成膏；或用附子末亦可	涌泉穴	摊布上贴	厥逆
木鳖仁六个研泥，分作二份，面烧饼一个分作两半，另用半饼作一窍，纳药于内	脐上	乘热敷一时再换半饼	噤口痢
无油新巴豆四十九粒，捣如泥，压去油分作三饼，另安碗于药上，倾热水于内	掌心，出汗效	安	风湿痰病
轻粉一钱，大蒜一瓣，杵饼，先于安处隔铜钱，用蚬（小蛤壳）盖住	膈骨前陷中或大指腕上	左疼安右，右疼安左	牙齿疼痛
胡椒、雄精等分研末，饭为丸，桐子大，朱砂为衣	脐中外贴膏药	放	截疟

续表

敷贴物剂量、加工、配伍等	敷贴部位 (或穴位) 与反应	操作表述	主治病症
木鳖仁五个，丁香五个，麝香一分，研末米汤调作膏	脐中外贴膏药	纳贴	水泻不止
白蓖麻仁七个，麝香三分，捣为泥绢帛包之	脐中即产	勒	难产
天南星一个为末，醋调	足心过夜即安		小儿流涎
萝葡子十四粒，研末，人乳和之	鼻	左痛点右，右痛点左	牙痛
黄连为末，水调	足心	敷	小儿赤眼
巴豆三粒，麝香三分，热水调置肿中	手心	右斜放左心，左斜放右	口眼㖞斜

四、赵氏的学术传承与影响

赵学敏记载了针刺喉间出紫血的治喉闭法，属灸法用热疗的"神灯照法"、用荆叶煮水熏风湿痛患者令出汗，或熏涌泉法，还有《本草纲目拾遗》中的火罐疗法等许多治病方法与手段。这些种类繁多的简易疗法，大多来自民间，贴近群众，贴近临床，疗效可观，推广价值较大，对未来针灸的发展提供了有益的启示。

赵氏学说对针灸专业工作者有可贵的启示，如挑刺取穴学说，以寻找体表颜色异常的点作为取穴标志，就提示辨证取穴理论仍存在许多尚未破解的密码，需要做深入的探讨。又如其灸用材料学说是对灸必用艾说的质疑，也需进一步对"灸法究竟是药的作用，还是热的作用"等问题，进行严密的科学论证。

【阅读文选】

负笈行医，周游四方，俗呼为走方。其术肇于扁鹊，华佗继之。故其所传诸法，亦与国医少异。治外以针刺、蒸、灸胜；治内以顶、串、禁、截胜。取其速验，不计万全也……

走医有三字诀：一曰贱，药物不取贵也；二曰验，以下咽即能去病也；三曰便，山林僻邑，仓卒即有。能守三字之要者，便是此中之杰出者矣。走医有四验，以坚信流俗：一取牙；二点痣；三去翳；四捉虫。四者皆俱凭药力。又手法有四要：用针要知补泻；推拿要识虚实；揉拉在缓而不痛；钳取在速而不乱。志欲傲，礼欲恭，语欲大，心欲小，将此勿失，遂据上流。

药上行者皆曰顶，下行者皆曰串，故顶药多吐，串药多泻。顶、串而外，则曰截。截，绝也，使其病截然而止。按此即古汗、吐、下三法也。然有顶中之串，串中之顶，妙用药更元妙，用意入神，则又不可以常格论也。药有常用之品，有常弃之品，走医皆收之。病有常见之症，有罕见之症，走医皆习之。故有二难，曰：用药难；识症难。非通乎阴阳，察乎微妙，安能使沉疴顿起，名医拱手？谁谓小道不有可观者欤！然则今之煦煦然唯利是求，言伪而辩者，开方则笔似悬槌，临症则目如枯炭，直谓之医奴可耳，此走医之罪人也。

药有异性，不必医皆知之，而走医不可不知。脉有奇经，不必医尽知之，而走医不可不知。用奇乘间，一时之捷径也；得心应手，平日之功用也。古人出则行道，入则读书。盖医学通乎性命，知医则知立命。而一切诊戻不能中之，可以却病延年。否则己身之厄不能免，又焉能救人之危耶！

绪论 (《串雅内编》)

【思考题】

1. 赵学敏的"针法说"是什么？
2. 赵学敏的"灸法说"是什么？
3. 赵学敏的"贴法"在临床用于哪些病证？

第四节　徐大椿

徐大椿（1693—1771 年），字灵胎，曾名大业，晚号洄溪老人，江苏吴江人，清代雍乾年间著名医学家。徐氏出身书香望族，从小聪颖过人，兴趣广泛，通晓四书五经，旁及诸子百家，熟谙天文地理、河工水利、音律武艺，尤精于岐黄。徐氏治学从难处着手，抵本致源。他自学《易经》，潜心推测易理；通《易》后，又深究《老子》，从 14 岁开始悉心诠释，历经 20 多年方完成《道德经注》。徐氏博览群书，勤于思辨，"凡读书议论，必审其所以然之故，而更精思历试，方不为邪说所误"。其广博的学识奠定了他的医学基础。

徐氏学医始于家中亲人患病，为拯骨肉之厄，将家藏的数十种医书朝夕披览，自《内经》以至元明诸书，广求博采，其"批阅之书千余卷，泛览之书万余卷。每过几时，必悔从前疏漏，盖学以年进也"。徐氏治医 50 余年，医理贯通，临证精熟，长于实践，对奇难顽证莫不明辨，远近求治者皆获良效，他是自学成才、无师自通的典范。

徐氏著有《医学源流论》《伤寒类方》《难经经释》《神农本草经百种录》《兰台轨范》《医贯砭》《慎疾刍言》《洄溪医案》等。徐氏极力推崇《内经》《难经》《伤寒》等经典著作，在《医学源流论》中探本溯源，梳理了医学典籍的源流，阐发了医学典籍的精髓，使"古圣立方治病之心灼然可知"。

一、"针灸失传"论

徐氏在《医学源流论·针灸失传论》中分析了针灸失传的原因，详细论述了针灸失传的主要内容。徐氏认为在《内经》中论述针法的内容占 70% ~ 80%，论述方药的内容只占 20% ~ 30%，说明针法在古代应用广泛，受到医家高度重视。然而因为针法的医理精深，针道难学而方药易学，加之病者多乐于服药而畏针，故导致后世盛于药而疏于针。徐氏认为他所处清代的针灸与古代相比，明显失传的就有 10 个方面。

1. 取穴失度　徐氏认为《内经》中强调穴位依经而定，穴位是随经脉循行的深浅出入而变化的，今人不依经脉循行的深浅曲折，只执同身寸去机械地量取穴位，导致了取穴失度，"今人只执同身寸，依左右一直竖量，并不依经曲折，则经非经而穴非穴，此一失也"（《医学源流论·针灸失传论》）。

2. 机械用穴，忽视经穴的生克关系　徐氏谓："《灵枢·终始》云：人迎一盛，泻足少阳，补足厥阴；《厥病》云：厥头痛，或取足阳明、太阴……皆不言其穴，其中又有泻子补母等义。今则每病指定几穴，此二失也。"

3. 五输穴失用　徐氏认为古人治病以五输穴为关键，而"今则皆不讲矣，此三失也"。

4. 补泻手法单一　徐氏认为《内经》所言补泻是"其法多端"，有呼吸补泻、徐疾补泻、开阖补泻、迎随补泻等多种补泻手法，而今人补泻手法单一，"今则转针之时，以大指推出为泻，搓入为补，此四失也"。

5. 不重视得气 徐氏认为古人重视针刺得气，即"纳针之后，必候其气……气不至，无问其数，气至即去之，勿复针"，而今人不重视针刺得气，"今则时时转动，俟针下宽转，而后出针，不问气之至与不至，此五失也"。

6. 不依时而刺 徐氏认为古人针刺，其深浅是依时而定，随着季节的变化而变化。因为春气在毛，夏气在皮肤，秋气在肌肉，冬气在筋骨，所以春夏宜刺浅，秋冬宜刺深。而今人则不依季节的变化来决定针刺的深浅，其针刺的深浅刻板不变，"今则不论四时，分寸各有定数，此六失也"。

7. 针灸适应证减少 徐氏言"古之用针，凡疟疾、伤寒、寒热咳嗽，一切脏腑七窍等病，无所不治。今则止治经脉形体痿痹屈伸等病而已，此七失也"。

8. 刺血量不足 徐氏认为古人治病，凡脉络郁邪者，用刺血法，放血量足，血变而止，常获佳效。如"头痛腰痛，尤必大泻其血，凡血络有邪者，必尽去之。若血射出而黑，必令变色，见赤血而止"，而今人刺血则放血量不足，达不到祛瘀通络的目的，故疗效不显，"今人则偶尔见血，病者医者已惶恐失据，病何由除？此八失也"。

9. 针刺方法单一 徐氏认为《内经》刺法，有九变十二节。九变者，输刺、远道刺、经刺、络刺、分刺、大泻刺、毛刺、巨刺、焠刺。十二节者，偶刺、报刺、恢刺、齐刺、扬刺、直针刺、输刺、短刺、浮刺、阴刺、傍刺、赞刺。此二十一法，各有所宜。而今人的针刺方法单一，"今则只直刺一法，此九失也"。

10. 针具单一 徐氏认为《内经》有镵针、员针、铍针、毫针、长针、大针等九种针具，九针之宜，各有所为，长短大小，各有所施。今人使用的针具单一，"今则大者如员针，小者如毫针而已，岂能治痼疾暴气？此十失也"。

徐氏认为当时针灸主要有10个方面的失传，而针灸的"神志专一……伏如横弩，起如发机"等精妙绝要之处就更难流传于世，"今之医者，随手下针，漫不经意，即使针法如古，志不凝而机不达，犹恐无效，况乎全与古法相背乎"？然而徐氏也认为只要潜心精研古代针道，就能获得神奇的针技，"果能潜心体察，以合圣度，必有神功"。对于灸法，徐氏认为其适应证甚少，如果知晓了针道之理，则灸法就显得相对容易了。

徐灵胎在"针灸失传"论中提及的取穴方法、补泻手法、得气、放血、针具、治神等论述精辟，对提高临床疗效具有指导意义。其"七失"中提到的针灸治疗病种日渐减少，提示如何扩大针灸治疗范围乃针灸发展的当务之急。

二、"薄贴"说

在《医学源流论·薄贴论》中，徐氏认为古人的薄贴就是今人所用之膏药，有治表与治里两个方面的作用。所言"治表"，指的是治疗较表浅的病证，膏药有拔脓去腐、止痛生肌、祛风护肉的功效，其膏应敷贴得轻薄一些，须每天换贴。所言"治里"，指的是用于里证的膏药，有的祛风散寒，有的调和气血，有的消痞化痰，有的强筋壮骨。治里的膏药其处方较多，药物亦须随病进行加减，其膏应贴得重厚一些，且敷贴的时间较长。徐氏认为疾病由外以入内，其流行于经络脏腑者，宜用内服药物以驱邪外出。如果其病有固定的位置，位于皮肤筋骨之间，用手按压有反应者，用膏药敷贴，可使药性从皮肤毛孔而进入其腠理，起到通经贯络的作用，能将病变"提而出之，或攻而散之，较之服药尤有力"，故"病之气聚血结而有形者，薄贴之法为良"。徐氏还强调制备膏药的方法，选药一定要道地，炼膏要掌握好火候。

在《兰台轨范》中徐氏收录其他医著所载和他个人自创的一些薄贴法，简便实用，临床疗效明显，兹择其要者列表如下（表8-2）。

表8-2 徐氏敷贴方法表

敷贴药物的名称、出处	敷贴药物的组成、剂量制作方法	敷贴方法	敷贴部位或穴位	主治病症
止痛太阳丹《奇效方》	天南星、川芎等分，为末，同连须葱白捣烂作饼	贴	太阳痛处	头痛
秘方（自创）	大黄、朴硝等分，为末，用井底泥捏作饼	贴	太阳穴	头风热病
熨背法《千金翼》	乌头、细辛、附子、羌活、蜀椒、桂心各一两、川芎一两三钱半，为散，以少醋拌，绵裹，微火灸令暖	熨	背	胸痹心背疼痛、气闷
敷面靥方《千金》	李子仁为末，和鸡子白；或用白附子末，酒和之	敷	面	䵟黑斑
止牙痛方（自创）	蟾酥七分，朱砂、雄黄各三分，甘草一分，上研极细，以飞面为丸如菜子大，丝绵裹包	塞	痛处	牙痛
卒不得语方《外台》	以苦酒煮芥子	包（一昼夜）	颈（一圈）	猝然失语
疗小便难方《本事方》	葱白三斤，细锉，炒令热，分二份，以帕子裹	交替温运	脐下	小便不通、小腹胀
治螳螂子方（自创）	青黛一钱，元明粉三钱，硼砂一钱，薄荷五分，冰片一分，研细	擦，一日4~5次，吐出涎	口内两颐	妳乳
治癞方（自创）	黄连一两，蛇床子五钱，五倍子一两，轻粉三钱，黄柏五钱，枯矾五钱，川椒二钱，冰片一钱，研末，麻油调	涂	患处	头面遍身痛痒，出黄水
治"恶风"方（自创）录自《洄溪医案》	蜈蚣头、蝎子尾、朴硝、硼砂、冰片、麝香等药；或大黄、牙皂、川乌、桂心等药	擦；或涂	口腔内；或面颊外	面颊皮坚如革、牙紧不开，不能进食

《洄溪医案》用蜈蚣头、蝎子尾、朴硝、硼砂、冰片、麝香、大黄、牙皂、川乌、桂心等药擦涂口腔内面、颊外面，治疗颊皮坚如革，牙紧不开，不能进食。

《洄溪医案》中记载了"周痹"案，一王姓患者患周痹证，遍身疼痛，四肢瘫痪，日夜叫号，饮食大减，自感病重必死。徐氏受病家之邀诊，认为病为历节，病位在筋骨，非药物内服所能治愈，必须用外治法，应用了敷贴法、拓法、蒸法、熏法，10天后疼痛稍减，手足可活动，月余而病愈。徐氏认为，大凡营卫脏腑之病，服药可至病所；而经络筋节有形之疾，内服药物用量太轻则不能攻邪，太重又恐损伤正气，而用敷、拓、蒸、熏之法则无内服药物之忧，可深入病所，祛邪外出。

穴位敷贴治病的记载，早见于距今3000多年前的《帛书》中，"……以蓟印其中颠"，用白芥子泥敷贴百会穴，使局部皮肤发红，治疗毒蛇咬伤。之后，在历代名著如《内经》《肘后方》《千金方》《普济方》等书中均有记载，清末医家吴师机治病善用敷贴，著《理瀹骈文》发扬了这一疗法，成为贴穴派的代表人物。敷贴疗法沿用至今，临床应用较广。徐氏的"薄贴"之法属今之穴位敷贴疗法范畴，他阐述了薄贴之法的部分理论、适应范围、优势以及膏药的制作要点，为后世贴穴流派的形成奠定了基础，对穴位敷贴疗法的发展乃至当代无创痛穴疗学的产生做出了贡献。

三、重视内外兼治

徐氏善于将内服药与物敷、熏、蒸、拓等外治法结合应用，治疗痈疽发背等顽疾重症，内外兼治，相得益彰，"凡病只服煎药而愈者，惟外感之症为然。其余诸证，则必用丸、散、膏、丹、针灸、砭镰、浸渍、蒸提、按摩等法，因病施治"（《慎疾刍言》）。徐氏在《洄溪医案》中记载了多个内、外合治的验案。如"瘀留经络"案，"乌镇莫秀东，患奇病，痛始于背，达于胸胁，昼则饮食如常，暮乃痛发，呼号彻夜，邻里惨闻。医治五年，家资荡尽"，徐氏认为是"瘀血留经络也……用针灸熨拓煎丸之法，无所不备，其痛渐轻亦渐短，一月而愈"。此案以煎丸攻其内，针灸熨拓通其外，消逐经络的瘀血顽疾而愈。又如徐氏治一癃闭急症，患者小便闭阻不通7天，腹胀如鼓，伛偻不能立，病势危急，徐氏用鲜车前草根捣烂敷其腹，用诸利水药内服，又煎利水通气药坐浴，令人揉挤患者腹部，使其小便得出而愈。此案乃药物内服、外敷、药浴的综合作用而取效。徐氏对疑难重症应用内外兼治的综合方法，对当今治疗疑难重症具有指导意义，应该倡导和应用。

四、徐氏的学术传承与影响

徐氏临证重视元气，认为"疾病之人，若元气不伤，虽病甚不死；元气或伤，虽病轻亦死"。故在临证时要重视元气的存亡，要谨护元气，不轻易用药损伤元气。徐氏注重辨病识证，认为在临证时，应先识病名，审证求因，再定治法，"欲治疾者，必先识病之名，而后求其生病之因各不同，而病状所由异，然后考其治之之法"（《兰台轨范·序》）。徐氏提出，"一病必有主方，一方必有主药。或病名同而病因异，或病因同而病症异，则又各有主方，各有主药。千变万化之中，实有一定不移之法"。徐氏视重元气、辨病识证、专病专方的观点，至今对临床仍具有重要指导作用，正如其言"为医者，必广求治法，以应病者之求"。

【阅读文选】

《灵》《素》两经，其详论脏腑经穴疾病等说。为针法言者，十之七八；为方药言者，十之二三。上古之重针法如此。然针道难而方药易，病者亦乐于服药而苦于针，所以后世方药盛行，而针法不讲。今之为针者，其显然之失有十，而精微尚不与焉。两经所言十二经之出入起止浅深左右，交错不齐，其穴随经上下，亦参差无定。今人只执同身寸，依左右一直竖量，并不依经曲折，则经非经而穴非穴，此一失也。两经治病云某病取某穴者固多，其余则指经而不指穴。如《灵枢·终始》篇云：人迎一盛，泻足少阳，补足厥阴。《厥病》篇云：厥头痛，或取足阳明、太阴，或取手少阳、足少阴；耳聋取手阳明，嗌干取足少阴。皆不言其穴，其中又有泻子补母等义。今则每病指定几穴，此二失也。两经论治，井、荥、输、经、合最重。冬刺井，春刺荥，夏刺输，长夏刺经，秋刺合。凡只言某经，而不言某穴者，大者皆指井荥五者为言。今则皆不讲矣，此三失也……古之用针，凡疟疾、伤寒、寒热咳嗽，一切脏腑七窍等病，无所不治。今则止治经脉形体痿痹屈伸等病而已，此七失也。古人刺法，取血甚多，《灵枢·血络论》言之最详。而头痛腰痛，尤必大泻其血，凡血络有邪者，必尽去之。若血射出而黑，必令变色，见赤血而止，否则病不除而反有害。今人则偶尔见血，病者医者已惶恐失据，病由何除？此八失也……今之医者，随手下针，漫不经意，即使针法如古，志不凝而机不达，犹恐无效，况乎全与古法相背乎？其外更有先后之序，迎随之异，贵贱之殊，劳逸之分，肥瘦之度，多少之数，更仆难穷。果能潜心体察，以合圣度，必有神功。

针灸失传论（《医学源流论》）

【思考题】

1. 徐灵胎的"针灸失传论"是指针灸在哪些方面的失传？怎样理解徐灵胎的"针灸失传论"？

2. 徐灵胎"薄贴论"的内容是什么？

第五节 郑宏纲

郑宏纲（1727—1787 年），字纪原，别号梅涧，清代喉科名家，安徽歙县人，所撰《重楼玉钥》中首载一篇未署名的"原叙"称："吾乡郑梅涧先生，性好岐黄家言，其先世得喉科秘授，故于此尤精，远近无不知之，救危起死，不可胜数。"可见郑氏家学渊源，喉科造诣尤深。关于《重楼玉钥》的作者，从书中多处出现"枢扶氏曰""梅涧医语""梅涧论症"，可知非全出自郑氏的手笔。至于刊行时间，上瀚津门冯相菜序称，曾于嘉庆乙亥春（1815 年）见到抄本，道光十八年（1838 年）才"托孙君朴斋校订，付之剞劂"。

《重楼玉钥》分上下两卷（亦有分四卷者），首论咽喉解剖、生理、病理及喉科疾患的诊断预后等，次述 36 种喉风证治（包括部分五官、面颊、唇舌、头颈部疾病），郑氏临床对白缠喉（类似白喉）经验尤多，1820 年著《喉白发微》，由安徽整理印行。

郑氏治喉病，主张针药结合，对针灸尤为推重。除上卷许多病证大都述及针灸治疗之外，下卷纯是针灸专论，详述了取穴、进针、出针以及 73 个喉科常用穴的部位与取法、主治、刺灸法等，虽书中引证了《内经》《神农经》《甲乙经》《千金方》《神应经》《乾坤生意》《针灸大成》以及不少针灸歌赋，但在理论上不乏新的见解，在实践上有不少独到之处。

一、"开风路针"说

《重楼玉钥》上卷"斗底风"说："所谓开风路针者，盖喉风都是风邪，按穴针刺，开其风壅之路，使之外出也。"可见，开风路即驱风外出之意。郑氏认为喉风由风邪袭人引起，这从《重楼玉钥》所称"三十六种喉风"，均以风字命名可见一斑。又"喉风针诀"一节云："喉风诸证，皆由肺胃脏腑深受风邪，郁热风火相搏，致气血闭涩，凝滞不能流行。而风痰得以上攻，结成种种热毒，故宜针法开导经络，使气血通利，风痰自解，热邪外出。"说明针刺是通过疏通经络来开风邪外出之路的。虽然咽喉疾患的病因病机非只一端，但风邪却是首恶，把祛风作为首务是郑氏的主导思想。

《重楼玉钥》记载"开风路针"治疗的病证有：叉喉风、咽疮风、鱼鳞风、双松子风、帝中风、双燕口风、重腭风等。又，双缠风"初起，外颈红肿至咽喉，亦皆满塞，不分红白，渐四围俱肿……若颈项遍肿及头亦肿者，属极重症，却可治，须开风路针"。可见此法还可用于治疗极重症。其生于一侧的"单缠风"，治亦同上。

"开风路针"的使用穴位，书中虽未明确表述，但从下卷"喉风针诀"及"喉风诸症针刺要穴"中看出，主要有风府、风池、囟会、百会、前顶、后顶、少商、少冲、合谷、商阳等，其中以督脉穴最多，乃因风为阳邪，督脉总督诸阳之故；其次为手太阴、阳明经穴，肺与大肠为表里，肺主皮毛，风邪侵袭经络脏腑，针之有利于风邪外散。

二、"破皮针"说

所谓"破皮针"，乃用针刀刺破皮肤以治疗喉证的一种针法。郑氏"破皮针"学说有以下内容。

1. 刺激部位　多为患部及其附近，如"斗底风"取胸前青筋边，"双燕口风"取靠肿处，"木舌风""重舌风"取舌下弦两边无筋处，"合架风"取红肿处，"爆骨搜牙风"取每齿肿处牙缝中有红紫血管处，"悬风"取红肿处，"驴嘴风"取两旁肿处，"瘰疬风"针核上，"穿颔风"取局部等。

2. 工具　"斗底风"原注"破皮针"云："即铍针也。""穿颔风"亦谓用铍针刺局部出血。其他如"双燕口风""重腭风""木舌风""重舌风""合架风"等均称用刀破皮，乃因铍针形如刀剑之故。但有些地方称用针，如"爆骨搜牙风""牙痛风""悬其风""驴嘴风""鱼腮风""双搭颊风""瘰疬风""穿颔风""乘枕风"等都称用针破皮，显然并非都是铍针。

3. 操作　主要有以下三种：①刀切法，如"重腭风""合架风"等；②针刺法，如"悬其风""驴嘴风"等；③针挑法，如"爆骨搜牙风"。

4. 注意事项　①刺宜浅，如"双燕口风""双搭颊风"均提到不可深刺。②强调放血，如"爆骨搜牙风""悬其风""重腭风""鱼腮风""双搭颊风""瘰疬风""穿颔风"等均主张出血，郑氏认为出血不仅能增强疗效，且能判断预后。"喉风针诀"云："若针路无血，乃风热壅塞，则受郁邪日深，最为险症。"《重楼玉钥》原叙云："余常见有垂毙者，先生刺其颈，出血如墨，豁然大愈，其妙如此。"说明郑氏运用放血疗法有丰富的经验。③禁忌证："鱼口风"初起，红赤作痒，起小黄疱者，不可妄针挑破；"双缠风"日久者切勿用破皮针刀；"坐舌莲花风"中有一瓣尖者切不可用刀；"夺食风"疱起喉内者不用针刀挑破。

三、"气针"说

"气针"，《重楼玉钥》未明确指出含义，但从字里行间不难了解，是与"破皮针"相对而言的。因为有些病证不宜用"破皮针"者，却可用"气针"治疗，如"坐舌莲花风"有一类型"不可用刀……症甚者，外用气针，自然取效"。又"夺食风"疱若起喉内，不能用针刀挑破，只需气针，针百会、前顶、后顶三穴，内疱自平。可见，"气针"与"破皮针"，各有所长。"气针"是与"破皮针"相对的又一种针法。

"气针"的治疗作用是通过"调气"和选用十四经气穴来实现的，与"破皮针"之放血和用阿是穴者有所不同。"喉风针诀"说："针曰气针，诚为诸药之先锋，乃喉风之妙诀。"接着指出先用何穴，备用何穴，重症用何穴，极重症又用何穴。"凡临诸症，先从少商、少冲、合谷……刺之；若病重者，再从囟会、前顶、百会、后顶、风府、颊车、风池诸穴刺之……留肩井，尺泽、曲泽、小海、少海、商阳、中冲、照海、足三里、隐白诸穴……不可一时针尽；如遇喉风极重之症，方可周身用针"。本书卷下附有人体正、侧、背三幅气针要穴图，以及气针十二条经脉73 个穴位的有关理论，"气针"即针刺十四经穴的一般针法。

关于"气针"工具与刺深度，下卷"二持针歌"注："以右手持气针于穴上，势若握虎……直插至应止之处。"从"插"字看，可知"气针"与"破皮针"之浅刺者不同，其使用的工具显然是毫针而非铍针。

"气针"与"破皮针"相辅相成，相互补充，选用得当，能最大限度发挥毫针与铍针、深刺与浅刺、调气与放血、十四经穴与阿是穴的治疗作用，对提高疗效有重要意义。

四、用穴与针法

郑氏在临床中形成了他常用的处方如叉喉风、缠喉风、斗底风用天突、廉泉、后顶、风府、风池、合谷、商阳、中冲、少泽、少商、然谷、照海、三阴交、足三里；双单乳蛾、燕口风用后溪、中冲、少商、合谷、风池；牙关紧闭、口眼㖞斜、搜牙、悬其用颊车、承浆、合谷、鱼际、足三里，均为经验处方。特别是有的穴不见于其他文献，如"鱼口风"一节中"唇上直痛入骨连颊……可针鼻角"和"若上唇赤肿……名龙唇发，可针两鼻角"，乃是郑氏独特经验。

有的病证如"落架风"（下颌脱臼），郑氏也用灸火治疗，认为宜灸不宜针，用隔姜灸颊车可断根；又如卷上"喉风诸方"载的"火刺仙方"，谓"治一切喉痹……命在顷刻者……法用巴豆油涂纸上，拈作条子，火上点着，烟起即吹灭，令病人张口，急刺于喉间，俄然吐出紫血，即时气宽能言……盖热则宣通……又以火散结，以巴（豆）泻热邪"，属"热因热用"法。这种奇妙的疗法，实即用火灼刺，亦为郑氏独创。

五、郑氏的学术传承与影响

郑宏纲是一位咽喉病专家，其治疗常取内服外治、针药并用的方法，使用针灸治疗咽喉病积累了丰富的经验。郑氏的针灸学说对中医治喉科病证提供了宝贵的经验，他兼收并蓄，从取穴到进针都有论述，依据《内经》中刺络理论，承袭金元时代张子和刺络放血学术思想，总结前人针灸治疗喉科经验，结合自己的临床体会，创立"开风路针""破皮针""气针"之说，对于现代临床刺血、刺络治疗咽喉急性病症，有较大的影响。

【阅读文选】

喉风诸症，皆由肺胃脏腑深受风邪，郁热风火相搏，致气血闭涩，凝滞不能流行，而风痰得以上攻，结成种种热毒。故宜以针法开导经络，使气血通利，风痰自解，热邪外出。兼有诸药奇方，层层调治其症，安有不效。针曰：气针诚为诸药之先锋。乃喉风之妙诀，功效可胜言哉。凡临诸症，先从少商、少冲、合谷，以男左女右，各依针法刺之。若病重者，再从囟会、前顶、百会、后顶、风府、颊车、风池诸穴针之。留肩井、尺泽、曲泽、小海、少海、商阳、中冲、照海、足三里、隐白诸穴。看病势轻重用之，不可一时针尽。如遇喉风极重之症，方可周身用针，开通周身经络，使风热结邪得杀其势，而气血遂能流利运行，佐以奇药内治，自无不神效。若针路无血，乃风热壅塞，则受郁邪日深，最为险症，多致不救。是科临症，每于针下便能判定吉凶，有心究此，宜细思详察焉。

喉风针诀（《重楼玉钥》卷下）

一凡诸病之作，皆由血气壅滞不得宣通，宜用针刺者，以针法开导之。当用灸者，以灸法温暖之。凡治毕，须好持护。忌生冷醋滑等物。若不知慎，必反生他疾。一凡针刺大法，多宜在午时之后，不宜在午时之前。一凡灸法，须先发于上后发于下，先发于阳后发于阴。一凡微数之脉，及新得汗后者，并忌灸。一凡用火补者，勿吹其火，必待其从容彻底自灭，灸毕，即可用膏贴之，以养火气。若欲报者，直待报毕，贴之可也。一凡用火泻者，可吹其火，敷其艾宜于速迅，须待灸疮溃发，然后贴膏，此补泻之法也。

针灸诸则（《重楼玉钥》卷下）

【思考题】

1. 郑宏纲针灸治疗喉病的学说是什么？

2. 为什么郑宏纲治疗喉病强调祛风除邪？其理论依据是什么？

3. 何谓气针？临床治疗喉病如何应用？

第六节　吴亦鼎

吴亦鼎（1792—1861 年），字砚丞，安徽歙县人，清代针灸家，著有《神灸经纶》《麻疹备要》，因学术价值较高，后均被曹炳章编入《中国医学大成》。吴氏精于医理，鉴于当时世医多以汤液为本，疏于灸法，乃汇集各家灸法，编成《神灸经纶》四卷，卷一介绍灸法及经络，卷二介绍穴位，卷三、卷四介绍证治方法。由于"针之手法未可以言传，灸之穴法尚可以度识"，故《神灸经纶》专论灸法，从论述灸法出发，从而"由灸而知针，由针而知道，绍先圣之渊源，补汤液所不及"。

一、明证善治说

吴亦鼎在《神灸经纶·卷三·证治本义》中明确提出明证善治，他认为脉证不明，不能指导治疗，强调通过望闻问切而"内外详审"的辨证之法，达到"皆有明证，然后从而治之，无不得心应手"。由于天有运气不同，地有方宜之别，人有强弱之差，治疗时可灵活采用同病异治或异病同治的不同方法。如"取证未确，必致病在阴而反灸其阳，病在阳而反灸其阴。宜灸多者反与之少，则火力不及，而病不能除；宜灸少者反与之多，则火力太过，而病反增剧"，故他在《神灸经纶·卷一·灸忌》中强调"灸病必先候脉辨证"。

《神灸经纶》对辨证施灸的分析十分详尽，在书中的卷三及卷四部分把各科病证分成"证略"及"证治"两部分论述，如中风证略、中风证治，厥逆证略、厥逆证治，首部证略、首部证治，中身证略、中身证治，小儿科证略、小儿科证治，外科证略、外科证治等。在证略部分主要介绍证候之特点、临床表现、辨证要点等，体现其"明证"思想；而证治部分详列灸治穴位，广收博采，反映其"善治"观点。如在中风证略中结合《内经》等文献，详论中风致病特点和真中风、类中风的鉴别，而在中风证治中列举气塞痰壅等 11 种中风或与风邪有关疾病的灸治处方、预防中风的灸治经验，体现了辨证施治、预防为主的原则。

二、灸重审穴说

吴亦鼎在《神灸经纶·引言》中说："灸法亦与针并重，而其要在审穴，审得其穴，立可起死回生。"审穴主要指"辨明经络，指示荥俞"；审穴的内容，首先要辨明经络与人体脏器部位相关的内容，如"胆筋结于尻""小腿肚属足太阳膀胱"等。"苟不明经络腧穴，无从下手"，他举例说"肾之筋脉从腰贯脊，并不及脐，脐痛治肾，舛谬误人"，故作者在卷一、卷二大量引用《内》《难》原文，结合自身经验，叙述十二经及奇经八脉循行、十二经脉起止及穴图歌等基本理论。如《神灸经纶·卷一·周身穴位经脉骨度》详细介绍134 个人体古代解剖部位标志和经脉名称及骨度分寸等内容，包括：①详列古代解剖部位名称；②解释古代解剖部位名称的由来及与脏腑、组织、经脉、经筋等的联系；③论述了十二经脉五输穴、原穴、络穴的名称、定位等，这样将经络与人体脏器及身体部位搞清楚，辨证取穴才能准确。

另外，吴亦鼎还对经络起止进行考证，如"溺孔即前阴督脉起处"和"肝筋脉皆起于足大趾外侧丛毛之际"，并对某些部位的经络分别排列定位，如颈项部经穴定为八行，即任脉（天突）、胃经（人迎）、大肠经（扶突）、小肠经（天窗）、胆经、三焦经（天牖）、膀胱经（天柱）、督脉（风府）。在指示荥输取穴定穴方面，除运用骨度分寸、同身寸等法外，对有些穴位如肺俞、章门、膏肓等还介绍了多种定位方法。如膏肓穴有三种取法，一法从"魄户下行第四椎下第五椎上，此穴居中，去脊中各三寸半，正坐曲脊取之"；二法"先令病人正坐曲脊，伸两手，以臂着膝，前令正直，手大指与膝头齐，以物支肘，勿令臂动，乃从胛骨上角摸索至胛骨下头，其间当有四肋三间，依胛骨之际相去骨际如容侧指许，按其中一间空处，自觉牵引肩中是其穴也"；三法"以手搭左肩上，中指稍所不及处是穴，左取亦然"。由此可见吴亦鼎十分注重审穴。

三、灸可"温暖经络，宣通气血"说

吴氏对灸法的作用做了明确的论述，他在《神灸经纶·卷一·说原》中提出"夫灸取于火，以火性热而至速，体柔而用刚，能消阴翳，走而不守，善入脏腑，取艾之辛香作炷，能通十二经，入三阴，理气血，以治百病，效如反掌"。灸能"温暖经络，宣通气血，使逆者得顺，滞者得行"，其中关键在于"温"及"通"，温是通的条件，通是温的目的，气血宣通则百病可消。从艾灸的特点、作用及发病着手，阐述其治病原理，十分可贵。

吴氏灸治疾病，涉及内、外、妇、儿、五官等临床各科，并记载了不少危症、重症的灸疗方法，如在卷三"中风灸穴"中介绍中风气塞痰壅、昏危不省人事者，灸百会、风池、大椎、肩井、间使、曲池、足三里、肩髃、环跳、绝骨；卒中风，灸神阙，并提出"中风服药只可扶持，要收全功，灸火为良。盖不惟追散风邪，宣通血脉，其于回阳益气之功，真有莫能尽述者"。卷三"中身证治"提到脾心痛，痛如针刺，灸内关、大都、太白、足三里、公孙。卷三"厥逆灸治"记载暴厥冷逆，灸气海、肾俞、肝俞、阳溪、人中、膻中、百会；尸厥卒倒气脱，灸百会、人中、合谷、间使、气海、关元；面青，腹痛呕吐，泻痢，舌卷囊缩，手指甲、唇青，心下结硬胀满，冷汗不止，四体如冰，厥逆昏沉不省人事，脉伏绝者，灸气海、丹田、关元，如"得手足温暖、脉至、知人事，无汗要有汗出，即生；不暖、不省、脉不至者，死"。说明灸法可温暖经络、宣通气血。

四、灸可使"毒随火而散"说

吴亦鼎在《神灸经纶·卷四·外科证治》介绍了疮毒灸治的作用，提出灸使"毒随火而散"说，"一切疮毒大痛或不痛，或麻木，如痛者，灸至不痛，不痛者，灸至痛，其毒随火而散，此从治法也"；并在《神灸经纶·卷四·外科证略》中指出"凡疮疡初起，七日以前即用灸法，火能破坚化结，引毒外出，移深就浅，功效胜于药力"。他在《神灸经纶·卷四·外科证治》中重点记载了痈疽疮疡等70多种外科病证的灸治方法，如乳岩、乳气、乳毒，灸侵囊（近膻中者是也）、肩髃、灵道、温溜、足三里、条口；肺痈，灸膻中、肺俞、支沟、大陵、肾俞、合谷、太渊；疔疮，隔大蒜灸疮上，喉痛灸少冲等。他还详细介绍了主治一切痈疽恶疮发背、妇人乳痈的"骑竹马灸法"，并指出"凡痈疽皆心火留滞之毒，灸此则心火流通而毒散矣，起死回生之功，屡试屡效"。

五、吴氏的学术传承与影响

吴亦鼎的《神灸经纶》是一部灸法专著，在继承与发展灸疗方面留下了宝贵经验。吴氏施灸

重视辨证及选穴的观点为临床应用灸法提供了重要的指导；他的灸使"其毒随火而散"说和大量的灸治经验为后人在痈疽疗疮等火毒证施用灸法方面提供了理论与临床依据。如邵氏用艾条治疗褥疮 94 例，总有效率为 91.48%，研究表明艾灸对金黄色葡萄球菌、白色链球菌、绿脓杆菌均有抑灭作用，其中对金黄色葡萄球菌有较好的抑灭作用。喻氏等用隔蒜艾灸治疗蝮蛇咬伤 60 例，其总有效率为 76.67%，对照组 40%，两组比较有显著性差异（$P < 0.05$）；局部症状积分治疗组治疗前后差异有显著性（$P < 0.05$），对照组治疗前后差异无显著性（$P > 0.05$），两组治疗后差异有显著性（$P < 0.05$）。可见隔蒜艾灸治疗蝮蛇咬伤有较好的临床效果和改善局部症状的作用。这些报道验证了吴亦鼎的灸可使"毒随火而散"说。总之，吴亦鼎的灸疗学说值得进一步继承和研究。

【阅读文选】

夫症者，证也。取证于外，以验其中。必心无疑似，病无遁情，乃可以云治也。苟证有未明而漫为施治，其能不误人者寡矣。所以古人立四诊之法，望以证其形色，闻以证其音声，问其起居、饮食而得所因，切其脉象至息而知所病。如此内外详审，皆有明证，然后从而治之，无不得心应手。故夫医之治病，必若禹之治水，疏之瀹之，决之排之，顺水之性，而无庸私，智穿凿为也。

证治本义（《神灸经纶》卷三）

经曰：风为百病之长，善行数变。其中人也，有中腑、中脏，真中、类中之不同。后之论治者，有主痰、主火、主气虚之各异。要求其所自无不由中气之虚，外邪乃得乘其虚而袭之。真中之症，西北方风高往往有之，故客于脉者则为厉风；客于脏腑之俞则为偏风，风气循风府而上则为脑风；自脑户而合于太阳则为目风；饮酒汗出见风则为漏风；入房汗出当风则为内风；入于肠胃则为肠风；外客腠理则为泄风，其名不同，其治亦异。类中者，状如中风，但无痛苦寒热，而肢节忽废，神气言语倏忽失常，此非外风所致，乃肝邪风木所化，戕贼中土，故忽然卒倒，昏不知人，口眼㖞僻，痰涎上壅，甚则口开心绝，手撒脾绝，目合肝绝，遗尿肾绝，声如鼾睡肺绝，五症全者死不治。又见有吐沫直视，面色如妆者，肉脱筋痛者不治。若非预防于平时，而欲图功于末路，则幸而生全者，良亦苦矣。

中风证略（《神灸经纶》卷三）

【思考题】

1. 吴亦鼎用灸的学术思想是什么？
2. 吴亦鼎的学说对临床有什么意义？

第七节 王士雄

王士雄（1808—1866 年），字孟英，号潜斋，别号半痴山人，晚号梦隐，清代温病四大家之一，浙江海宁人，出身世医之家。曾祖王学权精于医，曾撰《医学随笔》二卷；祖父及父皆业医，曾对该书做过补充及校注。士雄 14 岁时其父重病不起，临终前曾嘱咐他："人生天地间，必期有用于世，汝识斯言，吾无憾也。"其父逝后，士雄遵家训立志习医，虽家境贫寒、身处逆境却发奋图强，白天工作谋食养家，晚上"披览医书，焚膏继晷，乐此不疲"。由于他秉性聪颖，好学善悟，学医三年即能为人治病。

王士雄深研医理，博采众长，医术高超，救人无数。著有《温热经纬》《随息居重订霍乱论》《随息居饮食谱》《王氏医案》《归砚录》《潜斋简效方（附医案）》等著作。《温热经纬》是温病学派的重要著作，士雄在大量临床实践的基础上，采取"以轩岐仲景之文为经，叶薛诸家之辨为纬"的编纂原则，辑集各家医论，阐发自己见解，使温病学说遂成体系，蔚为大观，对温病学的发展做出了承前启后的贡献。士雄在《随息居重订霍乱论》中，阐发前人论治霍乱的有关理论，辑录自己救治该病的经验，对霍乱的病因、病机、辨证、防治做出了系统的论述，成为治疗霍乱的代表著作。

王孟英是温病学派的大家，不仅在用汤药治疗温热病及霍乱方面造诣高深，而且还长于针灸，在其著作中提到的穴位有少商、曲池、委中、素髎、风府、上脘、中脘、下脘、商阳、厉兑、承筋、承山、人迎、涌泉等，在用针刺、放血、熨灸、贴穴救治霍乱方面给后人留下了宝贵经验。

一、"邪气外泄"说

1. 刺血泄邪　王孟英所处时代，几经温病、霍乱、疫疠等病流行肆虐，他将霍乱分寒、热两大类，热霍乱多为时行的真霍乱，寒霍乱多为寻常的吐泻霍乱。"热霍乱流行似疫，世之所同也；寒霍乱偶有所伤，人之所独也"（《随息居重订霍乱论》）。时疫霍乱主要是感受传染性疫邪所致，多发生于亢旱暑热之年，天有暑气下烁，地有湿热上腾，人有湿热蕴伏于中焦，感受疫邪秽浊之气，致使脾胃升降之机阻滞，清阳不升，浊阴不降，清浊相干，发为上吐下泻。

王氏治疗时疫霍乱除以药物见长外，还十分重视用刺血方法使"邪气外泄"，让"邪有出路"而达到"邪去则正安"的目的。如他在《随息居重订霍乱论》曰："邪入必有出，盐汤探吐，上妙法门，然后调其胃气可也……邪不去则正不安，所以攻邪尤要于扶正也。"又曰"凡霍乱痧胀，邪已入营，必刺出毒血，俾邪得外泄，然后据证用药，可以望生"，并提出"失治即死，唯有砭去恶血，取效最捷"。又说"若四肢虽冷而苦渴苔腻，腹痛虽甚而睛赤唇红，或烦躁喜凉者，乃热郁气闭之证，急宜刺血"，"崇正十六年有疙瘩瘟、羊毛瘟等疫，呼病即亡，不留片刻……看膝弯后有筋突起，紫者无救，红者出血可活"。从文中看出，王氏对于来势迅猛的时疫霍乱采用刺血、砭出恶血使毒邪外泄的救急方法。

王氏对刺血的部位及具体操作方法做了说明。如"凡霍乱痧胀，邪已入营，必刺出毒血，第一宜刺少商穴。将病人手臂从上捋下，使其恶血聚于指端，以手捏紧，用针刺之，挤出毒血，重者并刺两手"。如刺曲池、委中穴，先用手蘸温水拍之，俾青筋显露，用银针刺出紫黑毒血；对于霍乱兼见神错不醒者为邪入心包，须急速撑开病人之口，在舌底下的三处黑筋处刺出毒血。王氏还指出了刺血的注意事项，"腿上大筋不可刺，刺亦无毒血，反令人心烦。腿两边硬筋上筋不可刺，刺之恐令人吊筋"。

2. 针刺泄邪　王氏还采用针刺法以泄邪外出。王氏认为"痧邪深入血分，必用刺法以泄其热而通其络"，在《潜斋简效方》中王氏引述八旬老人张德祥经验"凡痧证头晕者刺素髎；头痛者刺风府；偏头痛者刺风池；腹痛而吐者刺上脘；腹痛而泻者刺下脘；腹痛而欲吐不吐，欲泻不泻者刺中脘；手瘈者刺商阳；足吊者刺厉兑、承筋、承山；牙关紧闭者刺人迎，刺之立开"，说明王氏治疗痧证还用针刺方法以泄热通络开窍，所用穴位根据临床表现不同而进行辨证及辨经选穴。

3. 刮以泄邪　王氏临证还采用刮法以泄在营之邪。《随息居重订霍乱论·治法》："有嚏者，肺气虽开，恐营卫之气机尚痹，当刮以宣之；无嚏者，肺既不开，尤必刮松卫气，使已入营分之邪得以外泄，而病可松也。"刮法的具体操作是"肩颈、脊背、胸前、胁肋、两肘臂、两膝弯等处，皆宜用棉纱线或苎麻绳或青钱或瓷碗口，蘸菜油自上向下刮之，以红紫色绽方止；项下及大小腹软肉处，以食盐研细，用手擦之，或以指蘸清水撮之"。他又引用张景岳的论述进一步说明"凡毒深病急者，非刮背不可，以五脏之系咸附于背也，或以盐擦亦可"。从上而下的刮背方法，主要是通过膀胱经的背俞穴，以宣通脏腑经络气血、泄邪外出；刮委中、曲池、曲泽等在四弯处部位的穴位，达到泄邪外出的目的。

二、灸火论

王氏临证重视灸法，他说"举凡胸腹中有痰有饮，有积有痞，或胀或痛，或酸或嘈，或吐或泻，一二证时止时作，经年不瘥者"，"其所治之法，则灼艾为先，而药为次"。但王氏反对滥用灸法，明确提出灸火先当辨证，他认为灸法适用于阳气陷下、阴寒内盛证，在《潜斋医话·灸火论》中他引用汪省之的话"脉证俱见寒在外者，冬月阴寒大旺，阳明陷入阴水之中者，并宜灸之。设脉浮者，阳气散于肌表者，皆不宜灸"，"而阴虚内热者不可轻易试用灸法"。他指出："寒湿凝滞为病，藉艾火以温行。"在《随息居重订霍乱论·治法》中提出用熨灸法治疗"霍乱转筋，干霍乱之属寒者"，并强调"病属阴虚血少者，概不可灸，必阳虚气弱者，始要用灸"，还详细记载了辨证方法"凡腹虽痛极，而喜得温按，唇口舌白者，乃内虚阴寒之病，宜用火灸，切忌针刺。若四肢虽冷而苦渴苔腻，腹痛虽甚而睛赤唇红，或烦躁喜凉者，乃热郁气闭之证，急宜刺血，切忌火攻"。王氏认为"嚼姜不辣者，真寒证也"方可用灸。

1. 艾灸治寒疾 王氏用艾灸治疗冷疾宿疴，方法灵活，顺应自然气候变化，在夏季气温较高时就用日光作热源，在春冬季节气温较低时就用熨斗作热源，如在《潜斋医话·灸火论》说："有冷疾者，使其仰卧，揉艾遍铺腹上，在若五、六、七月间，文中屋上开穴，取日光照射，自然气透脐腹；如冬春，可用熨斗盛灰慢熨之，皆以患者闻浓艾气为度，宿疴可去。"

《潜斋简效方》记载：霍乱吐泻腹痛，转筋入腹欲死，让四人按住手足，灸脐上一寸的水分穴十四壮，又灸股里大筋去阴一寸处，可能相当于目前的急脉、足五里穴。

2. 熨灸治寒霍乱 《随息居重订霍乱论·治法》介绍了多种熨灸方法配合药物内服或与其他外治法治疗霍乱转筋、干霍乱之属寒性者，主要方法如下。

（1）取盐适量，炒热后用布包熨心腹，使热气透达，又以一包熨其背，直至手足回暖。再服神香散一钱，寒重者再服。或以吴茱萸、食盐各数两炒热，包熨脐下。或以白芥子研末，用温水调和涂在脐上。

（2）用胡椒七粒，杵碎，以布包之，纳脐中，膏药封之，再以热手按之，盖被睡卧少顷，使腹中热而汗出以温散寒邪。病重的以回阳膏敷贴脐中神阙穴；或用盐填脐中，上盖蒜片，艾灸二七壮。病性危甚者，再灸天枢、中脘、气海。

王氏在《随息居重订霍乱论·治法》中记载用焠法治霍乱："营卫之气，为邪气所阻而不流通，则手足厥冷而腹痛，身有红点而隐约，此名斑痧，亦曰番痧。俗以其厥冷，谓之阴痧者，谬也。"宜用灯心草焠之以宣通营卫气血。方法：用灯心草蘸油点燃，在患者皮肤的红点上急速灼焠，以灯火接触皮肤即快速提起，可发出"叭"的一声响。

三、贴穴法

王氏还用贴穴治疗脱证，无论是寒证、热证，还是产后血脱，都应配合用附子敷贴涌泉穴以回阳固脱。如《随息居重订霍乱论·治法》说："霍乱转筋，吐下已多，脉无气短，大汗欲脱……足冷者，并捣生附子二两，贴于涌泉穴，再按证用药，以挽回元气。不论寒热二证，凡元气欲脱者，皆当亟用。余屡试多验，并治产后昏晕，及诸病之神魂不安者皆效。"

贴穴还用于治头风，《潜斋简效方》载："治头风，蓖麻仁、乳香研，涂患处，立愈。痛久欲失明者，川乌去皮，细辛、防风、蝎梢等分研细，姜汁调，贴患处。若眉目牵引不正，贴太阳穴。"

四、王氏的学术传承与影响

王士雄倡导热性病用"刺血泄邪""针刺泄邪""刮以泄邪"等方法，宣通气血，俾邪外泄，使邪去则正安。王氏"邪气外泄"的学术思想及针灸泄邪的方法，对后世用针灸祛邪提供了依据。清代廖润鸿的《针灸集成》中记载了治虾蟆瘟"多出恶血"；清代王清任《医林改错》提到治瘟毒吐泻转筋，"用针刺胳膊肘里弯处血管，流紫黑血，毒随血出而愈"，现代临床以王秀珍为代表的刺血派医家，广泛应用刺血来治疗多种病证，在一定程度上应是受到王氏"刺血泄邪"的影响。王氏的"焠法"说对热证用灸产生一定影响，如灯火灸治疗小儿腮腺炎得到大家公认。

【阅读文选】

急暑证，中暑昏迷，病名暑厥，多在旱亢酷热之时，因吸受暑毒，直入心包营分耳。盖暑为火邪，心为火脏，同气相求，不比别邪必由他经传入也，故告危极速，往往不及延医诊治。世人但知为痧，夫痧者，即客邪骤入，阻塞其气血流行之道也。阻塞经气腑气者为浅，阻塞脏气者为深。惟暑为阳邪，直犯神明之脏，杀人最烈，而诸般治痧丹丸，类多燥烈之药（皆治贪凉饮冷过度，而寒湿为病者之方也），设误服之，如火益热，以致死后浑身青紫，或发斑，或口鼻流血，凡小儿、产妇患此者，俗皆误作惊风治之，无不枉死，闻之惨然，今将救治方法备录于此，惟药品珍贵，购觅匪易，若好善之家，依方预为修合，则病者易于得药，贫人亦可重生，功莫大焉。外则用银针刺病人曲池（臂弯）、委中（膝弯）去毒血，再将其口撑开，看舌底有黑筋三股，男左女右，用竹箸嵌瓷锋，刺出恶血一点。若其舌苔或黄或白者，急以行军散，或红灵丹灌之立苏。

急暑证治（《潜斋简效方》）

【思考题】

1. 王士雄的针灸学术思想有哪些？
2. 如何理解王士雄的"刺血泄邪"说？
3. 王士雄怎样用灸法救治急症？

第八节　吴师机

吴师机（1806—1886年），原名安业，字尚先，清末医家，钱塘（今浙江省杭州市）人。曾客居河北广平，因淡于功名，乃南下扬州从父学医。吴氏对以膏药为主的中医药外治法深有研究，卓有建树。咸丰三年（1853年），他偕弟官业迁泰州，制膏药应诊，"一月中治二万余人"，"亲验万人"，"治愈不可胜计"。吴氏不仅医术高超，而且医德高尚。他强调医者应尽其心，对于各类患者，不论是贫苦之人，还是富贵之家，应当一视同仁；对于自制之药，虽无人所见，亦应当如实配伍，不可自失其真而掺有假品；对于贫苦之人，更应当十分同情，尽力周济。

吴氏鉴于"施药不如传方",于是苦心孤诣,"历二十年……十数易其稿,三锓其版",写成《外治医说》专著;取"医者,理也;药者,瀹也","明外治亦有理,聊为疏瀹"之意;加之行文以骈俪为主,故刊成后易名为《理瀹骈文》。书分《略言》《续增略言》《理瀹骈文》《存济堂药局修合施送方并加药法》四部分,论述了外治机理、辨证论治、应用方法以及内、外、妇、儿、五官等各种外治百余方,大大扩展了膏药应用范围,拓宽了临床思路与给药途径。书中论及敷、贴、涂、抹、掺、扎、熨、针灸等数十种外治法,后人称之"外治之宗"。

吴师机在中医外治法方面积累了丰富的经验,提出了外治法的理论基础,"内治之理即外治之理,内治之药即外治之药",将许多内服药方移作外用,以收"内外治殊途同归"之效;又提出"膏药贴法与针灸通"说,匠心独运,治针灸方药于一炉,创立和发展了敷贴腧穴治病这门交叉学科,开启了广泛应用贴穴治病的大门,尤其在膏药的运用上更为熟练,成为中医历史上外治法运用与膏药运用的专家,对中医外治法的发展做出了卓越贡献。

一、"补内治之不及"说

吴氏提出外治并非"薄内治","以内治为不然也",实乃为"补内治之不及"而使之"与内治并行"。他"历引古语之不服药者",论证了"不肯服药之人,不能服药之症";还引"桂枝下咽、承气入胃,并可以毙"的告诫,认为内服药安全系数较低,"用药不当,杀人无形",故"不敢为内服";并进一步用"古今良工有几""良工亦不废外治"之说,反驳了所谓"良工可不患此"的观点。他以内外治作用部位对比,谓药入胃"散而不聚,不若膏药之扼要也";还指出膏药外治可到汤药内治难到之处。此外,膏药可一方治多病,而汤丸则一病一方;膏药可免"购药之难"等,从而说明之所以"专用膏药","诚有鉴于此尔"。

针灸有无缺陷或"不及"?书中谓"针灸禁忌太多","无犯所忌……误下火针则泄真气,误烧艾炷则耗阴血",以及《续增略言》引《准绳》沙篆诸多针灸法之后,指出"刺灸不可轻用,备法而已"等,结论也是肯定的。再看所引《炮炙入门》中"针但能泻实,虚危久病不宜……艾灸只宜用于阴寒证,若伤寒热病,头面诸阳之会、胸膈二火之地及阴虚有火者不宜",说明也有不足之处。但这里所述禁忌证,目前尚有争议,不可视为定论。

为了补内治和针灸之"不及",吴氏汲二者之长,独辟蹊径,大量用药物敷贴经穴治病。他认为"治在外则无禁制、无窒碍、无牵掣、无黏滞";"可于脏腑无伤","简而无损","无虚虚之祸","易于补过";不仅"多验于穷苦之人",且在"诸医束手告退"时"用之有验"。他用自己的实践经验举例:"肾消者,医用赵献可八味丸而火升;又有少阳气厥舌暗者,医用河间地黄饮子而痰塞。余治二症,即以二方膏贴脐下,即有效。诚以服药须由上焦而达下焦,不若膏药之径捷。"又说,疟疾乃少阳病,用柴胡汤"煎抹胁与背,亦胜于柴胡汤内服"。故"膏药治病,无殊汤药,用之得当,其效立应","以外治佐内治两精者,乃无一失"。

以上是吴氏的补"不及"观。当然,吴氏也承认膏药外治并非尽善尽美,亦有"不及"之处。不过,这里对外治优越性的举例是否公允,仍需论证。

二、"膏药贴法与针灸通"说

吴氏提出"膏药贴法与针灸通",重点是指"膏药与针灸取穴相通"。他认为选择敷贴部位,应"参古针灸法,以知左右上下前后之所取,则无往而不应也"。如论述外感热病引《内经》热病五十九刺,用"分杀其势"法,即"从刺法推出"。又如引《千金》膏肓、三里、涌泉百病皆治之说,接着指出"膏药亦同",均指取穴而言。吴氏的针药"相通"论,有以下四方面。

1. 作用机理相通　针灸的作用机理在于调阴阳、通经络、行气血；药物外治亦然。从所谓"和阴阳""药味必得通经走络""气血流通病自已""外治亦能补""气血流通即是补"等，可见两说如出一辙。

2. 选穴原则相通　如谓"膏药有因十二经五脏六腑所生而贴者，有因患处而贴者。如病在顶而贴顶……此患处也；有病不在顶而贴顶……此取穴法也"。与针灸取穴原则之有局部取、远隔取者一致。其"阳病取阴，阴病取阳……上病下取，下病上取"；"病在中，旁取之……以右治左，以左治右……前取后……后取前"；"上焦之证下治，下焦之证上治，中焦之证上下分治"。还有俞募取穴、五输取穴、五脏要穴为原穴、六腑要穴取下合穴等都与针灸选穴原则毫无二致。

3. 用穴相通　《理瀹骈文》论述敷贴部位虽有语焉不详之处，但仍然指出了不少穴位。如在提到下血不止取命门，鼻流清浊涕取百会、上星、风池、风门、大椎，咳喘取天突、肺俞、膻中、气海、膏肓，腹胀取足三里等时，紧接着指出"膏照贴"，"膏药贴法照此"。全书涉及穴位60多个，其中患处（阿是）、心口（膻中）、脐（神阙）、丹田（关元）、气海、天枢、命门、足心（涌泉）、太阳、头顶（百会）、风池、风府、天突、肺俞、膏肓、脾俞、肾俞、足三里、委中、少商、经渠等应用尤多，均"与针灸取穴同一理"。

4. 辨证论治相通　吴氏辨证首辨病位，因"病之所在，各有其位"，经穴所在，也各有其位之故。吴氏辨病位有三说。

（1）分三部　即辨上中下三焦，《略言》说："若脏腑，则视病所在，上贴心口，中贴脐眼，下贴丹田。或兼贴心俞与心口对，命门与脐对，足心与丹田应。"《续增略言》亦云"贴穴不过前后身上中下三部，大约心口、脐眼为多"，同时还补充了上焦"涂顶"（百会）法，中焦取"脐上""熏脐、蒸脐、填脐"法或加脾俞、胃俞，下焦取脐下（气海、关元等）、委中、足三里。书后附列21种膏药，其行水膏、温肺膏、滋阴壮水膏、扶阳益火膏、固经膏、安胎膏等，亦多贴膻中、神阙、关元。三焦病证以此三穴为主，与针灸之局部与邻近取穴法吻合。

（2）约六经　即经络六经辨证，谓"部位当分十二经"，强调"看部分经络"，"熟于《内经》经络"，"凡外治须知经络相通"。从吴氏对痧证经络辨证的阐发亦可见其重视程度。由于经络与病位、腧穴密切相关，"故应知十二经循行之要，定穴道之正伏，而通八十一数主治之原"，"皆按其所过之经而调之"。其次，因六经与经络一脉相承，故在论及刺大椎以泻太阳、少阳，刺肺俞以泻太阳，刺肝俞以泻少阳时说："膏药亦可仿此贴。"与针灸按经络脏腑选穴无异。

（3）辨脏腑　即脏腑辨证。《理瀹骈文》论述了五脏六腑所属部位，谓心肺居胸背、肾居腰、胃居脐上、肠居脐下、肝胆居胁等，并指出"凡膏药均分此上中下贴"。他明确了脏腑病选用俞募穴为主，谓"五脏之系咸在背，脏腑十二俞皆在背，其穴并可入邪，故脏腑病皆可治背，前与后，募俞亦相应"。募俞部位取法谓"募在阴俞在阳，阴病行阳治俞，阳病行阴治募"，以及五输和原穴应用，均体现了吴氏"与针灸通"的思想。

三、"膏可以统治百病"说

"膏可以统治百病"，与吴氏外治不拘一格有关。他认为"膏药……与服药相通"，"凡外治用药，皆本内治之理"，"凡汤丸之有效者，皆可熬膏"。于是，"以汤头还为膏"。他还穷搜博采古汤方单方以抹、涂、熨、敷外用。其选方用药原则，以"气味具厚""生用""热用"为主。药物调合成丸、饼、糊、汤等则多用米饭、灰面、醋、酒、开水、井水、新汲水、姜汁、米汤、蛋清、蒜泥等，或直接用散剂（亦可掺膏上）包扎，或捣烂外用。可见用药涉及面广，剂型与调合法、用法亦多。故适应证广泛，提出外治不仅能"代内托治外症"，且能治"内症"以至百病皆治，谓"药不只走一经治一症，汇而集之，其统治也固宜"。

吴氏认为膏可治百病，《理瀹骈文》敷贴经穴亦治百病。如内科有外感热病、伤寒、痧证、大头瘟、咳嗽、喘气、痰饮、中风、五劳七伤、骨蒸、头风、头痛、鼓胀、失眠、心痛、腹痛、腹胀、反胃、伤食、便秘、肠澼下利、吐泻、下血、疝、脱肛、黄疸、疟疾、厥证、脚气、痿证、遗精、阳痿、遗尿、白浊、尿闭、淋证、斑疹、脱颔、肢体各处痛、麻木等。具体治法如：咳嗽内热用清阳膏贴天突、膻中、肺俞；咳喘上气用生南星或白芥子为末，姜汁调，涂涌泉；久疟用胡椒、硫黄末置膏上，贴涌泉或命门，或用大蒜、胡椒、百草霜丸敷曲泽、内关处；心痛用雄黄、火硝、麝香末以新汲水调点晴明；大便热秘用皮硝、皂角敷脐；遗尿用龙骨煅末醋调敷神阙等。

外伤科病症有瘤、痞积、流注、阴毒、痈疽、五痔、犬伤等。具体治法如：痞积用附子、小茴、大茴、丁香、甘遂、沉香、麝香、升麻、五味子等为末敷关元；肠痈用生附片、鸡溏矢、葱、姜、蒜捣糊放患处加灸等。

妇产科疾病有月经不调、闭经、白带、乳病、热入血室、血崩、死胎、流产以及产后诸证等。具体应用如白带用乾坤一气膏贴丹田；热入血室用清阳膏贴膻中、期门；产后乳病用巴豆、冰片、米饭为丸，雄黄为衣，贴眉心印堂；死胎用寒水石、朱砂末，井水调糊摊纸上贴神阙等。

儿科病症有不能吮乳、痘疹、脐风、热证吐泻、虚脱、惊风、抽搐、囟门肿起或下陷等。具体治法如：急惊风用代赭石末醋调敷涌泉；脐风用灯火灸囟门、水沟、承浆、少商、脐周；口病用香附、半夏、蛋清作饼贴涌泉；囟门不合用姜、桂、细辛末敷囟门等。

五官科疾患有舌烂、重舌、木舌、唇菌、嘴烂、牙疳、牙痛、口噤、咽痛、喉蛾、喉闭、喉风、鼻衄、耳鸣耳聋、目翳等。具体治法如：牙痛喉肿用大蒜捣泥敷经渠，过夜起疱，挑破之；嘴烂、牙疳用大黄、丁香末、绿豆粉、开水或醋调涂足心；喉痹、喉风用生附子、吴茱萸、醋调敷涌泉；口疮用黄连、黄柏、黄芩水敷涌泉；鼻衄用纸浸白及水贴印堂；目翳用胡黄连、人乳调敷足心等。

敷贴经穴虽可"治百病"，但吴氏认为未必百发百中，否认贴穴万能。他还注意根据不同临床表现，采用不同药物和穴位，如治阳黄用行水膏贴天枢，阴黄用散阴膏贴命门；同是头痛，虽均取太阳穴，但按痛的性质、部位不同，用药也有差异。

四、针药并用分先后

基于"针灸不可轻用"而又不可不用这一认识，吴氏提出了"可与针灸并用"，书中记载针灸治疗的病证，有中风、中恶、痧证、劳伤、鼓胀、血崩、惊风、喉风、流注等，意味着这些大病、急病、重病，必要时应综合应用，或借针灸助一臂之力，以备不时之需。这就不难理解吴氏强调"与针灸并用"的用心。吴氏提出的"针灸并用"可概括为同时并用、录以备用、先后并用三个方面。

所谓同时并用，即对同一患者、同一病证，针药双管齐下。吴氏有时用贴膏配合用灸，如治五劳七伤"贴膏后熏之"（太乙针）；有时则用药物"插"、"填"法配合用灸，如尿闭诸药不效，以葱装麝香插神阙，填盐满灸之；有时又用麦麸两等"熨"后加灸，如伤寒直中三阴、唇青、无脉，用麦麸、盐炒熨，灸神阙、气海30～50壮；有时用盐"抹"法配合用针，如霍乱转筋入腹，用盐卤煎汤抹，并刺委中；有时用药"敷"后配合用针，如喉蛾用大蒜、轻粉敷经渠，针少商出血；有时又用药"敷"法配合用灸，如产后流注、五劳七伤，用多种药物敷穴加灸。他还常用隔物灸，如全身各处痛，用沉香、麝香、木香、丁香末装核桃壳内覆患处，灰面作圈，上盖荷叶，艾燃1~2炷等。

所谓录以备用，即"备录多方"待用。如头痛如破、腰腹痛、瘕疝，皆针命门，是用毫针。赤膈伤寒，三棱针刺胸出血，是用三棱针。九种心痛，灸拇指；中风、中恶合二手于中指尖灸之；反胃灸肩井，黑疸灸心俞、关元，是用艾炷灸。狗咬破伤，核桃壳装人粪，衬槐皮覆患上灸之；产妇痛疝，隔生附片灸患处；小便闭，隔盐灸神阙；乳症用隔碗灸；还有隔蒜灸、隔药灸、熏脐法、温脐种子方等，是用隔物灸法。其太乙神针、百发神针、内府雷火针、治癖神火针、阴证散毒针等，是用艾卷药条灸。以阳燧锭（观音救苦丹）烧烫连灰罨患上；桑枝针、桃枝针、灯火爆法、神灯（火）照法，则是用不同燃料与方法烤灼熏熨。至于治骨蒸用马齿苋或旱莲草捣敷经渠，古钱压定，起疱后挑破；或用百草头上露水点膏肓，名"天灸"；用蒜擦脊梁治痨瘵的"水灸"；用蚂蟥吸毒代针的"蜞针"，都是用特殊工具以代针灸。

所谓先后并用，有先药后灸，如痛风，先敷药，再以桑枝燃火逼之；有先指针后灸，如穿心疝掐大敦穴，不止，灸之；有先用热汤拍打再针，如寒厥先用热汤拍打委中，见紫黑泡刺之；有先针后药，如唇菌针少商出血，再以鸡溏矢或用地龙捣敷足心等。

五、吴氏的学术传承与影响

《理瀹骈文》贯穿了说理、推理和变通创新的主导思想，以"内外通贯之理"，阐明"外治亦有理"，"能通其理则辨证明白"，"以一通字该之，理通则治自通"，故能得心应手，左右逢源。但变通忌"妄变"或"拘泥"古法。正如书中开宗明义所说："外治法，针灸最古。自汉代张仲景易针灸为汤液，百代宗之。易曰：'穷则变，变则通。'顾汤液要无可变，而针灸亦不可通。思所以济其穷，无悖于古，有利于今者，则莫如膏药。"吴氏就是基于这种发展变化，继承创新的观点，通过实践而完善外治这门学科的。

中药敷贴穴位治病，由来已久，早在2000多年前的《帛书·灸经》中就有记载。此后，在《内经》《肘后方》《千金方》《太平圣惠方》《普济方》《医宗金鉴》等古代典籍中亦屡见不鲜。《理瀹骈文》的问世，标志着这种针药融为一体的独特新疗法，内容已十分丰富，并有了系统的学说与理论，已成为一门新的边缘学科。

吴氏学说，实用性很强，优点较多：①将针灸与中药紧密结合起来同时应用，利于发挥两者双重作用，使疗效相得益彰；②无创痛，较安全，能使更多患者乐于接受；③方法简便，可减少频繁就诊带来的麻烦。因此，大力推广应用这种无创痛穴疗，对提高疗效、促进针灸学的繁荣进步与大踏步走向世界，均有重要意义。

吴氏对针灸适应证认识未必全面，其"灸橄法"未免荒诞，认为燔针、焠针即"今之太乙、雷火等针"，实属误判；全书行文"语亦过深""非所以通俗也"，亦影响外治的普及与推广等，此乃历史和时代的局限，未可厚非。

【阅读文选】

外治之理，即内治之理，外治之药，亦即内治之药，所异者法耳。医理药性无二，而神奇变幻，上可以发泄造化五行之奥蕴，下亦扶危救急层见叠出而不穷。且治在外则无禁制、无窒碍、无牵掣、无黏滞，世有博通之医，当于此见其才。外治必如内治者，先求其本。本者何，明阴阳，识脏腑也。《灵》《素》而下，如《伤寒论》《金匮》诸大家所著，均不可不读，即喻嘉言、柯韵伯、王晋三诸君所阐发，俱有精思，亦不可不细绎……

膏纲也，药目也。膏判上、中、下三焦，五脏六腑，表里寒热虚实，以提其纲。药随膏而缕析，以为之目。膏有上焦心肺之膏，有中焦脾胃之膏，有下焦肝肾之膏，有专主一脏之膏，脏有清有混。有专主一腑之膏，腑有通有涩。又有通治三焦，通治五脏，通治六腑之膏。又有表里寒热虚实分用之膏，互用之膏，兼用之膏。药则或糁膏内，或敷膏外，或先膏而用洗擦，或后膏而用熏熨，膏以帅药，药以助膏……

膏可以统治百病，人皆讥之，且举名贤论紫金锭统治百病之非为证。不知此亦偏见耳，只走一经治一症，汇而集之，其统治也固宜。如冲和汤为太阳解表之方，而春可治温，夏可治热，秋可治湿，以治杂症亦有神也。通圣散为双解表里之方，而兼治风热燥三症。五积散为内伤外感之方，而内而脏腑，外而皮毛经络，上而头项，下而腰脚，妇人调经无不可用。又一方，麻黄白术散治风火湿热郁而为病，而表里寒热补泻之药咸备。越鞠治气合痰血食湿热，变之而为薛己八味逍遥，加之而为养生六郁解毒。高鼓峰治血，以一方统七情饥饱劳役等因，胡念斋深服之，陈修园复赏之。他如三和汤、三一承气、三一肾气、六一顺气之类，古如此者不胜枚举。膏药本其意而更推之扩之，虽治百病何难？要之，人病不外气滞血凝，及阴有寒湿，阴有燥热而已。观病机十九条，文曰皆属，皆即统也。病可统而药不可统乎，知其要者一言而终，制膏药者亦在乎能握其要而已。满屋散钱，以一线贯串百钱可，即千钱万钱亦无不可，是所谓握其要也。一副牙牌不过单双配合，而千变万化用无穷尽，是亦所谓握其要也。握要之道一通字该之，理通则治自通矣，然通须虚心读书。

略言（《理瀹骈文》）

【思考题】

1. 怎样理解吴师机的"膏药贴法与针灸通"说？
2. 何谓吴师机的"补内治之不及"说？
3. 《理瀹骈文》对穴位敷贴疗法的发展有何影响？

第九节　夏　云

夏云（1824—1904年），字春农，又字继绍，号耕云老人，自称拙庵稀叟。江苏江都人，清末喉科医家。少攻儒学，后从名医杨慕昭习医，善治外感证，兼精喉证。著有《疫喉浅论》（1875年刊行）。夏云对疫喉证总结出完整而有效的诊疗大法，所立之方药至今仍为中医药院校《温病学》教材所选用。夏氏门徒众多，有其子夏增福、侄夏景昭、婿徐秉素、学生邵家驹、学生严德昭、学生陈锦昭等。

《疫喉浅论》共2卷，上卷论述喉痹至危证、疫喉痧论治、疫喉痧总论、治法分清论、杂气成疫论、辨疫论及辨疫喉痧形证四要诀等，下卷分清透、消化、下夺、救液、嗽喉之剂，载方66首，其补遗1卷，简述白喉并发症的证治。后附《会厌论》1卷，载新补会厌论。《疫喉浅论》除用汤药治疗外，尤重视针刺疗法，提到穴位有曲池、大椎等30余个；提出疫喉先用刺、刮、吐三法，即针刺放血、刮穴疗法与药物探吐。刺灸工具与方法有毫针、三棱针和常用的刮痧工具等；并述及了各种咽喉急症治疗方法，对指导临床有现实意义。

一、治疫喉用"刺刮吐"说

在夏氏生活的道光年间，疫喉流行，伤人甚众。疫喉又称烂喉痧，是感受温热时毒所引起的急性外感热病。其临床特征为咽喉肿痛糜烂，肌肤丹痧密布。该病具有较强的传染性，易引起流行，多发生于冬春两季，类似今称猩红热的传染病。清代以前，未见烂喉痧病名的记载。该病来势凶险，"治病如救火"，夏云作为喉科医家，总结出治疗咽喉危急之证的宝贵经验。在《疫喉浅论》开篇即讲"疫喉痧至危证宜先用刺刮吐三法"，说明外治法能解危于顷刻。《疫喉浅论》"治疫喉痧……宜先用刺刮吐三法"谓："倘症势迅速喉关肿闭，汤水难下，又非汤药速能奏效者……必当先刺少商出血以泄蓄热，仿火郁发之之旨也……再用油钱按穴刮之……使气血经隧，一齐流通，俾结热宣散，肿闭可开，亦仿《内经》结者散之之意也。继用吐法，以撤痰涎。"

因"喉证盛行，杀人无算"，使夏氏在诊疗疫喉的临床实践中，不断总结经验教训，调整辨证治法，提出了治疗疫喉痧的外治法，《疫喉浅论》说"一疫痧，闷伏隐而不见，皮肤紫黑，极危极恶之证也，遂用油钱刮两肩井穴等"，主张"按以上穴道，针刮并举"，"除用肩井、臂臑、紫宫、膻中、中庭、中脘、膏肓、肾俞、白环俞等穴依次刮刺外，再用三指拍打曲池，下部委中、阳交穴，拍出紫块，刺出黑血，并刺间使、大陵"，强调"务要出血，无血不治。凡所刺之穴，每刺一针，刺宜横而浅，不宜深而直"。

加刺阳交出血，加强清泻肝胆木火的作用；用诸任脉穴，乃使隐伏于脏腑的闷痧外透，其强调针刺放血与刮穴并举，把皮内出血与外泻瘀毒之血结合起来（皮肤出现瘀斑，实乃皮内出血现象），显然可加强透痧解毒、清心泻火作用。这些观点与几千年来传统的刮痧疗法相一致，能解表祛邪、开窍醒脑、清热解毒及急救复苏、改善血循环、促进代谢、增强免疫功能等，起到治病保健的作用。

夏云善用刮穴法，刮法用油钱（即铜钱）按穴刮之。在《疫喉浅论》卷首列人体正面、背面刮穴图各一帧，并在其后分别标明了30个刮刺穴位的定位和属经。"疫喉痧论治"对其刮刺工具、材料、操作、即时疗效等做了说明："或患者畏用针刺，可取熟开水一碗，倾豆油些许于水面，着一人取古铜钱一枚，蘸豆油向患者项外肿处刮之，如刮痧一般，刮至皮肤红晕斑起为度，亦能泄热消肿。"书中特别提到刮穴顺序，在"论疫喉痧至危证宜先用刺刮吐三法"篇中记载："先刮风府，再依次刮两颅息、两臂臑、两曲池、两间使、两大陵、两太渊、两肺俞、两膏肓穴、两心俞穴、两肝俞、两胃俞、两大肠俞、两膀胱俞穴。"

用风府以祛风、颅息以清泻少阳相火，取间使、大陵、心俞、肝俞以清心、肝之火，夏氏解释《内经》"一阴一阳结，谓之喉痹"时一再指出，一阴指手厥阴，一阳指手少阳，喉痹应以二经为枢纽；至于用臂臑、曲池乃清阳明之热，因"疫喉痧论治"提到"疫邪羁留，未从汗解，盘踞阳明"之故；取太渊、肺俞，乃因喉连肺本，口鼻吸天地疫疠之气发病，是疫喉主要原因；取诸背俞，则因太阳主表，取邪从表出之意。

进行刮痧的主要部位，刮拭刺激通过穴位、经络的作用，能调动人体内在的抗病能力，调节机体的虚实状态，达到防治疾病的目的。夏氏用刮穴法治病，至今尚在民间广泛应用，且有较好疗效，而其治疗范围已不限喉，值得重视。

此外，尚有吐法乃用药物探吐，具体方法参见原著，此处从略。

二、"刺出紫血，以泻其火"说

放血泻火说屡见《疫喉浅论》书中。对于咽喉肿痛的患者，可仿《内经》"郁而发之"之理，刺少商穴出血，以泄蓄热。关于少商点刺放血治咽喉疾患由来已久，此法由唐代名医甄权为成君绰治颈肿喉痹针手食指端一法衍化而来。其后，虽历代验案屡见不鲜，但极少论及治疗机理。根据"疫喉者，乃天地之疠气，人受气于口鼻，蓄久而发者也，阳气内蕴，本易发热，况兼以疫邪"这一病因，夏氏则遵《内经》所述，做了较多的阐发。如按"诸气膹郁，皆属于肺"之说，认为疫喉痹乃"肺受疫火熏蒸，则气机不利……"而发病，对"疫火"要"放血泻火"，故取肺经井穴少商；又据"诸逆冲上，皆属于火"之说，认为本病"热证多而寒证少"，"全是君相二火为害"（见"疫喉痧论治"）。根据徐灵胎先生批陈实功《外科正宗》喉论云："喉证多端，惟热气壅塞不通，提痰无效，乃用金针刺出紫血，以泄其火。"

夏氏在《疫喉浅论》上卷具体指出放血方法，"一喉痹肿闭汤药难下者，急取病人两臂捋数十次，使血聚于大指上，以发绳系住拇指，针刺指甲里侧少商穴，出血如放痧一般，左右手皆然"，"发者，以其汗也，出血者，亦发汗之一端也"；再用"血汗同源"之理来解释放血治病的机理。

不仅如此，夏氏在"疫喉痧论治"一节更进一步指出：刺少商之后，还可再刺患部放血："再看咽喉红紫肿痛，已溃未溃，或溃而未深，项外漫肿，痰壅气闭，汤水难受，急用喉针在喉之两旁肿处刺入分许，或一二下，或二三下，咳去紫血，亦能泄热消肿。"夏云则明确指出，其机理亦为泄热消肿。

夏云总结针刺放血用于咽喉急症，亦有不治之症。"疫喉痧论治"云："喉腐色晦，神糊气喘，鼻煽口张，壮热自利，痧点隐约，证在不治，勿刺也，庶免归咎耳。"此论在当时是比较客观的。

三、夏氏的学术传承与影响

运用针刺出血、刮痧、探吐，综合治疗急性咽喉疾患是夏云的主要针灸学说，由于此说是夏氏临床实践的经验总结，故有较大的临床意义，对后世产生了不小的影响。特别是从 20 世纪 50 年代之后，全国各地用针刺少商等穴出血治疗急性扁桃腺炎的临床报道不胜枚举，一致证明了其有效率、治愈率颇高。尤其对一些曾用其他疗法失效者也取得一定的疗效。这就充分说明，对某些咽喉肿痛急症选用这种疗法，仍是一种较好的选择。再看其他临床报告，如 1956 年 9 期《上海中医药杂志》朱氏等报告"应用针灸配合其他疗法治疗 23 例白喉的介绍"；1957 年 5 期《中华耳鼻咽喉科杂志》刘氏等报告"耳鼻咽喉科急性炎症应用针灸疗法的初步总结"；1987 年 4 期《上海针灸杂志》谢氏等报告"针刺治疗疫喉痧"等，其治疗方法均借鉴了夏氏的学说，且取得了较满意的疗效，说明了夏氏学说的应用价值与发展前景。

【阅读文选】

夫疫喉至危者喉痹也，经云"一阴一阳结，谓之喉痹"。一阴者，手少阴君火也，一阳者，手少阳相火也，二脉并络于喉，气热则内结，结甚则肿胀，胀甚则不通而死矣。然君火势缓则结而为痛为肿，相火势速则肿甚不仁而为痹，痹甚不通而痰塞，治之稍差，便生顷刻。近岁大江南北，疫疠流行，患是证者，屡见迭出，而以幼稚为尤多。多缘幼稚脏气未充，体质纯阳，新絮被体，温覆汗多，火性内动，易受疫邪，故未病一二日前，必先胸膈气紧，呼吸短促，是疫火欲发之机也。经云"诸气膹郁，皆属于肺，诸逆冲上，皆属于火"，是肺受疫火熏蒸则气机不利，则呼吸短促矣。奈何人不加察，饮食无节，痰火疫毒，混合盘踞，以致咽喉蓦然肿闭，手足厥冷，热结于内，肿达于外，颈项一带漫肿，似类捻颈、蛤蟆等瘟，壮热痰壅，声如曳锯。又类缠喉风证，然总不外乎疫毒痰火为害，以痰为火之本，火为痰之标，若加疫毒传染，其害尤速，故予谓之曰疫喉痹至危证也。遍考方书，无非清火化痰，开上夺下之治，如清咽利膈汤为第一善法，但症势稍缓者无不获效，倘症势迅速，喉关肿闭，汤水难下，又非汤药速能奏效者，予再思维，必当先刺少商穴，以泄蓄热，仿火郁发之之旨也。

论疫喉痹至危证宜刺刮吐三法（《疫喉浅论》上卷）

【思考题】

1. 夏氏针灸治疗喉病的学术思想是什么？
2. 夏氏"针刺放血以泻火"学术思想，其理论依据是什么？
3. 夏氏如何应用刮穴法治疗喉病？

第十节　李学川

　　李学川，字三源，号邓尉山人，今江苏人，清代针灸学家。李氏感慨当时医学界轻视针灸的现象，"今医独事方药，视针灸为小技而忽诸"，想沟通方药、针灸两家的界限，提出只有针灸与方药左右逢源，才能使得医者在临证时能够更加全面诊治，他综合《灵枢》《素问》《针灸甲乙经》经穴的异同，并参考伤寒杂病方书，经过40多年的努力，在清代嘉庆二十年（1815年）编成《针灸逢源》，他认为《灵枢》《素问》书虽存，而知刺法者很少，集《灵枢》《素问》，"特揭经脉、刺法诸篇，以补医林传诵所缺"。李学川发扬《内经》针灸理论，裨益后学，对于振兴针灸事业有一定的意义。

　　《针灸逢源》共6卷，卷一为《灵枢》经文，卷二为《素问》经文，两卷共摘引《内经》原文及名家注疏达112篇，以阐述针灸要旨，作为针灸医学的理论基础；卷三为群书荟萃，撷取历代针灸专著及诸家针灸医论之精要；卷四专论经穴考证，校正铜人经穴之讹误，包括骨度、仰人伏人部位图、背胸腹部折法、同身寸法、周身骨部名目、十二经络次序、十四经穴图、十四经穴考、经外奇穴等内容；卷五论述了40多种病证的针灸治疗方法，并有各种小儿诊法和推拿法；卷六对临床各科病证进行病因、病机分析，并附有部分汤药处方辅助针灸治疗。

一、经穴学说

　　1. 确定腧穴归经规范　《针灸逢源》将历代针灸医籍中所载的十四经经穴收集补充完善，增加了中枢、急脉2穴，使人体的经穴数目达361穴。即手太阴肺经11穴；手少阴心经9穴；手厥阴心包经9穴；手阳明大肠经20穴；手太阳小肠经19穴；手少阳三焦经23穴；足阳明胃经45穴；足太阳膀胱经67穴；足少阳胆经44穴；足少阴肾经27穴；足太阴脾经21穴；足厥阴肝经14穴；督脉28穴；任脉24穴。《针灸逢源》记载的十二经脉按照十二经的流注顺序排列，所确定的腧穴归经一直为后世医家所遵循。

　　2. 考订腧穴位置差异　《针灸逢源》第四卷，专事经穴考证。例如《灵枢·骨度》云："两乳间广九寸半。"李氏"详校针灸书，足厥阴期门在乳旁一寸半，章门去中六寸，得两乳九寸之数，而足阳明经乳根去中四寸，足少阳经，带脉去中七寸半，得两乳间为八寸之数，故各经开中寸法以两乳间横折八寸约取之"。李氏改九寸半之误，订正两乳间为八寸。

　　再如《针灸大成》中对不容至滑肉门左右12穴定位为"去中三寸"。李学川却认为不妥："按不容夹幽门旁一寸五分，诸书皆同，详考幽门去中五分，自不容至气冲左右二十四穴去中各二寸。"李学川不仅考订了腧穴的位置，而且说明了其如此定位的理由。考订承满"在不容下一寸半，上脘旁两寸"。又如经外奇穴"阑门"，《针灸大成》中的定位为"在曲泉两旁各三寸脉中"，《针灸逢源》则认为在"曲骨两旁三寸动脉中"。《针灸逢源》纠正了《针灸大成》穴位定位的错误。今天不容穴的定位就是依据《针灸逢源》而定。

二、"因证以考穴"说

李学川在疾病的针灸施治中，注重辨证取穴，"因证以考穴，按穴以施治"。这种思想体现在以下几个方面。

1. 经络辨证选穴 如卷五头痛"脑痛连两额属太阳，头额痛连目齿属阳明，头额痛连耳根属少阳，太阳穴痛属脾虚，巅顶痛属肾，目系痛属肝……以上诸穴当验邪所从来择用之"。耳病"新聋多热取少阳阳明，久聋多虚补足少阴"。齿牙病"上片牙疼足阳明病，水沟、太渊、冲阳、吕细，在内踝尖上，灸二七壮"，"下片牙疼，手阳明病，承浆、颊车、三间、合谷、列缺"。

2. 脏腑辨证选穴 如"目病……怕热羞明，皆由火燥血热，若目不赤痛，但畏明者，乃肝血亏，不能运精华以敌阳光之故，行间"；"雀目不能夜视，此肝虚也……肝俞灸七壮，又刺后不出血"。

3. 六经辨证取穴 如"中风无汗恶寒，针至阴出血，昆仑，阳跷，中风有汗恶风，针风府，以上二证太阳经中风也"；又如"中风无汗身凉，针隐白，去太阴经之贼也，此症太阴经中风也"；并且分别列出"阳明经中风""少阴经中风"的取穴。

在有些疾病的证治中，李氏记载了一些经验取穴，如疣痣"又灸手中指节宛宛中，疣痣皆效"。治牙痛"于耳前鬓发尖内有动脉处，随病左右用小艾炷灸五七壮，神效，不必贴膏，如发再灸，即可断根"。小儿咸哮"男左女右手小指尖上用小艾炷灸七壮，无不除根"。又如"凡便血诸治不效者，但取脊骨中与脐相平按高突之处觉酸痛者，灸七壮即止。如复发，再灸七壮，永可除根"，对于后世临床有较大的指导意义。

三、用灸经验

《针灸逢源》卷五记载了临床内科、外科、耳鼻喉科、妇科、儿科等疾病约 124 种、162 个病证的处方，其针灸处方以十四经穴为主，且以特定穴为主组成。卷五共记载十四经穴 183 个，计 838 次；其中属于特定穴的有 118 个，占 64.5%，使用频次为 737 次，占 87.9%；使用频次较高的有足三里、合谷、气海、中脘、三阴交、间使、百会、脾俞、肾俞、肺俞、太溪、曲池、神阙、人中、行间、中极、复溜、关元、昆仑、风池、太冲、风府、阴陵泉、攒竹、委中、大陵、肩井及大敦，共计 28 穴，体现了特定穴在临床治疗中的重要作用。

对于外科病证，李氏多用灸法治疗。其治疗病种可达 20 余种，不仅用于常见外科病证如瘰疬、疝气等的治疗，对于许多疑难病症，《针灸逢源》也收集了历代医家长期积累的经验和方法，并做了详尽的记载。具体操作除直接灸外，《针灸逢源》还记载了隔蒜灸、隔姜灸、隔附片灸、隔阳隧锭灸等间接灸法，如卷五隔蒜灸"毒虫邪狗咬伤，蛇、蝎、蜈蚣咬伤，中毒痛极者……或用蒜片贴肉灸之，毒甚者灸五十壮……"且注重隔蒜灸的顺序，"灸瘰疬用独蒜切如钱厚片，先从后发核上灸起，至初发母核而至，多灸自效"。

李学川在《针灸逢源》中注重灸法对外科病证的治疗，也提出相应禁忌，"若肺痈热已深，肺痈脓已成，吐出如米粥者，皆不宜灸"，又"疔疮……生项上者属三阳经，不宜灸……火日生疔亦禁灸"。这些不宜灸病证，乃因病情危重之故。

此外，李氏还通过对灸治过程中的反应，来判断疾病的预后，如"疮疡……用隔蒜灸法……如痛者灸至不痛，不痛者灸至痛，痛者为良肉，不痛者为毒气，初灸知痛而后反不痛者毒气深重……先不痛而后觉痛者，毒气轻浅"，"痈疽初起……不痛不作脓者，尤宜多灸……如灸后仍不痛或不作脓不起发者不治，此气血虚也"，"凡疗用隔蒜灸法……以爆为度，如不爆者难愈"。这些经验对临床有参考价值。

四、李氏的学术传承与影响

李学川的针灸学说对腧穴学的发展有一定的影响，其腧穴数目、归经一直为后世医家所遵循，并沿用至今，在针灸理论上虽无大的创新，但其收集诸多针灸医籍阐释针灸法，提倡针灸药并举。李学川强调针灸应配合中药治疗，才能达到"左右逢源，会归一致"，"知汤液而不知针灸，是知人有脏腑而不知有经络毛腠也，知针灸而不知汤液，是知人有经络毛腠而不知有脏腑也"，故"余之为此书……意在通内外两家之筏，而使之左右逢源，会归一致"；举汤液以翼针道，明刺法以济汤药，在卷五的各种病证的治法中，多处体现这种思想。如"半身不遂"的治疗中，强调"各随其经络针灸之，兼用药补血养筋方能奏效"，牙床腐烂"针穴同前，宜服清胃泻火之药"，眼生翳膜"辅以退翳之药则能自去"；并在卷六中附汤药处方以助针灸之治。

【阅读文选】

昔者黄帝同岐伯少俞等六臣互相讨论，开医学之源，传《灵枢》《素问》，即内经也。《灵枢》所论者，营卫血气之道路，经脉脏腑之贯通，天地四时之变化，音律风野之区别。先立九针以备病之所由治也。《素问》所论者，阴阳寒暑之推迁，饮食居处之得失，五运生制之胜复，六气时序之逆顺，察其脉色以明病所由生也。然考其治病，针灸最详，自仲景圣著伤寒方论，针灸亦有不可阙者，如刺风池、风府、期门，灸少阴、厥阴之类，嗣后名家踵起，方书益盛，而针灸亦兼焉。今医独事方药，视针灸为小技而忽诸。则灵素书虽存而知刺法者鲜矣。学川不揣孤陋，较《灵》《素》《甲乙经》穴之异同，参伤寒杂病方书之辨论，编为《针灸逢源》六卷，所集《灵》《素》，特揭经脉、刺法诸篇，以补医林传诵所阙。其脏象脉要疾病诸论，无针灸者置之弗录，盖欲以别集合而读之也，第学人检抄不便，兹复采录灵、素四十余篇，并载集中大要，与汪讱庵类纂略同，而注稍详。今并授诸剞劂，略述原委千卷端，重望世之高明诲余不逮云尔。
（道光壬午春闰三月，李学川三源氏题于棣华草堂）

序（《针灸逢源》）

【思考题】

1. 简述李学川针灸经穴学说的主要内容。
2. 李学川外科灸治的主要内容有哪些？

第十一节　范毓𪟝

范毓𪟝，字培兰，清代人，曾在湖北、贵阳、广东一带为官，平时留意岐黄之术。雍正年间，他任粤东潮州总镇，从一道人处获《太乙神针》一书，觉其药平理密，遂依法制造，施治10余年，治风寒暑湿及沉痼之疾多效，"无不应手而愈"。此书后经修订，刊行于世。其学术思想如下。

一、"太乙神针"说

操作包括制针、选穴和燃针按穴三个步骤。首先将药物制成艾条，取艾绒（三两），硫黄、麝香、乳香、没药、丁香、松香、桂枝、杜仲、枳壳、皂角、细辛、川芎、独活、雄黄、炮甲（以上各一钱），共研碎成末，纸卷成艾条，用鸡子清通刷外层三次，阴干收藏。使用时用红布七层盖在穴上，然后将点燃的艾条对准穴位按在红布上，"若觉大热，将针略提起，俟热定再针，以七记数，小则一七，多则七七亦可"。"针后宜静卧片时，使药气周流，畅达于脏腑脉络之间，然后起，饮醇酒数杯，借酒力以行药气，微醺为度，切忌冒风"。

"太乙神针"的常用经络依次为任脉、膀胱经、督脉，常用穴位所在部位依次为小腹、上背、胸脘、头面、下背、臂阳、腿阳，常用穴位依次为气海、曲池、膏肓俞、中极、关元、下脘、中脘、上脘。其选穴特点如下。

1. 多取躯干部穴 即胸腹部穴及背俞穴。就经络而言，则多取任脉、膀胱经和督脉穴，常用穴位是气海、中极、关元、上脘、中脘、下脘、膏肓俞、身柱等。例如《正面穴道证治》载：气海主治"男子阳事久惫，妇人经水不调"；《背面穴道证治》云："人生百病无不主之，针膏肓穴。"

2. 选取四肢穴 所取穴位有曲池、肩髃、尺泽、手三里、足三里、环跳、三阴交、大敦、行间、内庭、合谷。这些穴位多治四肢局部病证，如《正面穴道证治》曰："风痹，手臂不举……针尺泽穴。"《背面穴道证治》载环跳治"中风中痰，半身不遂，腰胯强直，股痛相引，腰胁不得转侧"。

四肢穴常常通过经气的运行，与远道部位相连，故又治疗远道部位病证，如《背面穴道证治》曰："鼻血不止，唇吻不收，喑不能言，口噤偏风，风疹头痛，针合谷穴。"足三里主"五劳七伤，翻胃，气膈，肠鸣肚痛，疝癖膨胀，胸膈蓄血，咳嗽稠痰"。

3. 酌选头部穴 所选头面部穴多在头顶部，如百会、上星、神庭等，此外还有项部的风池与颞部的上关，这些穴多治头面局部病证。如《背面穴道证治》载风池治"耳聋虚鸣，脱颔，口噤，颊肿，牙疼"。头部穴也治疗远道病证，如百会治"脱肛"，头临泣治"腋肿，胁下痛"等。

二、主治病证说

《太乙神针》一书是以穴统证，在每一穴名下，罗列其各项主治，这些穴位主治来源于《黄帝明堂灸经》《铜人针灸经》《铜人腧穴针灸图经》等书。统计结果表明，"太乙神针"常治病证依次为脾胃肠疾、腹部疾、虚疾、肺部疾、女子胞疾、气疾、阴疝部疾、膀胱肾疾、寒疾、心神部疾、上肢部疾、胸膈部疾、风疾、头部疾、热疾、痉厥疾、下肢部疾、腰臀部疾、湿疾、眼部疾、口腔疾、肿疾。由此可见，"太乙神针"的主治范围十分广泛。

就分部病证而言，"太乙神针"以治胸腹内脏病为最多，包括脾、胃、女子胞、阴器、膀胱、肺、心等脏器的病变。如该书《正面穴道证治》载"饮食不进，赤白痢，面色萎黄，五膈，针中脘穴"；关元主"男子遗精白浊，脐下冷痛，小便痛涩，遗沥溺血，妇人赤白带下，经水不调"；《背面穴道证治》载脾俞主"久患泄痢，翻胃吐食，膈气积聚"。

"太乙神针"也治疗头部病证，包括头面、五官、神志等方面的病变，如该书《正面穴道证治》载神庭主"头痛，目眩，出泪，流涕"；大敦主"尸厥如死"；《背面穴道证治》载身柱主"癫狂谵语，瘈疭发热"。

"太乙神针"还治疗四肢与腰背部的病变，如《正面穴道证治》载风市主"两腿麻木，左瘫右痪，行步不得，一切脚气"；《背面穴道证治》曰："腰胯脊痛，不能俯仰，针腰俞穴。"

总之，"太乙神针"之法多用于治疗内脏病证，因为本法属艾灸范畴，而艾灸对人体免疫功能影响较大，免疫功能又常与内脏相关，故本法多治内脏病；而针刺对人体神经系统影响较大，故多治疗四肢腰背病痛。《灵枢·官能》曰"针所不为，灸之所宜"，即含此意。

就辨证施治而言，"太乙神针"可治疗中医各型证候，如寒证、热证、风证、痰证、肿证、气证、血证等，这是艾灸作用广泛的缘故。如《正面穴道证治》载行间主"四肢厥逆而冷"；百会治"中风，头风，风痫，角弓反张"；《背面穴道证治》曰大椎治"遍身发热，诸般疟疾"。

在各种证型中，"太乙神针"治疗虚证最多，这是因为艾叶性温，加火灸灼，故有温阳散寒、补虚强身的作用。如该书《正面穴道证治》曰："脏气虚惫，真气不足，一切气疾不化，肌瘦，四肢无力……针气海穴。"

三、"太乙神针"的学术传承与影响

"太乙神针"一法由"雷火神针"法发展而来，而"雷火神针"在明代《本草纲目》《针灸大成》等书中均已有载。《太乙神针》周序曰"雷火针一法，针既非铁，且不著肉，最为善治，但考其药品，多用蜈蚣、乌头、巴豆等物，率皆猛烈劫制，倘遇孱弱羸怯之躯，贻害不免"；"太乙神针，制同雷火法，药皆纯正，且用法隔布七层，不伤肌肉，非若铁针与金石艾火者，令人彷徨畏惧也"。

"太乙神针"法，实为艾条灸之一种，因以灸代针，故名曰"太乙神针"。与古代的直接艾灸法相比，该法对人体肌肤的损伤小；与其他隔物灸法相比，则有安全、操作方便之长处；该法又运用药物，可充分发挥药物与艾灸的双重作用，从而取得良好疗效。《太乙神针》周雍和序曰："（艾灸）虽有救急之功，而焦头烂额，伤其肌肤，是一病未除，又增一病。"该书郭寅皋序云，"惜灸法直接，手续累赘，灼伤肌肤"，"太乙神针系以灸为针，乃我国古法押灸之遗，而其针料之配合，纯粹刚健中正之品，一经燃灸，不数分钟，其药力即能由毛细血管而直达病人体内，发生荣养、杀菌、吸收、兴奋、镇痛、消炎、宣滞、驱风等作用，而足以调整血液之运行，旺盛新陈之代谢，促进神经之强固，结成生理之效果"。《太乙神针·采制艾叶法》曰："倘水陆舟车，客途旅次，以及穷乡僻壤，无药之处，带备神针，见病即针，针到病除，真属快事。"

"太乙神针"之法在清代流传甚广，在范毓𬤊《太乙神针》之后相继问世的该法专著有甲午年间倪有生作序的《仙传神针》、道光十六年（1836年）虚白子作序的《太乙离火感应神针》、咸丰六年（1856年）叶桂作附篇的《太乙神针》、同治年间（1862～1874年）冯卓怀订正成书的《太乙神针方》、同治十一年（1872年）孔广培编的《太乙神针集解》，另外还有王静甫作序作跋的《育麟益寿万应神针》等，可见此法在当时影响颇大。据考查，在范氏《太乙神针》之前，康熙五十六年韩贻丰的《太乙神针心法》中已载录了该法；而道光十六年出版的《太乙离火感应神针》中虚白子序则称，该法于"宋仁宗康定二年刊石于汉阴丛山之壁"，可见在本法的推广、流传与发展中，范氏只是一个中间环节，但他起了承上启下的作用，对他的贡献还是应该肯定的。

后代医家对"太乙神针"之法不但有继承，也有所发展，例如咸丰六年叶桂在《太乙神针》附篇中云："实按一法，轻则布易燃，重则火易灭，均有微碍。"故提出了"面碗隔姜灸法"："用生姜一大片，厚二分许，中扎数小孔，平放应针穴道之上，用面团捏一小碗，如酒杯大，碗底亦扎数小孔，将神针内药料拆出，再加薪艾绒少许，捏作团，置于碗内点着，平放于姜片之上，顷刻之间，药气即可透入，如觉甚热，将姜片略抬起，停片刻再放下，看碗内药将烧尽，可另换药，每换药三四次即可，每日或一次，或两次，不拘，总以灸愈为止。"叶氏认为"面碗隔姜灸法"可"收束艾火，不使零星散乱，而药气温暖，半刻许已直透病奥，顿觉肌膝经络之间，

氤氲畅适……此法可为太乙神针之一助"。而《育麟益寿万应神针》中对各种疾病的治疗，则增加了配穴。

"太乙神针"在清代得到推广运用，有"人人和缓，家家华佗"之说，因而在灸法史上，"太乙神针"当有一席之地。倪有生在《仙传神针》序中载，其本人因"右臂酸痛，大指麻木"，用本法"半月间连灸五次，大指即能伸屈，复于六月间又灸三次，酸痛亦止，运动如常"；周雍和在《太乙神针》序中载："会稽沈公士元任江宁尉，手指麻木，王公出针治之，立愈"；周氏本人"足染木疾，多年不愈，如法制针，未及自治，先治痨病二人，风病一人，血病三人，无不应手而愈，余病亦随治即愈"，是为例。在当代，也有人用本法治疗疾病，如马泽云等用"太乙雷火神针"法治疗白细胞减少症，刘国欣用太乙神针灸法治疗腹痛、腹泻等消化系统疾病，黄彪用太乙针灸治疗颈椎病等均取得良好疗效，可见本法尚具现实意义。

【阅读文选】

雍正间，粤东潮州总镇范公，名毓䯂，号培兰者，留心寿世，遍阅方书。深叹方书之议论不一，而人身之疾病亦不一，以不一之议论，治不一之疾病，岂不戞戞乎其难之！然而绳墨贵在变通，成法不可拘滞，慨夫今之庸医，不分经络受病之由，不按阴阳表里之症，专以汤头为准，舛误甚多。药之不效，实艺之不精也。夫以微茫变化之经脉，概执成方以治病，一涉疑似，即有毫厘千里之谬。人命相关，可不慎哉？

范公推其根源，舍肤视之外，欲求其所以治病之神，去病之速，莫若针矣。第针砭之法，有用铁针者，有用银针者，有用艾灸灯灼者，种种不一，虽有急救之功，而焦头烂额，伤其肌肤，是乃一病未除，又增一病，亦非善道。惟有雷火针一法，针既非针，且不着肉，最为善治。但考其药品，多用蜈蚣、全蝎、乌头、巴豆等毒物，率皆猛烈劫制，倘遇羸弱赢怯之躯，贻害不免，每为踌躇。适有一道人，踵其署而传其针，号曰"太乙神针"，制同雷火法，而药皆纯正，且用法隔布七层，不伤肌肉，非若铁针与金石艾灸火灼之令人彷徨畏惧也。范公窃善之，遂择吉依法制造，每遇人有风寒暑湿，痼疾沉疴，治之无不奏效。即多制药针，详列症治，遍送世人，数十年来，济人不少。山阴王公大德得其针。会稽沈公士元任江宁尉，手指麻木，王公出针针之立愈。沈公遂亦制针遍赠。壬辰秋，余得其传，因足染木疾，如法制针，未及自治，先治痨病两人，风病一人，血病三人，无不应手而愈，余病亦随治即痊，洵乎此针功效异常，其为仙传无疑，愿与当世宝之！

原序（《太乙神针》）

【思考题】

1. 太乙神针的主治病证有哪些？
2. 太乙神针操作方法如何？
3. 太乙神针取穴有何特点？

第十二节　张　镜

张镜，字蓉亭，清代医家，今江苏省人。咸丰十年（1860 年），张氏获刺疗疗法的书稿，该书由浙江慈溪刺疗医家应侣笙的后代提供。此后，张氏又于他处购得刺疗刻本，据此对书稿进行校勘，删繁就要，合为一本，"详明经络各穴，绘以总图治法，编成歌诀"，名曰《刺疗捷法》。

以后由王缄三根据《针灸大成》注明穴位，并出资刊印，于光绪二年（1876 年）发行。张、王二氏在临床上应用该法治疗，多获良效，积累了不少刺疗的经验。

一、刺疗方法

《刺疗捷法》载："治法，先看疗之发于何处，翻阅歌诀，用小镰刀，或三棱针，按穴轻刺，略为出血，随以麻油和食盐点穴上，以透泄其毒。切勿将疗头刺破为要。即以疗膏药隔水温软捏扁，贴于患处。初起二三日立见消化，无须服药矣。"由此可见，刺疗有四个操作步骤：①根据疗证所发部位，取用《刺疗捷法》中相应疗证下所罗列的穴位；②用三棱针或小刀点破穴位，使略出血；③涂以麻油和盐，以透毒邪；④敷贴膏药。

因为本证由阳毒之邪内蕴所致，毒邪往往壅塞于相关的经络血脉中，在相应穴位上点刺放血则可将其中的毒邪逐出体外，使机体战胜病邪，恢复健康，故点刺放血为治疗本证的良方。其中特别提出不能刺破疗头，因为疗头一旦被刺破，皮肤的修复机制立即被启动，生发层的上皮细胞即分化繁殖，封闭疗口，以防外邪入侵，而伤口的封闭使邪毒无法外出，转而攻内，侵犯脏腑，使病情恶化，甚至危及生命，因此这是值得注意的。

二、取穴原则

1. 局部取穴　在疗疮周围取穴。如该书曰："（红丝疗）从脚上发者，挑法俱先从红丝延处当头先刺，寸寸挑至近根，若有白泡，须挑破之。"又说："肉龟疗生脚背上，其形似龟痛难量，急用银针刺四围，艾灸疗头可无恙。"注意，此处是针刺疗证周围穴，而不是刺破疗头（但疗头可施灸）。

2. 循本经取穴　《刺疗捷法》较多地采用循经取穴的方法，如："鹤顶疗生督脉经，宜刺百劳（即大椎）与天庭，印堂人中与尾骶，委中两穴保安宁。""鹤顶"在"鼻直上入发际三寸半"，当属督脉经，故多取督脉穴。又如："后发际疗刺至阴，尾骶骨上二节寻，肩井百劳委中决，数处挑泄患无侵。""后发际疗"发在"枕骨下两旁"，与督脉、膀胱经、胆经相关，故取该三经穴。

3. 循相关经取穴　"疗"虽发于一点，但其病灶所涉及的范围甚广，其周围相关经络血脉均受其累，故除循本经外，还取其周围相关经脉穴位，如该书曰："耳门疗属三焦火，肩井合谷刺甚妥，腕后外关与关冲，中冲穴内刺亦可。"其中合谷属手阳明，通过大椎的交会关系，与耳相联系；中冲属心包经，而心包经与三焦经相表里，故除三焦经穴外，也取合谷、中冲治疗。"耳后生疗属膀胱，肩井至阴面岩当，中指尖根各一刺，百劳委中与印堂。""耳后疗"虽说"属膀胱"，但又与胆经、督脉相关，故还取肩井、面岩、百劳、印堂，而其中取"中指尖根"则是古人的临床经验。

4. 根据其他中医理论取穴　如该书云："舌尖生疗心火炽，中指尖头（即中冲穴）须一刺，百劳承浆与印堂，少冲少府为之使。"心经、心包经的本经并不到达舌尖，但中医认为"心开窍于舌"，故取心经、心包经的中冲、少冲、少府穴。

5. 取经验穴　《刺疗捷法》又根据临床经验取一些特殊的穴位，如取"髌骨"穴治疗"手掌疗"；取下巴中央的"地合"穴与心包经中冲穴治疗"天庭疗"（"天庭"在"鼻直上入发际五分"），这些均无相应理论可作解释，故当看作是古人临床经验所得。

古人还综合运用上述各项原则，如《刺疗捷法》曰："牙咬疗刺合谷穴，手三里与曲池决，疗旁上下左右刺，地合中冲两颧泄。"其中"合谷、手三里与曲池"属循经取穴，"疗旁上下左右”与“地合”“两颧”属局部取穴，中冲则属经验穴。

三、选穴特点

1. 多取末部穴　因为本证往往由阳毒之邪内蕴所致，而人体的正气则对此起而反抗，通过机体的防御体系，将毒邪驱逐至人体的远心端，即末端部，以保护人体的核心脏腑不受侵犯，因此在末端部放血，可将阳毒之邪逐出体外。相对于人的整体而言，头部与手足部（腕踝以下）当属末部，末部还当包括躯干的上下端，即大椎附近与尾骶部；而本部则包括上述部位以外的躯干部、腿部和臂部。统计结果显示，末部共 254 穴次，本部共 65 穴次，末部是本部的 3.91 倍，可见治疗疔证以末部穴为多。

治疗本证常用的末部穴为大椎、印堂、腰俞、中冲、神庭、关冲等。其中大椎可治 27 种疔，以头面颈项部疔为最多，如《刺疔捷法》曰：“太阳生疔关冲刺，百劳七节须挑至”，其中“百劳”即大椎，同时大椎又治“涌泉穴疔”“卧胸疔”“背脊疔”等。印堂可治 21 种疔，以面部疔为最多，如《刺疔捷法》载：治疗“面岩疔”，取“大敦地合与印堂”；此外，印堂又治“手掌疔”“舌尖疔”“肩井疔”等。腰俞可治 17 种疔，以头部疔为最多，如《刺疔捷法》曰：“前发际疔尾闾决”，其中“尾闾”在“脊骨二十一椎下”，相当于腰俞穴部位；另外腰俞还治“人中疔”“肩井疔”等。此外，中冲可治“大头疔”“颧髎疔”“舌尖生疔”等 14 种疔；神庭可治“鼻节疔”“面岩疔”等 12 种疔；关冲可治“太阳疔”“印堂疔”等 11 种疔。

2. 多取关节部穴　因为阳毒之邪往往在经络血脉关节弯曲之处沉积瘀阻，即积滞于关节部位，故也当取关节部穴位以逐邪外出。如肩关节处肩井穴可治 14 种疔，以头面颈项部疔为多，《刺疔捷法》曰：“颐疔宜从肩井刺”，是为例；同时肩井又治“腋下疔”“手槽疔”等。此外，膝关节处委中穴可治“背脊疔”“鹤顶疔”“上下眼胞疔”等 13 种疔；肘关节处曲池穴则可治“前发际疔”“肩井生疔”等 9 种疔。

3. 多取阳面穴、上部穴　阳面共 271 穴次，阴面共 48 穴次，阳面是阴面的 5.65 倍；上部共 253 穴次，下部共 66 穴次，上部是下部的 3.83 倍。显而易见，治疗本证以阳面穴、上部穴为多。如上所述，本证多发于人体的阳面和上部，因此当多取阳面和上部穴治之。如合谷穴为上肢阳明经穴，故可治 10 种疔，以面部疔为多，《刺疔捷法》曰：“颊车疔刺合谷穴”，乃为例。又如上述选取的末部穴和关节部穴，其中绝大多数位于阳面和上部。

4. 多取经外奇穴　《刺疔捷法》共涉及经外奇穴 26 个，占该书总穴数的 35.1%；共计 117 穴次，占该书总穴次的 34.1%，经外奇穴比例之高在古代针灸文献中十分瞩目。因为本法多流传于民间，故许多刺血点仅是临床经验的记载，尚未归入经脉穴位，故而成为经外奇穴。其中用得最多的是“地合”穴，其位于下巴正中，当归入任脉，可治 22 种疔，以头面部疔为最多，如《刺疔捷法》曰：“锁口疔刺地合穴”；此外，地合又治疗“肩井疔”“对口疔”等。其次为“龙舌”穴，位于“尺泽穴直上大肉上”，可治 19 种疔，如“肩井疔”“天门疔”“眉燕眉梢两处疔”等。其他常用奇穴还有“面岩”穴（颧骨下）、大椎下一至四节（即第一至四棘突下，相当于督脉上的陶道、身柱等穴）、发际穴（太阳穴上三寸）、插花穴（额两旁上发际一寸半）等。

总之，刺疔的取穴原则和特点较为复杂，在临床治疗时，若不能明确应当选取的穴位，则可取用《刺疔捷法》中相应疔证下所列穴位，进行点刺操作。

四、张氏的学术传承与影响

《刺疔捷法》中还介绍了膏药敷贴以及中药外用等法。对于疔证的针灸治疗，古代早已有记载，但是作为针刺治疗的专著，《刺疔捷法》则为首创，并对后世有一定影响，后世采用的方法和穴位与该书有相同之处，也有不同之处，可谓是对该书的继承和发扬。

民国时期单培良说："身柱一穴善治疔疮，为舍亲朱君所秘授，不论是何疔，已溃未溃，此穴一针便愈，重者针二次无不愈，即疔疮走黄，亦可针愈，惟于针后再服野菊花汁一杯更佳。"其中身柱即是《刺疔捷法》一书中所述"大椎下第三节"，服菊花汁在该书"疔头焮肿"一证中也有记载，均是对该书的继承。

当代也有用针刺治疗疔证者，如刘氏治疗红丝疔 50 例，用针刺红丝疔尽头剧痛处；陈氏用针刺治疗红丝疔，在疹上下用三棱针点刺挤血，继按红丝疔分四等份，分别点刺挤血，每隔 10 分钟针 1 次；李氏治疗疔疮 1426 例，用粗针刺督脉大椎、神道透至阳、命门，起针后挤出数滴血；王氏用挑治疗法治疗疔疮 6500 例，取背部反应点，挑刺后再挤出 3～4 滴血，都取得了良好的疗效。这些记载与《刺疔捷法》相似，可见该书对后世针灸学术的影响，但后世取至阳、命门、背部反应点等穴位，在《刺疔捷法》则没有记载，当是他人临床经验所得。

《刺疔捷法》在历史上首次以专著的形式记录了刺疔的方法，具有一定学术价值和历史地位，其针刺方法值得在临床上加以运用、检验和发展。而张镜等人校勘、编辑、出版该书，对刺疔疗法的传播和发扬起了积极的推动作用，应该加以肯定。

【阅读文选】

浙慈，应侣笙先生精于治疔之法。昔年过苏，遇有患疔者，见其按穴刺之不日而消。庚申夏，余邂难迁沪，旋因访友航海至慈，而侣笙先生已归道山。哲嗣蓉舫，余通家谊也，出示书曰：此先人手泽治疔法也，遂录其原稿归。继于他处购得刻本两种，校对略有异同，参其奥旨，皆按经循络，而治其本泄其毒也。惟间有杀出难考者，不揣鄙拙，略为删繁就要，详明经络各穴，绘以总图、治法，编成歌诀，以便临证之易于检考也。王君缄三谓是书之有益于世，足以辅外科之要旨，出资雕板，以广其传。爰述是书之缘起云尔。（光绪二年仲春吴县张镜书）

自序（《刺疔捷法》）

【思考题】

1. 简述张镜刺疔的方法。
2. 张镜刺疔的取穴原则有哪些？
3. 张镜刺疔的选穴有何特点？

第十三节　黄石屏

黄石屏（1856—1917 年），又名灿（一说讳灿），原籍江西省清江县程坊。"父立山公，官山东。同治初，屏随父在任所，14 岁遇一僧人，授以针灸术，尽得其传"。后曾为南通张啬翁针愈阳痿生子，医名鹊起。光绪二十八年，悬壶于扬州，应诊于沪宁间，声誉日隆，（见 1950 年 7 期上海《新中医药》载石屏弟子合肥名医方慎盒"金针大师黄石屏先生小传"）。除方氏是其嫡传弟子外，侄孙黄翼昌、从孙黄岁松、侄曾孙黄伯康、故人子湘江魏庭兰（一作南）等也得其传。黄氏晚年撰《针灸诠述》，原为手抄本，全书不足万字，现由其故乡赵连仁医师刊印，似是未竟之作，也许原稿有所散佚，不得而知。

黄氏针技精湛，驰誉国内外，颇得当时农商总长、南通张謇（季直）赏识，张氏曾亲为

《针灸诠述》写了弁言，谓"有觇而求者，无不应手奏效。尝为余疗湿痹，今其技益神"。"民国"三年，謇力荐黄氏为袁世凯治头痛，方慎盦在所撰《金针秘传》一书中，记述了他跟随老师进京为袁针百会、风池、风府等治病经过，并称针后袁氏"称奇不置"。其次，福建谢叔元也在为《针灸诠述》写的"黄石屏先生医德序"中称黄氏"到闽不及旬日，经先生针者多至四百余人。以余目击，聋者聪，瞎者明，偻者直，蹇者驰，干咳久疝（即久疟）者，立愈而安平。疾痛之蠲曾不旋踵，最于吾国医学生色"。并自称患痰湿证5年，历经中外多种医药无少效，而经黄氏"连针三次，诸苦尽释"。此外，黄氏还为不少外国人治病，如针治英商李那路罢兰、德国妇人黛利丝、意大利人雪罗、法国人毗亚那……的瘰疬、赘疣等疑难病症获效，赢得了交口称神。当时上海等地报刊，频频报道，表明其针技不凡。

一、"针灸相得益彰"说

唐代医家孙思邈早已指出"其有须针者，则针刺以补泻之；不宜针者，直尔灸之"和"针而不灸、灸而不针，皆非良医"的观点。黄氏在"针灸说"中也对此做了发挥，提出了"针灸相得益彰"论，谓"患伏于血脉筋骨之间，非锓锋不能立解；邪郁于腠理膏肓之际，非熨灼不能速宜"。并举历代医家治验，论证了"针理玄微……灸功邃奥"，如扁鹊起虢太子之尸厥、华佗治魏武帝头风、张文仲治唐高宗头痛、徐文伯下妇人之死胎、甄权医成君绰之额肿等，认为莫非用针之功；神阙灸而徐平仲之风愈，气海灸而郑义宗之虚脱定，中脘、章门灸而张相国之腹疾去等，又表明"前代沉疴，往往多以灸疗"奏效，故施灸也有它的适应范围而不可偏废。事实反复证明，针灸之法，各有所长，各有优势，临床能最大限度发挥各自特长，必要时双管齐下，以提高疗效的认识，得到了后世医家的认同。

二、"取穴宜识变通"说

"咳证"一节谓"取穴宜识变通"，是黄氏穴法学说的精髓。黄氏的穴法变通说，一指取穴原则可以变通，例如，其引述《素问·咳论》的用穴治疗原则"治脏者治其输（此指五输穴中的输穴），治腑者治其合"后，又在"痹证"一节论治痹证时，则认为可以反其说而用之，谓"治痹者，脏取合而腑取输"。因咳证与痹证均有五脏六腑辨证，如同属肺经受病，是咳则取肺经五输穴中之输穴太渊，是痹则取肺经五输穴中的合穴尺泽；同属大肠经受病，是咳则取大肠经五输穴中合穴曲池，是痹则取大肠经五输穴中之输穴三间。余类推。对于为何要如此应用，黄氏未作进一步论述，但他能提出不同的新见解也很可贵。

黄氏穴法变通说之二，是指具体用穴还可变通而不必固守原有理论，例如其风咳取膈俞、玉堂，寒咳取气舍、气户、腹结、水突，火咳取聚泉、紫宫、浮白，湿咳取扶突、厥阴俞、周荣、华盖，热咳取璇玑、步廊，干咳取然谷、大钟，均与常规用穴不同。又如治痹，皮痹取京门、列缺，肌痹取阳关、附分，筋痹取白环俞、大杼、不容，脉痹取下髎、涌泉，骨痹用青灵、极泉，也与一般所用有异。还有中风用穴，如暴喑用天鼎、扶突、天窗、灵道，口㖞用通谷、大敦、天牖、八邪，也自出机杼，不乏特色。

三、"萃全力于指"说

张謇在"弁言"中引黄氏语云："吾始习少林运气有年，萃全力于指，然后审证辨穴，金针乃可得而度也。"又据"针灸说"云"制金针易，用金针贵有精力以运之"，说明黄氏对运针指力的重视。《健康报》"霍元甲与神针黄"一文，也述及黄氏运针"聚精会神"提起全身力量、贯注于针尖上的"运针贯于气功"情景，并对他独具一格的"练针法"做了细致的描绘，"先用竹签戳粉壁上的诸多红圈，到每戳必中时，逐渐缩小圈之直径，直至由圈变成芝麻般的小点为止。同时改竹签为针，再改用金针，做到针入墙面过寸多深，而不弯不断，再每戳必中，则指力训练告成"。练习针刺手法指力能达此地步，难怪黄氏所用之金针虽然很软而缺乏弹性，操作难度更大，但能运用自如，其指力熟练程度，可谓达到炉火纯青了，故亲自受针或目睹黄氏施术的谢叔元也表示了由衷赞叹，谓"手之所下，气随以行，病者毫不觉苦，疾乃速去。天下手技之神，无与比妙焉"。

四、"金针三善""药灸三益"说

黄氏特别善用金针与药灸，提出"金针三善""药灸三益"说。1985年10月江西清江编辑出版的《药都风情》中所载"神针黄石屏"与"霍元甲与神针黄"中均谓黄氏喜用纤细的长毫针，长度4寸到尺余不等，可缠于指，类似今日习用的芒针。其制针原材料为赤金，与一般用钢、银、合金制成的针灸针不同，谢叔元谓"惟黄圣用石，少林用铁，而先生则以金针度世"。《针灸说》也称："顾铁之本质太粗，而针以炼精金为贵……金针之善有三，性纯而入肉无毒，一善也；质软而中窍无苦，二善也；体韧而经年无折，三善也。"无毒、无苦、无折，即黄氏所称的"金针三善"。不过此说仍需验证。

药灸，即于艾绒中掺入各种芳香类中草药用以点燃施灸法，其所用中药当不外盛行于明清的"太乙神针"与"雷火神针"。黄氏力陈药灸之功，在《针灸说》中谓"艾之能力终薄，而灸以掺妙药为功……药灸之益亦有三，培元可助兴奋力，一益也；宣滞可助疏通力，二益也；攻坚可助排泄力，三益也……用药灸亦难，贵用精力以透之……"其助长兴奋、疏通、排泄的作用，也需通过科研来比较确认。

五、黄氏的学术传承与影响

黄氏学说由于缺乏文献记录，故在学术界影响受限。但其针技之高超，对上层社会与国际社会的影响则是巨大的。为国家元首治病，尽管古已有之，如华佗、张文仲为帝王施针，史有前例；至于为外国人治病，虽也非他首开先河，元代已有邹庚为越南王治病的史实，然而像黄氏那样诊治外国人之众、涉及国家之广、震撼力度之大、媒体报道之多，则可谓前无古人了。黄氏生于中国国门大开的晚清时代，在那国人饱受屈辱、深感西方科技发达而妄自菲薄之际，黄氏凭借一枚小小的金针而使"老外"不得不为它的神奇疗效而倾倒时，对国人而言无异于注射了一针兴奋剂，为针灸走向世界奠定了基础。

黄氏的针灸学说，强调针灸互补、指力操作。他要求穴法手法精熟也有很大现实意义，《针灸说》谓："穴法不极其精，譬掘泉无确定测量，盲指断难幸中；手法不极其熟，譬采矿无精良工，作劳贵每付（此处似有刊误）虚糜，针误。"表明了手法穴法有相辅相成作用。至于其用穴通变说，虽然前述原则与方法仍应继续探讨，但其提出的思路是十分正确的。他提示了输穴有着很大的发展空间，原有的输穴理论仍存在一定的局限，需要不断地推陈出新，甚至重新构建，故有重大理论与实践意义。

"金针"与"药灸"究竟临床意义如何，目前尚难定论。其制针材料强调采用赤金、黄金，并不排斥当前一般采用钢或合金制成的针的应用。《医宗金鉴·刺灸心法要诀》崇尚马衔铁制针，提到"惟有金针更可嘉"，可见当时对"金针"评价很高。不同材质的针具是否有不同的适应范围，需要通过反复的科研实践求证。19世纪欧洲已有人对金针、银针的特异性作用进行比较，做过初步探讨，但国内对这一课题研究尚属空白。《中国针灸》1983 年 6 期刊载"有关四川叶氏金针术"一文，谓原成都中医学院的叶德明与其兄叶心清（当时在原中国中医研究院广安门医院工作）仍在应用，并称受之于黄氏弟子魏庭兰，可见"金针"在国内仍未失传。至于欧洲学者对"金针"的认识，据上海卫生出版社 1956 年 11 月出版的陶义训等编译的《针灸疗法国外文献集锦》中"十九世纪的针灸文献"一节译载法国《大众健康》（1857 年第 6 期，105～109）中作者多尔克（Turk. L）的文章称：曾治一左臂痛女性患者，用埋针法"最初用铁针，但效力只能维持数小时，针起氧化以后效力即消失。用金针或银针，对镇痛效力可达数天，直至有化脓现象产生时才消失"。似说明金针、银针比铁针的止痛时间更长。又，该书"二十世纪的针灸文献"一节译载巴黎《医学世界》（1934 年第 846 期，656～660）中原作者拉凡里（Warcel Laregne）"什么是中国的针术"一文称："针是用金或银制成的。在中国，最初用石，后来用铜，最后用各种不同的金属作为制针的原料。他们曾认为：红色的金属如金、铜是强壮的（补），白色光亮的金属如银、锌是消散的（泻）。铂、银是调节的。但是……可能某些金属在某种情况下作用较优，依照粟理一意见，这种区别是次要的。"看来欧洲学者对制针材料究竟以何种金属为佳，见解尚未一致。

其次是"药灸"一法，目前也有人提出质疑，例如，施灸是否一定要用艾叶？艾中掺药是否真能提高疗效？中草药种类甚多，究竟何种疾病选何种药物为宜？药物在体表燃烧后，真能穿透皮肤进入体内发挥作用吗？可见存在诸多疑团，有待破解。

【思考题】

1. 简述黄石屏的学说观点。
2. 黄石屏的学说对今天的临床有什么意义？

第九章
近代针灸医家

扫一扫，查阅本章数字资源，含PPT、音视频、图片等

　　中华人民共和国的成立，标志着灾难深重的中国人民在中国共产党的领导下，以坚韧不拔的毅力和不屈不挠、战无不胜的大无畏革命精神，战胜了帝国主义的侵略，推翻了封建统治的压迫，实现了中华民族的翻身解放，成为国家的主人，迎来了社会主义革命和建设的春天。党和政府高度重视中医药事业的发展，把"团结中西医"作为一项重要政策，并采取一系列措施发展中医药事业，使针灸得到了前所未有的普及与提高。1951年，卫生部（现卫健委）直属的针灸疗法实验所成立，该所到1955年成为中医研究院（现中国中医科学院）针灸研究所，从全国选调针灸和西医人员开展针灸研究工作。1956年国家举办了多个西医离职学习中医的培训班。卫生部和教育部在北京、上海、广州、成都筹备建立中医学院。之后，各省市也陆续成立中医学院，设立针灸教学研究室，一部分中医药院校还开设针灸系，并进行了针灸学教材建设。采用现代技术阐述的作用是这一时期的标志，早期代表性的针灸医家有承淡安、鲁之俊、朱琏、陆瘦燕、孙惠卿等。

　　20世纪50年代前期，整理针灸学基础知识，观察针灸适应证，用现代论著方法阐述针灸学术体系。20世纪50年代后期到60年代，专题深入地总结古代针灸文献，比较广泛地、一种病一种病地进行针灸临床总结，推广针刺麻醉的临床应用，并开展实验研究，观察针灸对各个系统、各个器官功能的影响，研究针灸的基本作用。1956年国家政府将针灸列为自然科学发展规划重点项目。20世纪70年代之后，从外科手术学、麻醉学、神经解剖学、组织化学、痛觉生理学、生物化学、心理学、医用电子学等多方面开展针麻临床和针刺镇痛机制的研究；以研究循经感传为契机，从不同角度研究经络现象及其实质；对腧穴与针感、腧穴与脏腑相关等问题进行了比较深入的研究。1990年颁布了中华人民共和国国家标准《经穴部位》，针灸被列为国家十二项重大基础理论研究之一，1998年列入国家攀登项目。2010年1月16日，联合国教科文组织保护非物质文化遗产政府间委员会将"中医针灸"列入人类非物质文化遗产代表作名录。

　　党和国家领导人毛泽东主席高度重视中医药的发展，1958年题词"中国医药学是一个伟大的宝库，应当努力发掘，加以提高"，并指出"中医对我国人民的贡献是很大的，中国有六万万人口，是世界上人口最多的国家，这当然有许多原因，但卫生保健事业所起的作用是其中重要原因之一，但首先应归功于中医"，"对中医问题，不只是给几个人看好病的问题，而是文化遗产的问题，要把中医提高到对世界有贡献的问题"。1955年4月15日，毛泽东主席在杭州对朱琏说："针灸不是土东西，针灸是科学的，将来世界各国都要用它！"

　　党的十八大提出"大力扶持中医药和民族医药事业发展"，十八届三中全会要求"完善中医药事业发展政策和机制"。2016年，国务院发布《中医药发展战略规划纲要（2016—2030年）》，标志着中医药发展上升为国家战略。2017年《中华人民共和国中医药法》实施，在中医药事业

发展中具有里程碑式意义。2019 年，中共中央 国务院印发《关于促进中医药传承创新发展的意见》，同年全国中医药大会召开，指出："中医药学包含着中华民族几千年的健康养生理念及其实践经验，是中华文明的一个瑰宝，凝聚着中国人民和中华民族的博大智慧。""要遵循中医药发展规律，传承精华，守正创新……推动中医药走向世界，充分发挥中医药防病治病的独特优势和作用，为建设健康中国、实现中华民族伟大复兴的中国梦贡献力量。"

第一节　承淡安

　　承淡安（1899—1957 年），江苏江阴人，著名针灸学家、中医教育家。幼承庭训，精通中医，尤以针灸见长。其创立的针灸学派，被称为中国澄江针灸学派。承淡安先生不仅医术精湛，而且重视针灸教育，首创中国医学教育史上第一个针灸函授机构——中国针灸学研究社，第一所针灸专业学校——中国针灸学讲习所，创办我国最早的针灸学术期刊——《针灸杂志》；经数十年传道授业解惑，包括邱茂良、杨甲三、赵尔康、程莘农、陈应龙、留章杰、邵经明、高镇武、谢锡亮、郑卓人、曾天治、卢觉愚、谢永光等在内的逾万名承门弟子遍布大江南北，遍及海内外。中华人民共和国成立后，承淡安先生当选为中国科学院学部委员、中华医学会副会长、全国政协委员，并于 1954 年出任江苏省中医进修学校（南京中医药大学前身）首任校长。

　　承淡安先生出生于江苏省江阴市承门世医家庭，祖父凤岗公精于儿科，父乃盈公尤擅针灸。承淡安少从父学，尽得其传，当他目睹父亲针到病除、灸至病消，深感针灸治病简、便、验、廉，遂专心研究针灸医术。1925 年独立挂牌行医后，先后在江阴、苏州等地行医，以针灸为主诊疗疾病，活人无数，享有盛名。

　　承淡安著述颇丰，1931 年出版的《中国针灸治疗学》是其早年的学术代表著作。1946 年出版的《中国针灸学讲义》是承淡安抗战前创办中国针灸学讲习所时作为学员课本使用的书籍。1955 年出版的《中国针灸学》，则是一部比较系统和全面的针灸学专著。承淡安开创了针灸函授教育和学校教育，并大力提倡形象化教学法，为此编写了《针灸歌括汇编》《经穴摘要歌诀、百症赋笺注合编》《经穴图解》《（重绘）人体经穴图》《针灸薪传集》和《针灸精华》等书。承淡安在临床实践中还开展了大量的临床和实验研究工作，并编写了《针灸治疗实验集》《针灸医学》《经穴学》《经穴治疗学》和《现代针灸资料选集》等；同时对古代医学文献进行了深入研究，撰写了《新内经》《新刊校注十四经发挥》《伤寒论新注附针灸治疗法》《子午流注针法》诸书。承淡安先生还东渡日本，发现并带回了在国内散佚的《十四经发挥》，翻译了《针灸真髓》《经络治疗讲话》《运气论奥谚解》《针灸则》《针灸译丛》《经络之研究》等著作，为增进中日两国针灸学术交流起到了积极作用。承淡安逝世后，其女承为奋出版了其遗著《针灸学术讲稿》，保存了承淡安先生许多极其珍贵的学术思想和文献资料。其学说与贡献如下。

一、中西医学汇通观

　　承淡安先生积极倡导中西医汇通，他师古而创新，承前而启后，认为"针灸为我国最久之医术，举凡后世十三科所治诸病，针灸无不能治"（《针灸治疗实验集》），而且"不论急性慢性病证，都可以采用，或作辅助，或作主治皆可"，"针灸之功效，既广既捷，针灸之施用，亦便亦廉，易于普及，宜于贫病，允为利民之国粹，实有推行之必要"（《中国针灸学》）。但由于"针灸学术之神奥，却有不能言之尽成理者，此由古书晦涩，后人不能通之，非其本身不通也……即须将古书晦涩之理，细加考证，诠释明白，必也理论与事实相响应"。为此，承氏汲取新知，将西医知识引入到针灸理论中，将新旧学说融会贯通，使晦涩难懂的古代理论易于理解及掌握。如从他早年编撰的《中国针灸治疗学》中可以看到，书中大量引用近代生理学、病理学、解剖学理论，特别是腧穴定位，既参照现代解剖部位，又附有人体照片实录，便于学习。

为了便于针灸学与西医学的沟通，他一改过去针灸医籍中以中医证名为主的做法，将西医的病名作为主线，分述各种疾病的针灸治疗方法。如在其主编的《中国针灸学》中，详细介绍呼吸、循环、消化、泌尿、神经等系统疾病的针灸治疗。这种以西医学病名论治的方法产生了很大影响。他继承针灸传统理论，借助西医学知识对针灸学进行研究，提倡中西医汇通，但反对"生硬结合，随意乱套"，比如对于当时盛行的巴甫洛夫神经学说，他认为"我们要认识到巴氏学说是新兴的高级神经活动学说，而不是专门为结合中医或针灸而设，我们要学习它来改进我们的祖国医学，就应该首先把祖国医学理论和巴氏理论均搞透彻，然后在应该接合之处接合，可能汇通之处汇通，这样才能完善无缺"。总之，承淡安先生的中西医汇通科学观为现代针灸研究指明了方向，把我国针灸医学引向了科学发展的道路。

二、针术兴奋抑制观

承淡安先生认为："针术为一种器械刺激，由一定之刺激手术，使神经机能发生兴奋作用或抑制作用。针灸疗法是一种刺激疗法，以经络为对象，以调整经络之失调为目的。一切疾病的发生，由于机体受内在因素或外在因素的刺激而引起了有关经络失去其平衡。此时予以适量的针灸刺激，即可使其发生调整作用而复归于平衡，病候亦随之消失，针灸疗法的优越性即在于此。"他在《中国针灸学》一书中提出："《内经》有曰：欲以微针通其经脉，调其气血。又曰：虚则实之，满则泄之，菀陈则除之，邪胜则虚之。此为古人用针之目的。从今日科学观点言，通经脉、调气血即为刺激其神经，使机能复常。虚则实之，乃指某组织之生理机能减退予以兴奋；满则泄之，乃指某组织之生理机能亢进予以抑制；菀陈则除之，邪胜则虚之，乃指充血瘀血之病候，予以放血或诱导缓解。综合言之，刺针目的，视证候之如何，在身体之肌肉上予以刺激，或为兴奋，或为抑制，或用反射，或用诱导，发生调整生理机转之作用。"

根据这种刺激说，承淡安先生在论述刺法时删繁就简，他把进针后手法总结为兴奋作用之针法、抑制作用之针法、反射作用之针法、诱导作用之针法，并将古代传统针法进行改进，提出了单刺术、旋捻术、雀啄术、屋漏术、置针术、间歇术、震颤术、乱针术8种新针法。具体的操作如下。

1. 单刺术　即刺达肌层间，立即将针拔出，是属于极轻微之刺激。此法应用于小儿及无受针经验，或身体极度衰弱者。

2. 旋捻术　在针刺入中，或刺入后，或拔出之际，右手之拇指、食指，将针左右捻旋的一种稍强刺激之手法。这是以抑制（强力捻）或兴奋（轻缓捻）为目的一种针法。

3. 雀啄术　在针尖到达其一定深度后，将针体提上插下，如雀之啄食，频频急速上下运动。此是专用于以刺激为目的的一种手法。在提插之缓急强弱之中，不仅能起抑制作用，亦能起兴奋作用。

4. 屋漏术　屋漏术与雀啄术之运用稍有不同。即针体之1/3刺入，微行雀啄术；再进1/3，仍行雀啄术；更以所剩之1/3进之，仍行雀啄术。在退针之际，亦如刺入时，每退1/3，行雀啄术出针。此为一种以强刺激为目的的手法，适用于抑制、诱导法。

5. 置针术（即留针术）　针刺入腧穴，静留不动，放置5～10分钟，然后拔针的一种手技，是以抑制、镇静为目的的针法。对身体衰弱或畏针者，须用强刺激做抑制及镇静之手法，此法最好。留针时间由 5 分钟至 1~2 小时皆可，视其症状缓解之情况而出针。

6. 间歇术　为针刺入一定深度之后，时而捻动提插数次，复留置片刻，再提插捻动数次，再留置之，往复数次。此术应用于血管扩张或肌肉弛缓时，为兴奋目的之针法。如用强刺激，亦可作为抑制法。

7. 震颤术　在针刺后，行一种轻微上下震颤手技，或于针柄上以爪搔数回，或以食指频频轻叩，摇动针柄之上端。此术专用于血管肌肉神经之弛缓不振者，即兴奋法。

8. 乱针术　在针刺入一定深度后，立即拔至皮下，再行刺入，或快或迟，或向前向后、向左向右，随意深进，此为强刺激。此术为专应用于诱导及解散充血瘀血之针法。

承氏研究了不同医家对针刺补泻的理解后，提出针刺只有刺激强弱不同的观点。他在《中国针灸学·刺针之目的》中说，"针刺……或为兴奋，或为抑制"，"兴奋者……予以轻微之刺激"或"中等度之刺激"，"抑制者……予以较长的强刺激"，含轻中刺激为补、重强刺激为泻之意。另外，在《中国针灸学》治疗篇中专列"刺激点与疾病"一节，主要分为强壮作用之刺激点、镇静作用之刺激点、调整作用之刺激点，这是他概括针灸作用规律的一种尝试。

三、针灸效应三要观

承氏十分重视针刺治疗中要注意治神，他在一则医话中提出："针之所以有伟效，乃包含物理、心理、哲理三者而成。物理疗法非有心理、哲理之运用不易彰。心理、哲理之运施，非助以物理之感应不易显。轻重强弱之刺激，乃属物理疗法，仅占三分之一耳。凭此三分之一，决不能收惊人之伟效。必借暗示法（心理）得当，与双方精诚（哲理）之联系，于是相得而益彰矣。"（《承淡安针灸医话》）这是承氏的临床体验，他认为针效的主题有三大要点，第一是精神的贯注，第二是心理的移注，第三是物理的刺激，三者配合，奇功立显。这实际上是《内经》治神理论的一种现代解释。

1. 精神的贯注　前贤针法中，不仅要求"手如握虎，势若擒龙"，而且对病人要"心无外慕，如待贵人，不知日暮"。这就是说医生的精神应全部贯注在病人身上，以体察病人的气机，调整其机能。当进针时，全神贯注于针尖上，一刺而入。针随意转，意随针行。平时修养练气所汇集的人体生物电，即能随心意之所注，随针的摩擦感传，而发生感应和传达作用。

2. 心理的移注　承氏指出治病应"使病者的精神从疾病的魔掌中解放出来，不使病人的思想终日沉浸于疾病的烦恼忧闷中，务必给予一些希望，来振奋他的精神。再配合恰当的治疗，效果必能超出寻常治疗之上"。以针治病，有物凭借，除用言语鼓励之外，又能用针的刺激来坚强病人的意志，效果当可增加。所以在进针时，一方面要求医者手法敏捷，尽量减轻进针时的痛感，另一方面要分散病人的注意力。进针后，又必须回转病人的注意力于所针部位，以促进疗效。至于如何移转病人的注意力，承氏提出可用灵活的暗示法。行针之时注意医患双方的精神交流，引导和强化患者的针感传导意识，以加强疗效。

3. 物理的刺激　针家凭一针之微，做种种捻动提插，即为物理的刺激疗法。配合上述两项，便可增进疗效。

四、针灸方药一理观

承氏认为针药一理，针灸之法，能通经脉、调气血，从而达到治疗之目的。伤寒各证，用针或灸代替药剂治疗，往往能随手见功，较药剂更为迅速而无偏弊；但亦有不及药剂之处：如滋补剂、泻下剂等，则略逊一筹。所以承淡安不仅擅长针灸，而且对中医方药也很重视，他不仅对

《伤寒论》等中医典籍的处方用药研究颇深，见解独到，而且对时方、单方、验方等也注意收集和研究。他在《伤寒论新注》一书对伤寒病证方药详加阐释，认为"针灸与汤药，法虽不同，而理实一贯"，并将仲景伤寒条文有汤剂治疗者，补入针灸治疗，随学者之采用，以助药剂之不及，充实和丰富了《伤寒论》的治疗内容。

承氏的针灸处方立法严谨，谨守病机，取穴少而精，一般在4~8穴之间，常用穴位有足三里、曲池、合谷、外关、承山、中脘、神阙、足临泣、阳陵泉、天枢、内关、三阴交、阴陵泉、内庭等穴。如："太阳中风，阳浮而阴弱，阳浮者热自发，阴弱者汗自出，啬啬恶寒，淅淅恶风，翕翕发热，鼻鸣干呕者，桂枝汤主之。""风府（泻）、风池（泻）、头维（泻）、外关（泻）、合谷（泻）"。"取风府治项强、恶风。风池治头痛、恶心。头维治头痛。外关治鼻鸣、干呕、发热、恶风。合谷治鼻鸣、发热、头痛。诸穴同用，汗出热解"。以上治法补仲景之未备，阐前人之未发，为临床治疗提供了更广的途径。

五、灸法效强针刺观

承氏认为"灸法的效力比针强"：①艾灸刺激的感受器范围大，所以感传范围广；②破坏力强，起泡的变性蛋白与血清，必含有相当大量的补体与抗体的作用，还认为古语"不起泡不治"为至理；③火伤毒素有强心及兴奋作用，或另有某种刺激作用。

承淡安根据《内经》有"病在上取之下，病在下取之上，病在中旁取之"之说，提出选择施灸的部位有三种：①患部灸：即直接在病苦疼痛部位施灸，促进局部血管扩张，血流畅行，加速机体对渗出物的吸收，从而治愈浮肿、痉挛、疼痛等病症；②诱导灸：对于患部充血或瘀血引起的炎症、疼痛等，从与患部相关的远隔部位施灸，疏通经脉，调节血行，从而达到治疗目的；③反射灸：当病在内脏诸器官时，可通过循经取穴间接施灸，利用人体的生理反射功能，收到治疗之功效。

灸治刺激的强弱是通过艾炷大小和艾壮多少来体现的。为此，承淡安制定了一个初步的临床运用标准，将灸治刺激按量分强、中、弱三种：①强刺激标准：艾炷如绿豆大，捻为硬丸，灸数12~15壮；②中刺激标准：艾炷如鼠粪大，捻成中等硬丸，灸数7~10壮；③弱刺激标准：艾炷如麦粒大，宜松软而不宜紧结。

六、用药特点

承淡安临床用药讲究寒热配伍，遣方用药须遵循一定的法度，绝非药物的简单堆砌与拼凑，而是集药物"个性之特长"达"合群之妙用"，通过配伍"能使药各全其性，又能使药各失其性"。寒热药物合用就最能体现方剂配伍之精妙。承淡安认为寒热药配伍，不是简单地将寒热药相互结合，而是要遵循一定的规律。不同的病证，需要不同的配伍。有的配伍寒热药大致相当，有的或寒药多或热药多，有的仅在寒药中少佐热药，或在热药中少佐寒药，方能各收其功。

承淡安对张仲景学说推崇备至，喜用虫类药物。他认为虫类药善于搜剔，有活血化瘀、攻毒散结、搜风通络、利水消肿等作用，临床常用水蛭、蜈蚣、全蝎、地龙、僵蚕等，对一些顽痰久瘀往往能起到意想不到的效果。

承淡安精通经典，对外治法颇为重视，也颇有心得，认为外治法不仅适用于外科类疾病，内伤杂病也可运用。在几十年的行医生涯中，他收集了许多外用方法，除常用的膏、散、洗剂类治疗疮疡、肿毒、疥癣、口喝、眼疾、痔疮外，还可治疗哮喘、痹证、阴挺、肛门脱垂等。如治疗哮喘，发病前用凤仙花连根带叶，熬出浓汁，趁热用棉花蘸汁在背脊心上用力搽，随冷随换，以搽红皮肤为度；再用白芥子 90g、轻粉 9g、白芷 9g，共研细末，调以蜜，做成饼，烘热后敷在背部第三背脊骨处，每日烘 3 次，连治 5 天。

七、承氏的学术传承与影响

承氏针药并举、针药同理的学说对后世有所启迪，如承门弟子、针灸名家肖少卿教授认为：针灸与药物一样，是有方有理的，他以方药理论来阐析针灸选穴原理，求其所同，将针方的概念具体化了，因证以立法，随法以定方，将辨证、立法、处方、选穴层层相扣，使针灸学理论更加周密；并将中医方剂中按照病情的轻、重、缓、急而提出的"七方"理论（即：大方、小方、急方、缓方、奇方、偶方和复方）运用于针灸临床，拟定了相应的针灸处方，取得很好的临床疗效，编写了《中国针灸处方学》，可以说是承淡安先生针药一理学说的体现。

承淡安是我国当代著名的针灸学家，对传承我国针灸学做出了巨大贡献，是公认的中西医汇通流派领军人物，对我国针灸医学发展有深远的影响。他提倡中西医学融会贯通，用科学的方法研究针灸，对现代实验针灸理论的建立和发展有重要的启示，为实现针灸现代化打下了坚实的基础。其针术兴奋抑制观具有重要的临床指导意义，朱琏在《新针灸学》一书中据此提出"强刺激可使神经由高度兴奋转为抑制，所以强刺激又叫抑制法……弱刺激能使神经适当地兴奋，所以弱刺激又叫兴奋法"。

承氏毕生以复兴针灸事业为己任，他治学严谨，勤于实践，他的针灸学说值得进一步继承和发扬。

【阅读文选】

1927 年，淡安寓苏州皮市街。同宅孔氏，二十九岁，生活艰苦，于四月十四日外出归，头痛甚，恶寒发热。余与内子往诊之，脉浮而舌白，为针风池二穴，头痛立愈，又针风门二穴，并灸之。逾二时许，遍身汗出而愈。并未服药，仅饮生姜红糖汤，由内子煮赠之。

　　　　针风池、风门治愈外感风寒（《承淡安针灸选集·治疗处方·伤寒门》）

1929 年夏，在无锡望亭治愈杨润生之小儿暑厥一症。四肢厥冷而牵引，两目上视，神昏不语，脉数无伦。为刺少商、关冲、尺泽、委中、涌泉、中脘数穴而苏，复与却暑丹二丸而愈……却暑丹即《幼幼集成》上之太极丸。

　　　　针药配合治疗小儿暑厥症（《承淡安针灸选集·治疗处方·暑病门》）

1927 年，苏州临顿路王翁曰芳，年五十余，患泻已四年，日夜五六行，精神困惫，每觉肠鸣腹痛，则急如厕，一泄即止，逾二三时再行。其哲君瑞初与余善，邀余诊之，脉濡细，知为脾气下陷，《内经》所谓："清气在下，则生飧泄。"一切健脾止涩之品，皆以遍服，近用阿芙蓉膏暂求一时之安稳，因知非药石可奏效。乃云："此症能忍住半小时之痛苦则可治。"告以故，允之。即为灸关元、天枢、脾俞、百会四穴，各十余壮，竟一次而愈。

　　　　灸关元等穴治愈慢性泄泻（《承淡安针灸选集·治疗处方·泻病门》）

淡安治湿脚气刺足三里、阳辅、三阴交三穴，令食米皮糠，无不愈者。余婿梅焕慈患湿脚气，已肿至两膝，因不信针灸，往求西医，注射服药，经治月余，毫无效果，不得已来针，为针上穴，服糠粉，半月痊愈。自斯笃信针灸，勤学不辍。

　　　　一针治愈湿脚气（《承淡安针灸选集·治疗处方·脚气门》）

【思考题】

1. 承淡安对针灸学术的贡献有哪些？

2. 承淡安针灸治神理论的三大要素是什么？
3. 承淡安针刺抑制兴奋作用的 8 种新针法内容是什么？
4. 简述承淡安的灸法特色。
5. 简述承淡安针药并举、临床用药的特点。

第二节　鲁之俊

鲁之俊（1911—1999 年），江西黎川县人，著名外科及针灸学家。早年任八路军军医院医务主任、院长，延安白求恩国际和平医院院长，中央卫生部中医研究院（现中国中医科学院）院长，后兼北京针灸骨伤学院与北京中医学院（现北京中医药大学）院长；1978 年任中华医学会与中华全国中医学会副会长，中国针灸学会会长、名誉会长等。

他力争联合国世界卫生组织支持，于 1987 年在北京筹建成立了世界针灸学会联合会这一国际学术组织，被全体执行委员一致推选为终身名誉主席，成为当代世界的针坛盟主。

鲁氏著《新编针灸学》一书，据称其底稿系早年在军中教学用讲稿，曾油印、石印、铅印多次，用以指导治疗伤病员，"解决了不少问题"。此书于 1951 年由西南卫生书报出版社出版发行，内容通俗易懂、朴实无华、简明切用，不乏真知灼见，是一部摒弃文献抄录引证、源于临床纪实之作。特别是大量引进西医学概念以表述传统针灸，令人耳目一新，把发展针灸引上了中西医结合汇通的康庄大道。

一、"科学医学"论

鲁氏所谓"科学医学"，实即针灸的发展方向与最终目标。他在书中批判了那种以"科学医自居的人"的针灸"不科学"论点，列举针灸治病简、便、廉、验的事实，肯定"它的确是一门值得重视的科学"。他说，"针灸为我国传统经验医学之一，它能解决不少疾苦，有的我们现在尚不能解决的一些疾苦，也能有卓效。对急性病很好，对于慢性也很满意……在群众中有高度信仰"（《新编针灸学》）。显然，这是来自反复调研与亲自体验的结论。他又说："在群众实践中行之有好的效果，把它总结……改进，这样就是切合实际的科学理论。"他还提到"日本很为重视"，"望我们今后要好好研究，用唯物辩证的观点去批判和采用……而把中国古有医学——针灸和药物——批判吸收过来，加以科学地整理、证明，充实和提高到进步的科学医学里去"，明确指出针灸应当融入西医学，沿着科学化方向前进。

另一方面，鲁氏也承认古代针灸有"浓厚的封建迷信外衣"、"神秘的面孔"与"理论近乎玄学"之处，批判了那种认为针灸是尽善尽美的"国粹"而不可"改动"的错误见解，一再申明要批判地接受，"走科学化之路"，强调要"改造，改造，再改造"，从而使之净化、进化而成为一门"科学医学"。

二、"刺激""神经"论

鲁氏的"刺激""神经"论，实际为发展针灸确立了一条中西医结合的道路。他在书中一反因循守旧的惯性思维，大胆革新，全部改用了西医学理论以阐述针灸医学。他认为针灸治病机理与西医学中的神经理论相通："以现在的科学知识，有的还不能得到圆满的解答（例如刺激末梢某一点，可以发生全身影响，或对远隔某一部分有影响，这些以现有的解剖生理知识都不能解释），但与苏联最近研究的神经病理学说极为一致。"他的学说是：一切疾病皆因神经机能变化所致。因之，他的治疗目的就是给神经以一定的刺激，待其功能恢复。又说：针灸的效能"与苏联的神经病理学说相符合"，并举出针灸获效事例加以论证，如针后对"心脏、肠胃可使之兴奋或抑制"，又如针灸可止汗、发汗，可调整脉搏，"都明显地看出对自主神经能起调整作用"。鲁氏的刺激神经理念贯穿于《新编针灸学》全书，他强调学习针灸要特别熟悉"神经途径"。书中介绍了180多个刺激点（穴位），除穴位名称外，全部采用了现代解剖学名称，尤其突出了神经与某些血管分布以取代经脉，并在五幅腧穴图中标明了其具体解剖名称。此外，阐述腧穴作用主治也全部采用西医病名，目的在于使广大西医更易接受应用，引导针灸走中西医汇通之路。

三、"针灸效能"说

鲁氏首先肯定"针灸有确效"，并归纳为"三大效能"。一是"调整自主神经"功能。二是"对造血器官之影响"，如白细胞减少者，经2~3次针灸可增加2~3倍；疟疾、淋病、霍乱本为原虫或细菌所引起，针后可愈或减轻，认为可能是增强了造血功能与抵抗力以及白细胞吞噬作用而使病原体得以"扑灭"之故。三是"有消炎止痛作用"，如肌肉神经等炎症针灸可有效；瘰疬初期用针灸可治愈；炎症病人白细胞升高，针之可使下降、症状消失等。

《新编针灸学》中特别列出许多针灸"有显著效果的疾病"，均是经过反复验证的真实记录，勾画出针灸适应证的初步轮廓，未见于以往文献记载。书后附"某纵队全年针灸治疗统计表"，列出26种疾病的17514例患者的治疗统计数据作为佐证，彰显了鲁氏重证据、不尚空谈、不人云亦云的实事求是风格。

书中对临床疗效，分别用了"著效""特效""奇效""治根""痊愈""有效""减轻"等词表述。如称治急性风湿性关节肌肉神经痛、急性扁桃体炎、急性肠胃炎有显著疗效；疟疾、失眠、肠胃痛有特效；夜盲有奇效；有些胃神经痛与三叉神经痛能治根；某些湿疹可痊愈；妇科一般炎症有效等。层次分明，可信度高，与近年来各地验证一致。

对于临床价值较大而罕见于以往著作的有关治疗次数、疗程与疗效的关系等重要问题，鲁氏也根据经验做了可贵的论述。如治急性风湿性关节炎、肺结核盗汗，一般治两三次即效；疟疾、急性胃肠炎，治三四次可愈；慢性胃肠炎，则需治四五次才有效；一全身湿疹患者，针三周方愈等。这利于掌握治疗过程中的病情变化与疗效进展轨迹，做到心中有数。

不过，鲁氏也一再申明，针灸并非"百病皆治"。对某些病证，疗效尚不能尽如人意。如书中提到风湿性多发性关节炎，效果小而慢；肺结核退热，尚未找到有效穴位等。书后还专列一节论述"书载有效，当待研究的问题"。处处体现了他实话实说、理性看待针灸疗效的严谨求实学风。

四、重视"技术操作"

鲁氏有关针灸技术操作学说，涉及针灸工具、消毒方法、针刺深度与方向、手法、针刺反应、留针出针、灸法应用、针刺事故与注意事项等，也有不少独到之处。

鲁氏认为刺激强弱、时间、留针等与疗效有关，表明讲究手法得气与留针时间。他指出："不同的刺激（刺激的强弱、时间），产生不同的电流，不同的电流，可产生不同的作用。行针与否的意思，恐怕也就是这个道理。"所谓"电流"，似指针感传导而言。他认为施针应"观察反应"，只有出现"刺激传达（触电的感觉）"，才算"达到目的"。

关于留针时间，鲁氏提出了一个新的观点，即"留针时间越长，则镇静效能越大。若要使之兴奋，则达到目的即取出"。此说后来为许多学者共识，至今仍有临床意义。对针刺深度，鲁氏书中也有不少创见。他认为：古籍所载，一般均较浅，乃因不明现代解剖，"害怕伤及重要脏器"之故。而《新编针灸学》中的每穴针刺深度，则根据现代解剖加上临床经验，以及确保安全的前提下，多数增加了深度，如睛明、风府、哑门、背俞穴等一般刺 1 寸，大椎则深达 1.5 寸，秩边2 寸以上，环跳 3 寸以上等，是对古代针灸学的发展。

针刺禁忌与事故，鲁氏书中有针胸背过深引起气胸、血胸纪实，称一患者针肺俞后，胸痛渐增，三小时后面呈紫蓝色，胸部有压迫感，呼吸困难，"再过三小时，终因呼吸困难而窒息……是否因刺破肋间动脉因而出血引起血胸……（无论怎样，这是不懂解剖所致）"。此说提示了一个针灸临床应高度警惕的案例，可以作前车之鉴。其次是关于孕妇可否针灸问题，历来医家说法不一，如有人认为在某一妊娠时间内禁刺某处某穴，而鲁氏书中则郑重指出"孕妇也禁用针灸"，肯定了孕妇一律禁用。如今证明，不少有习惯性流产史或某些患者，确有在针灸之后，造成流产、早产、堕胎后果者，不可不引以为戒，足见鲁氏所说言而有据。

五、鲁氏的学术传承与影响

鲁氏集中医管理学者与针灸学者于一身，执掌我国针灸帅旗达半个多世纪之久，对针灸贡献甚大。从 20 世纪 40 年代大面积传播推广针灸治病，到 50 年代后为创建科研机构、大学、国内外学术组织等而呕心沥血，对拯救与弘扬针灸立下了汗马功劳。他的针灸学说意义重大，影响深远。

他提出了中西医结合发展针灸之路，这一正确的方向路线，有着划时代的意义，提示发展针灸不仅只有以中医理论为基础的一条老路，还有一条以西医学为指导的新路。50 多年的实践证明，走鲁氏这条新路，不仅取得了巨大成功，也硕果累累，前景喜人，说明它是一条实现针灸国际化、科学化、现代化的金光大道和必由之路。它有利于针灸与国际接轨而融入世界医学，有利于针灸大踏步走向全球，有利于针灸医学长足进展。

鲁氏能正视传统针灸学中的精华与糟粕共存的现实，坚持去粗存精、批判地接受原则，摒弃全盘接受与全盘否定偏见，是理性对待中医学遗产的典范。鲁氏既认真继承，又重务实创新。他的著作字里行间处处体现了唯物辩证法思想，他遵循"实践是衡量真理标准"的这一科学论断，处处尊重事实，依据事实，重实践，重临床，重疗效，同时又注重创新，注重发展，注重促进学科的进步与提高，推动着我国针灸医学的迅猛发展与繁荣。他的远大理想与科学发展观，对未来仍具重要的导向意义。

【思考题】

1. 鲁之俊的学术思想有哪些？
2. 鲁之俊的学术思想对针灸学术发展有什么影响？

第三节 朱 琏

朱琏（1910—1978 年），字景雩，江苏溧阳人。现代著名女针灸学家，17 岁学习西医，抗日战争初期在延安拜任作田老先生为师学针灸。在为广大军民解除疾病过程中，深深体会到针灸的作用与价值，并决心进一步探索、研究、推广。

朱氏长期从事针灸医疗、教育、卫生行政（领导）管理工作，主张医、教、研相结合，她先后主持创办中央人民政府卫生部（直属）针灸疗法实验所（今中国中医科学院针灸研究所前身）、南宁市针灸研究所，开展科学研究；举办不同类型学习班、训练班，培养大批针灸人才；坚持服务大众，经常深入工厂、农村、部队一线开展医疗工作，并在实践中提出"安全留针治疗顽固性疼痛"，取得了成效；总结并确定了新穴，改革了指针、艾卷灸法，大大丰富了针灸学的内容。她坚持理论联系实际，结合自身的临床实践体会，以神经立论，创立神经机制法，倡导相应的针灸抑制手法和兴奋手法，还归纳总结针灸临床治疗三大关键，影响深远。其代表著作《新针灸学》享誉国内外。《新针灸学》立论新颖，汇参中西，结合古今，实用性强。书中分绪论、针灸治疗原理、针灸术、孔穴、简易取穴法、治疗、医案选录七大部分。

一、针灸"调整神经"说

朱氏认为，中国古代针灸穴位虽分属手足三阴三阳和任督十四经脉，但其所在部位大都符合科学的人体神经系统解剖情况。实践中验证针灸确有调节神经系统功能的作用，调整红、白细胞的功能，对神经系统病证尤为实用，从而明确提出针灸的作用原理，主要是调整激发神经系统，尤其是它的高级部分——大脑皮层的功能的论点，"针灸所以治病，不是直接以外因为对手，而是激发调整神经的调节功能和管制功能，同时激发神经本身的修复、代偿功能，达到治病的目的"（《新针灸学》）。

二、"针灸治病三大关键"说

在提高临床疗效方面，朱氏提出手法、穴位、时机为"针灸治病三大关键"，切实可行，实用性强。

1. 手法　朱氏用毫针，推崇缓慢进针法，是其临床特色。她认为毫针体细、柔中有刚，运用灵活，可减少进针的疼痛，又避免损伤，安全卫生，易于得气，效果明显。刺激的方法，具体分抑制、兴奋两大类（表9-1）。

表9-1　针灸基本手法表

手法类别	基本作用	手法分型	穴位	类别				适应证（举例）	说明
				针刺法			灸法		
				时间	感觉	操作			
抑制法（强刺激）	镇静，缓解，制止，促进正常抑制作用	抑制法第一型	少，安全留针要绝对少	要长，30分钟以上，有些要几小时，安全留针可以几天到半个月左右，留针久时需换穴位	要重，但不是痛与强烈的胀酸和触电感，而是持续的舒适感	缓慢捻转，快、慢配合，安全留针时，患者自己一天行针几次	温和灸或熨热灸，十分钟以上，有时需要几十分钟	疼痛、痉挛、哮喘与高血压危象发作时，一切炎症急性期，精神运动兴奋状态等	针灸时间是指在一个穴位上的操作时间；可以单用针或单用灸或针灸同时用，有时需要强刺激和弱刺激同时配合；手法的轻重，尤其是针法还要看患者当时的神经机能状态而灵活掌握
		抑制法第二型	较少	较长，15分钟左右	较抑制一型稍弱	缓慢捻转，保持平稳	同抑制法第一型，时间在10分钟以内	一般的疼痛、痉挛及慢性病、舞蹈病、肌张力过强、诊断不明的疾病等	

续表

手法类别	基本作用	手法分型	穴位	类别				适应证（举例）	说明
				针刺法			灸法		
				时间	感觉	操作			
兴奋法（弱刺激）	促进生理机能，解除过度抑制，引起正常兴奋作用	兴奋第一型	多，急救用时往往要相当多	短促，几秒钟到一两分钟，不留针	要重，短促的痛胀和触电样感	迅速短暂的浅刺	雀啄灸，半分钟到2分钟，30~50下	休克、虚脱、弛缓性麻痹、感觉减退或丧失、神志昏迷、肌张力降低、精神运动抑制状态等	
		兴奋第二型	较多	较短促，可以留针5分钟左右	较轻于兴奋法第一型，稍胀而舒适感	较短促的浅刺	温和、熨热和雀啄灸法均可应用，时间3~5分钟，用雀啄灸时约50下	基本同兴奋法第一型，局部肿胀、末梢血管弛缓，也可应用	

2. 穴位　即刺激的部位，不仅可用于治疗，还可通过穴位审查、协助诊断疾病。

朱氏认为对穴位首先要熟悉掌握其解剖定位、主治功能。临床使用的一般规律：依据病证特征，按神经分布、循经辨证取穴相结合，组穴配方进行治疗。如呼吸道疾病，上呼吸道多取上肢肘以下掌面桡侧线（手太阴肺经）、手背面桡侧线（手阳明大肠经）、正中线及口鼻区、颈前区的穴位；肺疾患则取背胛区间各线腧穴、前胸乳上肋间及上肢掌面桡侧穴位为主。消化系统病证取腹部穴，胃病取脐以上穴，肠病取脐及脐以下穴位，食道病则配合胸正中线上的穴位。肝病多取背俞、右上腹乳以下诸穴。疼痛病证，多取远隔的穴位；肌肉关节痛、痿瘫、知觉障碍者取局部腧穴。内脏病、功能亢进者取远隔穴，功能衰退者取局部及邻近穴。以上完全反映她的神经论观点。

3. 时机　即依据发病过程选择针刺的时间长短和出针的时机。临床对急性病，如哮喘、疟疾一类周期发病者，多选发作前给予治疗；疼痛证采取强刺激长时间留针，如心绞痛一日可几次治疗，痢疾一定要持续刺激至控制住腹痛、里急后重方可取效；慢性疾患治疗间隔时间短，每天或隔日一次，且疗程较长。

朱氏治医治学十分严谨。她对针灸的治疗作用评价相当客观，认为"针灸在临床治疗的实际效果，在某些方面胜过药物和其他疗法"，"治病的范围很广，它包括临床各科，同时针灸也不是万能的"；对待学习从业者一再强调"入门容易，成家难"，告诫后学应树立"学无止境，锲而不舍"的精神才能真正学到知识；平时要善待病人，要求术者临床务必聚精会神，操作时端正姿态，手持针柄，"举腕平肘抬肩"令功力一以贯之，轻、稳、准将针刺入皮肤。她求真务实的科学态度和循循善诱、启发后学、认真负责的精神，激励、影响着一代代针灸工作者。

三、朱氏的学术传承与影响

朱琏的神经机制说和丰富的临床经验、求实的科学态度永远是中国针灸学界的宝贵财富。无数实践证明，她提出的原理、观点和方法是可取的、正确的。如三叉神经痛是一种顽固性疼痛，中西医都感到棘手，药物及其他保守治疗反复性大，最终须靠手术切断神经办法来解决，但手术是在颅内进行，危险性可想而知，采用朱氏安全留针法，临床效果比较满意，既无药物的副作用，又没有手术的危险性，而且与国外近年来开展的功能外科的持续性刺激异曲同工。1966 年朱氏用此法为国家领导人董必武治愈多年的三叉神经痛；根据这一道理，朱氏又举一反三，以此法治愈林伯渠老先生术后顽固性呃逆伴吐血；1969 年 9 月一位患了 15 年趾端疼痛的病人，朱琏采用足三里、解溪、条口穴抑制一型手法，针感传至足背足心，4 次疼痛得到控制，改环跳、阳陵泉、上巨虚、肩井、大杼、风门，抑制二型手法巩固 49 次疼痛全消，临床告愈。相反，对诸如虚弱、虚脱、感觉减退、肌张力降低、弛缓性麻痹，乃至神志昏迷、休克、精神运动处于抑制状态者，可选用兴奋手法。

【思考题】

1. 朱琏提出的针灸治病关键是什么？
2. 朱琏的学术思想对针灸学术发展有什么影响？

第四节　陆瘦燕

陆瘦燕（1909—1969 年），江苏昆山人，现代针灸学家。原姓李，因出嗣陆门，故改姓陆。16 岁随生父针灸名家李培卿学医，18 岁起在上海开业，针刺沉疴，屡见奇效。1948 年春排除各种阻力与夫人共同在上海创办"新中国针灸学研究社"及针灸函授班。新中国成立后，陆瘦燕先生以培养中医人才为己任，1958 年毅然放弃私人门诊丰厚的收入，接受上海中医学院（现上海中医药大学）聘请，担任针灸教研室主任，着手创办针灸系，其后又历任附属龙华医院针灸科主任、上海市针灸研究所所长、上海市针灸学会主任委员等职。1959 年，受卫生部委派，作为新中国成立后第一个中国医学代表团成员，赴前苏联讲学会诊，为针灸医学的传播做出了重要贡献。

陆先生与夫人朱汝功女士共同主持编写了针灸学习丛书，先后出版了《经络学图说》《腧穴学概况》《刺灸法汇论》《针灸腧穴图谱》等著作；与上海教学模型厂协作，研制出与成人同样大小的经络腧穴电动玻璃模型，为针灸的教学提供了直观教具。

一、对针刺手法的研究与分类

陆氏根据他的临床实践，并总结前人的经验，对针刺手法的操作与作用进行了深入研究，提出科学的手法分类和操作的关键技术。

1. 针刺手法的分类

（1）基本手法　构成不同作用的各种手法的基础，为针刺过程中的一些基本动作或形式，包括进退、提插、捻转、针向和留针 5 种。

（2）辅助手法　是基本手法以外的一些以辅助形式出现的针刺方法，归纳为 14 种：爪法、切法、循法、摄法、扪法、按法、弹法、刮法、动法、摇法、搓法、盘法、飞法、弩法。

（3）复式手法　为多种单一手法的综合应用，根据其组合规律和作用原理，归纳为 3 类 18 法。补法或泻法的单纯组合：有"烧山火""透天凉"二法；补法和泻法的交错组合：有"阳中隐阴""阴中隐阳""提气法""龙虎交战""饿马摇铃""子午捣臼"6 法；补泻法和行气法的组合：有"运气法""纳气法""青龙摆尾""白虎摇头""苍龟探穴""赤凤迎源""龙虎升降""通关交经""关节交经"9法。

2. 手法的作用分类 区分为候（催）气、行气及补泻三类。"候气"或"催气"，乃是促使针刺得气的方法；"行气"是宣行气血直达病所的方法；"补泻"则是针对疾病虚实而设之刺法。

补泻手法分类：陆氏认为针刺手法作用于腧穴，其最终目的是调整经气，以治疗疾病。故将"徐疾""提插""迎随""捻转""呼吸""开阖""留针""九六""纳支"9种补泻手法，依其作用归纳为"调和阴阳"与"疏调营卫"两大类。前者是针对脏腑经络阴阳之气的"有余"和"不足"而设，后者是针对营卫之气运行的"太过"和"不及"而设，前者有徐疾补泻和提插补泻，后者有迎随补泻和捻转补泻；而开阖补泻法、呼吸补泻法、纳支补泻法也常与调和手法同用，留针法和九六法既可与调和手法同用，也可与疏通手法同用，以增强疗效。同时，陆氏强调针刺过程中，得气是必须达到的，任何针刺补泻手法必须在得气的条件下，按照一定的操作程序进行，才能得到治疗的效果，所以得气是实施补泻的先决条件。

3. 烧山火与透天凉手法的操作 陆氏认为正确运用手法是取得疗效的关键，对《金针赋》中的"烧山火、透天凉"操作手法进行规范：①烧山火：先将针插至天部（腧穴深度的上1/3处），紧按慢提9次，按针时左转；次将针进至人部（腧穴深度的中1/3处），提插捻转如前；再进至地部（腧穴深度的下1/3处），施术同前，以上操作为1度。然后退针至天部，继续上述步骤，反复操作3度，甚至更多，至其出现热感为止，或可留针10～15分钟待热至，然后出针，并揉闭其穴。②透天凉：先将针直插至地部，紧提慢按6次，提针时右转；次将针退至人部，提插捻转如前；再退至天部，施术同前，以上操作为1度。然后插针至地部，继续上述步骤，反复操作3度，甚至更多，至其出现凉感，或可留针10～15分钟待凉感产生，然后出针，并摇大其孔。

两种手法成败的关键是：①切实掌握进针、退针的层次和提插的幅度，要求层次分明，提插均匀；②刺激须适度；③施术必须在得气的基础上进行；④嘱病人留意针感，以免忽略了轻微的感应。热感与凉感的出现部位因人而异，有的病人先在施术部位产生，以后扩散至整体；有的病人先在施术肢体的末端产生，然后发展至全身；也有的先出现在对侧，逐渐波及另一侧。当感应达到全身后，用力切按病人的皮肤，也常有热或凉的感觉。陆氏认为热感往往在酸胀感的基础上产生；凉感则在沉重感的基础上产生。

陆氏观察了37例（合136针次）施行烧山火、透天凉手法后受施者的感觉情况，其中烧山火产生热感的成功率为89%，透天凉产生凉感的成功率为79%，两者的总阳性感应率为84%；施烧山火后，体温上升者占71%，施透天凉后，体温下降者占60%，平均阳性率为66%。陆氏认为体温的变化与能量代谢有密切关系，而能量主要来自糖代谢，因而又观察了手法对血糖（糖代谢的起始物质）、柠檬酸（三羧酸循环的第一个中间产物）的影响。结果表明，施烧山火后血糖与血浆柠檬酸含量明显升高，施透天凉后血糖与血浆柠檬酸含量明显降低，统计分析有显著差异（$P < 0.01$）。由于这一效应与促肾上腺皮质激素（ACTH）的作用颇为相似，陆氏又进行了实验研究，结果表明，烧山火、透天凉手法可使尿中肾上腺素、去甲肾上腺素及总17－羟类固醇含量有不同程度的增高趋势。此项研究为烧山火、透天凉效应提供了客观依据，也为以后的研究提供了思路。

二、提倡"导气针法""温针""伏针"法

陆氏在《刺法灸法汇论》中认为"导气针法"十分重要，可产生经络感传现象，从而提高临床疗效，并将"导气针法"分为五类："捻转导气法""提插导气法""呼吸导气法""按压导

气法""针芒导气法"。陆氏在施行"针芒导气法"手法时，用多方位经穴肌电仪，对感觉的产生、循行的方向、相应经穴电的变化做了观察记录，初步证实了感觉循行的定向性随手法不同而有显著差别，而且不同的施术者存在着效果的差别。

温针即是在施行补泻手法后，在针尾加艾炷燃烧，可将艾火的热量，通过针体的传导，透达肌肤深部，不但可温通经络，调节荣卫，还可助针力，加强补泻的作用，不论补法还是泻法均可应用。陆氏认为温针作用是取其温暖，使病人不觉其烫，而借以帮助针力之不足，在留针时间给以适当的温通作用，不同于灸法须借艾火之力，欲其振阳温经而起陷下，发挥祛散阴寒的效能。故使用时艾炷不宜过大，一般只需 1 壮（如枣核大）即可，不需烧之灼热，这一点和灸法不同，如果烧之过多，引起皮肤灼伤，非但达不到治病的目的，反而增加病人的痛苦。温针适用于由六淫之邪（风、寒、暑、湿、燥、火）侵袭机体而导致的疾病，以及久病经络空虚、荣卫不调等病，特别是对慢性疾病之阴寒证者疗效更佳，但对高热、阴虚证不适用。对于施用温针，是否还用补泻手法的问题，陆氏认为补泻手法是针灸治病的基础，针尾加温，调其荣卫之气，不过是在补虚泻实后起了辅助作用，目的在于帮助针力的不足。所以手法的运用，仍然不可偏废，否则舍本逐末。

针灸不分季节，四时皆宜，但伏针、伏灸别有其独特之处。陆氏基于《内经》中"天温日明，则人血淖液而卫气浮，故血易泻，气易行"的原则和"春夏养阳"的养生之道，认为伏天气候炎热，腠理开疏，若基于此时进行针治，必能引导伏留筋骨深处的伏邪外泄；同时伏天阳气旺盛，于此时针灸，可以助阳气，加强卫外的作用。但伏针、伏灸亦有其适用范围，凡阳邪有余，脉证为高热、脉洪数，或阴虚阳亢，脉证为怔忡不寐、烦心面赤、脉细数苔光剥者，则没有伏针的必要，而伏灸更是犯火逆之戒。秋冬得病针刺而愈，在伏令复针，可以清除余邪，尤其是产后风湿最为适合。

伏针与温针，陆氏认为伏令施用温针可行，但是必须严格掌握病种，一般以风湿病为宜。需注意的是伏令天气炎热，燃艾不宜过度，一般以枣核大为适度；并且予以重点温针法，对某些重点穴，选择性地施加温针，不必每针必温。同时夏季伏令，天气炎热，气温血滑，人气易行，伏针的留针时间可相对较短；且夏季病人往往汗出多而表阳虚，过分的留针易使脱气，伏针时的留针，仅为适应于温针的需要，待燃艾完毕，即可起针，不必过分久留。如果不用温针的病者，甚至可以考虑不留针。

三、发挥五输配穴理论

陆氏重视穴位的配合使用，采用俞募相配、表里相配、八脉八穴相配、八会穴相配、郄穴相配、对症配穴等方法。在诸多配穴法中，陆氏特别重视五输穴的运用和相配。陆氏认为十二经脉的元气均发于四肢末端，通过相应的经脉和穴位，作用于相应的脏腑，并输注于相应的背俞穴和腹募穴，因此在临床上，肘膝以下五输穴的配合使用，显得尤为重要。陆氏对以下几种配穴方法有特别的体会。

1. 子母配穴法　即根据"虚则补其母，实则泻其子"的原则，进行补泻配穴。例如，肝经病实则取肝经的子穴，即火穴行间；或取子经（即心经）的火穴劳宫，用泻法。如果肝经病虚，则取肝经的母穴，即水穴曲泉；或取母经（即肾经）的水穴阴谷，用补法。

2. 纳支配穴法　在上述"子母配穴"的基础上，加上子午流注的纳支法，进行配穴治疗。治疗实证，根据"因冲而泻"和"实则泻其子"的原则，在相关经脉气血最盛的时候，取该经的子穴，用泻法；治疗虚证，根据"因衰而补"和"虚则补其母"的原则，在相关经脉气血将衰的时候，取该经的母穴，用补法。同时配用其他对证的有效穴位。例如，治疗胃实证，可在上午 7 时泻胃经子穴厉兑；治疗胃虚证，可在上午 9 时补胃经母穴解溪，同时可配用中脘、脾俞、胃俞等穴。

3. 夫妻刚柔配穴法 将十二经与十天干相配，十天干隔五相合，即：甲与己合，乙与庚合，丙与辛合，丁与壬合，戊与癸合；与之相配的脏腑经脉穴位为：胆经穴与脾经穴配，肝经穴与大肠经穴配，小肠（三焦）经穴与肺经穴配，心（心包）经穴与膀胱经穴配，胃经穴与肾经穴配。例如，阳陵泉配阴陵泉、太冲配合谷等。

4. 泻南补北法 该法出自《难经·七十五难》，即在东方实、西方虚的时候，可泻南方、补北方。亦即肝木实、肺金虚的时候，若土平无恙，则泻心火（实则泻其子）、补肾水（虚则补其母），这是一种权宜变法。陆氏据此推论，在火实水虚的时候，若金平无恙，则补木泻土；在土实木虚的时候，若水平无恙，则补火泻金；在金实火虚的时候，若木平无恙，则补土泻水；在水实土虚的时候，若火平无恙，则补金泻木。陆氏提出的这种选穴方法，可供临床参考。

四、"全身切诊"说

切诊是中医四诊之一，是选穴位、论补泻、别深浅的主要依据，与针灸疗效密切相关。陆氏对"肾间动气""虚里""冲阳""太溪""额厌""太冲"等脉、经脉皮部以及有关腧穴的切诊法有独到的体会。

1. 候"肾间动气"以察元气盛衰 "肾间动气"位于丹田，是人体生命的源泉。如果该部之脉应手而弦，多为元阴不足、阳气躁越，当取太溪、复溜、肾俞、关元等穴，以补元阴之气；如果该部之脉动而结代，多为元阳气衰，当用大艾炷急灸关元、气海、命门、足三里等穴，以温固元阳，防其暴脱。

2. 切"虚里之脉"以诊胃、宗二气 "虚里"之脉位于左乳之中，第四、五肋之间，可诊断"宗气"的虚实。其若按之动微而不应于手，是宗气内虚之候，病较轻；如果望见其动，外应于衣，则是宗气泄越的表现，则病重。此类脉象多见于阴虚气怯的患者，治当补肺俞、脾俞、胃俞等穴，以培补中土，兼理肺气；补肾俞、复溜、太溪，滋阴壮水，以制阳光；泻列缺，清肺热；泻行间，清肝火；补膻中穴，以调节一身之气。

3. "冲阳"之脉以候胃气 "冲阳"之脉位于足背部，可诊断胃气的状况。其若不衰，说明胃气犹存；其若偏亢，显示胃火有余；其若弦急，多为木来克土，预后不良；其若绝而不至，则为胃气衰竭，乃为险证。

4. "太溪"之脉以候肾气 "太溪"脉位于内踝之后，可诊断肾气的情况。如"冲阳"偶绝而"太溪"脉仍旺，则肾气未绝，先天之根未断，纵然危候，尚有转机之望；如果"太溪"脉绝，显示病情已危。人曰"太溪脉绝，百无一救"，确有参考价值。除此之外，上盛下虚者，则寸口常大于"冲阳""太溪"；下实上虚者，寸口常小于"冲阳""太溪"。如果"冲阳"偏亢，则常胃火有余；"太溪"独盛，则相火常炽。

5. 察上下 "额厌脉"属足少阳胆经，在上，可以候清空；"太冲"脉属足厥阴肝经，在下，可以候肝气。凡肝阳上逆者，其"额厌"脉搏动较甚，而寸口及"太冲"脉较弦细，当灸（补）涌泉、泻行间、补太溪以引导气血下行，滋水涵木；如脾肾两亏、中气下陷，则"额厌"脉弱而不易触及，兼见寸口及"太冲"脉细小微弱，当灸百会，补脾俞、肾俞、足三里等穴以引导清阳之气，以治其本。

陆氏认为切脉须参合上下左右，进行比较，例如寸口脉大于"冲阳""太溪"，则为上实下虚之证；而寸口脉小于"冲阳""太溪"，则为下实上虚之证；若"太溪"脉独盛，多为相火偏穴。陆氏还常通过切按经脉的皮部来诊断疾病。某一皮部出现寒热压痛症状，则往往是相关经脉脏腑出现病变，对此则取相应经脉穴位。

除上述学说外，陆氏还有多方面的创见。例如其十分强调经络学说在针灸临床的指导作用，认为经气包括元气和营卫之气，元气自四肢末端向心行至躯干，而营卫之气循经脉路线运行，顺逆相接，从而解释了五输穴的向心排列与经脉循行路线不一致的矛盾，纠正了经络只有"通行营卫"功能的狭义理解。陆氏对"六经"的由来、奇经八脉的功能及"是动病""所生病"的分析归类等也有独特见解。

五、临床治验

1. 透天凉手法案　某男，39 岁，龙华医院门诊号：46。就诊日期：1963 年 10 月 10 日。主诉：头痛、鼻塞 3 天。现病史：头痛鼻塞，周身酸楚，体温 37.4℃，恶寒咳嗽，痰白而黏，咳咯不爽，胃呆纳少，大便 3 天未行，脉浮而濡，舌苔薄白。诊断：风寒束表（印象：感冒发热）。治则：清热解表。取穴：手三里，施透天凉手法。治疗过程：施行手法 3 度后病人诉说全身感觉凉爽，当时测得体温为 36.6℃，较术前下降 0.8℃。次日，头痛、鼻塞等症状相继消失而愈。

2. 额厌脉的应用　范某，女，29 岁，机关干部。1963 年 5 月 24 日初诊：左耳失聪，颞部掣痛，病方逾旬。迩来眩晕时作，心悸健忘，失眠，纳呆，脘痞，腰酸，寸口脉濡数带弦，太冲大于冲阳，额厌盛于太溪，舌苔薄腻。病系心肾不足，中土困倦，肝胆之火浮越，夹痰火乘耳窍。诊为上盛下虚，正虚邪实之候。治拟育阴潜阳，清泄肝胆，佐以健脾化浊。处方：泻翳风、听宫、中渚、额厌、丝竹空、太冲、丰隆、听会；补太溪、足三里。手法：捻转，提插。5 月 31 日三诊：气候骤变，头痛复作，左耳听觉亦减，寸口脉浮而弦滑，额厌又显亢盛，苔薄白。此系余邪未清，又复外感，厥阴气火夹痰再凌心肾之窍，气机失宣之故。治当佐以通表之法。处方：泻翳风、听宫、中渚、额厌、太冲、丰隆、风池、外关；补太溪。1 个月后随访，诉 5 月 31 日来诊后，次日诸症若失，迄今未曾复发。

3. 配穴应用案例　某女，35 岁，家庭妇女，已婚。主诉：食欲不佳，心下作痛 1 月余。现病史：素患贫血，心悸易怒。一个半月前，因与邻居吵架，动怒啼哭，当晚未进饮食。次日觉胸闷，饮食不甘，心下隐痛，噫气，大便不畅，时而下利，日久不愈。检查：身体消瘦，面色青白，情绪激动。舌红绛，根苔厚腻，脉弦数。取穴：施子母补泻法，行间（泻）、大都（补）、中脘（补）、天枢（泻）。手法：提插、捻转。诊治 4 次而愈。

六、陆氏的学术传承与影响

陆氏毕生从事针灸临床、科研及教学工作，博览群书，重视经络学说，在精研古籍的基础上进一步完善经络、腧穴理论，阐明经气的意义、经脉元气和脏腑腧穴的关系、十二经脉之间及其与奇经八脉的交会关系，并对十二经脉病候加以解析，认为"失去经络学说的指导，实践中就会迷失方向，缺乏理论依据，在千变万化的病例面前，必然不知所措"。在临床治疗中，陆氏重视全面切诊，除寸口脉外，还应切"冲阳""解溪""额厌"等脉；注重肾气和胃气对人体的影响，认为切诊也是选穴位、论补泻、别深浅、辨忌宜的主要依据。陆氏强调针灸的处方配穴，也和内科处方用药一样，要整体辨证，明标识本，权衡缓急，善用五输穴配穴。在多年临床经验基础上，陆氏还提出温针、伏针、伏灸的使用，并完善了相关理论。而陆氏最为人称道的则是其针法的娴熟，烧山火、透天凉为其代表针法。除此之外，陆氏在《刺法灸法汇论》中规范针灸手法，对针刺手法提出规范的分类，同时详细阐述各类手法操作细则，并潜心钻研，提倡针灸实验，促进了针灸科学发展，推动针灸学术的传播。

【思考题】

1. 陆氏主要学术思想有哪些？
2. 描述陆氏烧山火与透天凉的操作手法。
3. 陆氏"全身切脉说"强调临床需重点切哪几部脉？
4. 陆氏对针刺手法是如何分类的？

第五节　孙惠卿

孙惠卿（1883—1968 年），字嘉微，号隆净，祖籍浙江绍兴，生于武昌，是近代梅花针疗法的奠基人。光绪二十九年（1903 年）肄业于湖北武备学堂。曾任湖南永州镇文卫营官，北洋军阀蒋茗山部军需。1915 年，因在农村受民间用"柳条抽打疟疾患者"和"刮痧"治病启发，意识到针刺体表可以治病，乃潜心钻研设计，用钢针或缝衣针 5～7 枚，聚捆成柱形，针尖齐平，将针柄固定于筷状有弹性竹竿一端，命名为"保健针"，用以弹刺叩击体表治病颇效。1926 年开始行医，时有治验。后因儿子患颈淋巴结核不治身亡，又决心为此病寻找新的疗法，曾用"保健针"治愈了淋巴结核溃疡患者。1949 年，继用此法诊治解放军而受到重视，原武汉医学院第一附属医院组织师生成立专门研究小组整理继承他的学术经验，并协助编写出版了学术专著《孙惠卿刺激神经疗法临床参考手册》。1954 年当选为武汉市第一届人民代表大会代表、市政协委员，同年调至北京工作，不久成立了"刺激神经疗法诊疗所"（1956 年并入现中国中医科学院）。孙氏在应诊同时还开办了训练班传授这一独特针技。

一、"刺激神经疗法"说

孙氏独创的"刺激神经疗法"，虽然他认为"不包括在针灸学范围内"。但事实上七星针、梅花针、皮肤针等疗法，已作为学科分支之一而载入高校针灸学教材之内。20 世纪 50 年代初，孙氏受前苏联巴甫洛夫学说影响，试图以西医学神经反射观点来诠释其作用机理。他认为用"保健针"刺激皮肤感受器（即游离神经末梢）使之产生冲动，再通过神经传入中枢而起调节作用，反射地影响各器官活动而引起活动加强（兴奋）或减弱（抑制），使已经紊乱的兴奋、抑制活动获得平衡，从而治愈疾病。

他认为刺激人体不同感受器，对同一器官可产生不同的兴奋或抑制效应，如刺激颈、骶部可使胃活动加强，刺激胸腰部则使胃活动减弱；又刺激脑神经、脊神经之颈神经和骶神经分布区域引起副交感神经效应，刺激胸、腰神经分布区域则引起交感神经效应等，因而总结出"刺激部位"理论。其次，认为刺激后还可使高级神经部位的兴奋与抑制活动相互转换，如刺激胸腰部使兴奋性增高，刺激脑、颈、骶部使抑制过程加深，但当刺激强度增大、频度增加时，刺激上述部位则引起相反效应，故又形成了有关刺激手法强度学说。可见其刺激部位说、手法强度说都与"神经论"相关。

二、"刺激部位"说

孙氏的刺激部位学说，完全有别于传统经穴的独特理论，《刺激神经疗法》全书未涉及任何经穴名称，其部位、分布、刺激具体位置如下（表 9-2）。

表 9 – 2 刺激神经疗法刺激部位举例

部位	分布	具体刺激位置说明
头部	前额部	以正中线为中心，各向两外侧刺激 3~4 行
	颞部	以耳之前上方为中心，呈放散状向前、上、后方刺激 4~5 行（或以相反方向刺激亦可）
	头顶部	以正中线为中心，向枕部或向两颞侧方向刺激若干行
	枕部	从上向下，向颈部方向刺激若干行
	面部	沿眉弓部，上眼睑、下眼睑呈环状方向各刺激 2~3 行 颧弓下缘部：呈弧形从内向外各刺激 3~4 行（以眶下孔为重点） 下颌部：从耳垂前方向颏部方向各刺激 3~4 行（以颏孔为重点） 鼻背部：从上向下（即由内背向下至鼻翼）各刺激 2~3 行 上唇部：以正中线为中心向两外侧方向刺激 3 行 耳部：在外耳周围呈环行刺激 2~3 行。外耳道刺激 9~10 针，耳后之乳突部刺 9~10 针，耳甲刺 9~10 针
颈部	颈前部	以正中线为中心，从下颌骨体向下至胸锁关节之上方（即喉部两侧）从上向下各刺激 3~4 行
	颈外侧部	起自乳突从上向下至锁骨内侧 1/3 处刺激三行。颌下三角部（下颌骨之内侧缘）可刺 2 行
	颈后部	起自枕部下缘向下至胸椎第一节，由上向下沿脊柱两侧刺激 3~4 行，或由左向右（由右向左）横刺激若干行亦可
躯干部	前面观	锁骨上下部：从内向外刺激 2 行
		胸廓之肋间部：从内向外每肋间隙刺激 1~2 行
		腹部：起自剑突与肋弓下缘刺至两髂前上嵴之连线上，从上向下可刺激 8~9 行，有时加以横刺 4~5 行
	后面观	起自第一胸椎水平向下至尾椎，沿棘突之两侧约 3cm 区域，从上向下可刺激 3~4 行，或于每两棘突间加以一行横刺
		起自胸椎第 11 节水平，向下至髂嵴上方之腰部两侧，从上向下可刺激 4~5 行
		肛门之后上方可环行刺激 2~3 行
四肢部	上肢	前部：起自肩关节的前缘向下经肘窝至腕关节的前缘刺激 2~3 行
		后部：起自肩关节的后缘向下至腕关节后方，刺激 3 行
		肩关节：沿其周围由上向下刺激若干行
		肘关节：其前缘于肘窝横刺 2 行，其后，于鹰嘴（即肘关节后面）周围呈环形刺激 2~3 行
		手掌侧面：起自腕关节沿手掌侧每一骨间隙向下刺 1 行，沿每指之两侧缘到达指端给予刺激 1 行
		手背侧面：起自腕关节沿手背侧骨间隙向下刺一行并沿每指之两侧缘给予刺激
	下肢	前部：起自腹股沟向下经大腿股前，跨髌骨再经胫骨前嵴稍外侧向下，经踝关节的前方沿足背部骨间隙至趾，再沿趾之两侧缘至趾端，进行刺激
		后部：起自骶髂关节之下方沿臀部，向下经大腿之后部，继向下经腘窝、小腿后部至跟腱部，做 3 行刺激
		外侧部：起自膝关节之外侧（腓骨小头之下方）向下沿小腿外侧面至外踝上方，作 3 行刺激
		内侧部：起自外阴部之外下方（相当于内收大、小肌处）向下经大腿内缘跨膝关节之内侧，小腿之内侧缘至内踝，做 3 行刺激
		髋关节：沿大转子周围环绕刺激 2~3 行
		膝关节：沿髌骨周围环绕刺激 3 行
		踝关节：沿内踝和外踝环绕刺激 2~3 行

以上各部位均以局部与周围疾患为主，仅少数如聋哑选胸腰部、传染性肝炎加肩部等例外。

他还归纳了选取刺激部位的基本原则，如"整体治疗原则"，即全面刺激，同时多刺和重刺某些部位以解除全身性疾病；"调整治疗原则"即在整体治疗原则之下，分析调整刺激部位；在特殊组织变异部位给予刺激，如在有结节、障碍物、条索状物、变形性改变和有异常感觉处给予刺激等，颇有临床意义。另一方面，孙惠卿强调在"同一种疾病处于不同阶段有不同的并发症或合并症时，刺激部位是不同的"，应该"依据疾病发展过程、不同的临床症状和生理病理改变，选择适当的部位给予刺激"，因此"选择刺激部位的灵活性"比较大。

三、诊查法

孙惠卿创立的诊查法注重"敲听，推、摸，捏、压"。

1. 敲听法 用手指敲打以脊柱两侧为主的皮肤，如现空音（声音清脆、易向周围传导）或呆痹音（声音低沉、不易传导），则认为此处乃"病变反射部位"。如出现不空不呆音，则属正常。

2. 推、摸法 推法即用拇指压棘突两侧或其他部位，由尾椎到颈椎再到枕外隆突，从下向上滑动，如发现有障碍物、结节、条索状物、泡状软块，棘突之隆起、凹陷、歪斜或两棘突、椎体之间距离的改变，认为即"病变反射区"，此法在全身其他部位均可应用。其摸法，乃用手摸皮肤是否滑润或粗糙，患呼吸系统或消化系统疾病或肾病，常明显粗糙，另外全身营养、生活环境改变及冬季也往往粗糙。还有皮温，如躯干背部"外凉里热"是风湿病，"局部发热"是局部炎症表现，"全身发热"乃全身反应；脊柱两侧某局部温度改变应考虑为某内脏病变反射区。

3. 捏、压法 捏诊即用拇指与食指捏身体各处，特别是柔软处、关节周围，如捏腹、腰、颈、肩、四肢、眶等处，可察知皮肤、肌肉、肌腱神经张力是否改变。压诊即对前述检查发现异常部位施以指压以发现各种不同感觉从而判断疾病轻重。如某器官功能改变，可出现"发酸"感，是病初反应；如现"酸、痛"则说明病有发展；"麻和木"乃疾病严重阶段。也可以此方法判断给予治疗后疾病是否好转。

四、弹刺的"强度、频度与种类"说

刺激操作手法为"弹刺"，因保健针杆本身有弹性，皮肤亦有弹性，手持针柄叩打皮肤，针尖在皮肤停留时间非常短暂，刺后即弹起，故称"弹刺"。

强度有轻、重两种，以弹刺时手腕用力大小区分，可以灵活运用，并且强调在某一个特定区域内各针刺强度应该大致相同，刺激力量也应当十分均匀，不要忽重忽轻。轻刺一般用于前额、眉弓、眼眶、颧、耳周，小儿体弱者或第一次诊治的患者。频度亦分快慢两种，最快速度为每秒钟叩刺两针（次），最慢者速度为 1.5 秒钟叩打一针（次）。面部、小儿、体弱或反应较快患者用慢刺。

刺激种类有"一般刺""多刺""少刺""不刺"四种，按一般部位给予刺激称"一般刺"；在通常刺激部位外加刺或重点刺某处，称"多刺"；刺虽少而作用大，称"少刺"，某些部位忌针则是"不刺"。例如胃十二指肠溃疡刺胸腰脊柱侧，为"一般刺"；但必要时重点刺胸 5~8 椎旁为"多刺"；如患者又有习惯性便秘则不应刺腰而改刺骶部为"少刺"；如患者系孕妇，则刺腰不宜为"不刺"。

孙惠卿运用梅花针疗法治疗疾病的范围相当广泛。其中疗效显著的有内科病如哮喘、胃及十二指肠溃疡、高血压病、冠心病、甲亢、神经系统的许多疾患等，外科疾病如淋巴结炎、淋巴结核、腱鞘炎、某些手术后遗症、尿潴留等，儿科疾患有小儿麻痹后遗症、消化不良、遗尿症等，

还应用于妇科的月经病、功能性子宫出血，五官科的鼻炎、神经性耳聋，皮肤科的脱发、神经性皮炎、多汗症、皮肤瘙痒症等疾病的治疗，用于骨科疾病可以促进骨折的愈合等。

五、孙氏的学术传承与影响

孙惠卿的梅花针疗法与神经刺激学说丰富和发展了针灸医学，至今在临床上仍有广泛运用。孙惠卿创立敲、摸、推、压、捏等手法，并以酸、痛、麻、木等为病理阳性反应，以结节、条索、软性泡状等障碍物作为诊断疾病的依据，这个依据与神经解剖中所述的脊髓分节段同内脏的相互关系大致相同，与膀胱经背俞穴同脏腑的相互关系也有相似之处。孙氏通过脊柱两侧检查诊断法与中医的望、闻、问、切相结合，能初步检查诊断出各脏腑器官所患疾病。检查中发现的阳性病变反应，往往是针刺治疗的重点，对治疗有指导意义，同时也起到检查疗效的作用。孙氏弹刺手法熟练准确、运用自如，利用腕力在皮肤上进行刺激，平、稳、准，弹而有力，并总结出弹、快、轻、平"四要"和慢、压、针、拖"四不要"等经验。

1956 年 10 月 26 日前苏联《友好报》和 1958 年 3 月 7 日《人民日报》都发表了介绍孙惠卿刺激神经疗法的文章。现今王琳报道用梅花针叩刺治疗带状疱疹 520 例，治愈 517 例，占 99.4%，其中 2～3 次治愈者 418 例，占 80.4%；4 次治愈者 54 例，占 10.4%；8～15 次治愈者 45 例，占 8.7%，其有效率甚高。并称还将此法用于治青光眼、斑秃、顽固性失眠、麦粒肿、强直性脊柱炎、阳痿、闭经、皮炎、皮神经炎等均有疗效 [王琳.梅花针叩刺治疗带状疱疹 520 例.中国针灸，1994，（增刊）：218]。本法在与其他疗法结合应用中也有不少新的进展，如秦氏报告电梅花针治疗副鼻窦炎 85 例，结果愈者 59 例，显效 19 例，好转 7 例 [秦庆能.电梅花针治疗副鼻窦炎 85 例疗效观察.中国针灸，1994，（5）：27]。随着临床应用的广泛开展，孙惠卿所创立的梅花针疗法有着广阔的发展前景。

【思考题】

1. 孙惠卿对针灸学术的贡献有哪些？
2. 孙惠卿的"刺激神经疗法"具有什么特点？
3. 孙惠卿诊查法的具体内容是什么？
4. 孙惠卿梅花针疗法的临床应用价值是什么？

综合性医籍中的针灸内容简介

一、《太平圣惠方》中的针灸内容简介

《太平圣惠方》主要编纂者为王怀隐、王祐、郑奇、陈昭遇、吴复珪等。王怀隐，宋代睢阳（今河南省商丘市）人，初为开封建隆观的道士，精通岐黄之术，医理精深，医术精湛，为人诊治多效验。978年奉皇帝诏命还俗，任"尚药奉御"，后来升为"翰林医官使"。宋太宗即位后，命王怀隐等4人将收藏的名方千余首，校勘编类，于淳化三年（992年）编成《太平圣惠方》100卷，太宗御制序文，共1670门，录方16834首。

《太平圣惠方》是内容详备的综合性著作，有较高的文献与临床使用参考价值，对后世的影响很大。该书卷九十九《针经》、卷一百《明堂》为针灸内容，其中《明堂》又名《黄帝明堂灸经》，而《针经》现仅能从《太平圣惠方》中看到。原书未题原著者姓名，有人推测是唐朝人所作，宋人所辑。《太平圣惠方》卷五十五还收录了《点烙三十六黄经》，对一些腧穴的取穴法和新穴的纳入有独特见解，对了解针灸腧穴演变有重要参考价值。关于《明堂》的详细介绍，参见《黄帝明堂灸经》相关内容。

（一）采撮前经，总览精英

《针经》广泛收集了唐以前的文献资料，不仅有《甲乙经》《千金方》《外台秘要》等内容，还有《山眺经》《甄权针经》《小品方》《异经》等佚书中的一些独特见解。如白环俞穴，就引"《甲乙经》《甄权针经》云：挺伏地端身，两手相重支额，纵气息，令皮肉俱缓，乃取其穴。针入八分，得气即泻，泻讫多补之。主腰髋疼不遂、浊虐、腰中冷、不识眠睡、劳损风虐。不宜灸。慎房事，不得擎重物，忌如前"。其实这段话中仅"刺入八分，得气即泻，泻讫多补之，不宜灸"是《甲乙经》的文字，其余取穴法、主治病证等，均系《甄权针经》的内容。又如肩井穴，摘录了"若妇人怀胎落讫，觉后微损手足弱者，针肩井手足立瘥，若有灼然……灸乃胜针，日灸七壮，至一百罢。若针肩井，必三里下气，如不灸三里，即拔气上，其针膊井，出《甄权针经》"。

这些内容虽是零星的一段一段，但却是这些文献中的精华，尤为难能可贵的是这些早已亡佚的内容，在《针经》中得到保存。由于《针经》能"采撮前经，研复至理，指先哲之未悟，违（达）古圣之微言，总览精英"，内容翔实，王执中著《针灸资生经》时，将《针经》作为主要参考文献之一；高武的《针灸聚英》中，也援引了许多《针经》的观点。

（二）参合取穴之法

《针经》对腧穴的定穴、取穴法都很重视，对前人文献中腧穴定位不一致或语言表达不相同

的，都能将原文献列出，以便读者比较互参。如长强穴，《针经》云："在穷骨下宛宛中。"又列出："《甲乙经》云：穴在脊骶端。"二说实为同一处，但对自然骨性标志提法不同，就可适合不同的人理解掌握。又如云门穴，《针经》定的位置，宗《甲乙经》："在巨骨下，气户两旁各二寸陷中。"其后又列出："《山眺经》云：在人迎下第二首间，相去二寸三分。"《针经》将《山眺经》的定穴法收载在后，确有临床参考价值。

《针经》广泛搜集《内经》至唐代的活动肢体取穴法，在记载的 164 个腧穴中，有 42 个穴位有活动肢体的体位或方法，例如膏肓俞的"取穴之法，令人正坐，曲脊，伸两手，以臂着膝前，令正直，手大指与膝头齐，以物支肘，勿令臂得动也，从胛骨上角……依胛骨之里，去胛骨客侧指许，摩（月吕）去表肋间空处，按之自觉牵引于肩（胸）中"。此法对体位，上、下肢的活动都提出了严格要求，提高了取穴的准确度。

（三）增补腧穴

腧穴内容在《内经》中就已形成，至《甲乙经》已颇具规模，有经穴 348 个，至清代经穴发展到 361 穴。唐代初期也有增补，《备急千金要方》《外台秘要》增补了膏肓俞、厥阴俞 2 穴。《针经》篇幅虽不大，收穴总共 164 穴，但却增补了眉冲、督俞、气海俞、关元俞、神聪、明堂、当阳、前关（太阳）、下昆仑、阳跷、膝眼等 11 穴，其中前 4 穴《针经》虽未言明系"足太阳脉气所发"，但自《针灸资生经》起，后人据其穴位确系在足太阳经循行线上，还补为足太阳经经穴。而后 7 个奇穴，至今大多仍为临床沿用。

（四）针、灸不可偏废

《针经》肯定了部分腧穴的针刺疗效，对腧穴的主治病证进行了整理，在每个腧穴条下都列有所治的病证，并按疗效的高低分别予以说明。如水沟穴，"若是水气，唯得针此一穴"；鸠尾穴"主痫，发状如鸡鸣，破心吐血，心中气闷，不喜闻人语，心痛腹胀，宜针即大良"；中极穴"主妇人断绪，四度针，针即有子"。又如在哑门穴下有段问答，"问曰：舌急不言，如何治也？答曰：舌急，针哑门；舌缓，针风府"。对哑门、风府两个相邻近腧穴相反疗效的相对特异性，做了清楚的说明。《针经》中有承光、迎香等 37 穴注明了"宜针不宜灸"，以上说明应以针刺的主治范围。另有上星、天突等 16 穴是"灸亦得，然不及针"，表明了这些腧穴针刺的疗效优于灸法。

（五）得气即补，得气即泻

《针经》对补泻的运用首先强调先要得气，所谓"得气即补""得气即泻"。所用的补泻手法主要有：迎随、开合、徐疾等。其中徐疾补泻的概念是："徐即是泻，疾即是补。"徐法的操作："至病即得气，欲出针时，子午缓缓而出，令引病气不绝，名曰徐也，既引气多，一向无补，名之曰泻。"这就意味着"徐"和"疾"贯穿在运针全过程中的捻转、提插及出针时与开合法相结合，所以在不少腧穴后，注明了"徐出针""疾出针"。《针经》对补泻手法已不限于单种运用，开始有了交替使用。如阴交穴条下就有"泻后宜补之"；上脘穴"主心中热烦，奔豚气……针入八分，得气先补而后泻之，可为神验。若是风痫热痛，宜可泻之后补，可谓应其病"。《针经》已开始使用了复式补泻手法。

（六）非是大好手，方可下针

针刺意外古已有之，《内经》就有脑及重要脏器部位不能深刺的记载。《针经》中明确记录了一些腧穴针刺禁忌，如天突穴"其下针真横（直）下不得低手，即五脏之气伤，令人短寿"；肩井穴"针不得深，深即令人闷"；关元穴"若怀胎必不针"；魄户穴"又（不）宜久留针"等，以上记载至今仍有临床意义。同时也积累了大量的防止针刺意外的措施，鸠尾穴"非是大好手，方可下针"；巨骨穴"针之四分，浮之勿补，针出始得正卧"；肩井穴"深即令人闷……若闷倒不识人，即须三里下气，先补而不用泻，须臾即平复如故。虽不闷倒，但针膊井，即须三里下气，大良"。这些措施被《针灸资生经》《针灸聚英》等书转载，长期流传。

（七）依病取针、灸用穴

唐宋以来，灸法大盛，出现了百病唯灸的局面，施灸"有至五百壮千壮"的风气。在这样的历史时期，该书对古代灸法进行了总结，对宋以后灸法的发展起到了积极的作用。从临床角度对腧穴的灸治加以记载。《针经》不同于其他书籍，所有的病证都用灸治，而是认识到不同腧穴对不同病证有的适合灸，有的适合针，具有一定的相对特异性，存在着程度上的差异。如神庭穴"主疗肿气、风痫、癫风不识人、羊鸣、角弓反张、披发而上歌下哭、多学人言语、惊悸不得安寝，当灸之，日灸二七壮至百壮，病即止"；水分穴"若是水病，灸之大良"；囟会穴"宜灸之……其鼻塞，灸至四日，便当渐可，至七日即差"。第一类腧穴，对所主的病证灸治疗效最佳，尤其是脑系疾病。第二类腧穴，往往是禁针穴，所谓"宜灸不宜针"，这两类腧穴是属最适宜用灸法的。第三类是施灸、针刺均有相当疗效的，如曲池穴"疗偏风、半身不遂……针入七分……灸亦大良"。第四类是灸治的疗效不及针刺的，这类腧穴条下都注明"灸亦得，然不及针"，说明《太平圣惠方》编写年代已出现了从百病唯灸到按疗效选穴施灸及选择灸或针的变化。

（八）重视灸量

关于艾炷的大小与壮数多少，《针经》不主张"炷务大也"，而是主张艾炷一般只需"如雀粪""粗钗脚""小竹箸头"大就够了，只有少数病证，如"腹内疝、痃疟癖块、伏梁气"之类的顽疾，才"须大艾炷"。壮数一般掌握在日灸 3~7 壮。关于施灸的疗程，唐代及唐之前，灸治的文献虽多，然对施以几十、几百壮的日程安排却很少提及，大多是每日灸几壮，一直灸至若干壮止，而《针经》中出现了疗程模式"日灸七壮，过七七论，停四五日后，灸七七"。设七天为一疗程，每次灸七壮，待休息四五天后，再进行下一疗程。而且已认识到，若两个疗程之间不停灸的话，会灸得"脉断，令风不差"，而"停息后灸，令血脉通宣，其风应时立愈"。

二、《圣济总录》中的针灸内容简介

《圣济总录》是由北宋宋徽宗赵佶组织人员编写的一部官修著作，成书于政和年间（1111~1117 年）。内容以历代医籍、征集民间验方、医家献方为主。共 200 卷，涉及内、外、妇、儿、五官、针灸、杂治、养生等 66 门，收集医方近 2 万首。

其中第 191~194 卷专论针灸，对骨度、骨空、经脉、腧穴、刺灸、疾病灸刺、灸刺禁论及误伤禁穴救针法等内容进行了系统的归纳，条理明晰，尤其对十二经和任督二脉的腧穴按《灵枢·经脉》篇所述经脉循行方向进行编排，有突出的特色，对后世教学和临床都有较好的指导作用。

（一）"用针当先明骨节"

第 191 卷《骨度统论》提出"凡用针当先明骨节，骨节既定，然后分别经络所在，度以身寸，以明孔穴，为施针灸"，但又提到"《内经》具载，但有骨空去处，其骨度之说徒有其名，未载其法，至于三百六十之数，因亦泯然。使用针者妄意腧穴，不知骨节本原，徒为针灸，未得其法，枉伤肌肉，良可惜也"。并在《骨空穴法》中提到了365骨节，包括头面部72骨，躯干部97骨，上肢60骨，躯干至下肢136骨，并对每个骨节有髓无髓、有液无液也做了论述。这与中医传统的理论不尽相符，据考可能受到外来医学的影响。该文对于了解古代人体骨骼部位，特别是对于理解某些针灸穴名及古籍中腧穴定位有重要参考价值。故《针灸集书》《循经考穴编》在注解腧穴时大量引录了《骨空穴法》原文。

（二）循经排穴

《圣济总录》把全身穴位按照经脉循行的气血灌注次序进行排列，这也是宋朝以前从未有过的。《内经》时代穴位较少，只160穴，未系统地将穴位按经脉循行次序进行排列，而晋代皇甫谧的《针灸甲乙经》对穴位排列是按头、背、面、耳、颈、肩、胸、腹及手三阴、手三阳、足三阴、足三阳经，由四肢末端至头面躯干依次向上、向中排列，仍然缺乏整体性和条理性。《外台秘要》采取以经统穴，将腧穴分列于十二经脉之中，但任、督二脉经穴分列于足少阴、足太阳经。《铜人腧穴针灸图经》则按人体部位分部排列，在躯干部按解剖线，在四肢部按经脉排列而不按经脉循行方向，直至北宋初年的《太平圣惠方》对腧穴排列顺序仍然比较混乱。但到政和年间的《圣济总录》完成了对腧穴进行统一的分经排序任务，把经络循行与腧穴紧密联系在一起，可以说在针灸腧穴发展史上有重大的意义，它除了把365穴按照十四经脉的循行进行排列以外，对其他六条奇经冲、带、阴跷、阳跷、阴维、阳维的循行及与十四经的交会穴及其位置也一一进行了说明，使腧穴与经络更加条理化、一体化，为后世的学习、诵记提供了方便，同时使我们更加了解腧穴、经络、脏腑之间的联系，为我们临床进行循经辨证取穴，奠定了良好的理论基础。对元代滑伯仁编写《十四经发挥》、明代李时珍写《奇经八脉考》产生了很大的影响。

（三）注重刺灸禁忌和误针解救

《圣济总录》列专篇叙述刺灸禁忌和误针解救，在其他文献是少见的，与《内经》《甲乙经》相比有了进一步发展。书中提到的禁忌穴与《甲乙经》等典籍有不少出入，说明对前人的记载有一定的发展。

不宜灸刺者：神庭、脑户、颅息、承泣、膻中、神阙、气冲、五里、三阳络、承筋。

只适合针刺者：天柱、素髎、禾髎、肩贞、乳中、周荣、腹哀、中冲、阴陵泉、条口、犊鼻、髀关、申脉、承扶。

只适合灸者：络却、玉枕、承灵、角孙、神道、膏肓、会阴、横骨、清泠渊。

不适合灸者：脑户、风府、哑门、承光、素髎、攒竹、睛明、迎香、头维、下关、脊中、心俞、白环俞、天牖、人迎、渊腋、少商、经渠、天府、阳池、地五会、阳关、伏兔。

《圣济总录》介绍了30多个腧穴误针所造成的不良后果，以及如何解救。如风府穴，"在哑门上入发际一寸五分，针只可一寸以下，过度即令人哑，亦针人中、天突穴救之。哑门穴不可伤，伤即令人哑，亦针人中、天突二穴，可二分"。说明针刺风府、哑门二穴如果出现音哑这一意外事故，可以取人中、天突穴解救。

《圣济总录》还提到承泣只可针三分，深即令人目陷，陷即不治。说明某些穴位针刺深浅要适度，如果过深导致的不良后果是不能挽回的，尤其胸背部的穴位更应注意。另外，书中说到"曲池穴不可伤，伤即令人手臂不举，宜针大椎相夹脑骨缝四穴，深半寸"。说明臂部穴位损伤而导致局部神经受伤时可以取颈部与该神经相应的夹脊穴治疗。以上内容很有临床价值，不仅为处理临床针灸事故提供了思路，而且丰富了针灸禁忌的内涵。

（四）汇古方，集遗法

《圣济总录》所汇集的古代文献十分丰富，包括《内经》《甲乙经》《肘后方》《千金方》《外台秘要》《太平圣惠方》《铜人腧穴针灸图经》等，对它们的临床治疗方法进行了总结，病种有50多种，同时又补充了以上文献的不足，如《圣济总录·治咳嗽灸刺法》中引《素问·咳论》"治脏者治其俞，治腑者治其合，浮肿者治其经"，然后又提到"诸咳而喘息有音，甚则唾血，取太渊，浮肿则治在经渠，咳而两胁下痛，不可转则取太冲，浮肿则治在中封，咳而右胁下痛，阴阳引肩背，甚不可动取太白，浮肿取商丘"等具体的治疗方法，对指导临床辨证取穴有一定的价值。

另外，《圣济总录》还收集了当时民间流行的针灸治病方法，称之为"遗法"，这在《圣济总录·诸腰痛灸刺法》和《圣济总录·治咳嗽灸刺法》中都有记载。如腰痛灸刺法：腰痛不已，灸白环俞各七壮；肾腰痛不可俯仰，取阴陵泉；腰痛少腹痛，取阴包；腰痛大便难，取涌泉；腰痛不得反侧，取章门；腰痛控睾少腹及股，卒俯不得仰，取气街；腰痛不已，灸腰眼及尻上约各七壮；腰卒痛，灸尾骨上一寸、旁开一寸各七壮；腰痛，灸脚跟上横纹中白肉际，十壮，又灸足太阳外踝下七壮。咳嗽灸刺法：上气咳嗽短气，灸肺募五十壮；上气咳逆短气，风劳病，灸肩井二百壮；上气短气，咳逆胸背痛，灸风门百壮；上气咳逆，短气胸满，多唾冷痰，灸肺俞五十壮；上气气闭咳逆，咽冷气破，灸天突五十壮；上气胸满，短气咳逆，灸云门五十壮；上气咳逆，胸痹背痛，灸胸堂百壮；上气咳逆，胸满短气牵背痛，灸巨阙、期门各五十壮。这些都是当时流传民间的治疗方法，对今天针灸临床仍有借鉴意义。

（五）治多用灸

《圣济总录》用灸法的疾病条目有17种之多，有下列3个特点，一是"急则灸之"，如霍乱、卒魇寐不寤、卒中五尸等；二是"陷下则灸之"，用于脱肛、疝、遗尿、小便数等；三是"气逆则灸之"，如呕吐、哕等，盖因其服药不便之故，正如《圣济总录·卷一百九十二》所云："干呕不止，粥食汤药，皆吐不停，灸手间使三壮。"这些探讨对开拓灸法适应证有重要的意义。

《备急千金要方》首先提出"凡灸当先阳后阴"，"从头向左而渐下，次后从头向右而渐下"。这种依照一定顺序施灸的思想，《圣济总录》将其应用于许多疾病的临床治疗中。如治疗脚气病时提出先灸风市，次灸伏兔，次灸犊鼻，次灸膝两眼，次灸三里，次灸上廉，次灸下廉，次灸绝骨。

《备急千金要方》认为正午以后施灸为佳，指出"皆以正午以后乃下火灸之，谓阴气未至灸无不著"。《圣济总录》在综合邪正双方关系的基础上，进一步发展了这种观点，认为正午施灸最佳。《圣济总录·卷二百九十三》说"凡灸皆取正午时佳，若旦起空腹灸，即伤人气，又令人血虚，若日晚食后灸即病气难去"。《圣济总录》同时指出："若治卒病风气，即不在此例。"并非将灸法时间拘泥于午时，体现了临床治疗的灵活性。

三、《普济方》中的针灸内容简介

《普济方》是由明太祖第五子周定王朱橚主持，教授滕硕、长史刘醇等人执笔汇编而成，刊于1406年（明永乐四年），初刻本已散佚。朱橚，濠州钟离（今安徽省凤阳县）人，是明太祖朱元璋五子，明成祖朱棣的胞弟，约生于元至正二十一年（1361 年），卒于明洪熙元年（1425年）。朱组织和参与编写的科技著作共 4 种，分别是《保生余录》《袖珍方》《普济方》和《救荒本草》。

《普济方》原书 168 卷，《四库全书》整理为 426 卷，是被认为"采摭繁复，编次详析，自古经方更无赅备于是者"（《四库全书提要》）的巨著。新中国成立后据《四库全书》本分 10 册出版，针灸门在第 10 册中。针灸门按卷次为 409～424，共 16 卷，前 8 卷首载历代重要针灸名著的序言和歌赋，概括介绍针灸取穴、补泻法，次载经络腧穴。后 8 卷为各科病候的针灸治疗，书中治法记载除针灸外，尚有汤药、罨敷及按摩。由于本书资料丰富，对所述病证均有论有方，保存了大量明以前的文献，对研究学习针灸学术颇有参考价值，为后代学者提供了丰富的研究资料。

（一）详论经络腧穴

1. 汇诸家腧穴分类法 《普济方》总结明代以前各家的经络腧穴理论，记述了经脉循行、流注、气血多少、络脉、经筋、奇经八脉等，收录了不同时期的腧穴的记载方法。如 412 卷记载《铜人腧穴针灸图经》的腧穴分类方法，按照经脉流注顺序及循行方向依次记载十二经穴 304 个，其中十二经穴不包括膀胱经的眉冲、督俞、气海俞、关元俞和肝经的急脉 5 穴，亦无任督二脉穴和经外奇穴，与目前之十二经穴十分接近。413 卷记载《针灸甲乙经》以经列穴法，收录经穴 356 个，并将任脉穴列于肾经，督脉穴列于膀胱经；除中府、云门、天池、水沟、头维、大包、迎香等少数穴外，其余经穴均按十二经排列。414～416 卷取《针灸资生经》的列穴法，即按头面躯干分部、四肢分经的方法，先按头、身、背、胸等部述 224 个穴位，又在四肢部按经列述十二经的 141 个穴位。在 416 卷末，录有"明堂应验小儿灸穴"，精选小儿应验 70 多穴，每穴之下都详列主治及灸治方法，并"曾经使用累验神功"。

2. 提出定发际法 发际是取穴常用标志，411 卷云："如是患人有发际正齐依明堂所说，易取其穴。如是患人先因疾患，后脱落尽发际，或本人额项无发，难于取穴。今定患人两眉中心直上三寸为发际，后取大椎直上三寸为发际，以此为准。"又载："明堂上经云，如后发际亦有项脚长者，其毛直至骨头，亦有无项脚者，毛齐至天牖穴，即无毛根，如何取穴，答曰，其毛不可辄定，大约如此。若定风府正相当，即测量相去各二寸，此为定穴。"提出应用发际定位取穴，要根据病人的个体差异而灵活应用，这对临证取穴具有指导意义。

3. 审定"穴名同异" 书中言"手有三里五里，足亦有三里五里，手有上廉下廉，足亦有上廉下廉。侧头部有窍阴，足少阳亦有窍阴，偃俯部有临泣，足少阳亦有临泣"，是以部位异同辨穴。"既有五里矣，劳宫亦名五里，既有光明矣，攒竹亦名光明"，是以穴位的正名、别名辨穴。"肩有肩井，又有所谓中肩井，足有昆仑，又有所谓下昆仑，太渊太泉之名或殊，丹田初非石门，肩髃之名，扁骨见于外台，悬钟之名，绝骨瞳子髎之名前关见于千金注"，是以一穴多名辨穴。"天鼎天顶之字有异，禾髎亦非和髎"，是从音同字异辨穴。"如此者众，可不审处而针灸耶，苟不审处，则差之毫厘，又寻丈之谬矣，爰举其略，以示世医，俾之谨于灸穴也"，强调用穴时要严加审定，谨慎从事，以防失谬之误。

（二）重视针具消毒

本书记载煮针之法，411 卷针灸门"煮针法"中详细记载了煮针法，指出："危氏方云，用乌头一两，去尖，巴豆一两，硫黄、麻黄各半两，木鳖子十个，同入瓷石器内，水煮一日，洗泽之。再用止痛药没药、乳香、当归、花蕊石各半两。又如前水煮一日，取出，用皂角水洗，再于犬肉内煮一日，仍用瓦屑打磨净，端直，用松子油涂之，常近人气为妙。"此法早已少人使用，是否旨在消毒，抑或有其他作用，有待探讨。

（三）注重灸法

本书对灸法十分重视，411卷中记载了大量灸法。尤其提出了"熟艾灸法"，曰"陈艾好灸，不以多少。择取叶。入臼内用木杵轻捣令熟，以细筛隔以去青滓，再捣再筛，如此三次。别以马尾罗子隔之。更再捣罗筛，候柔细黄熟为度"。其灸法用火亦有讲究，曰："古来用灸病，忌八般木火，切宜避之。八木者，松木火难差增病，柏木火伤神多汗，竹木火伤筋目暗，榆木火伤骨失志，桑木火伤肉枯，枣木火内伤吐血，柘木火大伤气脉，橘木火伤荣卫经络。"指出灸法点火时若选材不当，即会给人体造成一定的伤害。对点灸法、施灸壮数、艾炷大小、针灸须药、灸疮处理、灸后忌食及补养等内容全面而详细地进行了论述。在治疗篇记载很多隔物灸的内容，如隔蒜灸、隔纸灸、隔附子饼灸、隔桃皮灸、隔生商陆饼灸、隔甘遂灸、隔斑蝥巴豆灸、隔麻花灸等，其中很多灸法目前仍被临床应用。

灸法在书中运用相当广泛，如422卷"霍乱吐泻"一证，其下列出30余条，用灸者多达近20条；再如423卷"瘰疬"一证，其下列出40余条，用灸者就有30多条。对灸治方法、施灸程序均做了详细介绍。424卷对小儿各证，采用灸法治疗则更多，可见《普济方》重用灸法。另引用《针灸资生经》《外台秘要》的较多灸治医案，颇具特色，具有一定的临床指导意义。

（四）详载补泻大法

本书重视针刺操作，引载诸多针刺手法，列有"论下针分寸""用针略例""论虚实补泻""古法流注""针禁忌法"等，尤其对补泻大法在410卷、411卷设有专篇加以论述。《黄帝内经》《难经》的基本手法均辑入在册，言："补泻之要，静以久留，以气至为故"。论述针刺补泻操作时说："补者，随经脉推而内之，左手闭针孔，徐出针，而疾按之。泻者，迎经脉动而伸之，左手开针孔，疾出而徐按之。随而济之是谓补，迎而夺之是谓泻。"对呼吸补泻论述更具体："令神气存，大气留之，故命曰补，是取其气而不令气大出也。呼尽乃去，大气皆出，故命曰泻，泻者，是置其气而不用也。"而在"论虚实补泻"篇曰："夫能知迎随之理，可令调气，调气之方，必在阴阳。然所谓迎随者，知荣卫之流行，经脉之往来也。"又说："夫用针刺者，须明其孔穴，补虚泻实，送坚付软，以急随缓，荣卫常行，勿失其理。"指明了迎随、荣卫等补泻，重在调气，调气者必在调和阴阳。其记载的"王海藏拔原法"非"泻子补母法"："凡十二原穴，非泻子补母之法，虚实通用，故五脏六腑有病皆取其原是也。"指明了当五脏六腑有病时，无论虚实均可用其相应原穴进行治疗。还记载了"窦汉卿针经气血问答""手指补泻法""真言补泻法"等内容，其"随病左右而补泻之，左侧左补泻，右侧右补泻"对指导临床具有一定意义。书中涉及子午流注内容多篇，但有关子午流注针法的实际运用却极少，这也从侧面反映了该针法过于烦琐，不易在临床普遍运用。

（五）临床治疗

书中记载针灸治疗病证207种，汇集了大量的针灸处方和各种治法。对所列的病证，均辑有数十个甚或上百个针灸处方。许多处方组穴严谨，主次分明。在用穴方法上也灵活多变，有远取有近取，有上病取下，有下病取上，有左病治右，有右病治左等。其治法也不拘一格，或针或灸，或针灸并施，或针药并用，充分体现了中医辨证施治思想和同病异治、异病同治的原则。

422 卷说："治咳喘暴满取穴昆仑；治气喘取穴三间；治喘咳取穴不容；治咳喘肢肿，胸膈气满，喘息取穴商阳，治胸胀喘息取穴大钟；治大喘不得卧取穴期门；治咳逆上气，呕吐，胸满，不得食取穴俞府；治喘逆上气取穴气户；治喘息不得举臂取穴步廊；治喘取穴足临泣；治喘气相追逐取魄户、中府；治暴喘取穴华盖、天突；治喘不得息取穴俞府、神藏；治喘息呕沫取穴天容；治咳喘取穴曲泽；治咳逆上喘取穴魂户；治喘不得息取穴浮白；治掌中热，呃逆上气，喘取穴经渠；治喘逆取穴中府、魄户"等。又如 428 卷"汗证"记载"治多汗，穴玉枕。治汗出，穴膈俞。治疟多汗，穴昆仑。治温疟汗出，穴然骨。治骨寒热，汗注不止，穴复溜。治心痛汗出，穴大敦。治汗出，穴缺盆。治风汗出，穴风府。治汗出而寒，穴少商。治汗出寒热，穴五处、攒竹、正营、上脘、缺盆、中府。治汗出衄血不止，穴承浆"。本书大量记载明以前诸家针灸治病经验，可谓集针灸治法和处方之大成，为后人临床依症索治提供了方便。同时对病证的论述充分体现了辨证详、分症细、取穴简、主次明的特点。

《普济方》虽然是最大的一部书，其针灸部分很少被人们所提及，但《普济方》广泛收集诸家的针灸文献，从战国到明初大量医书中有关的针灸内容，均直接或间接、部分或全部有所收集，可谓明代以前的针灸学总汇。其特点是保持原貌，不轻易删改，重在理论汇集。收录著作主要来源有《黄帝内经》《难经》《明堂灸经》《针灸甲乙经》《外台秘要》《备急千金要方》《太平圣惠方》《铜人针灸经》等。并且在卷首收录历代针灸专著序例及著名针灸歌赋，如标幽赋、通玄指要赋、流注指微赋等。其记载的针灸部分都是择各家之所长，汇历代之精华，其内容丰富，论述详细，收录范围之广泛是历代所少有，为后世留下了宝贵的资料，特别是收录的已经亡佚的医学文献，使后人得此书如得原稿，所以《普济方》具有较高的理论和临床价值，不失为一部较全面的医学巨著。其有利于后学者学习，总结各家的针灸学术思想，也为针灸文献的保存、考证、校勘等研究提供了便利。

四、《医宗金鉴》中的针灸内容简介

《医宗金鉴》是清政府组织吴谦等人编撰的医学丛书，全书共 90 卷，刊于乾隆七年（1742 年）。其中《刺灸心法要诀》，为原书的 79 ~ 86 卷。此书主要取材于明代张介宾《类经图翼》，并参考了《针灸大成》等书，节录合编而成。

《医宗金鉴·刺灸心法要诀》内容较为浅显，切合实用，简明扼要，故流传较广，对清代的针灸学产生了深远的影响。《医宗金鉴·刺灸心法要诀》正文均为歌诀，主要有原络穴主治歌、八脉交会八穴歌、周身部位骨度、分部穴位排列、十二经脉及奇经八脉的循行经文、循行歌、穴歌、分寸歌、各部针灸要穴歌、奇穴杂病灸法歌等。

此书注文多直接抄录原书。书中还附有相关的针灸图，其附图或直接取之《类经图翼》《针灸大成》原书，或据内容重新绘制。此书共有歌诀 144 首，图 134 幅，使学习针灸的人能够利用不同歌、图，达到反复熟悉经脉、孔穴及针灸法的目的。这种形式多为清代针灸书籍所借鉴。

（一）以部列穴，分部主治

该书秉承《针灸甲乙经》以部列穴、分部主治的特点，分列出头部、胸腹部、背部、手部、足部常用重点穴位共计 144 穴。其中头部 21 穴、胸腹部 17 穴、背部 22 穴、手部 43 穴、足部 41 穴。不仅罗列其主治病证，还分述其兼治病证，有着独到的解释。如头部百会穴主治大人中风，另兼治痰火癫痫、小儿急慢惊风；腹部天枢穴主治内伤脾胃、赤白痢疾、脾泻，另兼治脐腹鼓胀、癥瘕等证；背部风门穴主治腠理不密、易感风寒、咳嗽吐痰、咯血鼻衄，另兼治一切鼻中诸

病；手部曲池穴主治中风、手挛、筋急、痹风，另兼治疟疾先寒后热等证；足部三阴交穴主治痞满、瘕冷、疝气及妇人脚气，另兼治遗精、月信不调、久不成孕、难产、赤白带下、淋沥等证。

（二）特定穴位，特定应用

书中重视特定穴的应用，有十二经井、荥、输、经、合五输穴刺浅深歌，十二经表里原络穴和八脉交会穴主治歌等。

其中十二经表里原络歌，将每一经原穴与其表（里）的络穴，即原络配穴的主治功用编成歌诀，突出原络配穴法的临床应用，便于掌握和实用。如，肾经表里原络穴均可治疗肾、膀胱两经病证；胆经表里原络穴既治疗胆经病证，又治经脉循行部位病变，还可以治疗肝经病证。

八脉交会穴以单穴形式编成主治歌诀，主治病证比较全面具体，每个歌诀下都有注释，阐述其意义。如"手足拘挛者，屈伸难也"，对督脉后溪穴主治歌进行了注释。

（三）因部因穴，而施刺灸

书中应用的刺灸法因部因穴而异。

背部穴位强调多用灸法，如"至阳专灸黄疸病，兼灸痞满喘促声""膏肓一穴灸劳伤，百损诸虚无不良，此穴禁针惟宜艾，千金百壮效非常""肝俞主灸积聚痛，兼灸气短语声轻，更同命门一并灸，能使瞽目复重明""肾俞主灸下元虚，令人有子效多奇，兼灸吐血聋腰痛，女疸妇带不能遗"等。

手足部多用针刺，如手部的"内关主刺气块攻""痰火胸疼刺劳宫，小儿口疮针自轻，兼刺鹅掌风证候，先补后泻效分明"及"商阳主刺卒中风，暴仆昏沉痰塞壅，少商中冲关冲少，少泽三棱立回生"。足部用针也很多，如"涌泉主刺足心热，兼刺奔豚疝气疼，血淋气疼痛难忍，金针泻动自安宁""伏兔主刺腿膝冷，兼刺脚气痛痹风"等有多处主张用刺法。

（四）重用奇穴，灸治急症

奇穴是腧穴中重要组成部分，在唐宋以前已有记载，该书中应用奇穴灸治急症，是在历代灸法救急基础上补充和发挥。本书仅记载14个奇穴，但多属于治急症而有奇效之穴。奇穴应用精当，处方少而精，均以一二穴取效。如灸肠风穴歌中灸十四椎下治疗肠风诸痔。奇穴应用效速力宏，简便实用。如灸难产穴歌谓"灸妇人右脚小指尖……下火立产效通仙"。

在救治急症中有所发挥，如救治疯犬咬伤很有特色，是一种治疗疯狗咬伤的特殊灸拔罐之法，主张在咬伤处"急用大嘴砂酒壶一个，内盛干烧酒，烫极热，去酒以酒壶嘴向咬处，如拔火罐样，吸尽恶血为度，击破自落，上用艾炷灸之，永不再发"。另外如灸腋气（腋臭）法为剃毛涂膏后艾烧，灸蛇、蝎、蜈蚣、蜘蛛咬伤用隔蒜灸等各种灸法都具有特点。

综上所述，《医宗金鉴·刺灸心法要诀》的学术思想对中医针灸的理论研究、临床实践具有一定的指导意义，研究发掘它对发展中医事业有着重要价值。

[1] 承淡安. 中国针灸治疗学. 苏州：中国针灸学研究社，1931.

[2] 承淡安. 中国针灸学. 北京：人民卫生出版社，1955.

[3] 承淡安. 伤寒论新注. 南京：江苏人民出版社，1956.

[4] 朱琏. 新针灸学. 北京：人民卫生出版社，1955.

[5] 吴棹仙. 子午流注说难. 成都：四川人民出版社，1958.

[6] 孙惠卿. 刺激神经疗法. 武汉：湖北人民出版社，1959.

[7] 南京中医学院. 难经校释. 北京：人民卫生出版社，1979.

[8] 成都中医学院. 伤寒论讲义. 北京：人民卫生出版社，1960.

[9] 山东中医学院. 针灸甲乙经校释. 北京：人民卫生出版社，1979.

[10] 福州市人民医院. 脉经校释. 北京：人民卫生出版社，1984.

[11] 南京中医学院. 诸病源候论校释. 北京：人民卫生出版社，2009.

[12] 高文柱. 小品方辑校. 天津：天津科学技术出版社，1983.

[13] 湖南中医研究所. 脾胃论注释. 北京：人民卫生出版社，1976.

[14] 刘洋. 徐灵胎医书全集. 北京：中国中医药出版社，1999.

[15] 盛增秀·王孟英医学全书. 北京：中国中医药出版社，1999.

[16] 林慧光·陈修园医学全书. 北京：中国中医药出版社，1999.

[17] 张民庆，王兴华，刘华东，等. 张璐医学全书. 北京：中国中医药出版社，1999.

[18] 郭君双. 吴崑医学全书. 针方六集. 北京：中国中医药出版社，1999.

[19] 黑龙江省祖国医药研究所. 针灸大成校释. 北京：人民卫生出版社，1984.

[20] 杨依方，徐明光，陈慰苍，等. 杨永璇中医针灸经验选. 上海：上海科学技术出版社，1984.

[21] 杨依方，徐明光，葛林宝，等. 杨永璇针灸医案医话. 上海：上海科学技术出版社，2002.

[22] 马瑞寅. 名医针灸精华. 上海：上海中医药大学出版社，1994.

[23] 吴绍德. 陆瘦燕针灸论著医案选. 北京：人民卫生出版社，1984.

[24] 施杞. 上海历代名医方技集成. 上海：学林出版社，1994.

[25] 黄龙祥. 针灸名著集成. 北京：华夏出版社，1996.

[26] 盛增秀. 王好古医学全书. 北京：中国中医药出版社，2004.

[27] 周楣声. 灸绳. 青岛：青岛出版社，1998.

[28] 肖少卿. 中国针灸学史. 银川：宁夏人民出版社，1997.

[29] 魏稼，高希言. 针灸流派概论. 北京：人民卫生出版社，2010.

[30] 李鼎. 针灸学释难. 上海：上海中医药大学出版社，1986.

[31] 陈克正. 古今针灸治验精华. 北京：中国中医药出版社，1993.

全国中医药行业高等教育"十四五"规划教材

全国高等中医药院校规划教材（第十一版）

教材目录（第一批）

注：凡标☆号者为"核心示范教材"。

（一）中医学类专业

序号	书　名	主　编		主编所在单位	
1	中国医学史	郭宏伟	徐江雁	黑龙江中医药大学	河南中医药大学
2	医古文	王育林	李亚军	北京中医药大学	陕西中医药大学
3	大学语文	黄作阵		北京中医药大学	
4	中医基础理论☆	郑洪新	杨　柱	辽宁中医药大学	贵州中医药大学
5	中医诊断学☆	李灿东	方朝义	福建中医药大学	河北中医学院
6	中药学☆	钟赣生	杨柏灿	北京中医药大学	上海中医药大学
7	方剂学☆	李　冀	左铮云	黑龙江中医药大学	江西中医药大学
8	内经选读☆	翟双庆	黎敬波	北京中医药大学	广州中医药大学
9	伤寒论选读☆	王庆国	周春祥	北京中医药大学	南京中医药大学
10	金匮要略☆	范永升	姜德友	浙江中医药大学	黑龙江中医药大学
11	温病学☆	谷晓红	马　健	北京中医药大学	南京中医药大学
12	中医内科学☆	吴勉华	石　岩	南京中医药大学	辽宁中医药大学
13	中医外科学☆	陈红风		上海中医药大学	
14	中医妇科学☆	冯晓玲	张婷婷	黑龙江中医药大学	上海中医药大学
15	中医儿科学☆	赵　霞	李新民	南京中医药大学	天津中医药大学
16	中医骨伤科学☆	黄桂成	王拥军	南京中医药大学	上海中医药大学
17	中医眼科学	彭清华		湖南中医药大学	
18	中医耳鼻咽喉科学	刘　蓬		广州中医药大学	
19	中医急诊学☆	刘清泉	方邦江	首都医科大学	上海中医药大学
20	中医各家学说☆	尚　力	戴　铭	上海中医药大学	广西中医药大学
21	针灸学☆	梁繁荣	王　华	成都中医药大学	湖北中医药大学
22	推拿学☆	房　敏	王金贵	上海中医药大学	天津中医药大学
23	中医养生学	马烈光	章德林	成都中医药大学	江西中医药大学
24	中医药膳学	谢梦洲	朱天民	湖南中医药大学	成都中医药大学
25	中医食疗学	施洪飞	方　泓	南京中医药大学	上海中医药大学
26	中医气功学	章文春	魏玉龙	江西中医药大学	北京中医药大学
27	细胞生物学	赵宗江	高碧珍	北京中医药大学	福建中医药大学

序号	书　名	主　编		主编所在单位	
28	人体解剖学	邵水金		上海中医药大学	
29	组织学与胚胎学	周忠光	汪　涛	黑龙江中医药大学	天津中医药大学
30	生物化学	唐炳华		北京中医药大学	
31	生理学	赵铁建	朱大诚	广西中医药大学	江西中医药大学
32	病理学	刘春英	高维娟	辽宁中医药大学	河北中医学院
33	免疫学基础与病原生物学	袁嘉丽	刘永琦	云南中医药大学	甘肃中医药大学
34	预防医学	史周华		山东中医药大学	
35	药理学	张硕峰	方晓艳	北京中医药大学	河南中医药大学
36	诊断学	詹华奎		成都中医药大学	
37	医学影像学	侯　键	许茂盛	成都中医药大学	浙江中医药大学
38	内科学	潘　涛	戴爱国	南京中医药大学	湖南中医药大学
39	外科学	谢建兴		广州中医药大学	
40	中西医文献检索	林丹红	孙　玲	福建中医药大学	湖北中医药大学
41	中医疫病学	张伯礼	吕文亮	天津中医药大学	湖北中医药大学
42	中医文化学	张其成	臧守虎	北京中医药大学	山东中医药大学

（二）针灸推拿学专业

序号	书　名	主　编		主编所在单位	
43	局部解剖学	姜国华	李义凯	黑龙江中医药大学	南方医科大学
44	经络腧穴学☆	沈雪勇	刘存志	上海中医药大学	北京中医药大学
45	刺法灸法学☆	王富春	岳增辉	长春中医药大学	湖南中医药大学
46	针灸治疗学☆	高树中	冀来喜	山东中医药大学	山西中医药大学
47	各家针灸学说	高希言	王　威	河南中医药大学	辽宁中医药大学
48	针灸医籍选读	常小荣	张建斌	湖南中医药大学	南京中医药大学
49	实验针灸学	郭　义		天津中医药大学	
50	推拿手法学☆	周运峰		河南中医药大学	
51	推拿功法学☆	吕立江		浙江中医药大学	
52	推拿治疗学☆	井夫杰	杨永刚	山东中医药大学	长春中医药大学
53	小儿推拿学	刘明军	邰先桃	长春中医药大学	云南中医药大学

（三）中西医临床医学专业

序号	书　名	主　编		主编所在单位	
54	中外医学史	王振国	徐建云	山东中医药大学	南京中医药大学
55	中西医结合内科学	陈志强	杨文明	河北中医学院	安徽中医药大学
56	中西医结合外科学	何清湖		湖南中医药大学	
57	中西医结合妇产科学	杜惠兰		河北中医学院	
58	中西医结合儿科学	王雪峰	郑　健	辽宁中医药大学	福建中医药大学
59	中西医结合骨伤科学	詹红生	刘　军	上海中医药大学	广州中医药大学
60	中西医结合眼科学	段俊国	毕宏生	成都中医药大学	山东中医药大学
61	中西医结合耳鼻咽喉科学	张勤修	陈文勇	成都中医药大学	广州中医药大学
62	中西医结合口腔科学	谭　劲		湖南中医药大学	

（四）中药学类专业

序号	书 名	主 编		主编所在单位	
63	中医学基础	陈 晶	程海波	黑龙江中医药大学	南京中医药大学
64	高等数学	李秀昌	邵建华	长春中医药大学	上海中医药大学
65	中医药统计学	何 雁		江西中医药大学	
66	物理学	章新友	侯俊玲	江西中医药大学	北京中医药大学
67	无机化学	杨怀霞	吴培云	河南中医药大学	安徽中医药大学
68	有机化学	林 辉		广州中医药大学	
69	分析化学（上）（化学分析）	张 凌		江西中医药大学	
70	分析化学（下）（仪器分析）	王淑美		广东药科大学	
71	物理化学	刘 雄	王颖莉	甘肃中医药大学	山西中医药大学
72	临床中药学☆	周祯祥	唐德才	湖北中医药大学	南京中医药大学
73	方剂学	贾 波	许二平	成都中医药大学	河南中医药大学
74	中药药剂学☆	杨 明		江西中医药大学	
75	中药鉴定学☆	康廷国	闫永红	辽宁中医药大学	北京中医药大学
76	中药药理学☆	彭 成		成都中医药大学	
77	中药拉丁语	李 峰	马 琳	山东中医药大学	天津中医药大学
78	药用植物学☆	刘春生	谷 巍	北京中医药大学	南京中医药大学
79	中药炮制学☆	钟凌云		江西中医药大学	
80	中药分析学☆	梁生旺	张 彤	广东药科大学	上海中医药大学
81	中药化学☆	匡海学	冯卫生	黑龙江中医药大学	河南中医药大学
82	中药制药工程原理与设备	周长征		山东中医药大学	
83	药事管理学☆	刘红宁		江西中医药大学	
84	本草典籍选读	彭代银	陈仁寿	安徽中医药大学	南京中医药大学
85	中药制药分离工程	朱卫丰		江西中医药大学	
86	中药制药设备与车间设计	李 正		天津中医药大学	
87	药用植物栽培学	张永清		山东中医药大学	
88	中药资源学	马云桐		成都中医药大学	
89	中药产品与开发	孟宪生		辽宁中医药大学	
90	中药加工与炮制学	王秋红		广东药科大学	
91	人体形态学	武煜明	游言文	云南中医药大学	河南中医药大学
92	生理学基础	于远望		陕西中医药大学	
93	病理学基础	王 谦		北京中医药大学	

（五）护理学专业

序号	书 名	主 编		主编所在单位	
94	中医护理学基础	徐桂华	胡 慧	南京中医药大学	湖北中医药大学
95	护理学导论	穆 欣	马小琴	黑龙江中医药大学	浙江中医药大学
96	护理学基础	杨巧菊		河南中医药大学	
97	护理专业英语	刘红霞	刘 娅	北京中医药大学	湖北中医药大学
98	护理美学	余雨枫		成都中医药大学	
99	健康评估	阚丽君	张玉芳	黑龙江中医药大学	山东中医药大学

序号	书　名	主　编		主编所在单位	
100	护理心理学	郝玉芳		北京中医药大学	
101	护理伦理学	崔瑞兰		山东中医药大学	
102	内科护理学	陈　燕	孙志岭	湖南中医药大学	南京中医药大学
103	外科护理学	陆静波	蔡恩丽	上海中医药大学	云南中医药大学
104	妇产科护理学	冯　进	王丽芹	湖南中医药大学	黑龙江中医药大学
105	儿科护理学	肖洪玲	陈偶英	安徽中医药大学	湖南中医药大学
106	五官科护理学	喻京生		湖南中医药大学	
107	老年护理学	王　燕	高　静	天津中医药大学	成都中医药大学
108	急救护理学	吕　静	卢根娣	长春中医药大学	上海中医药大学
109	康复护理学	陈锦秀	汤继芹	福建中医药大学	山东中医药大学
110	社区护理学	沈翠珍	王诗源	浙江中医药大学	山东中医药大学
111	中医临床护理学	裘秀月	刘建军	浙江中医药大学	江西中医药大学
112	护理管理学	全小明	柏亚妹	广州中医药大学	南京中医药大学
113	医学营养学	聂　宏	李艳玲	黑龙江中医药大学	天津中医药大学

（六）公共课

序号	书　名	主　编		主编所在单位	
114	中医学概论	储全根	胡志希	安徽中医药大学	湖南中医药大学
115	传统体育	吴志坤	邵玉萍	上海中医药大学	湖北中医药大学
116	科研思路与方法	刘　涛	商洪才	南京中医药大学	北京中医药大学

（七）中医骨伤科学专业

序号	书　名	主　编		主编所在单位	
117	中医骨伤科学基础	李　楠	李　刚	福建中医药大学	山东中医药大学
118	骨伤解剖学	侯德才	姜国华	辽宁中医药大学	黑龙江中医药大学
119	骨伤影像学	栾金红	郭会利	黑龙江中医药大学	河南中医药大学洛阳平乐正骨学院
120	中医正骨学	冷向阳	马　勇	长春中医药大学	南京中医药大学
121	中医筋伤学	周红海	于　栋	广西中医药大学	北京中医药大学
122	中医骨病学	徐展望	郑福增	山东中医药大学	河南中医药大学
123	创伤急救学	毕荣修	李无阴	山东中医药大学	河南中医药大学洛阳平乐正骨学院
124	骨伤手术学	童培建	曾意荣	浙江中医药大学	广州中医药大学

（八）中医养生学专业

序号	书　名	主　编		主编所在单位	
125	中医养生文献学	蒋力生	王　平	江西中医药大学	湖北中医药大学
126	中医治未病学概论	陈涤平		南京中医药大学